# 海南岛天然抗癌本草图鉴

（第一卷）

顾　问　刘国道　李开棉　覃新导　尹俊梅
主　编　庞玉新　王祝年
主　审　赵　致　刘春生

中医古籍出版社

图书在版编目（CIP）数据

海南岛天然抗癌本草图鉴 / 庞玉新，王祝年编著. —北京：中医古籍出版社，2009
ISBN 978-7-80174-680-1
Ⅰ.海... Ⅱ.①庞...②王... Ⅲ.本草－海南省－图谱
Ⅳ.R281.466-64

中国版本图书馆CIP数据核字（2008）第205896号

**海南岛天然抗癌本草图鉴**
庞玉新　王祝年　主　编

责任编辑　王梅
设计制作　陈娟　韩博玥
出版发行　中医古籍出版社
社　　址　北京东直门内南小街16号（100700）
印　　刷　北京宏伟双华印刷有限公司
开　　本　889mm×1194mm　1/16
印　　张　17.5　600幅图
字　　数　200千字
版　　次　2009年1月第1版　2009年1月第1次印刷
印　　数　0001 ～ 1200册
书　　号　ISBN 978-7-80174-680-1
定　　价　138.00元

## 《海南岛天然抗癌本草图鉴》编委会

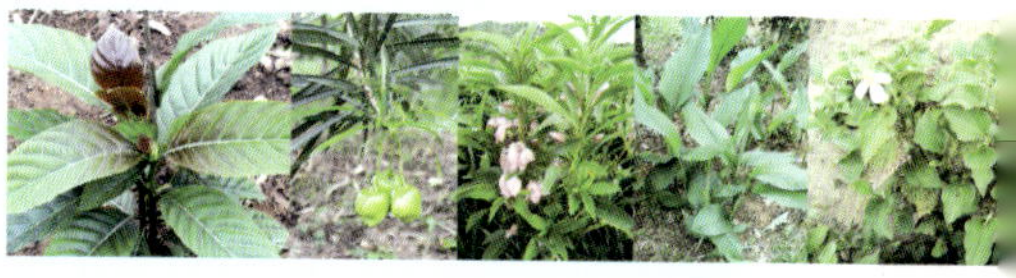

顾　问　刘国道　李开棉　覃新导　尹俊梅

主　编　庞玉新　王祝年

主　审　赵　致　刘春生

副主编　袁　媛　陈业渊　黄少华　白　音　李榕涛

编著者　王祝年　王建荣　王　斌　冯朝阳　白　音　张影波
李　琼　李榕涛　杨俊斌　邹冬梅　屈晓娟　庞玉新
武孔媛　郑才成　唐晓敏　晏小霞　袁　媛　黄少华
游佩进　靳德军　魏志远

摄　影　庞玉新　黄少华　李榕涛

祝贺庞玉新博士专著出版：

开发抗癌南药资源

推动医药产业发展。

海南食品药品监管局

肖渝

2007.9.21.

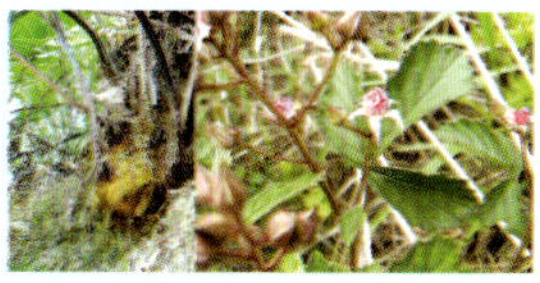

# 序　言　1

天然抗癌药物在人类抗击肿瘤的斗争中扮演着非常重要的角色。长期以来，广大科研工作者从大自然中获得了大量的抗癌药源，这些药物以显著的药疗和较小的副作用让肿瘤患者受益匪浅。我国天然药物资源丰富，其中不乏抗癌药物。但是，关于抗癌药物资源的基础性研究还有很多不足，相关的科学文献和资料较少，所以，加强系统研究抗癌药物资源是必要的。

海南岛得天独厚，蕴藏着丰富的热带抗癌药物资源。近年来，中国热带农业科学院在抗癌药用植物种质资源的收集、保存、整理和挖掘等方面做了大量卓有成效的工作，取得了较大进展，明显效果，成绩喜人。作为海南南药研发力量的排头兵，他们将这项工作视为己任，并一直为之不断开拓和创新，《海南岛天然抗癌本草图鉴》就是这个团队在对抗癌药物资源的不断探索和实践中总结完成的一部科学专著。该书主编庞玉新博士，有较坚实科研基础，思维敏锐，谦虚好学，学风严谨，工作扎实，他为本书所倾注的大量心血和不懈的努力值得业内同仁称赞。

本书收载了海南岛抗癌药物200种，共计17万余字，500多幅图片，每种药物分别下设了十个栏目的内容，系统详尽的介绍了每种药物的[植物名]、[别名]、[药材基源]、[形态特征]、[生境分布]、[采收加工]、[化学成分]、[抗癌药理]、[性味功能]和[抗癌应用]。更难得可贵的是，本书体现了与时俱进的特点，收载了较多的新的抗癌药物和研究进展，一些药物首次在此类书籍中收录。本书内容丰富、资料翔实，具有较强的科学性、系统性和实用性，是一部难得的科学书籍。

可以预想，本书必将受到业内科研工作者的重视，它将促进天然抗癌药物研发更好地向前发展。

中国农科院学术委员会名誉主任
中国热作学会理事长
**吕飞杰教授**

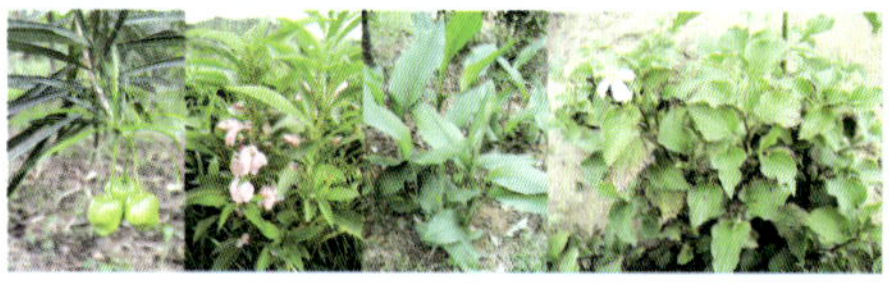

# 序　言　2

癌症是危及当代人类生命最主要的病症之一，抗癌药物资源是人类与癌症病魔斗争的重要武器。热带和亚热带地区蕴育了大批具有抗癌作用的植物资源，约占全球该类资源的70%。海南省地处热带，北隔琼州海峡与大陆相望，其特殊的地理环境和优越的气候条件，孕育出了我国的天然药物宝库，素有“天然药库”之称。海南现有植物4600多种，其中药用植物约有3100多种，约占我国现存药用植物种类的近1/3。槟榔、益智、砂仁、巴戟天等均为海南岛重要的抗癌药材资源。

庞玉新等学者对海南省分布的200种具有抗癌作用的药用植物，从药材基源、形态特征、生境分布、采收加工、化学成分、抗癌药理、性味功能和抗癌应用等方面进行了较为详细而系统地整理，编著了《海南岛抗癌天然本草图鉴》，在海南省及热带地区抗癌天然药物资源可持续开发和利用方面具有重要的实用价值。

庞玉新先生在海南省中国热带农业科学院工作，热衷于中药资源的开发利用研究，2006年考入北京中医药大学中药学院攻读博士学位，是中药资源研究方向博士研究生中的佼佼者。在《海南岛抗癌天然本草图鉴》即将出版之际，我通读了全书，深感欣慰，此书可属当代抗癌天然药物资源研究方面的区域性创新著作。本书的编写科学严谨、思路清晰，通俗易懂，实用性强，是天然抗癌药物资源方面很有参考价值的一部新著。

北京中医药大学

**王文全**

2007.9.19

# 前言

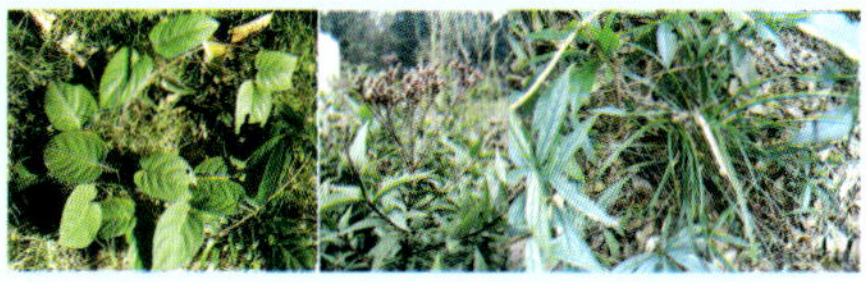

在人类抗击癌症的斗争中，天然抗癌药物以其显著的疗效和安全的性能发挥着不可替代的重要作用。长期以来，世界各国政府和组织纷纷斥巨资进行防癌抗癌的科学研究。科研工作者也一直努力从自然界中挖掘具有抗癌活性的天然药物资源，如长春花、海南粗榧、红豆杉、喜树、鸦胆子等植物资源研究及其科研成果的应用，已经给千千万万的癌症患者带来福音，并且有些药物的研发产品已经成为抗癌临床的一线药物，如长春瑞宾、紫杉醇、羟基喜树碱等。人们已经越来越信赖天然抗癌药物，并已经把天然药源作为寻找抗癌药物的重要途径和源泉。

海南岛是个神奇的热带海岛，地处热带北缘，是我国最大热带岛屿生态系统。岛内气候复杂独特，植物资源丰富，植物种类达4200多种，其中83%属泛热带种，特有种达630多种，是生物多样性分布中心之一。有数据显示，热带抗癌药用植物在抗癌药用植物中占较大比例，但由于海南岛地处偏远，岛内从事天然抗癌药科研人员较匮乏，所以，对海南岛内抗癌药用植物的研发力度和深度远远不够，相关的论文和科研成果少之又少。

近年来，中国热带农业科学院热带作物品种资源研究所南药研究中心承担了院重点科技项目《海南岛抗癌药用植物种质资源收集引种与评价》，在我所承担的国家七五种质资源考察项目的基础上，我们又数次对海南全岛县市进行了考察，重点对尖峰岭、五指山、霸王岭、百花岭和吊罗山等地抗癌植物资源进行了考察、收集、整理和评价，在为期三年的研究过程中，共计收集保存抗癌植物种质1000余份，拍摄数码照片2500余幅，制作标本300余号，获得了海南岛抗癌药用植物的第一手野生资源资料，并在此基础上编撰了这部《海南岛天然抗癌本草图鉴》。

本书是第一部介绍海南岛天然抗癌本草资源及其应用的专著，在项目实施总结的基础上，通过广泛收集、查阅和考证国内外大量书籍和文献等途径对本书进行了补充。本书每种抗癌药用植物名下按【植物名】、【别名】、【药材基源】、【形态特征】、【生境分布】、【采收加工】、【化学成分】、【抗癌药理】、【性味功能】、【抗癌应用】十个栏目进行了编写，书首编为中文笔画索引，书末附有拉丁索引。本书共17万余字，532幅图片，系统详尽的介绍了海南岛200种抗癌本草。本书图文并茂，内容翔实，考察方便，可操作性强，是一部具有科学实用价值的专著，是癌症患者、抗癌医务人员、医药院校师生、医药科研教学人员、抗癌药生产经营人员以及植物资源保护工作者难得的参考书。

本书的出版得到了国家科技基础条件平台项目的资助，在此鸣谢。特别感谢中国热作学会理事长吕飞杰教授为本书作序，吕教授严谨的指导思想为本书提供了坚实的科学保障；也特别感谢海南省药品食品监督管理局曾渝局长百忙之中为本书题词；真诚的感谢贵州大学赵致教授和北京中医药大学刘春生副教授为本书主审；感谢北京中医药大学王文全教授为本书作序，感谢王教授长期以来的大力支持和帮助。感谢中国热带农业科学院热带作物品种资源研究所各研究中心的大力协助，尤其感谢牧草研究中心和花卉研究中心同事的热情帮助。感谢李映雪博士、张红瑞博士、张明生博士等所有有助于本书出版的同志们的大力相助，在此向他们表示由衷的敬意。

由于作者本人才疏学浅，难免有疏漏和错误，热诚希望业内同仁朋友批评指正，以利于本书及时改正和再版。

庞玉新　王祝年

2008年8月8日

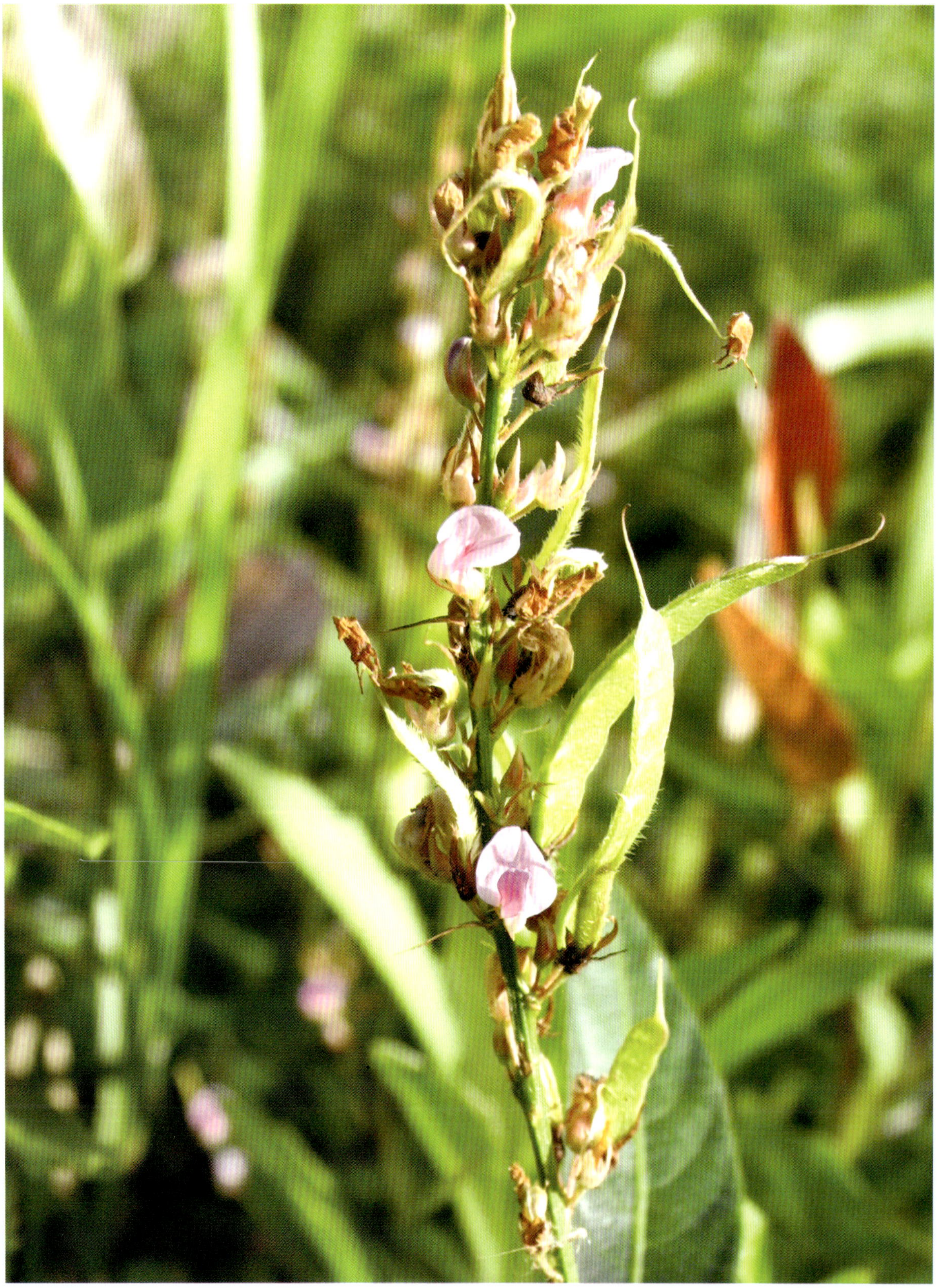

# 目 录

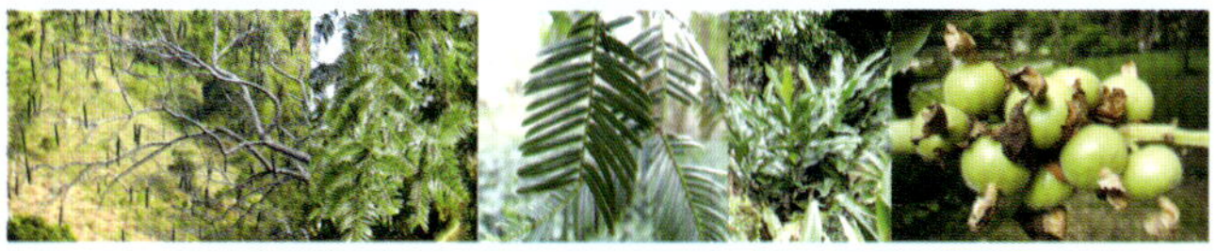

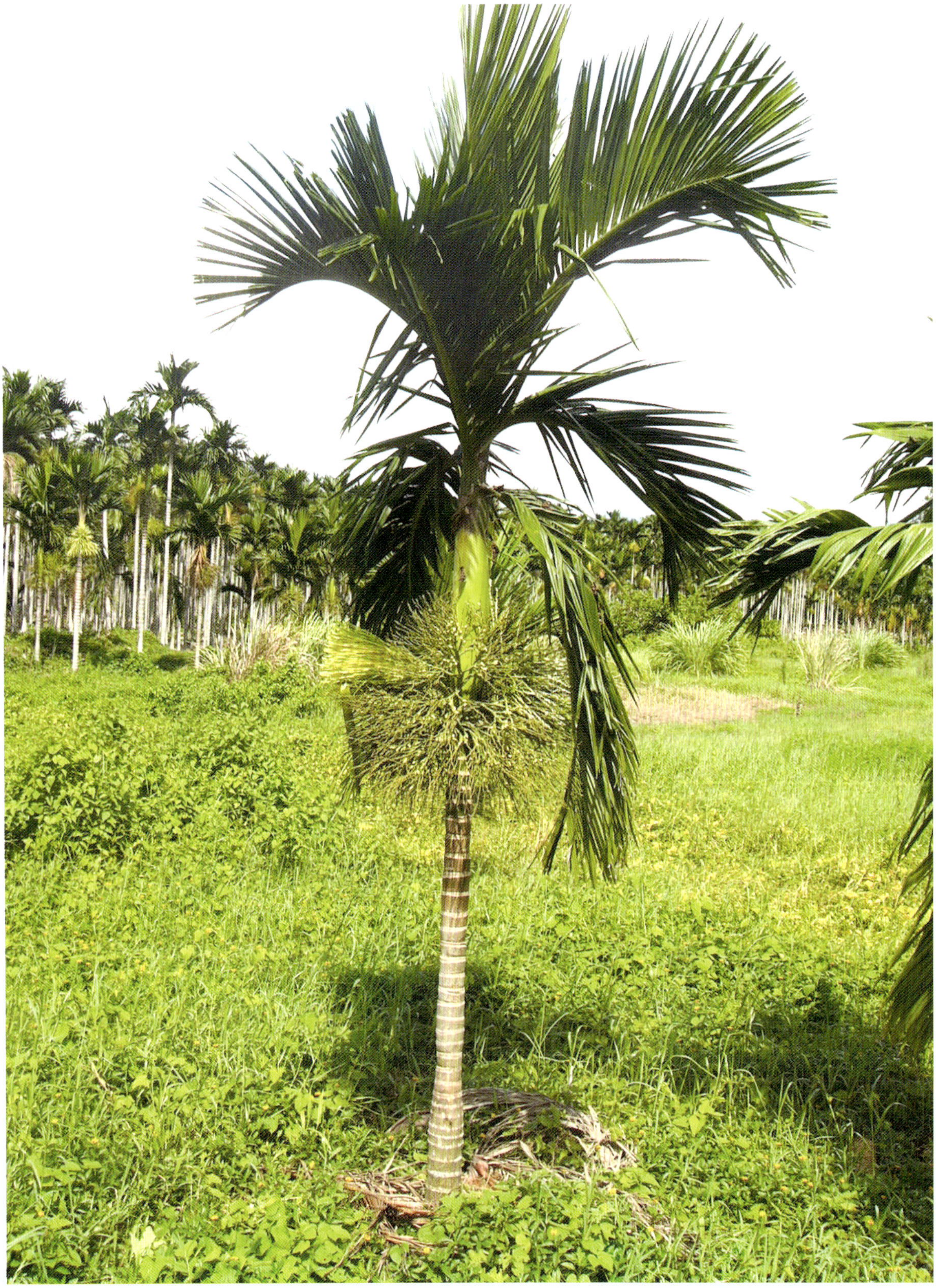

# 001.一点红 Yidianhong

【植 物 名】一点红

【别　　名】羊蹄草、红背叶、野芥兰。

【药材基源】为菊科 Compositae 植物一点红 Emilia sonchifolia (L.) DC.的全草。

【形态特征】一年生草本。茎直立，折断后有白色乳浆流出。叶互生，生于下部的叶长卵形，长5～10cm，叶缘具钝齿，上部的叶较小，卵状披针形，通常不分裂，具牙齿，基部抱茎。头状花序筒状，有长梗；总苞筒状，总苞片1层，条形，基部分生；全部为管状花两性，紫红色，花冠5齿裂，雄蕊5枚，聚药，子房下位。瘦果狭矩圆形，有棱，有多数白色柔软冠花。花期：6～9月；果期：7～10月。

【生境分布】生于路旁、田埂或旷野荒地上。分布于海南各地。

【采收加工】夏、秋二季采挖全草，晒干，或趁鲜切段，晒干。

【化学成分】一点红全草含酮苷、生物碱及酚类化合物。

【抗癌药理】本品体内显抗肿瘤作用。

【性味功能】味苦，性凉。有消炎退肿、清热除湿的功能。

【抗癌应用】⑴乳腺癌　一点红（鲜）、白英各60g，杠板归、野牡丹、爵床草各30g，黄栀子10g，水煎3次分服。亦宜于乳腺肉瘤呈肿热疼痛者。

⑵淋巴腺瘤　一点红注射剂1:2溶液每次2ml肌肉注射，每日2次。亦可配合服：野牡丹根30g，穿破石、夏枯草、向日葵根、鸡眼草各5g，百两金10g为攻癌汤，煎煮2次分服，每日1剂，可连服30剂。亦宜于淋巴肉瘤、肉状细胞肉瘤等多种恶性淋巴肿瘤。

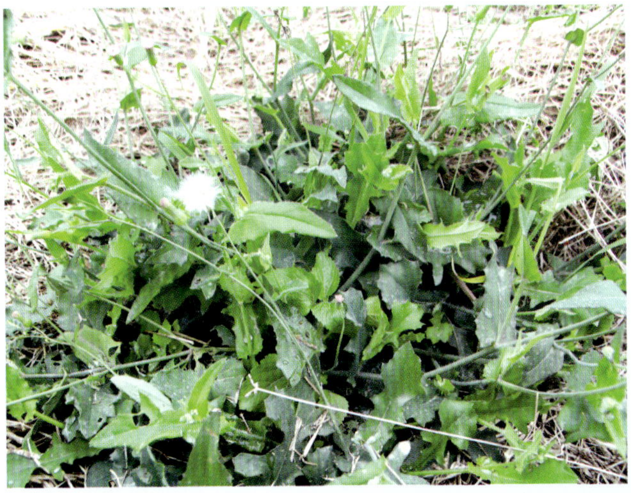

Emilia sonchifolia (L.) DC.

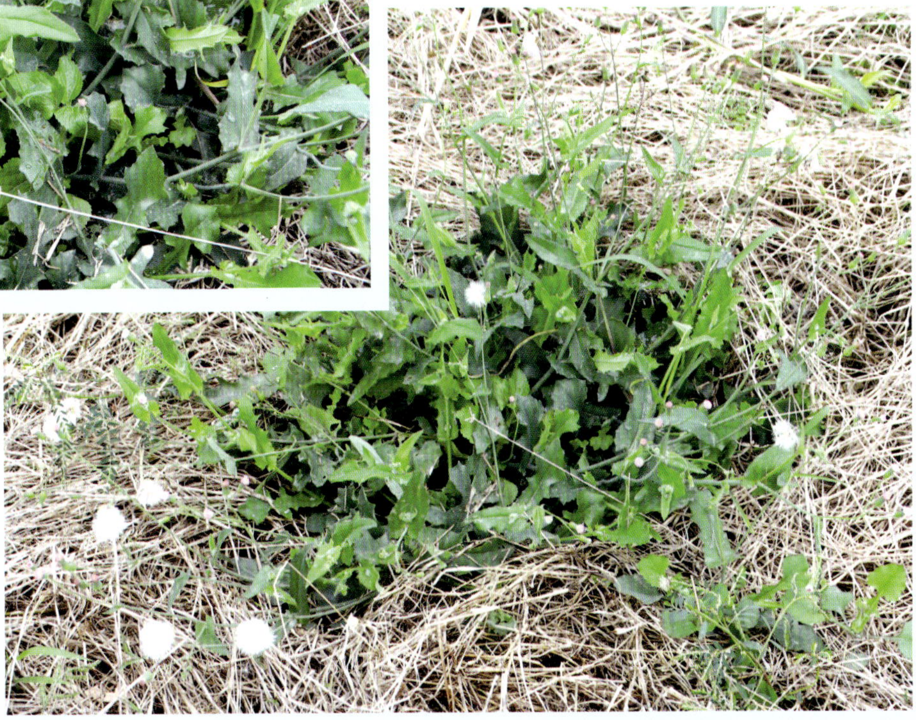

# 002. 丁癸参 Dingguishen

【植 物 名】丁癸草

【别　　名】人字草、苍蝇翼、铺地锦、一条根、牛心草、老鸦草等。

【药材基源】为豆科 Leguninosae 植物丁癸草 Zornia diphylla (L.) Pers. 的全草。

【形态特征】一年生或多年生矮小草本。高 20cm。根较粗壮，有分枝。茎丛生，无毛，披散或匍伏状。小叶双生，两枚叶片生于一个叶柄顶端呈人字形，故有人字草，二叶人字草之名；小叶片窄长椭圆形至披针形，厚纸质，长 5～15mm，宽 2～4mm，叶片顶处有一小刺，全缘，下面疏被毛茸或无毛，具黑腺点；托叶卵状披针形，基部有长耳，上有数条明显的脉。自春至秋顶生总状花序，有花数朵，花下有大形卵状苞片 2，基部有距，几将全花遮盖；花萼膜质，呈二唇形，有短柔毛；蝶形花冠黄色，旗瓣宽阔；雄蕊 10 个，花丝连合为单体；花药有长短 2 种型式，子房无柄，花柱线形。荚果条形，有倒钩刺，具 2～6 荚节，每节有种子 1 粒。

【生境分布】多生于稍干燥的旷野草地上，也见于水库坝堤上，分布于文昌、东方、乐东、三亚、万宁等地。

【采收加工】去根晒干即可。

【化学成分】丁癸草全草含黄酮苷、酚类、氨基酸。

【抗癌药理】本品煎剂在体内显抗肿瘤作用。

【性味功能】味甘，性凉。有清热解毒，凉血解毒的功能。

【抗癌应用】⑴肝癌　丁癸参、金牛根、蛇泡勒、铁包金、韩信草、徐长卿、七叶一枝花各 30g，白茅花 15g 为抗毒合剂，水 3 次分服，每日 1 剂。连服 1～2 个月。

⑵肺癌　丁癸参、白花蛇舌草、白茅根、薏苡仁、夏枯草各 30g，麦冬、玄参各 12g，橘核、橘红各 9g 水煎 3 次分服。宜于原位性癌之具有热、痛、肿瘤增大、压迫肺及支气管有咳血积液者。

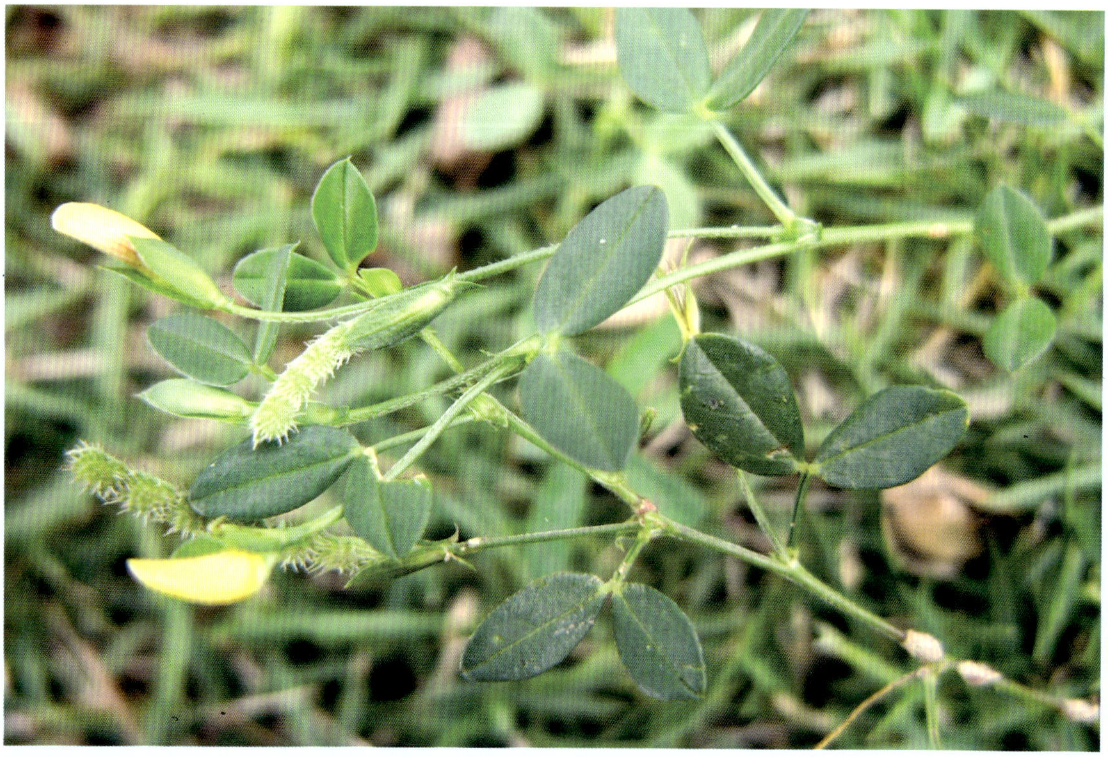

Zornia diphylla (L.) Pers.

# 003.丁香 Dingxiang

【植 物 名】丁香

【别　　名】百结、情客、紫丁香。

【药材基源】为桃金娘科 Myrtaceae 植物丁香 Syzygium aromaticum (L.) Merr.et Perry.的干燥花蕾。

【形态特征】常绿乔木。高达12m。单叶对生，革质，卵状长椭圆形至披针形，长5～12cm，宽2.5～5cm，先端尖，全缘，基部狭窄，侧脉多数，平行状，具多数透明小油点。花顶生，复聚伞花序；萼筒长1～1.5cm，先端四裂，齿状，肉质，有油腺，花瓣白色带淡紫红色，短管状，四裂片，花瓣作覆瓦状排列；雄蕊多数，成四束与萼片互生，花丝丝状，花蕾时向内弯曲；雄蕊1枚，子房下位，3室，具多数胚珠，花柱锥状，细长。浆果椭圆形，红棕色。顶端有宿存萼片，香气强烈。

【生境分布】海南儋州、万宁等地有栽培。

【采收加工】2～7月当花蕾含苞待放时及时采收，剪下饱满、微带红色的花蕾，及时摊晒至干脆即得商品公丁香；当幼果成紫红色时采收幼果晒干即得母丁香。

【化学成分】丁香花蕾含挥发油（即丁香油），油中主要含有丁香油酚、乙酰丁香油酚、β－石竹烯、律草烯、苯甲醛及胡椒酚等。

【抗癌药理】体外试验本品对肿瘤细胞有抑制作用。抗癌化合物诱导GST活性是抗癌作用的主要机理。丁香萜具有较高的GST诱导活性。丁香酚在肝脏中和小肠粘膜中GST活性增加比较显著。丁香成分鼠季素有抗肿瘤和细胞毒作用。

【性味功能】味辛，性温。有温中降逆，温肾助阳的功能。

【抗癌应用】可用于肝癌、胃癌的治疗。

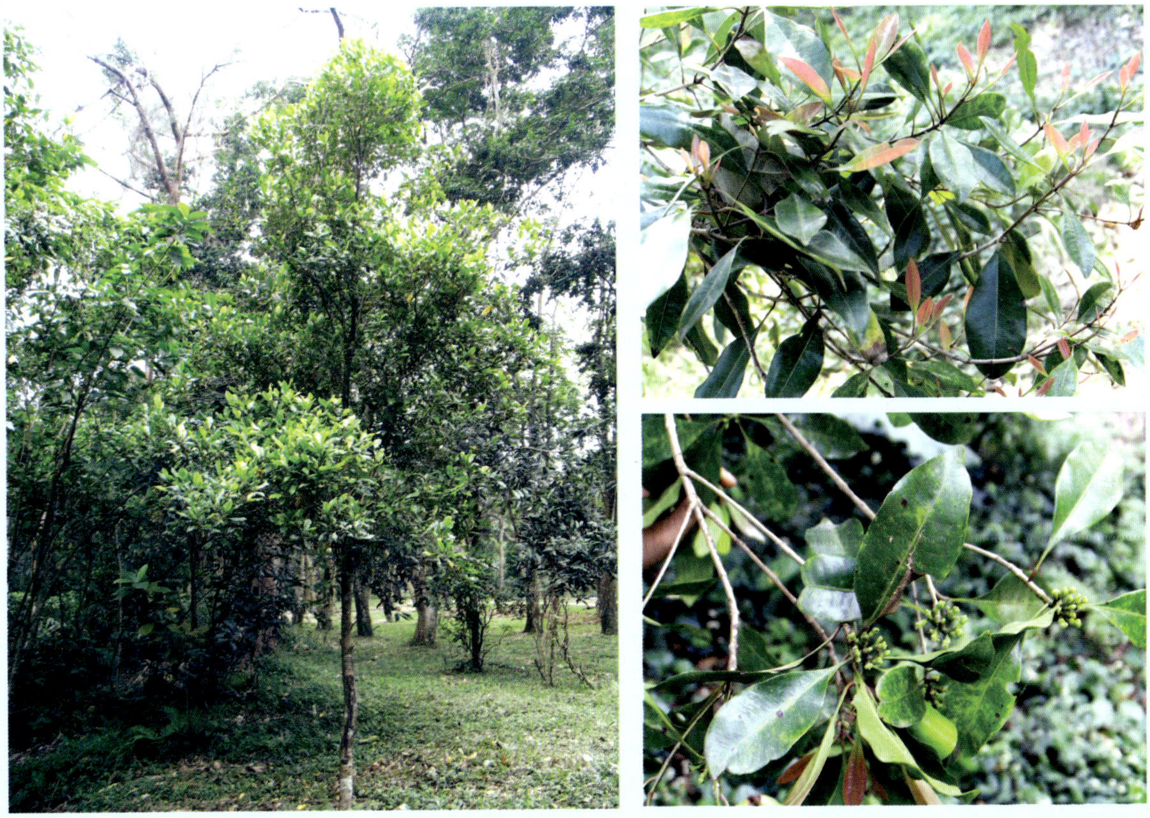

Syzygium aromaticum (L.) Merr.et Perry.

# 004.七叶莲 Qiyelian

【植 物 名】鹅掌藤

【别　　名】鸭脚藤、汉桃叶、七加皮、小叶鸭脚木、手树、狗脚蹄等。

【药材基源】为五加科Araliaceae植物鹅掌藤Schefflera arboricola Hayata的根或茎叶。

【形态特征】藤状灌木，高2～3m；小枝具不规则的纵纹，无毛。掌状复叶通常具小叶7～9片，很少多至10片；叶柄细长，无毛；托叶与叶柄基部合生成鞘状；小叶革质，倒卵状长圆形或长圆形，长6～10cm，先端钝或短渐尖，基部渐狭，边全缘，两面无毛；侧脉4～6对，两面均微隆起；小叶炳长1～3cm。花夏季开放，白色，3～10朵排成伞形花序，此花序10至数十个再作总状排列，并组成顶生的圆锥花序状，被星状绒毛；总花梗及花梗短，疏生星状绒毛；萼筒小；花瓣5～6个；雄蕊5～6枚；子房下位，5～6室，无花柱，柱头5～6。果卵形，直径约4mm。

【生境分布】生于中低海拔潮湿林地中。分布于万宁、保亭、三亚、乐东、东方、澄迈等地。

【采收加工】全年可采。割取藤茎，晒干，扎成小把；或趁鲜时切段，晒干。

【化学成分】七叶莲含有机酸类、粘液酸、延胡索酸、琥珀酸、苹果酸和酒石酸。

【抗癌药理】本品所含的挥发油能抑制癌细胞的生长，并有杀死癌细胞的作用。

【性味功能】味微苦，性温。有舒筋活络，祛风除湿，消肿止痛的功能。

【抗癌应用】⑴眼睑腺癌　七叶莲、藤梨根各45g，半枝莲、半边莲、白花蛇舌草、仙鹤草各90g，山豆根、白英、玄参各30g，水煎服。

⑵子宫颈癌　七叶莲、金不换、牛蒡子各30g，白花蛇舌草60g，铁包金90g，汉防已15g，白屈菜10g，水煎服。

⑶癌性疼痛　七叶莲10g，水煎服。

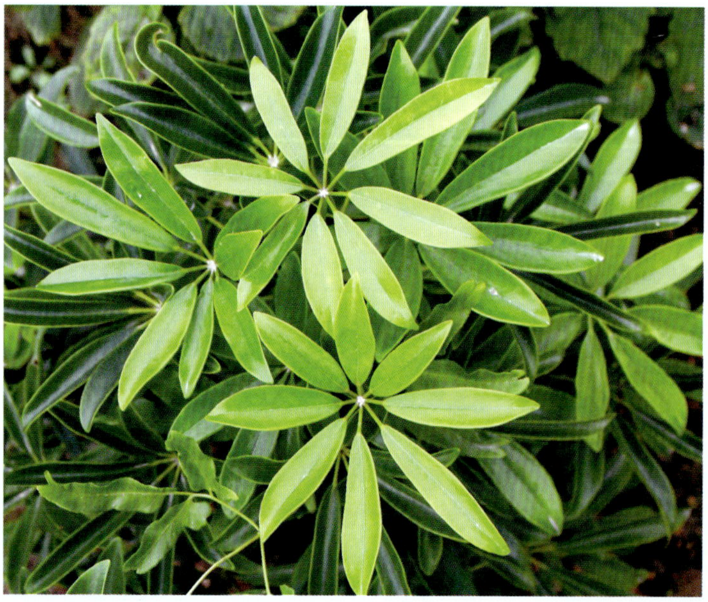

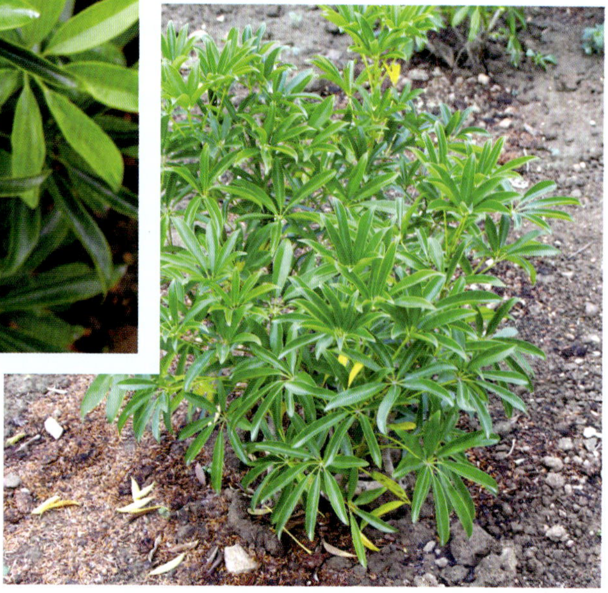

Schefflera arboricola Hayata

# 005.了哥王 Liaogewang

【植 物 名】了哥王

【别　　名】地棉皮、山豆了、九信草、地棉根、金腰带。

【药材基源】为瑞香科 Thymelacaceae 植物南岭荛花 Wikstroemia indica (L.)C.A.Mey.的根、根二层皮（内皮）和叶。

【形态特征】小灌木，高30～100cm；枝红褐色，光滑无毛。单叶对生，纸质或近革质，倒长卵形或椭圆形，长2～5cm，宽0.7～1.5cm，顶端钝或短尖，基部楔形，全缘，两面无毛；叶柄长约1mm。花夏季开放，黄绿色，两性，多朵排成顶生的短总状花序，总花梗长5～10mm；花梗短，长1～2mm；花萼管状，长9～12mm，被疏柔毛，裂片4枚，阔卵形或长圆形，长约3mm；花瓣缺；雄蕊8枚，2轮排列于萼管的近顶部，花丝极短；子房上位，倒卵形或椭圆形，仅顶部被疏柔毛，花柱极短，柱头头状。核果椭圆形，长约6mm，宽约4mm，成熟时暗红色至紫黑色。花期：5～9月；果期：6～12月。

【生境分布】生于村边、路旁、山坡灌丛中。分布于海南各地。

【采收加工】全年均可采收。挖取根，洗净，晒干，或剥取根皮，晒干。

【化学成分】根皮含黄酮苷－南荛素(C16H1205)，芫花素-5-α-D-葡萄糖-α-D-葡萄糖苷、羟基芫花素及酸性树脂。种子含皂苷。

【抗癌药理】本品水煎剂对小鼠淋巴肉瘤-1号腹水型有抑制作用，对小鼠子宫颈癌14号及小鼠肉瘤S180亦有抑制作用。甲醇提取物对小鼠艾氏腹水癌有较强抑制作用，对淋巴细胞白血病P388的T/C值为180，有明显的抗癌活性。

【性味功能】味苦，性寒，有毒。有清热解毒，消肿散结，杀虫，利尿，止痛的功能。

【抗癌应用】⑴肺癌　了哥王（先煎）12g，半边莲、陈戎芒各30g，水煎服，每日1剂。宜于胸腹腔有积水者，能延长生存期。

⑵宫颈癌　了哥王适量研末，高压消毒。用带线棉球包裹，浸入先用10%了哥王煎剂冲洗干净的宫颈穹窿部，紧贴癌灶，隔日换药1次。迄症状及肿痛消失。

⑶乳腺癌　了哥王、兔耳草根各等量，用40%酒精浸泡半月，过滤，成20%生药浓度的滤液。每服5～10ml，日服2～3次。局部用了哥王、兔耳草鲜品捣敷患处，每日换药1次，1～2周后可使肿块消失，溃疡愈合。

⑷恶性淋巴瘤　了哥王30g，水煎3～4h后内服，每日1剂。局部用鲜品适量捣烂，用酒调敷。能消肿散结，使肿块逐渐消失。

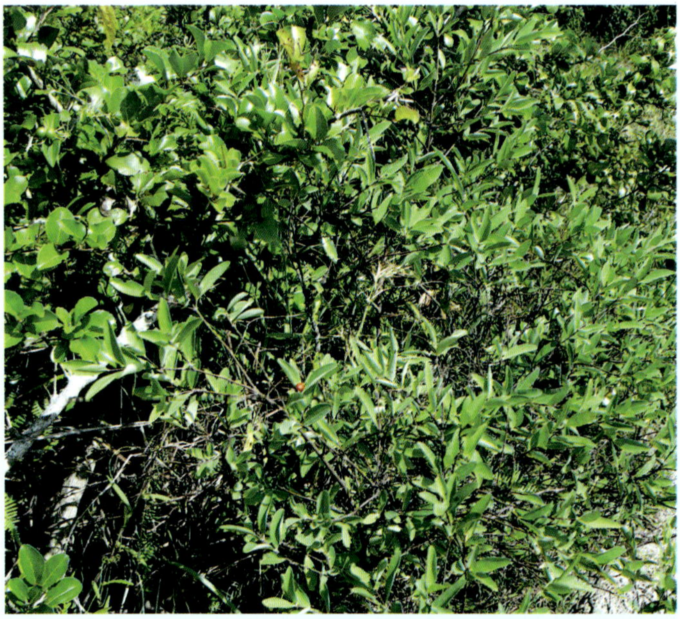

Wikstroemia indica (L.)C.A.Mey.

# 006.儿茶 Ercha

【植 物 名】儿茶

【别　　名】儿茶膏、黑儿茶、孩儿茶、乌爹泥、乌迭泥、乌丁泥等。

【药材基源】为豆科 Leguninosae 植物儿茶 Acacia catechu（L. f.）Willd. 的心材或皮枝干煎制成的干燥浸膏。

【形态特征】儿茶为落叶小乔木；树皮常呈条状薄片开裂；托叶下面常有 1 对钩刺。叶为二回羽状复叶，叶柄近基部及叶轴顶部数对羽片间有腺体；羽片 10～30 对，每羽片有小叶 20～50 对；小叶线形，长 2～6mm，宽 1～1.5mm，被缘毛。4～8 月开花。穗状花序 1～4 个生于叶腋；花萼钟状；花瓣 5 枚，淡黄色或白色，披针形或侧披针形，长 2.5cm；雄蕊多数。荚果带状，长 5～12cm，宽 1～1.8cm，顶端有喙；种子 3～10 颗。

【生境分布】多生于村旁、路边，或为栽培，现海南各地有栽培。

【采收加工】冬季采收，砍下大枝和干，除去外皮和边材，砍成大块，加水煎煮，浓缩，干燥。

【化学成分】儿茶的干燥浸膏含鞣质 50%，且含有儿茶鞣酸、儿茶精、表儿茶酚等。

【抗癌药理】⑴体外实验有抗癌活性。

⑵水煎剂在肿瘤组织培养液内能杀死腹水癌细胞。

【性味功能】味苦、涩，性凉。有敛疮消肿、收涩止血的功能。

【抗癌应用】⑴肝癌　儿茶、蟾蜍、天龙各 50g，龙葵、藤梨根各 100g，山豆根、夏枯草各 75g 加辅料制成颗粒压制成 1000 片，每服 2 片，每日 3 次，温开水送服。能消肿块并止血，有效率为 54%。

⑵乳腺癌　儿茶、血竭、龙骨各 9g，乳香、没药、桑皮各 6g，朱砂 3g，珍珠、冰片各 1.5g，赤石脂 15g 研末，制成珍珠八宝丹，以少许敷于患处贴膏药。能消肿敛疮。亦宜于皮肤癌溃疡之久不收口者。

⑶宫颈癌症　儿茶、铅丹、雄黄各 15g，乳香、没药各 9g，硇砂、硼砂各 1g，蛤粉 30g 共研末，用 1 层纱布包裹，纳入癌灶，隔日换药 1 次。宜于早期糜烂型者。

⑷食管癌　儿茶 1.5g，石菖蒲、鸡血藤、药花、山慈姑各 9g，加水煎重熬膏服。

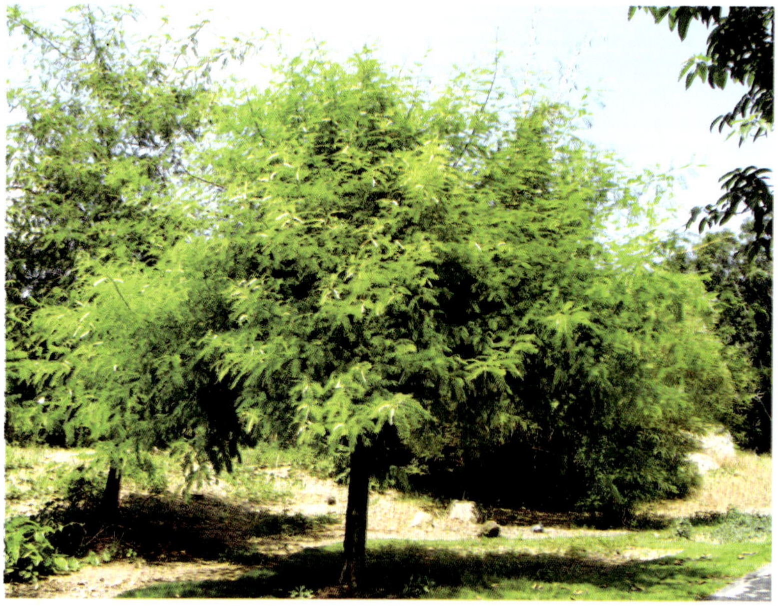

Acacia catechu(L.F.)Willd.

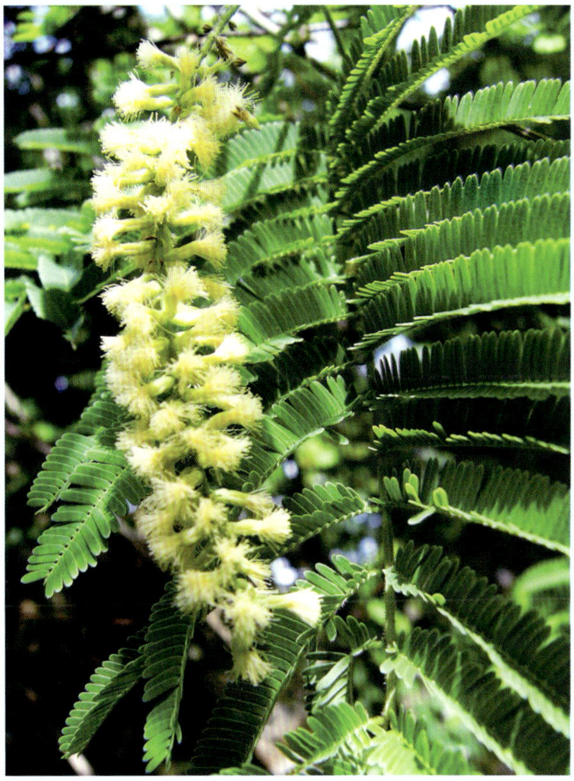

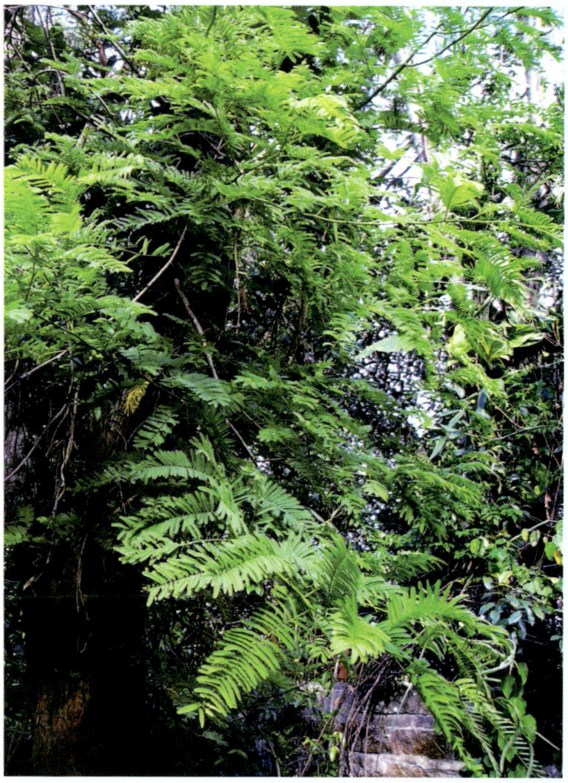

Acacia catechu(L.F.)Willd.

Alangium chinense (Lour.)Harms.

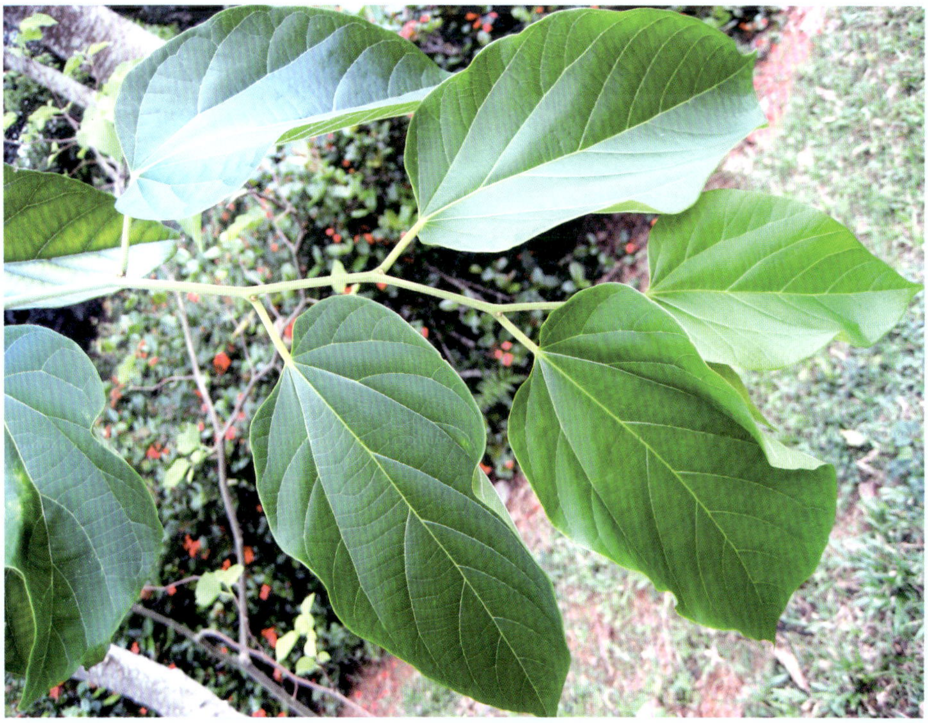

# 007.八角枫 Bajiaofeng

【植 物 名】八角枫

【别　　名】八角王、割舌罗、五角枫、野罗桐、包子、华瓜木等。

【药材基源】为八角枫科 Alangiaceae 植物八角枫 Alangium chinense (Lour.)Harms.的侧根。

【形态特征】落叶小乔木或灌木，高5～6m。茎灰绿色，小枝圆柱形，常呈“之”字形曲折，幼时被棕黄色粗毛，后渐脱落。单叶互生，叶柄长3～5cm，绿色或带红色；叶形变异甚大，卵形或椭圆形，长7～10cm，宽4～14cm，全缘或2～7掌裂，两面幼时均具毛茸，老叶仅叶背脉腋有簇毛，由茎部分出。聚伞花序有花8至数十朵，腋生，花序轴被毛；花两性，白色，长12～15mm；萼钟状，长2～3mm，被稀疏细毛，6～8裂，裂片三角状短齿形，口部有纤毛；花瓣与萼片同数，线形，长约12mm。核果卵圆形，熟时黑色，顶端宿存花萼与花盘均有毛，种子1粒。花期：6～7月；果期：10月。

【生境分布】生于常绿落叶阔叶林中，沟边路旁，沟边阳处，灌丛中。分布于儋州、三亚、昌江、澄迈等地。

【采收加工】全年可采，挖取支根或须根，洗净，晒干。

【化学成分】八角枫含生物碱、酚类、氨基酸、有机酸、树脂。须根主要含生物碱及糖苷，又含强心苷。须根含八角枫碱、新烟碱、假木贼碱，另含苷类化合物。

【抗癌药理】本品对肿瘤细胞有一定的抑制作用。镇痛作用：小鼠腹腔注射煎剂后，除引起肌肉松弛外，尚可痛觉反应消失(热板法)。

【性味功能】味辛，性微温，有小毒。有祛风除湿，舒筋活络，散瘀止痛的功能。

【抗癌应用】⑴治乳腺癌　藤梨根60g，野葡萄根30g，枸骨树根30g，云实30g，八角枫根3g，生南星3g，每日1剂，分2次温服。

⑵治肺癌　八角枫根10g，干蟾皮12g，黄芪、蛇莓、八月札各30g，半枝莲、鱼腥草、七叶一枝花、丹参各15g，每日1剂，水煎，分2次温服，3个月为1疗程。

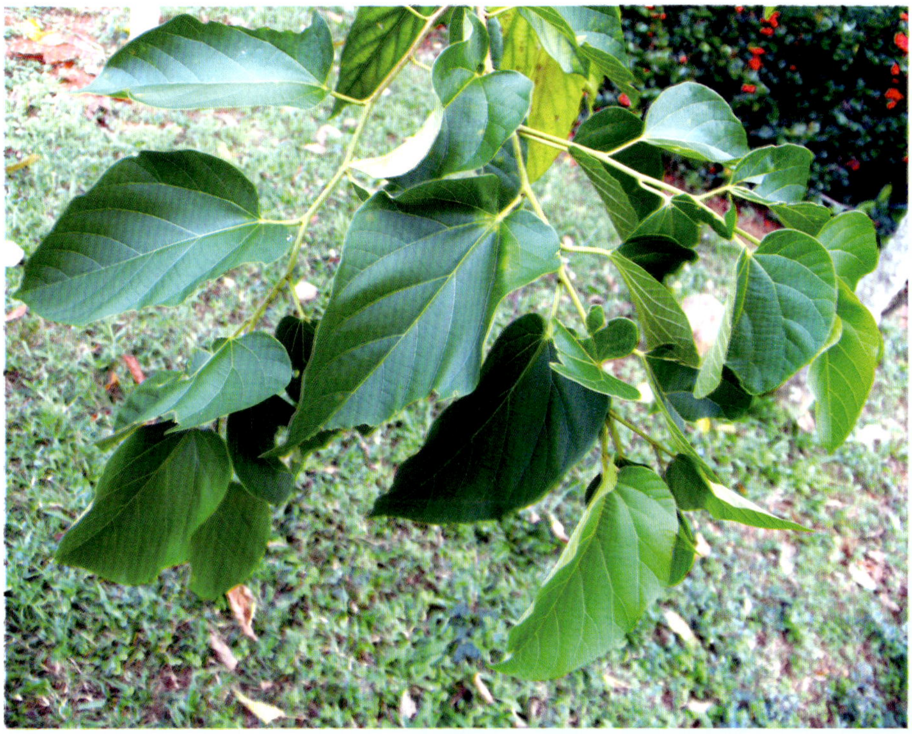

Alangium chinense (Lour.)Harms.

# 008.刀豆 Daodou

【植 物 名】刀豆

【别　　名】挟剑豆、刀豆子、大弋豆、刀鞘豆、刀巴豆、马刀豆等。

【药材基源】为豆科 Leguninosae 植物刀豆 Canavalia gladiata (Jacq.)DC. 的种子。

【形态特征】缠绕草质藤本。长达数米。茎无毛。三出复叶，叶柄长 8～12cm；小叶片阔卵形或卵状长椭圆形，长约 8～20cm,宽约 5～16cm，全绿。总状花序腋生，花疏，有短梗；花萼二唇形，上唇大，2 裂，下唇 3 齿，卵形；花冠淡红色或淡紫色，蝶形，长 3～4cm，旗瓣圆形，翼瓣较短，约与龙骨瓣等长，龙骨瓣弯曲；雌蕊 10 枚，联合为单体；子房具短柄、荚果大而偏，长 10～30cm，径 3～5cm，被伏生短细毛，边缘有隆脊，先端弯曲成钩状，内含种子 10～14 粒。干燥种子呈扁卵形或扁肾形，长约 2～3.5cm，宽约 1～2cm，厚约 0.5～1.2cm。表面淡红色或红紫色，少数类白色或乌黑色，略有光泽，微皱缩不平。 花期：6～7 月；果期：8～10 月。

【生境分布】生于路边灌丛，盆地林缘。海南各地栽培。

【采收加工】成熟果实采收，剥取种子，晒干。

【化学成分】刀豆内含尿素酶、血球凝集素、刀豆氨酸。嫩豆中尚可分离出刀豆赤霉素 I 和 II。刀豆尚有尿素酶、糖苷酶、精氨基琥珀酸酶、精氨酸酶、刀豆酸、刀豆氨酸、a 一氨基一羟基戊酸、L- 高丝氨酸等。

【抗癌药理】血球凝集素可命名淋巴细胞转化成淋巴母细胞，并对肿瘤有抑制作用。洋刀豆凝集素有抗癌作用。洋刀豆血球凝集素有使变形的小鼠纤维母细胞重新恢复到正常细胞生长状态的作用。洋刀豆血球凝集素有使变形的小鼠纤维母细胞重新恢复到正常细胞生长状态的作用。体外实验，125ug 的洋刀豆血球凝集素与 YAC 细胞共孵 24h，可使 95% 细胞溶解；体内实验，成年小鼠腹腔注射 YAC 细胞 1h、2d、5d，在腹腔注射洋刀豆血球凝集素 1mg，可分别抑制肿瘤 70%、50%、20%。刀豆壳可延长荷瘤小鼠寿命。

【性味功能】味甘，性温。有温中下气，利肠胃，益肾补元之功能。

【抗癌应用】⑴晚期消化道肿瘤　①刀豆 30g，煮食，每日 1 剂。②刀豆与八月札、白术、丁香、佛手等配伍，用于脾胃虚寒，湿阻中焦的胃癌。③刀豆与柿蒂、丁香配伍等用于治疗气逆于上的中晚期消化道癌肿。

⑵食管癌、贲门癌、肝癌、肺癌　天龙 30 条，水蛭 90g，刀豆 180g，僵蚕 18g，制南星 60g，田三七 120g，生薏仁 180g，儿茶 60g，蜈蚣 60g。每日 3 次，每次 6～10g，蜂蜜适量调服。

⑶肾癌　刀豆子 30～60g，薏苡仁 60g，赤小豆 60g，黑豆 60g，水煎服。

⑷食管癌、胃癌　旋复花 15g，威灵仙 15g，姜半夏 9g，刀豆 9g，急性子 9g，姜竹茹 9g，代赭石 30g，冰球子 9g，五灵脂 9g，菝葜 15g。口服每日 1 剂，煎 2 次分服。梗阻重加硇砂 0.3g（另吞）；贫血加阿胶珠 9g，仙鹤草 30g；呕吐加姜汁 4.5g（冲服）。

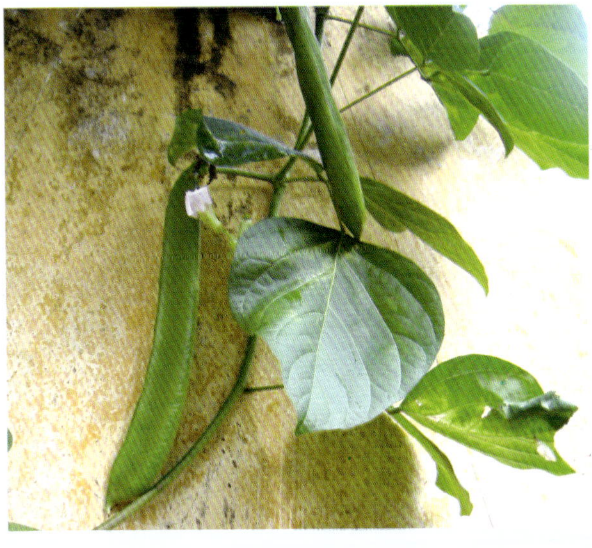

Canavalia gladiata (Jacq.)DC.

# 009.三白草 Sanbaicao

【植 物 名】三白草

【别　　名】白水鸡、白面姑、三点白、水牛草、白舌骨、白头草等。

【药材基源】为三白草科 Saururaceae 植物三白草 Saururus chinensis(Lour.)Baill. 的干燥根茎或全草。

【形态特征】多年生草本。高30～80cm。根状茎较粗，白色。茎直立，下部匍匐状。叶互生，纸质，叶柄长1～3cm，基部与托叶合生为鞘状，略抱茎；叶片卵形或卵状披针形，长4～15cm，宽3～6cm，先端渐尖或短尖，基部心形或耳形，全缘，两面无毛，基出脉5。总状花序顶生，花序具2～3片乳白色叶状总苞；花小，无花被，生于苞片腋内；雄蕊6枚，花丝与花药等长；雌蕊1枚，由4个合生的心皮组成，子房上位，圆形，柱头4个，果实分裂成4个果瓣，分果近球形，表面多疣状突起，不开裂；种子球形。花期：4～8月；果期：8～9月。

【生境分布】常成群生于沟旁溪畔及沼泽等低湿处，喜潮湿。分布于保亭、万宁、儋州等地。

【采收加工】全年均可采挖。拔取全株，洗净，晒干。

【化学成分】三白草全草含挥发油，油中主成分为甲基正壬酮，肉豆蔻醚。根茎、叶均含可水解鞣质1.72%。此外叶含槲皮素、槲皮苷、异槲皮苷、萹蓄苷、金丝桃苷及芦丁等。

【抗癌药理】三白草煎剂对移植性肿瘤细胞有抑制作用。

【性味功能】味甘、辛，性寒。有清热解毒，利尿消肿的功能。

【抗癌应用】⑴用于肝胆湿热的肝癌，症见肝肘进行性肿大，质硬，表面不光滑，有间歇性疼痛，甚则出现腹水等，常与大蓟根、白花蛇舌草、半枝莲、石上柏等配合应用。

⑵用于痰热壅盛的肺癌，症见发热、咳嗽痰多，胸闷气促，常与前胡、杏仁、佛耳草、蒲公英地骨皮等配合应用。

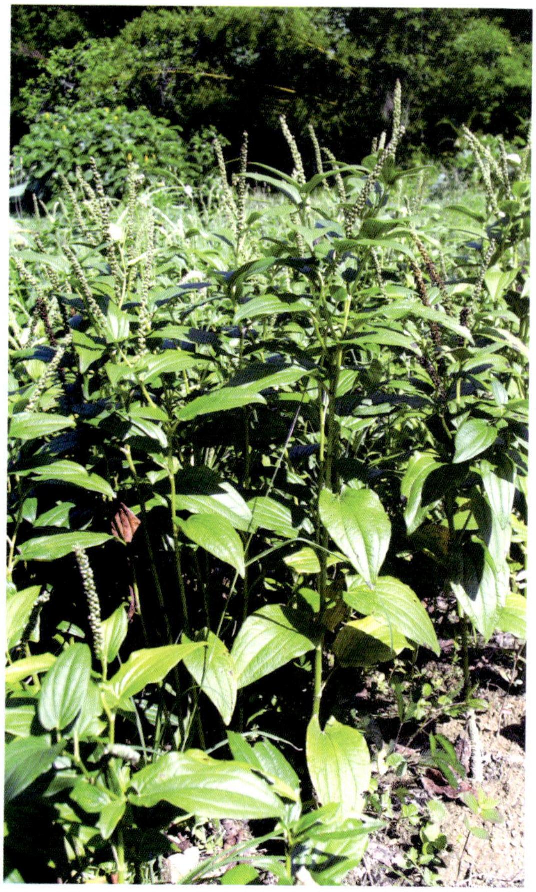

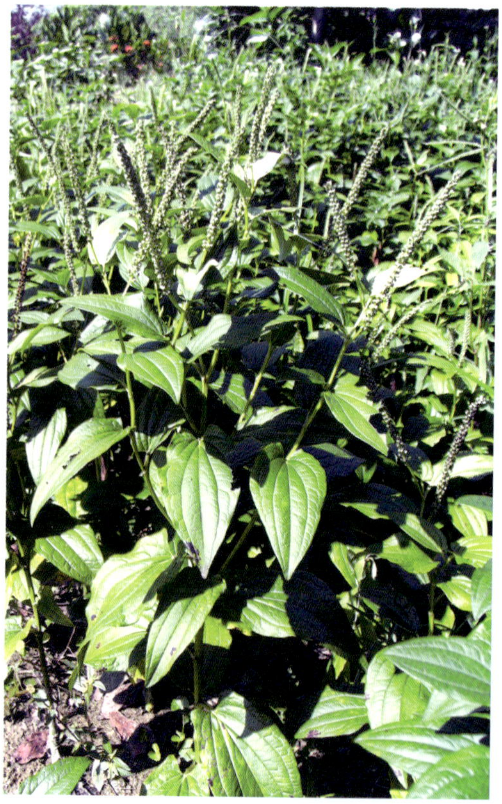

Saururus chinensis(Lour.)Baill.

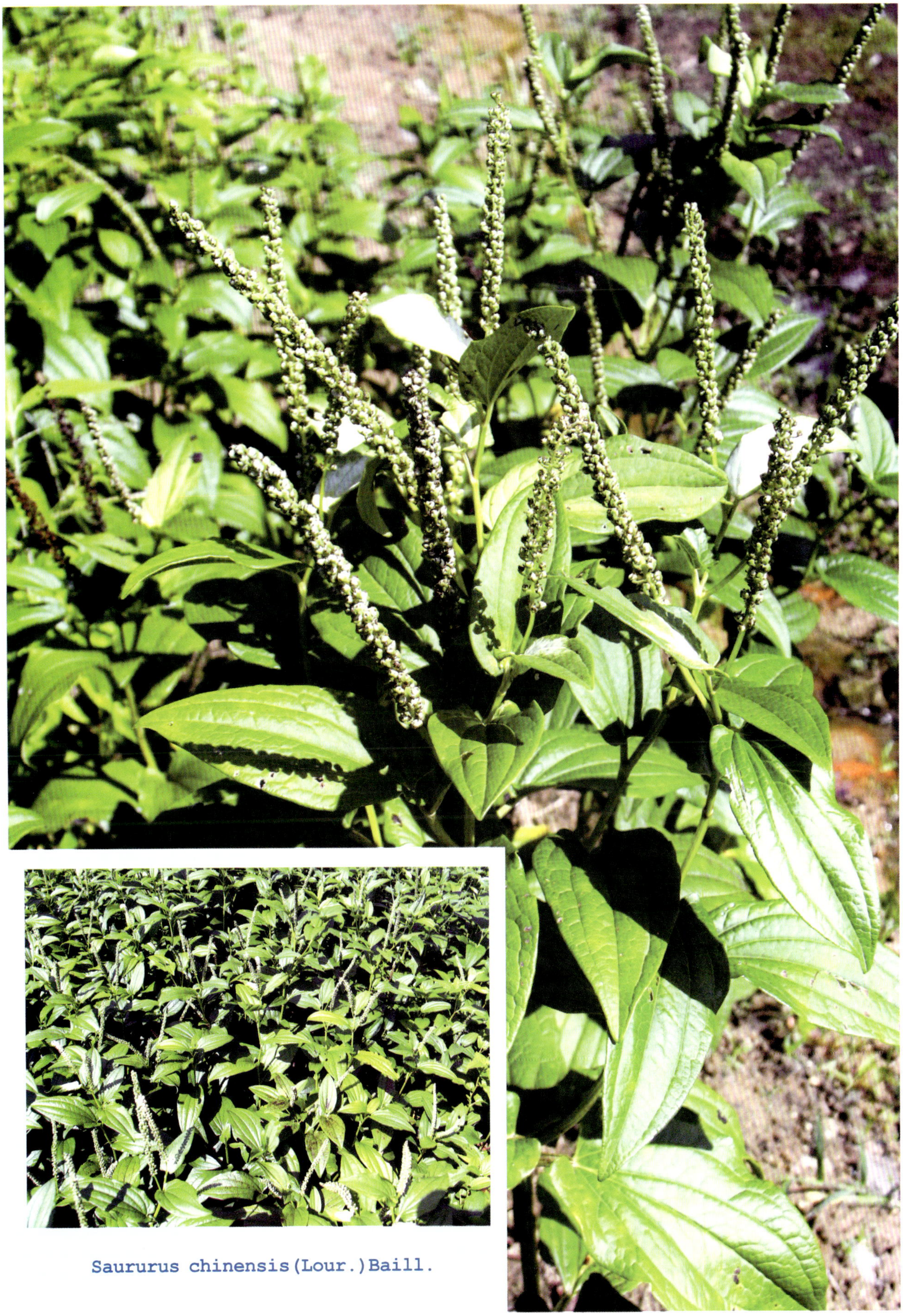

Saururus chinensis(Lour.)Baill.

## 010.三尖杉 Sanjianshan

【植 物 名】三尖杉

【别　　名】石榧、土香榧、藏杉、山榧树、药榧、粗榧等。

【药材基源】为粗榧科 Cephalotaxaceae 植物三尖杉 Cephalotaxus fortunei Hook. f. 的枝叶、种子及根皮。

【形态特征】常绿乔木。小枝对生，基部有宿存芽鳞。叶螺旋状着生，排成两列，披针状条形，常微曲，长 4～13cm，宽 3～4.5mm，上部渐窄，基部楔形，上面中脉隆起，深绿色，背面中脉两侧有白色气孔带。雄球花 8～10 枚聚成头状，单生叶腋，直径约 1cm；雄蕊 6～16 枚，雌球花由数对交互对生，各有 2 胚珠的苞片组成。种子椭圆状卵形，熟时外皮紫色或紫红色。花期：3～4 月；果期：8～10 月。

【生境分布】生于溪边或山间林中。分布于白沙鹦哥岭、尖峰岭、坝王岭等地。

【采收加工】全年采收树皮和枝叶，晒干，生用。秋季采摘种子，晒干。

【化学成分】三尖杉含三尖杉酯碱、高三尖杉酯碱、异三尖杉酯碱、脱氧三尖杉酯碱、乙酰三尖杉碱、羟基三尖杉酯碱等。

【抗癌药理】三尖杉酯碱和高三尖杉酯碱对动物多种实验性肿瘤如小鼠肉瘤 S180、子宫颈癌 U14、艾氏腹水癌、网织细胞肉瘤、脑瘤－22、白血病 L615、淋巴细胞白血病、白血病 L7212、瓦克癌等均有抑制作用。三尖杉酯碱可使小鼠肉瘤 S180、白血病的瘤细胞染色体发生变异，有丝分裂指数显着减少，并减少瘤细胞中核糖核酸含量，抑制蛋白质合成。

【性味功能】味甘、苦，性平。有毒。有败毒抗癌、驱虫消积的功能。

【抗癌应用】(1)淋巴肉瘤　三尖杉注射剂按每天 0.5mg/kg 体重，分 2 次肌肉注射。1 疗程 15～20 天，间隔 1 周。若白细胞正常可再用第 2 疗程。亦治肺癌、胃癌。

(2)白血病　三尖杉酯碱 0.15～0.3mg/kg 体重，溶于 10% 葡萄糖注射液 200～500ml 中，缓缓静脉滴注，每日 1 次。2～10 天为 1 疗程，间歇7～14天，一般1～3 个疗程（以后仍需间歇给予维护剂量），总剂量可用至 100～300mg，缓解率 86.2%。对急慢性白血病均有效。

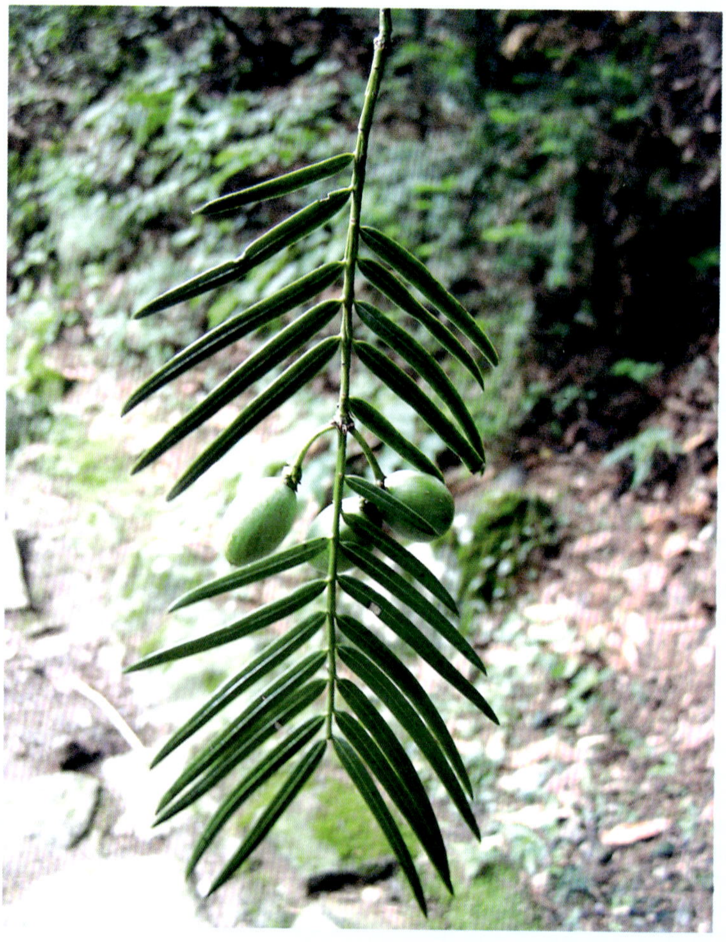

Cephalotaxus fortunei Hook.f.

# 011.千里光 Qianliguang

【植 物 名】千里光

【别　　名】九里明、九龙光、九里光、黄花草、黄花母、九岭光、千里及。

【药材基源】为菊科Compositae植物千里光Senecio scandens Buch.-Ham.ex D.Don的地上部分。

【形态特征】多年生草本。高1～5m。茎圆柱形，细长，折曲呈攀援状，略具棱线，基部木质化，上部多分枝。幼枝具短柔毛，后渐脱落。叶互生，有短柄，椭圆状三角形或卵状披针形，长4～12cm，宽2～6cm，顶端渐尖，基部戟形至截形，不分裂或有2至多个浅裂片，边缘具不规则缺刻状的齿牙，或呈微波状，或近于全缘；上面暗绿色，背面略浅，两面均有灰白色细柔毛，其中以背面主脉上较密。头状花序多数，在茎及枝端排列成复总状的伞房花序；花序梗细，长1～2cm，表面密被白毛，并疏生披针形苞片数片；总苞筒状，长5～7mm，总苞片1层，覆瓦状排列，苞片10～14枚，线状披针形，顶端尖，无毛或少有细毛，基部有较小的狭卵形至披针形小苞片数片；花托盘形，微凸；花冠异型，黄色，边缘1列为雌性舌状花，通常8朵，少数9～10朵，长9～10mm，宽约2mm，舌片顶端3裂，中央为管状花，约40朵，长6～7mm，先端5裂，近顶部膨大；花药连合；雄蕊5枚，基部箭形，药隔伸出；雌蕊1枚，子房下位，柱头2裂。瘦果长椭圆形，长2～4mm，棕褐色，5棱，顶端具有1束白色冠毛，长约7mm。花期：9～10月；果期：10～11月。

【生境分布】生于山坡、山脚疏林下、林边、路旁、沟边草丛中。分布于海南各地。

【采收加工】夏、秋季采收，洗净、鲜用或晒干。

【化学成分】千里光全草中含有氢醌、对羟基苯乙酸、香草酸、水杨酸、胆碱。花中含菊黄素、叶黄呋喃素。

【抗癌药理】经瓦克癌W256、肉瘤S180、白血病L615、艾氏腹水癌、子宫颈癌U14和黑色素瘤B16等6种动物移植肿瘤的实验证明，均显示明显的抑瘤作用。体外试验，对人体食管癌细胞无明显抑制作用。

【性味功能】味苦，性寒。有清热解毒、明目、杀虫止痒的功能。

【抗癌应用】⑴眼睑腺癌　千里光、决明子、薏苡仁各30g，夏枯草、黄芩、半夏、辛夷花、羊蹄根各15g，旱莲草10g，水煎服。

⑵鼻咽癌　鱼腥草、千里光、通光散各30g，辛夷、苍耳、夏枯草、桔梗、马鞭草、蔓荆子、六方藤各15g，水煎服。

⑶肺癌　①千里光、蒲公英各30g，白花蛇舌草、叶下珠各15g，水煎服。②通光散、薏苡仁、枇杷叶、千里光、白花蛇舌草、省梅藤各30g，牛蒡子15g，水煎服。

⑷食管癌　千里光全草水煎液，浓缩后制成冲剂，每次服相当于生药20g的量，每日3次。

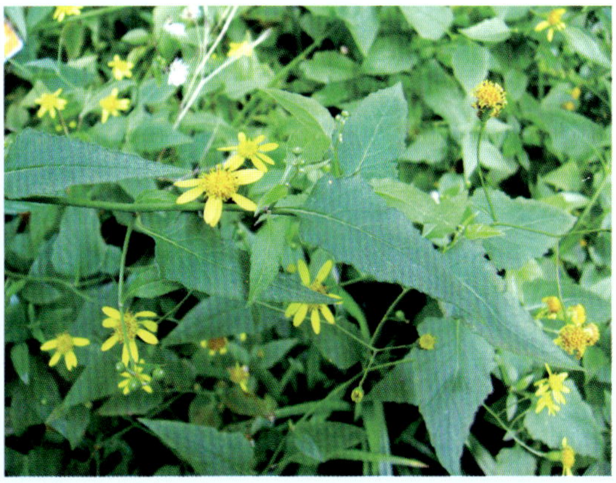

Senecio scandens Buch.-Ham.ex D.Don

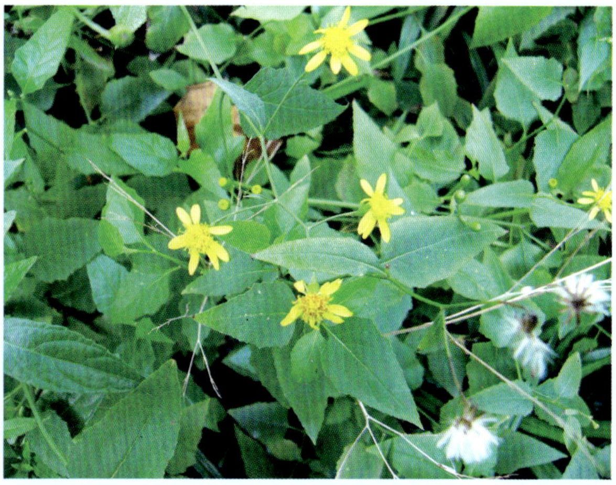

# 012.土牛膝 Tuniuxi

【植 物 名】粗毛牛膝

【别　　名】紫茎牛膝、擦鼻草、缀鼻草、牛膝头倒扣草、倒扣筋、倒钩草等。

【药材基源】为苋科 Amaranthaceae 植物粗毛牛膝 Achyranthes aspera L. 的根或根茎。

【形态特征】一年生或二年生草本。高约 1 m 。茎直立，枝多披散，基部主茎圆柱形，紫红色，常有黄褐纵行纹理，节明显膨大；幼枝呈四棱形，青绿色，被白色短毛，入秋后茎渐变成紫红色，毛亦逐渐脱落。叶对生，具柄；叶片纸质，倒卵形，长椭圆形或椭圆状倒卵形，长 4～12cm，宽 1～4cm，先端急尖或略钝，基部渐狭，全缘，两面密被柔毛，叶脉处更密，上面深绿色，下面绿色或稍带紫红色。穗状花序顶生或腋生，长 4～15cm，直立，花开放后反折；花多数，绿色，长约 4mm，花冠向下，贴近花轴；苞片 1 枚，卵形，具长芒，花后折反；小苞片 2 枚，刺状，淡红色，披针形，基部具膜质的边缘；花被 5 片，披针形；雄蕊 5 枚，退化雄蕊与花丝等长，顶端截平呈睫毛状。胞果长卵形，长约 3mm。花期：7～10 月；果期：8～11 月。

【生境分布】生于山坡林下，河沟边及山谷稍阴湿处。分布于海南各地。

【采收加工】花果期采挖全草，除去杂质，晒干。

【化学成分】土牛膝全草含倒扣草碱及脱皮甾酮；种子含皂苷约 1%，主为倒扣草皂苷 A、倒扣草皂苷 B 及一种中性皂苷。另含甜菜碱，根及种子含皂苷，其皂苷元为齐墩果酸。

【抗癌药理】土牛膝含有多糖类物质，对肿瘤有一定的抑制作用，其煎剂有抗肿瘤作用。

【性味功能】味甘淡，性凉。有解表清热，利湿活血的功能。

【抗癌应用】⑴鼻腔未分化癌　鲜土牛膝、鲜野荞麦、鲜汉防己各 30g，水煎剂，每日 1 剂。另用灯心草捣烂，外敷。

⑵食管癌　土牛膝、丹参、黄芪、沙参各 9g，黄芩、川贝母、金鸡内各 6g，金银花 15g，白英 30g，水煎，送服云南白药 2g。

⑶膀胱癌　土牛膝 15～30g，土木贼 15g，水煎服。

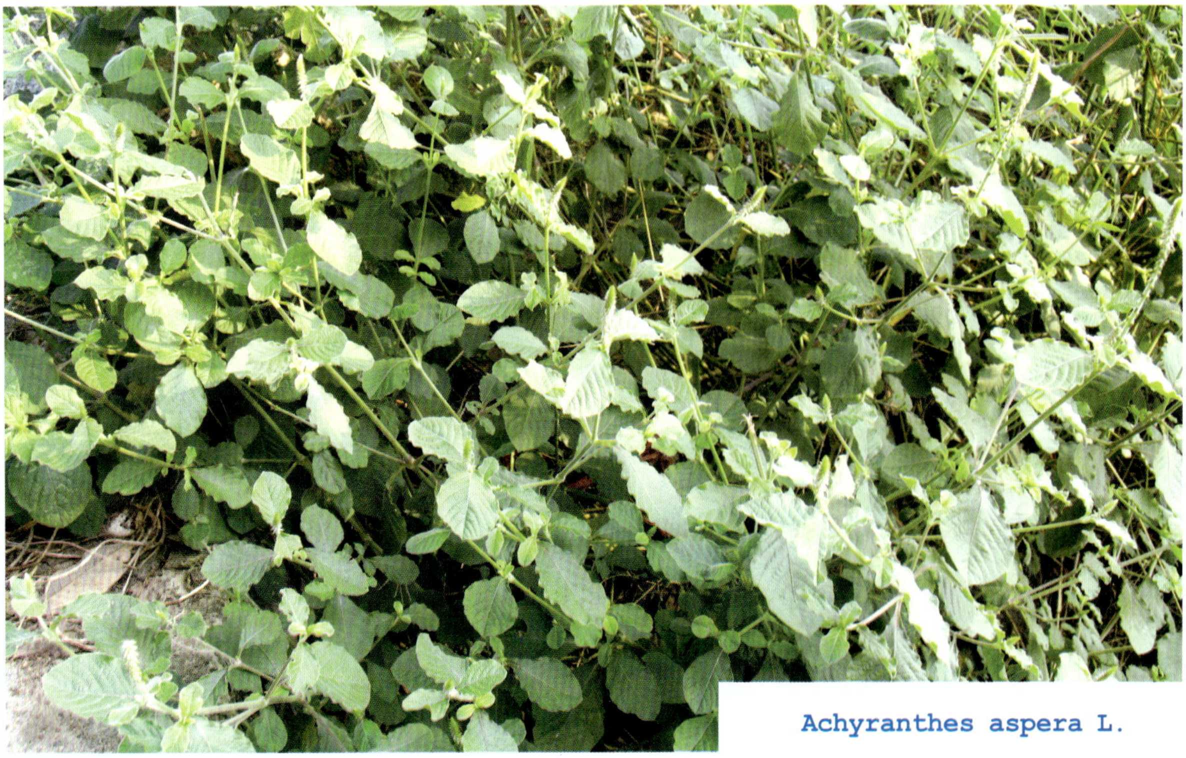

Achyranthes aspera L.

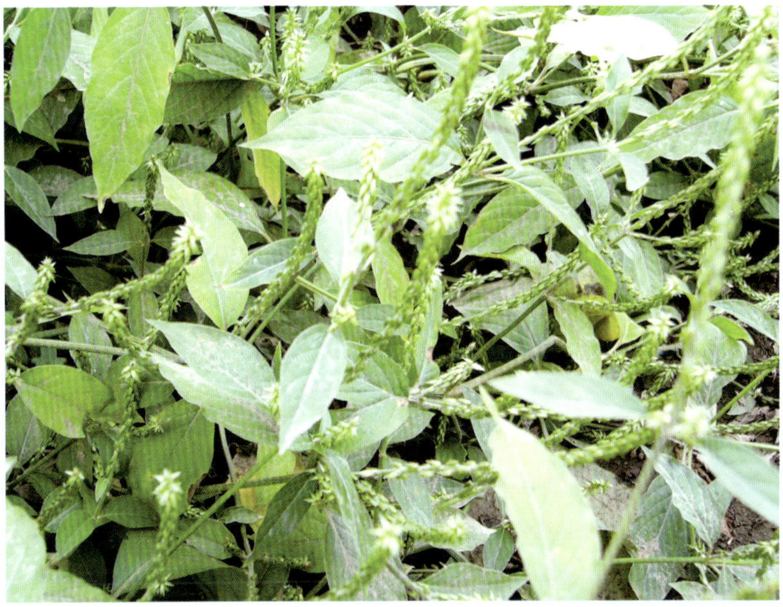

Achyranthes aspera L.

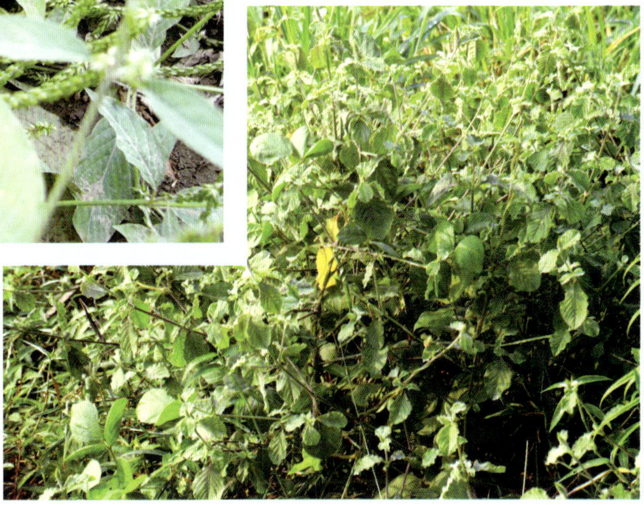

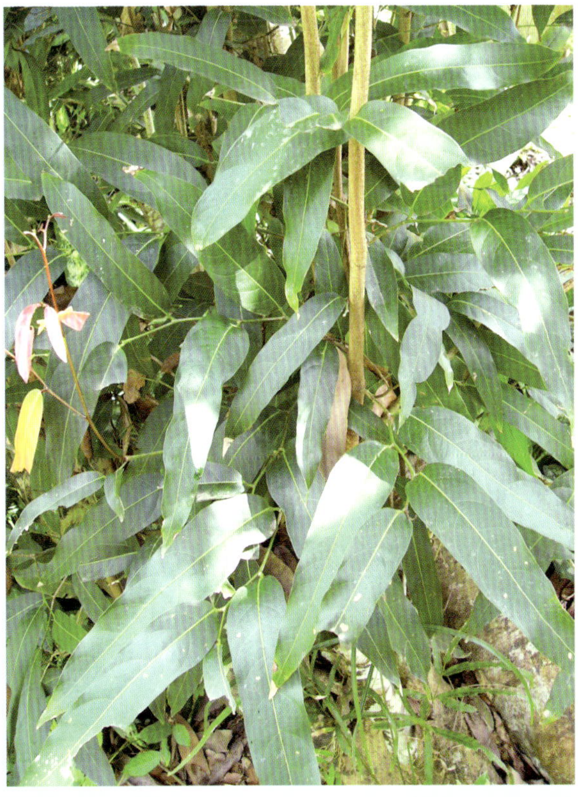

Hydnocarpus hainanensis(Merr.)Sleum.

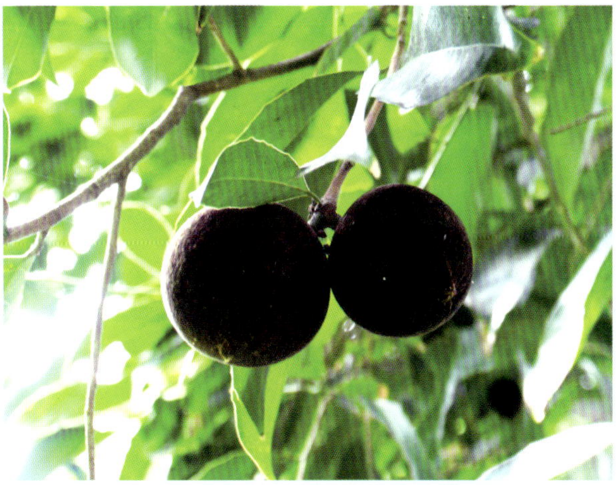

# 013.大风子 Dafengzi

【植 物 名】海南大风子

【别　　名】大枫子。

【药材基源】为大风子科Flacourtiaceae植物海南大风子Hydnocarpus hainanensis(Merr.)Sleum.的种子。

【形态特征】常绿乔木。高达15m，胸径达50cm；树皮暗灰带绿色，平滑；大枝平展呈蛇走状；小枝稍向上斜伸，无毛。叶互生，薄革质，长圆形，长9～13（～19）cm，宽3～6cm，先端短急尖而钝头，基部楔形，全缘或具不规则的浅波状锯齿，侧脉7～8对，在两面稍隆起，网脉显着；叶柄长1～1.5cm。花雌雄异株，总状花序腋生，长1～1.5cm。雄花密集，萼片4个，椭圆形，花瓣4个，肾状卵形，边缘有睫毛，雄蕊约12枚，花丝基部粗壮，疏生短柔毛；雌花的花被与雄花相似而略大，退化雄蕊约15枚，子房密生黄色茸毛，1室，有5侧膜胎座，胚珠多数，几无花柱，柱头3个，扁平三角形，顶端2浅裂。浆果球形，直径4～6cm，果皮革质，密被黑褐色茸毛；种子约20，长约1.5cm。

【生境分布】分布于海南尖峰岭、霸王岭、吊罗山、七指岭、五指山、黎母山、鹦歌岭和三亚的罗蓬岭、落笔洞、南山岭等地。也有少量栽培。

【采收加工】秋季果实成熟时采收，取其种子洗净，晒干。

【化学成分】大风子含大风子油酸、次大风子素、新次大风子素、韦氏大风子亭等。

【抗癌药理】次大风子素抑制小鼠艾氏腹水癌作用较强，新次大风子素有抑制白血病发展的作用，次大风子素中的黄酮木质素类均有细胞毒活性，对小鼠的L1210淋巴白血病、鼻咽癌KB、结肠腺癌、HeLa子宫癌和骨肉癌均有抑制作用，还能抑制大脑神经胶质瘤的生长。

【性味功能】味辛，性温；有毒。有祛风燥湿，解毒杀虫的功能。

【抗癌应用】皮肤癌　大风子1500g，防风、川芎各1000g，蝉衣、羌活、细辛、何首乌、独活、苦参、当归、牛膝、全蝎、黄芪、薄荷各200g，白芷、狗脊、牛黄、血竭各20g，共为细末，米糊为丸，梧桐子大。每次服15丸，清茶水调服，每日3次。

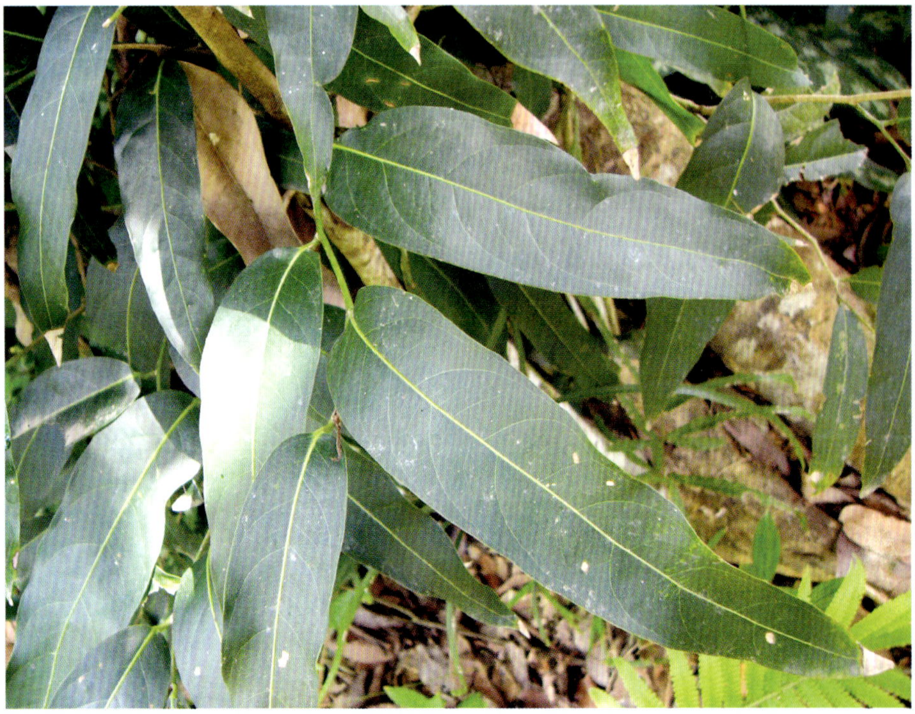

Hydnocarpus hainanensis(Merr.)Sleum.

# 014.大血藤 Daxueteng

【植 物 名】大血藤

【别　　名】血藤、花血藤、血通、红藤、龙须藤、赤沙藤等。

【药材基源】为大血藤科 Sargentodoxaceae 植物大血藤 Sargentodoxa cuneata (Oliv.) Rehd. et Wils. 的藤茎。

【形态特征】落叶木质藤本。茎长可达 10cm，粗径达 4.5cm，外皮红褐色，老茎有厚木栓层。叶互生，三出复叶，具长柄，叶柄长 4.5～10cm；中央小叶片菱状倒卵形至椭圆形，长 7～12cm，宽 3～7cm，先端钝尖，基部楔形，全缘，小叶柄短；两侧小叶较大，斜卵形，全缘，基部甚偏斜，两侧不对称，近无柄；上面绿色，下面淡绿色。总状花序腋生，花序长可达 15cm，下垂；花单性，雌雄异株；雄花的花梗长 10～15mm，基部有 1 苞片，梗上有 2 小苞片；花萼 6 枚，花瓣状，长圆形，长 8～12mm，黄绿色；花瓣 6 枚，退化呈腺体；雄蕊 6 枚，与花瓣对生，花丝粗短，花药长圆形；雌花与雄花同，有退化雄蕊 6 枚，心皮多数，螺旋状排列，子房上位，每室具 1 胚珠。浆果卵圆形，长 8～10mm，成熟时蓝黑色。花期：3～5 月；果期：7～9 月。

【生境分布】生于山野灌木丛及疏林中，或溪边林中。分布于海南全省。

【采收加工】8～9 月份采收，晒干，除去叶片，切段。

【化学成分】大血藤茎含大黄素、大黄素甲醚、胡萝葡苷、β - 谷甾醇、硬脂酸，毛柳苷、鹅掌楸苷 (d- 丁香树脂酚双葡萄糖苷)。

【抗癌药理】有抗噬菌体作用。煎剂对金黄色葡萄球菌、乙型链球菌有极敏感的抑菌作用。对大肠杆菌、绿脓杆菌、甲型链球菌、卡他球菌、白色葡萄球菌均有高明敏感抑菌作用。

【性味功能】味苦涩，性平。有清热解毒，活血，祛风的功能。

【抗癌应用】用于湿毒蕴结、下注大肠、瘀滞积聚的结肠、直肠癌，症见腹部胀痛，大便带有粘液脓血等，常与白花蛇舌草、败酱草、苦参等配合应用。

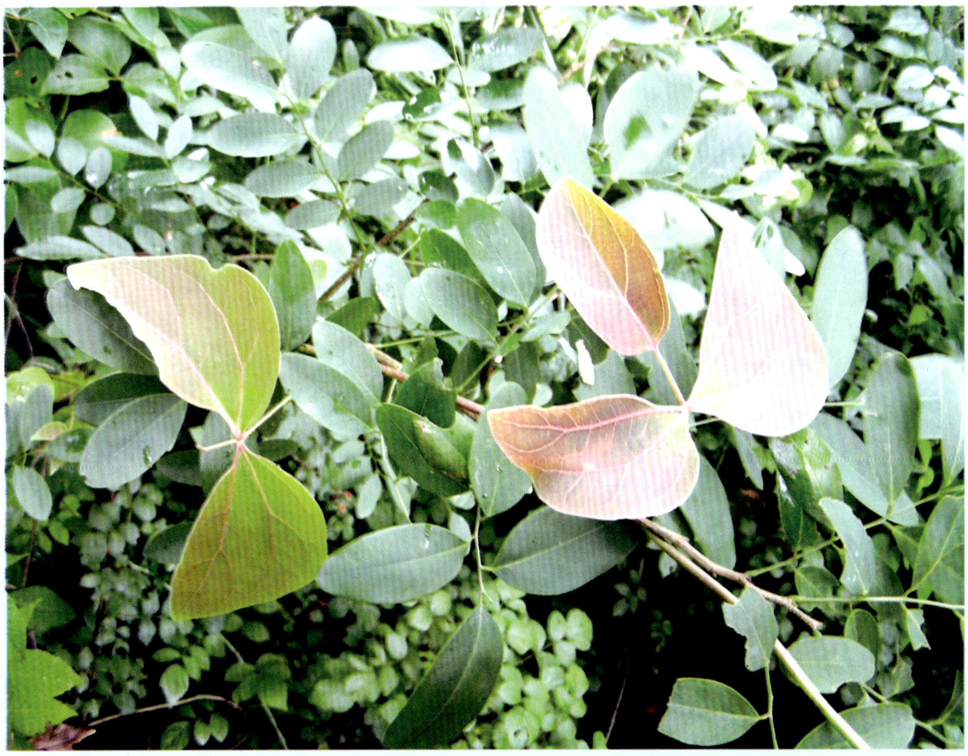

Sargentodoxa cuneata (Oliv.) Rehd. et Wils.

# 015.大尾摇 Daweiyao

【植 物 名】大尾摇

【别　　名】鱿鱼草、斑草、猫尾草、象鼻广、象鼻草、墨鱼须草等。

【药材基源】为紫草科 Boraginaceae 植物大尾摇 Heliotropium indicum L. 的全草或根。

【形态特征】一年生直立草本。高 15～50cm，被粗毛。叶对生或互生，卵型或卵状矩型，长 3～8cm，稍有毛，先端短尖或渐尖，基部下延至叶柄上。穗状花序顶生或于叶对生，长 3～10cm，弯曲，花全部生于总轴的一面，最下部的先开放，萼绿色，5 裂，花冠浅兰色或近白色，管状，喉部秃裸，裂片 5 枚，扩展，花冠长 5mm，直径 3～3.5mm，雄蕊 5 枚，内藏，花柱顶生，顶端有 1 圆锥状的盘。果长 4～5mm，由 2 个卵圆形坚果组成。

【生境分布】生于旷地，河边有溪旁。分布于海南各地。

【采收加工】秋季采收，晒干。

【化学成分】全草含大尾摇碱，乙醯大尾摇碱，大尾摇宁碱，N－氧化大尾摇碱，刺凌德草碱，仰卧天芥菜碱，欧天芥菜碱，天芥菜碱，毛果天芥菜碱，N－氧化毛果天芥菜碱。

【抗癌药理】叶的提取物对小鼠的 Sehwartz 白血病（腹水型），具有抗肿瘤作用（延长寿命）。

【性味功能】味苦，性平。有清热，利尿，消肿，解毒的功能。

【抗癌应用】⑴肺癌　鲜大尾摇 60g，捣烂绞汁，分 3 次口服，每次送卤碱粉 1g。能使癌肿逐渐缩小，临床症状基本消失。

⑵绒毛膜癌　大尾摇、紫草根各 30g，水煎 2 次分服。继续服用，至子宫恢复正常，尿妊娠试验转达为阴性。

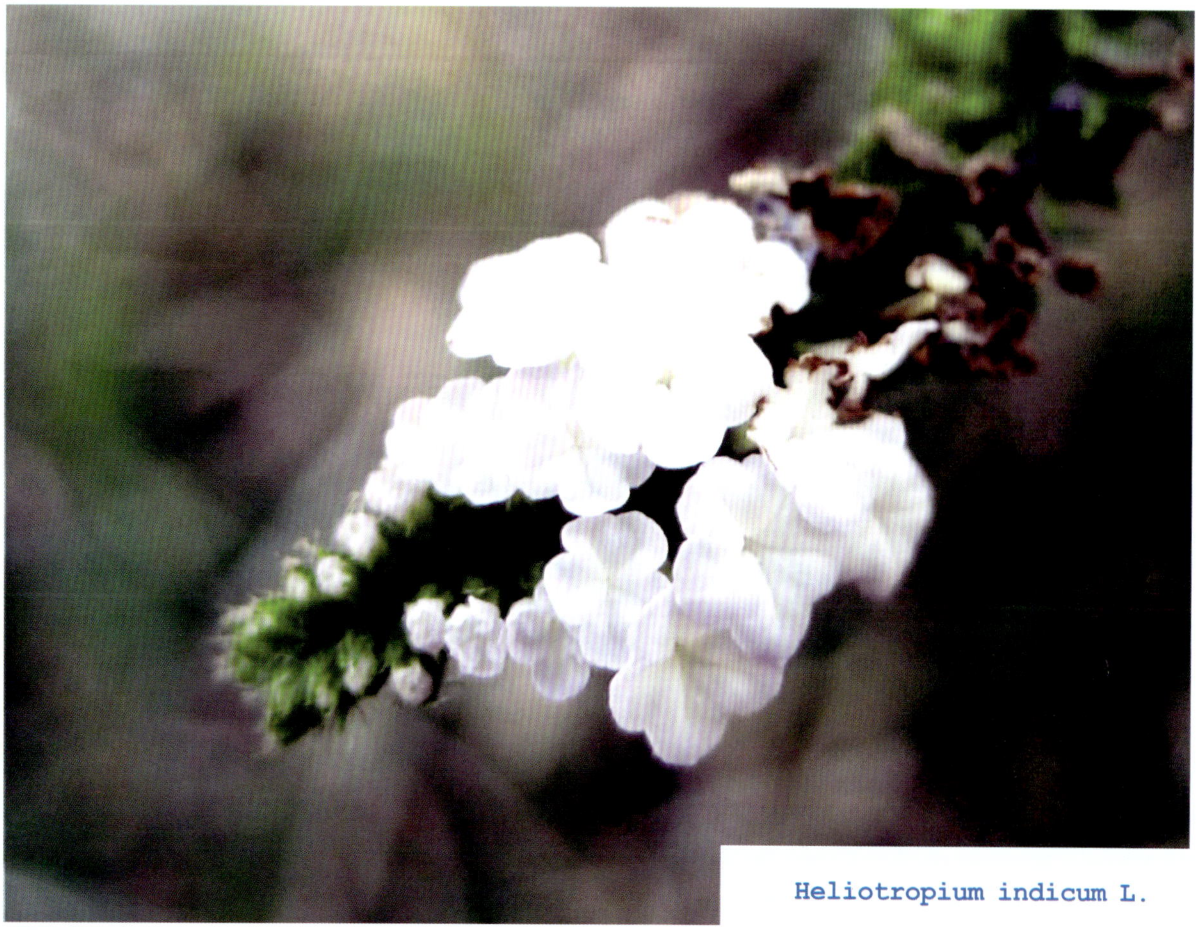

Heliotropium indicum L.

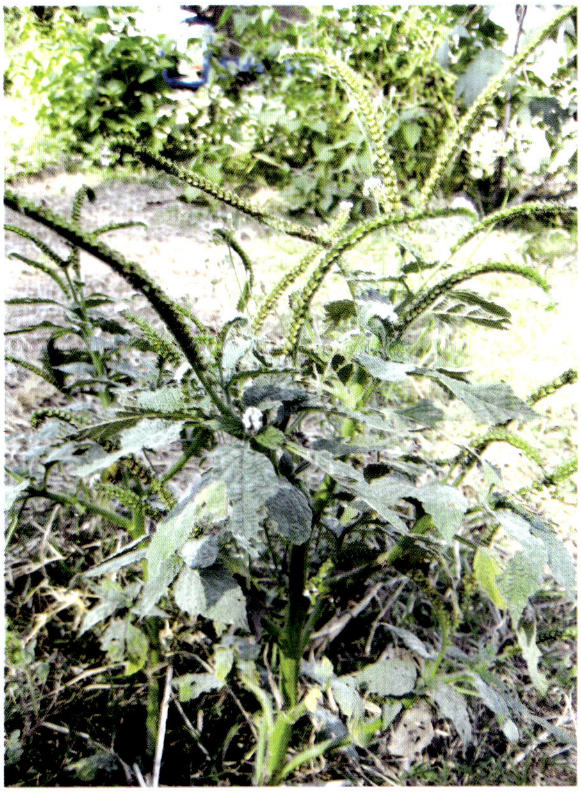

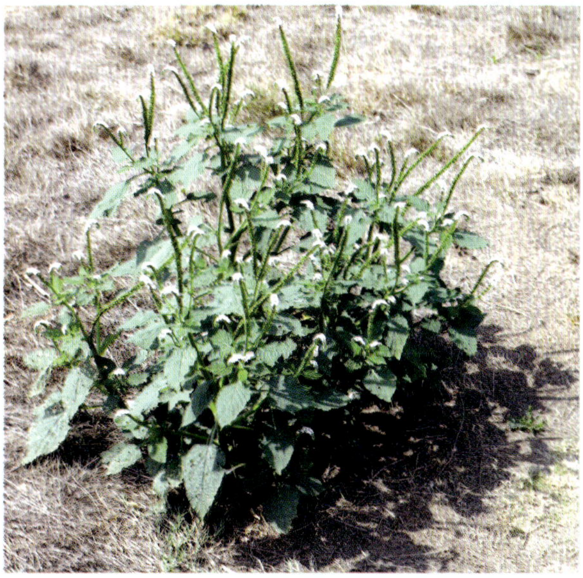

Heliotropium indicum L.

Clerodendron cyrtophylium Turcz.

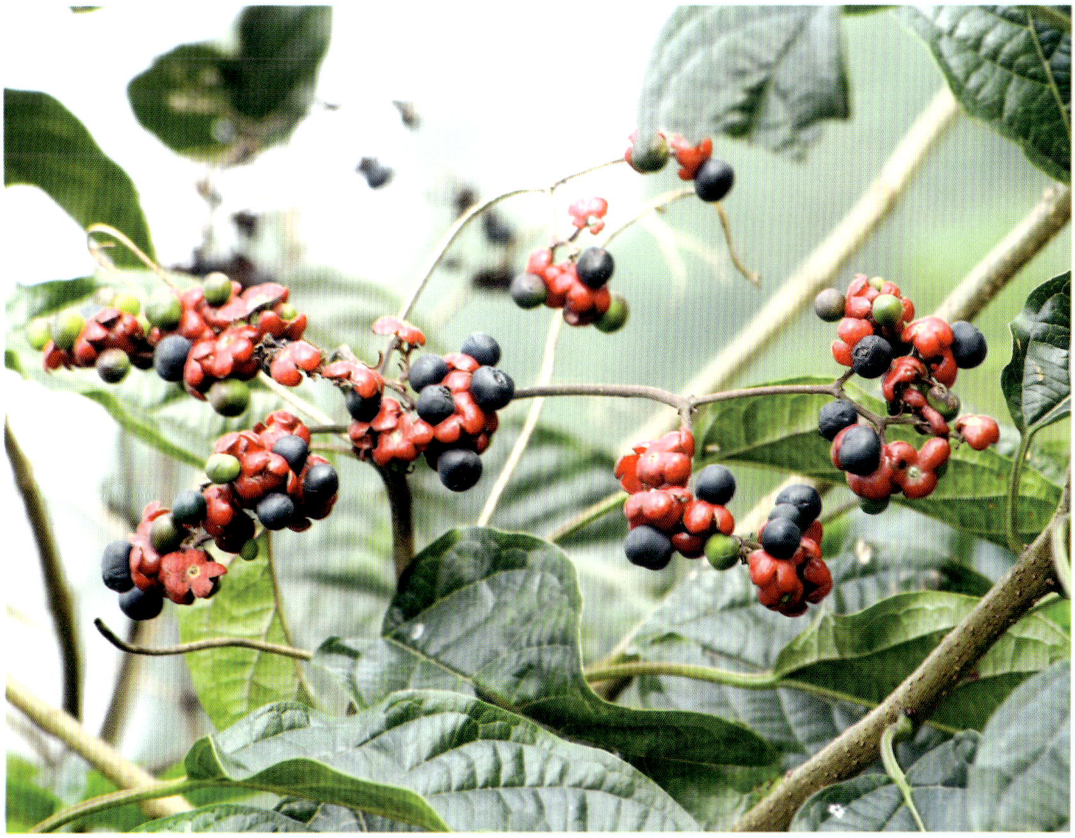

# 016.大青叶 Daqingye

【植 物 名】路边青

【别　　名】猪屎青、鸭公青、鸡屎菜、鬼灯火、牛耳青、臭大青等。

【药材基源】为马鞭草科 Verbenaceae 植物路边青 Clerodendron cyrtophylium Turcz. 的根。

【形态特征】落叶小灌木。枝条黄褐色，幼时有毛。单叶对生；叶柄被白色短软毛，上面沟状；叶片卵形或椭圆形，长 6～14cm，宽 2.5～5.5cm，先端锐尖至渐尖，基部圆形至渐尖，全缘，罕有锯齿。伞房状聚伞花序顶生；总花梗长 5～7cm；苞片线形，对生；花萼钟状，外被黄褐色细毛，裂片 5 枚，三角形；花冠管状，白色，外面有毛，裂片 5 枚，长圆形；雄蕊 4 枚，着生于花管喉部，花药背着生，花丝细长；雌蕊 1 枚，子房上位，花柱细长，柱头两裂。浆果，球形或倒卵圆形，基部具宿存萼。花期：6～8 月；果期：7～9 月。

【生境分布】常生于荒地、低丘陵地的草丛中或疏林下。广泛分布于海南各地。

【采收加工】全年可采。

【化学成分】大青根含靛苷。靛苷水解生成吲羟，吲羟经氧化即生成靛蓝。

【抗癌药理】靛玉红对动物移植性肿瘤有中等强度的抑制作用，灌服靛玉红可延长腹水型 W256 大鼠的生存时间，靛玉红对小鼠 Lewis 肺癌和小鼠乳腺癌有一定抑制作用。但对小鼠淋巴细胞白血病 L7212，P368，L1210 等没有明显的抑制作用。

【性味功能】味苦、性寒。有清热，解毒，凉血，止血的功能。

【抗癌应用】⑴白血病　生大黄、黑玄参、生地、大青根各 9g，天花粉 6g，蝉蜕、人中黄各 4.5g，粉丹皮 3g，水煎服，每日 1 剂。

⑵食管癌　大青根，水、酒各半冲服。

⑶上颌窦癌　生石膏 30g，双花 30g，大青根 12g，连翘 12g，马勃 6g，薄荷 6g，谷精草 6g，生牡蛎 30g，龟版 30g，白芍 12g，女贞子 12g，苍耳子 12g，川贝母 6g，桔梗 6g，甘草 6g，水煎服，每日 1 剂。

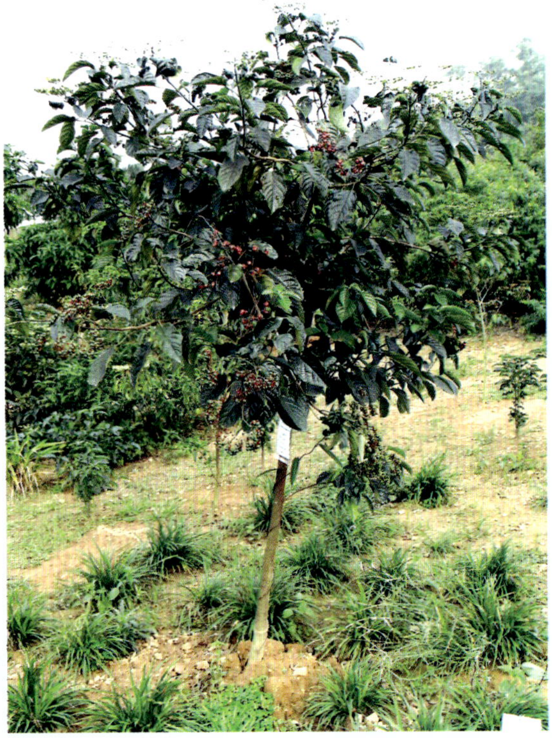

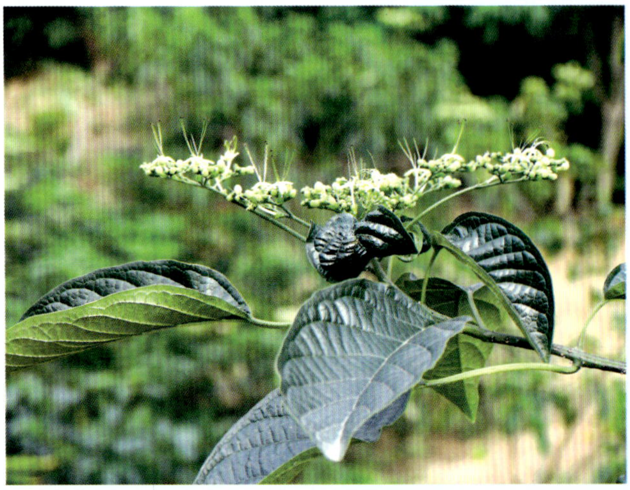

Clerodendron cyrtophylium Turcz.

# 017.小鸟不企 Xiaoniaobuqi

【植 物 名】虎刺楤木

【别　　名】鹰不扑、鸟不宿、刺老包、广东楤木、楤木。

【药材基源】为五加科 Araliaceae 植物虎刺楤木 Aralia armata(Wall.)Seem. 的根或全株。

【形态特征】有刺灌木。高 1～4 m。茎、叶柄、叶脉和花序柄上均具针刺及刚毛状。叶互生，为 3 回单数羽状复叶；小叶 5～9 片，纸质，卵状长圆形至卵形，边缘具锐锯齿，两面均被疏柔毛；叶轴各节基部有小叶 1 对。花序顶生，由多数伞形花序组成大圆锥花序；花多数；白色。浆果球形，黑色，有 5 棱，花柱宿存。

【生境分布】生于中低海拔林地中。分布于海南各地。

【采收加工】春节发芽时可采，削去外皮，刨片，晒干，生用。采摘枝叶，去杂，晒干。

【化学成分】小鸟不企含有虎刺楤木皂苷，楤木皂苷。

【抗癌药理】具有抗肿瘤活性。

【性味功能】味辛，性温。有散瘀消肿，祛风利湿的功能。

【抗癌应用】胃癌　虎刺楤木的根皮 4～6g，水煎服。

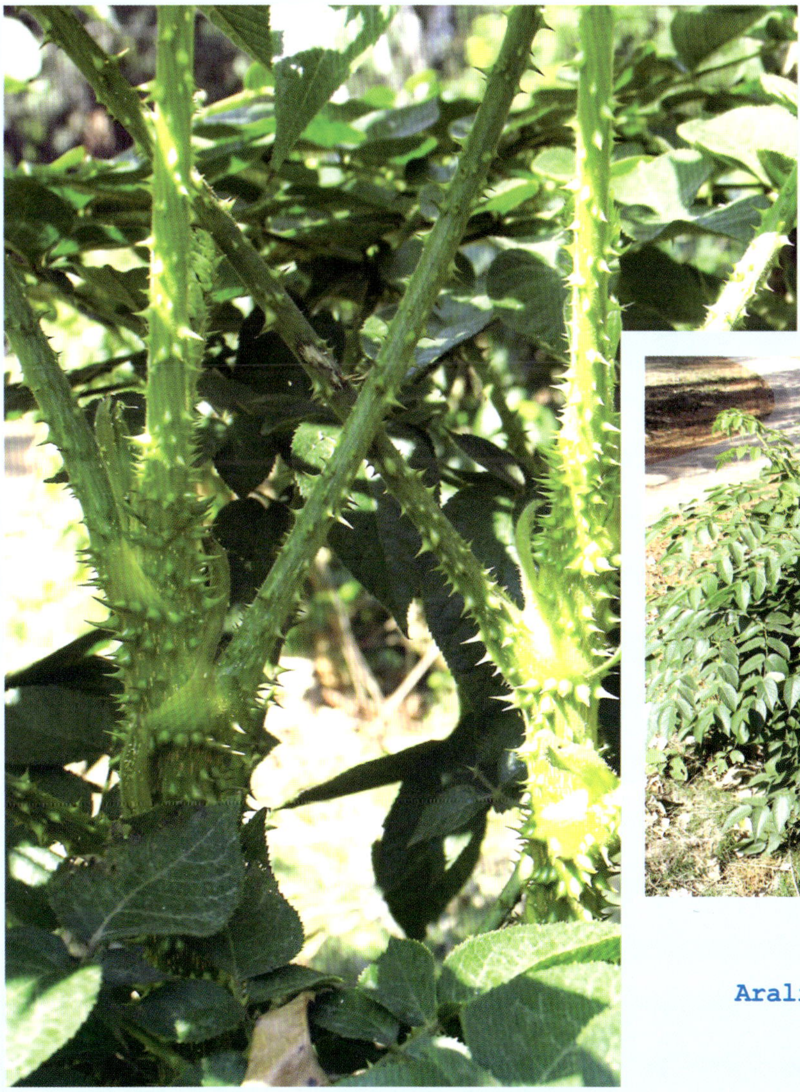

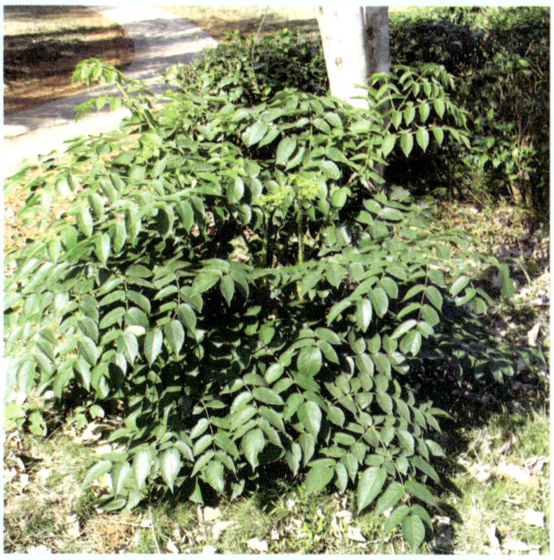

Aralia armata(Wall.)Seem.

# 018.小茴香 Xiaohuixiang

【植 物 名】茴香

【别　　名】茴香、香丝菜、蘹香。

【药材基源】为伞形科 Umbelliferae 植物茴香 Foeniculum vulgare Mill. 的干燥成熟果实。

【形态特征】多年生草本，有强烈的香气。茎生叶互生，叶片三至四回羽状分裂，最终裂片线形至丝状，叶柄基部呈鞘状，抱茎。复伞花序顶生；无总苞和小总苞；伞幅8～30条，花梗5～30个，花小；无花萼；花瓣5枚，金黄色，中部以上向内卷曲；雄蕊5枚；子房下位，2室。双悬果卵状长圆形，黄绿色，有5条隆起的纵棱。花期：7～9月；果期：8～10月。

【生境分布】海南各地有栽培。

【采收加工】秋季果实初熟时采割植株，晒干，打下果实，除去杂质。

【化学成分】小茴香果实含挥发油，油中主要成分为茴香醚，α一茴香酮，甲基胡椒酚及茴香醛等。尚含脂肪油、蛋白质、淀粉、糖类及粘液质等。

【抗癌药理】小茴香对实体瘤有抑制作用。从小茴香提得的植物聚多糖，对小鼠肉瘤 S180 有抑制作用。茴香热水提取物体外实验对子宫颈癌细胞 JTC26、HeLa 细胞强的抑制作用。

【性味功能】味辛，性温。有祛寒止痛，理气和胃的功能。

【抗癌应用】可用于宫颈癌、胃癌、肠癌及白细胞下降的治疗。

(1)用于寒气凝滞、水湿不化、痰湿结聚的消化道肿瘤，症见脘腹冷痛，胃寒呕吐，纳呆，泻泄等症，常与木香、砂仁、厚朴等配合应用。

(2)用于脾肾阳虚的结肠、直肠癌，症见腹部冷痛，便溏泻泄等，常与白蔻仁、木香、肉桂、补骨脂等配合应用。

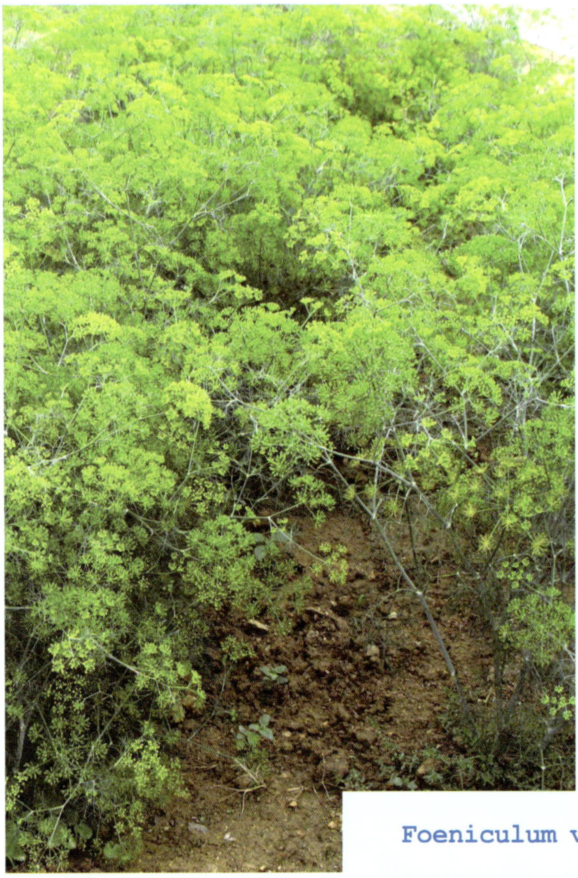

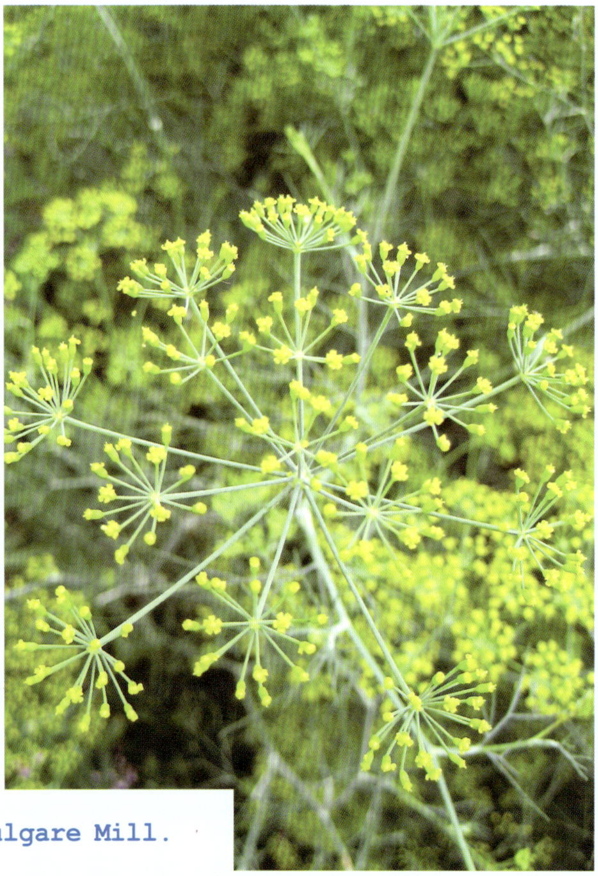

Foeniculum vulgare Mill.

# 019.山芝麻 Shanzhima

【植 物 名】山芝麻

【别　　名】岗油麻、山油麻、野芝麻、狗屎树、假芝麻、假麻甲等。

【药材基源】为梧桐科 Sterculiaceae 植物山芝麻 Helicteres angustifolia L. 的根或全株。

【形态特征】小灌木。高达 1m。根圆柱形而坚硬，外皮灰褐色。小枝被灰黄绿色短柔毛。叶互生，叶柄长 0.3～0.8cm，被星状短柔毛；叶片线状披针形，长圆形，有时窄椭圆形，长 2.5～8cm，宽 1～2.5cm，先端急尖，钝或微凸，基部钝圆或宽楔形，上面无毛或疏生星状柔毛，下面被灰白色或灰黄色星状柔毛，间或混生刚毛，全缘。聚伞花序腋生 2 至数花，花萼 5 裂，长约 0.8cm，被星状短柔毛；花瓣 5 枚，长约 1.2cm，不等大，红色或淡紫色，先端近圆形而微凹，基部耳状；雄蕊 10 枚，外轮退化；子房被毛，5 室，胚珠多数。朔果长圆形或卵状长圆形，长约 1.5cm，宽约 0.7cm，密被星状毛及混生长柔毛，5 裂；种子褐色。花期：几乎全年。

【生境分布】生于草坡，灌丛中，路边灌丛，丘陵，山坡，山坡路边草甸。广泛分布于海南全岛。

【采收加工】夏、秋二季采挖根部，除去须根，洗净，斩成段，晒干。

【化学成分】山芝麻的根含黄酮苷、酚类、鞣质。根中分得具有降低转氨酶作用的三萜化合物山芝麻酸甲酯、山芝麻宁酸甲酯、山芝麻宁酸、山芝麻醌及山芝麻内酯；并含 β－谷甾醇、白桦脂酸和齐墩果酸。

【抗癌药理】体外实验有抗癌作用，根所含有的黄酮苷有一定的抗肿瘤作用。

【性味功能】味辛微苦，性凉。有清热利湿，通利血脉，解表清热，消肿解毒的功能。

【抗癌应用】⑴阴道癌　鲜山芝麻适量捣烂外敷或用鲜山芝麻煎剂外洗。

⑵肺癌　山芝麻、穿心莲、蟾蜍、壁虎、白花蛇舌草各适量，共研末为丸如绿豆大小。每次服 5 粒，每日 3 次，连服 80d。

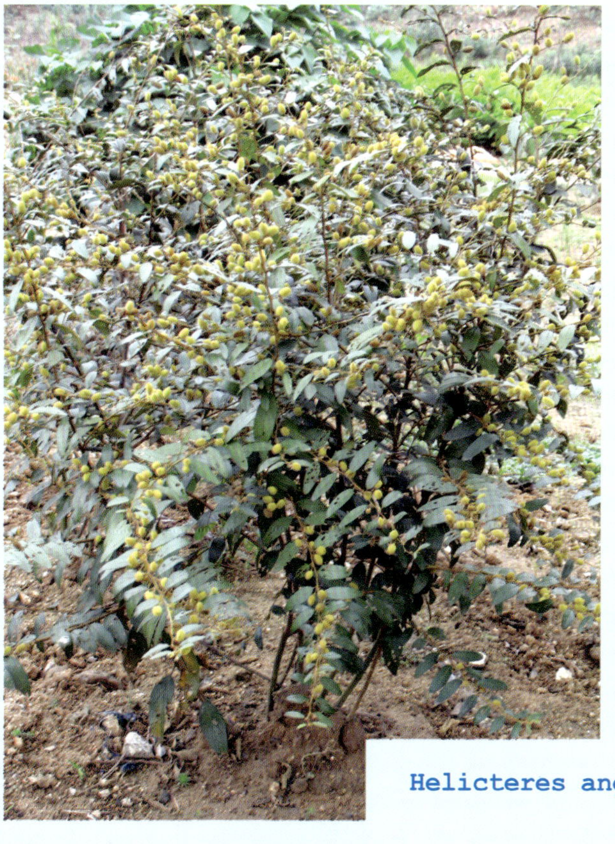

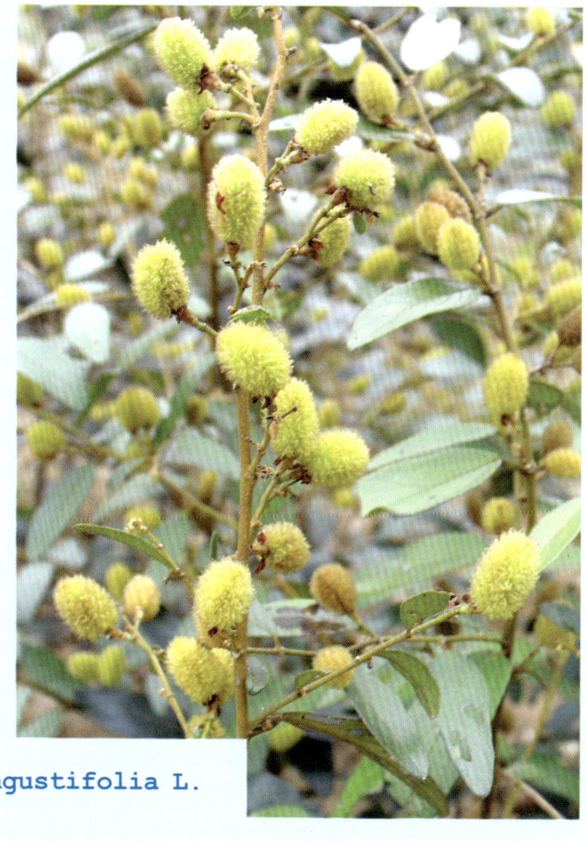

Helicteres angustifolia L.

## 020. 山柰 Shannai

【植 物 名】山柰

【别　　名】沙姜、三柰。

【药材基源】为姜科 Zingiberaceae 植物山柰 Kaempferia galanga L. 的干燥根茎。

【形态特征】多年生草本。根茎块状，单个或数个相连，绿白色，芳香。叶 2～4 片，贴地生长，近无柄；叶片近圆形或宽卵形，长 7～20cm，宽 4～12cm，先端急尖或近钝形，基部宽楔形或圆形，上面绿色，有时叶缘及先端紫色，幼叶被短柔毛，后变无毛或于下面被疏长柔毛，干叶在上面可见红色小点；叶基具苞状退化叶，膜质，长圆形，长 1～5cm。穗状花序自叶鞘中抽出，具花 5～12 朵，每花晨开午谢；小苞片披针形，长约 2.5cm，绿色；萼管长 2.5cm；花冠管细长，长 2.5～3cm，花冠裂片窄披针形，白色，长 1.2～1.5cm；侧生的退化雄蕊花瓣状，倒卵状楔形，白色，长约 1.2cm，唇瓣长约 2.5cm，宽约 2cm。蒴果。花期：8～9 月。

【生境分布】生于山坡、林下、草丛中，分布于文昌、琼中、万宁、白沙等，现多为栽培。

【采收加工】冬季或初春，挖取 2 年生的根茎，地上茎枯萎时，采挖根茎，洗去泥土，摘除须根，横切成片，厚约 3～4mm，晒干，或用硫黄熏 1 天后晒干。

【化学成分】山柰主要含有肉桂酸酯类、黄酮类（山柰酚、山柰素）、苯并吡喃类、环己烷氧化物、倍半萜和二萜类等化合物。

【抗癌药理】从本品中提取的反式对甲氧基桂皮酸酯是一种细胞毒素成分，对人宫颈癌传代细胞有较强的抑制作用。

【性味功能】味辛，性温。有温中散寒、化浊、行气、消肿止痛的功能。

【抗癌应用】⑴恶性淋巴瘤　生山柰、生川乌、生草乌各等份，研末，烧酒后涂抹肿瘤处，每日 3 次。⑵胃癌　山柰 12g，仙鹤草、石斛、半枝莲、薏苡仁各 15g，紫苏梗 10g，水煎服，每日 1 剂。

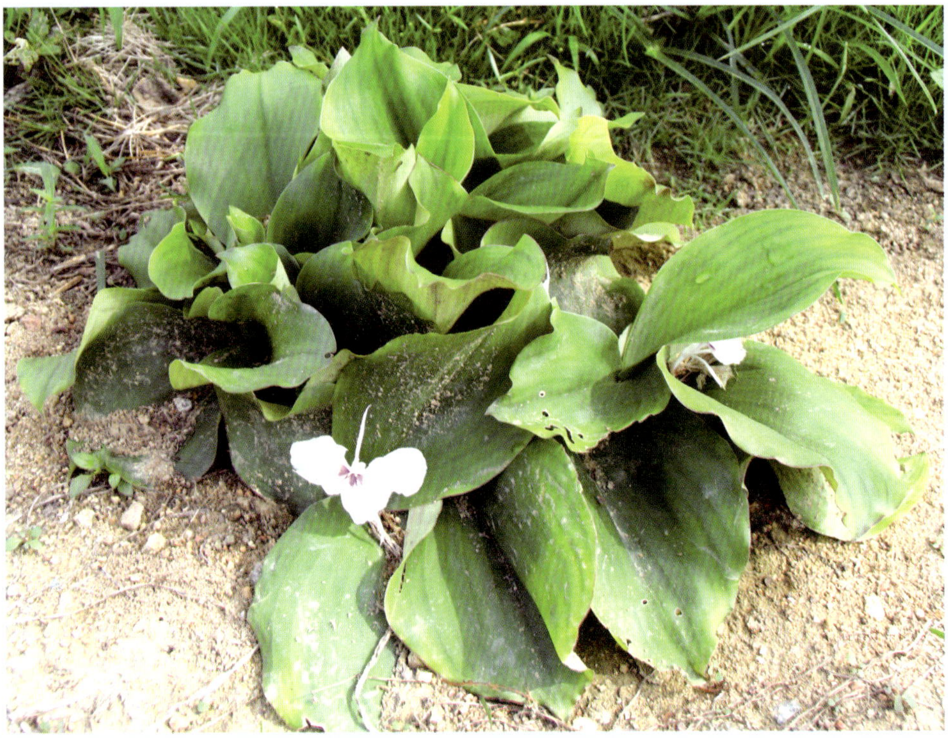

Kaempferia galanga L.

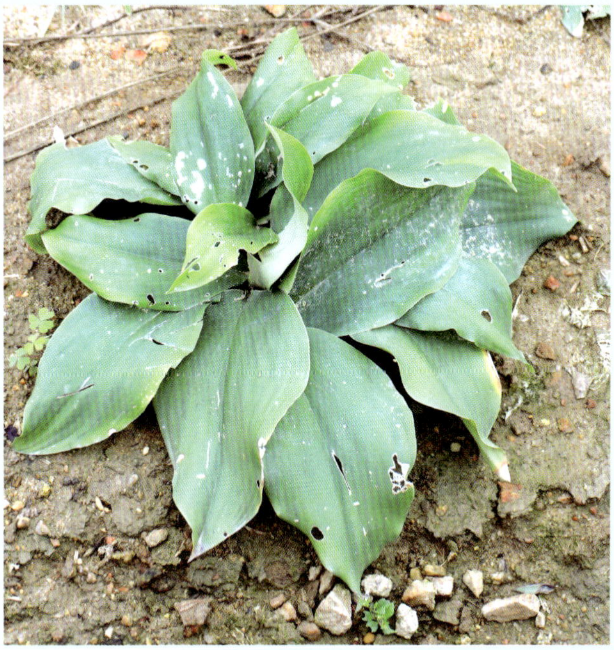

Kaempferia galanga L.

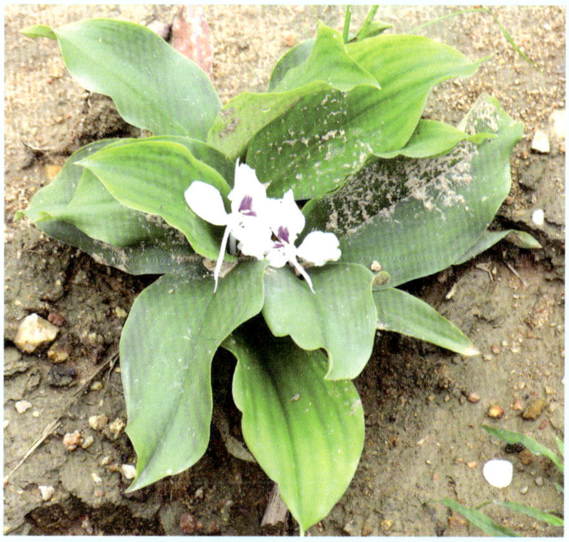

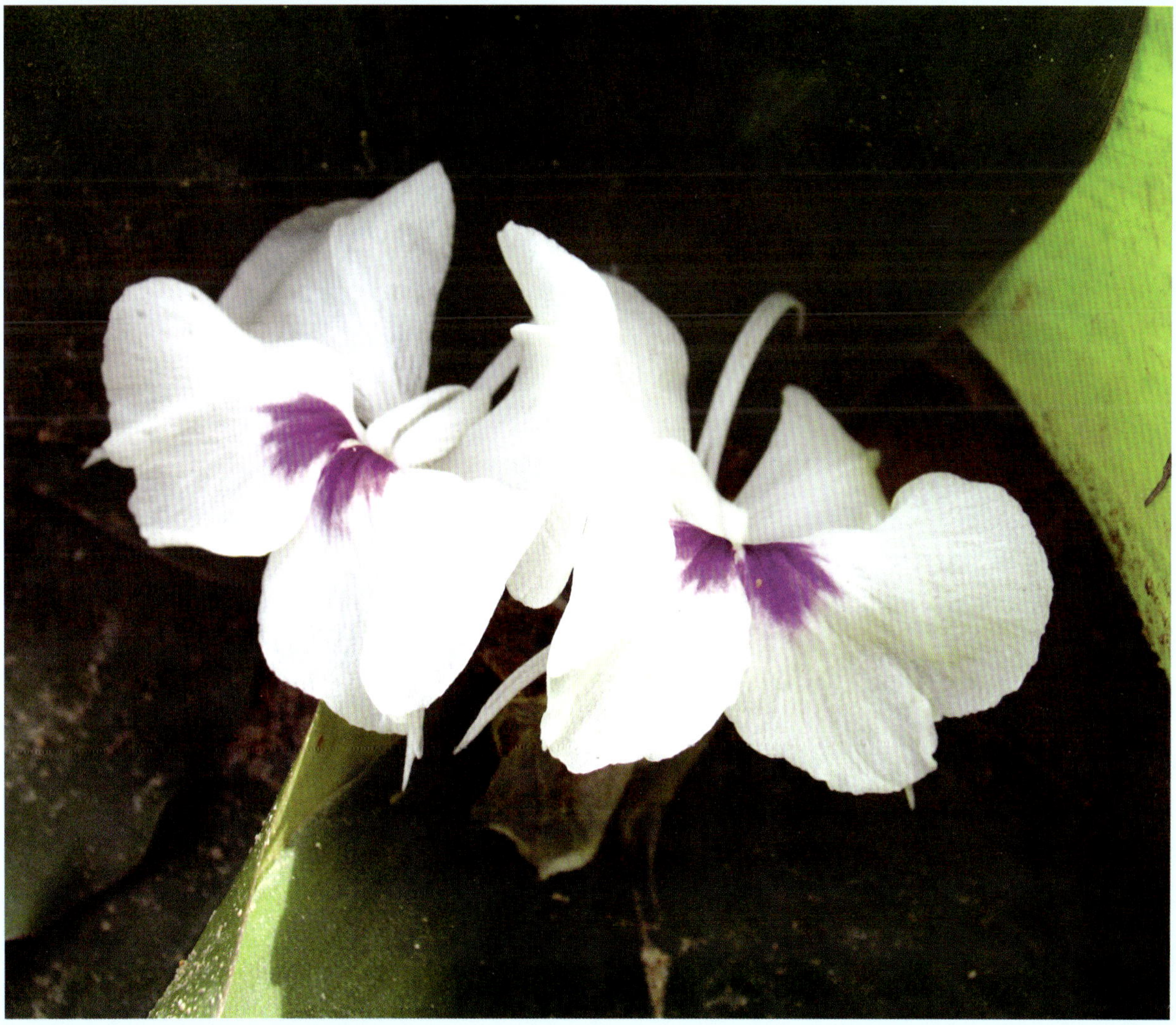

## 021.山药 Shanyao

【植 物 名】薯蓣

【别　　名】淮山药、怀山药、山藷。

【药材基源】为薯蓣科 Dioscoreaceae 植物薯蓣 Dioscorea opposita Thunb. 的根茎。

【形态特征】多年生草质缠绕藤本。块茎肥厚，肉质，圆柱状，向下生长，长可达 1 m，表皮褐红色，内面白色；茎右旋；无毛，具棱，幼时与嫩叶或者叶柄基部常呈紫红色。叶为单叶，茎下部的互生，中部以上的对生或偶尔兼有 3 片轮生，腋间常有珠芽，叶片纸质，形状多变，阔卵形、卵状三角形或戟形，长 3～9cm，宽 2～7cm，顶端渐尖，基部深心形，边缘 3 浅裂至 3 深裂。花夏秋间开放，单性，雌雄异株，排成腋生的穗状花序；雄花序 2～4 个聚生，近直立，序轴常呈之字形曲折；雄花小，绿白色或淡黄色，花被片 6 枚，阔卵形，长约 1.7mm，背面被棕色短毛和紫褐色腺点；雄蕊 6 枚；雌花序长达 12cm，下垂。蒴果三棱状扁圆形，长约 2cm，宽约 3cm；种子椭圆形，四周有翅。花期：6～9 月；果期：7～11 月。

【生境分布】栽培或野生于海拔 150～1200m 向阳的山谷溪边或山坡、路旁杂木林下或草丛中。海南各地有少量栽培，多为野生。

【采收加工】冬季采收，刮去外皮，用清水漂洗后，用硫磺连续熏 2～3 天，使变柔软，而后晒至足干即为毛山药。选择肥壮、直而粗细均匀的原药晒至六成干，用板搓圆，去头尾，晒至足干，打光即为“光山药”。

【化学成分】山药含甘露聚糖、3，4－二羟基苯乙胺、植酸、尿囊素、胆碱、多巴胺、盐酸山药碱，以及 10 余种氨基酸、糖蛋白、多酚氧化酶。

【抗癌药理】能调节酶系及免疫系统的功能，改善整体代谢，抑制癌瘤生长，具有一定的抗癌作用。

【性味功能】性平，味甘。有补脾养胃，生津益肺，补肾涩精的功能。

【抗癌药理】⑴食管癌　山药 200g，三七 100g，白砒 20g，共研细末，水泛为丸，如绿豆大，每服 3 丸，每日 3 次，能改善症状，恢复食欲。

⑵舌癌　山药、升丹、琥珀、山慈姑、白及各 300g，三七 600g，牛黄 100g，黄连、黄芩、黄柏各 150g，桑椹、犀角、甘草、金银花、黄芪各 90g，陈皮、贝母、郁金、祁蛇各 60g，制成片剂 1 万片，每服 1 片，饭后半 h 温开水送服，日 2～3 次。1 个月为 1 疗程，停药 1 周，4～6 个月为治疗程。能使肿结消失。

⑶肝癌　山药、熟地、丹参、狗杞子、制首乌各 15g，党参、黄芪、茯苓各 12g，白术、鹿角片、当归、白芍各 9g，甘草 3g 水煎服。宜于气血耗衰、脉搏弱体瘦之中、晚期肝癌。

⑷乳腺癌　山药、白芍、苡仁、茵陈各 9g，党参，茯苓、柴胡、连翘各 3g，水煎 2 次服，每日 1 剂。能使肿块明显缩小。

⑸宫颈癌　山药、黄芪各 12g，党参、白术、熟地、当归各 9g，红枣 5 枚，蜀羊泉、半枝莲各 30g，水煎服，宜于正虚毒盛之中、晚期。能使症状逐渐消失，病情好转。

⑹肺癌　山药、蚤休、昆布、海藻、麦冬、生牡蛎、鞭蓉花各 15g，玄参、生地各 12g，橘核、橘红各 9g，茅根、苡仁、铺地锦、夏枯草、白花蛇舌草各 30g，水煎服。继续至 X 线复查阴影消失。

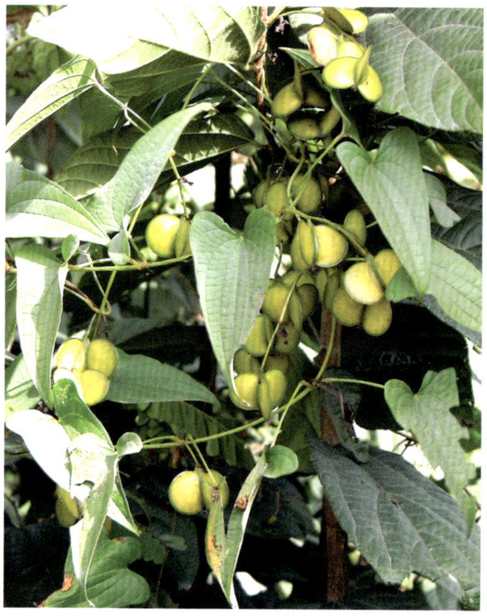

Dioscorea opposita Thunb.

# 022.山桂皮 Shanguipi

【植 物 名】阴香

【别　　名】山玉桂。

【药材基源】为樟科 Lauraceae 植物阴香 Cinnamomum burmanii (C. G. et Th. Nees) Bl. 的干燥树皮。

【形态特征】常绿乔木。高达 15m；树皮灰褐色，光滑，有香气。叶互生，革质或薄革质，卵形、长圆形或卵状披针形，长 6～10cm，宽 2.5～4cm，顶端渐尖，两面无毛，上面绿色，下面带苍白色，只离基三出脉，脉腋无腺点；叶柄长 6～10mm，花两性，春季开放，排成圆锥花序状聚伞花序；花被片 6，长椭圆形，长 5mm，绿黄色；能直雄蕊 9 枚，排成 3 轮，花药 4 室，第 1、2 轮雄蕊花约内向，第 3 轮花药外向，均瓣裂，花丝基部具 1 对腺体，第 4 轮为 3 枚退化雄蕊。核果卵球形，直经约 5mm，基部为膨大成杯状的果托所承托，果托边缘具宿存的花被片。花期：主要在秋冬季；果期：主要在冬末及春季。

【生境分布】生于低海拔地区疏或密林中。分布于海南各地。

【采收加工】砍下枝，趁鲜剥取树皮，阴干。

【化学成分】山桂皮含有桂皮醛、桂皮酸、香豆素、原儿茶酸、丁香油酚等。

【抗癌药理】桂皮醛给小鼠注射，对 SV49 病毒引起的肿瘤抑制作用很强。

【性味功能】味辛，性温。有去瘀消肿、止痛、止血的功能。

【抗癌应用】胃癌　山桂皮 10g，仙鹤草、灵芝、天冬、半枝莲各 50g，制大黄、生甘草各 5g，水煎服。

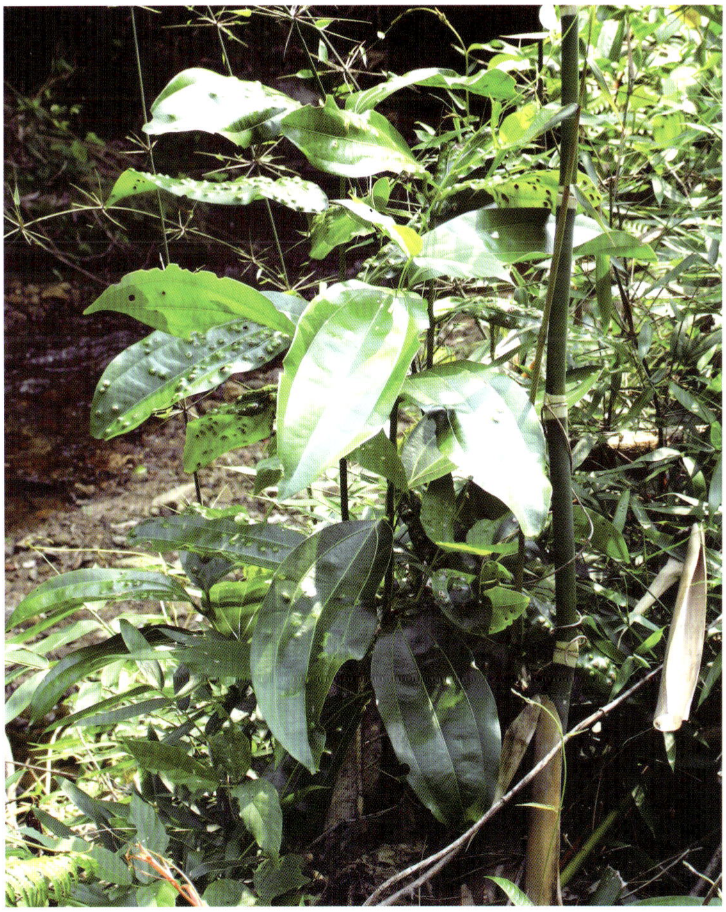

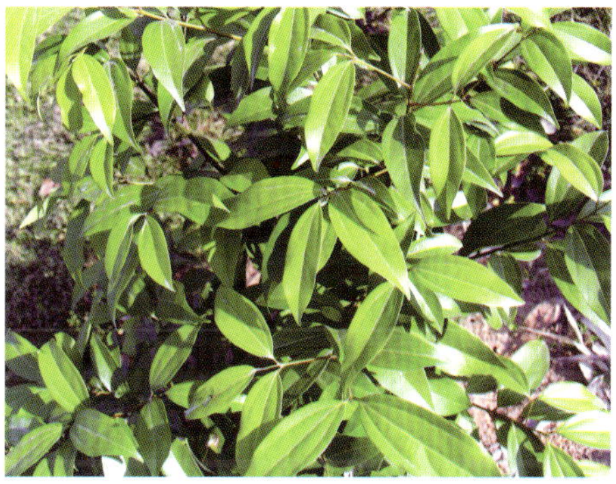

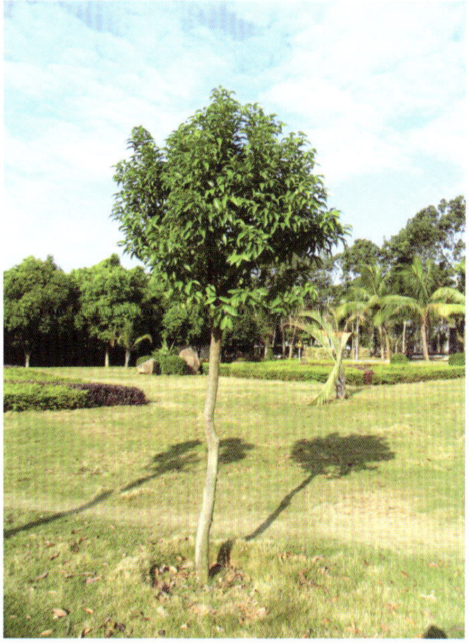

Cinnamomum burmanii (C. G. et Th. Nees) Bl.

# 023.干姜 Ganjiang

【植 物 名】姜

【别　　名】生姜、均姜、白姜。

【药材基源】为姜科 Zingiberaceae 植物姜 Zingiber officinale Rosc. 的干燥根茎。

【形态特征】多年生草本。株高 0.5～1m；根茎肥厚，多分枝，有芳香及辛辣味。叶 2 列，叶片披针形或线状披针形，长 15～30cm，宽 2～2.5cm，无柄；叶舌膜质，长 2～4mm。秋季开花。穗状花序球果状，长 4～5cm，总花梗长达 25cm，苞片卵形；花冠黄绿色，裂片 3 枚；唇瓣中裂片长圆状倒卵形，有紫色条纹及淡黄色斑点，侧裂片卵形；雄蕊 1 枚，药隔附属体钻状，长约 7mm。花期：夏秋。

【生境分布】海南琼中、五指山、白沙等中部山区广泛栽培。

【采收加工】冬季采挖，除去须根及泥沙，置沸水煮透，晒干，或趁鲜切成薄片晒干。

【化学成分】干姜根茎含挥发油，油中主成分为姜醇、姜烯、没药烯、? 姜黄烯、芳樟醇、桉油素及 ? 龙脑；另含辛辣成分姜辣素及分解产物姜酮；尚含多种氨基酸等。

【抗癌药理】姜中含有多种莰烯、姜醇、龙脑等，对肿瘤细胞生长有一定抑制作用。体外实验证明干姜对癌细胞增值抑制作用强。

【性味功能】味辛，性热。有温中祛寒，回阳通脉的功能。

【抗癌应用】⑴胰腺癌　菌陈蒿、赤茯苓（去皮）、葶苈子（炒）各 30g，枳壳、白术各 38g，杏仁 20g，当归、干姜、蜀椒、甘遂各 7.5g，大黄、半夏各 3g。上为末，炼蜜为丸，如绿豆大。每服 10 丸，空心米饮下。1 日 3 次。

⑵胃癌　熟地 9～15g，茯苓 6g，扁豆 6g，干姜、丁香、陈皮各 3g，藿香 4.5g，炙甘草 2.4g。用水 600mL，煎 200mL，空腹时温服。

⑶嗜铬细胞瘤　小茴香、玄胡、川芎、浦黄、炒灵脂各 10g，没药、当归、赤药各 12g，干姜 6g，肉桂 5g，大黄、丹参各 15g。每日 1 剂，水煎早晚分服，酌情加三棱、莪术、黄花、党参各 15g。

⑷脑瘤及其它肿瘤　老生干姜、雄黄各等分。雄黄装入姜内，焙干至金黄色研末，装入密闭瓶内备用。

⑸消化道肿瘤反胃呕吐生干姜 6～9g，大枣 3 枚，粳米 150g，共煮粥食用。

⑹食管癌、贲门癌进食梗阻生干姜汁、鹅血、鲜牛奶各 1 杯，混合，温服。

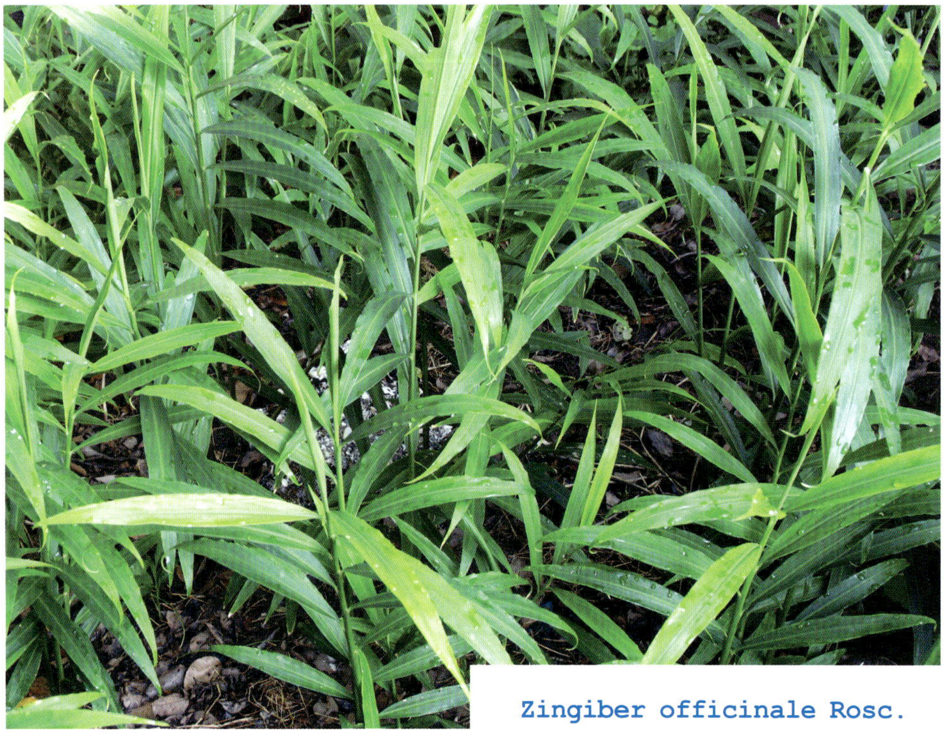

Zingiber officinale Rosc.

# 024.广藿香 Guanghuoxiang

【植 物 名】广藿香

【别　　名】刺蕊草、藿香。

【药材基源】为唇形科 Labiatae 植物广藿香 Pogostemon cablin (Blanco) Benth.的干燥地上部分。

【形态特征】多年生草本。高达 1 m，揉之有香气。茎直立，上部多分枝，老枝粗壮，近圆形；幼枝方形，密被黄色柔毛。叶对生，叶片阔卵形，卵形或卵状椭圆形，长 5～10cm，宽 2～5cm，先端短尖或钝，基部阔楔形或近心形，边缘具不整齐钝齿，两面均被柔毛，沿叶脉处及背面尤甚，叶柄长 1～6cm，轮伞花序密集成穗状，密被短柔毛，顶生或腋生，花萼筒状，5 齿裂；花冠唇形，淡紫红色；雄蕊 4 枚，突出冠外，花丝中部有髯毛；子房上位，柱头两裂；小坚果 4 枚，近球形或椭圆形，稍压扁。花期：4 月。

【生境分布】万宁、琼海、三亚等地有栽培。

【采收加工】5～6 月当发枝最盛时采收。将全株拔起，除净须根，日晒夜闷，直至足干。

【化学成分】含挥发油，油中主成分为桂皮醛，广藿香醇，并有 α -，β - 和 γ - 藿香萜烯、α - 愈创烯、α - 布藜烯、广藿香酮、丁香烯、丁香酚及广藿香吡啶碱等。

【抗癌药理】本品成分桂皮醛给小鼠注射，对 SV49 病毒引起的肿瘤抑制作用很强。

【性味功能】味辛，性微温。有芳香化湿，开胃止呕，发表解暑的功能。

【抗癌应用】(1)唇癌　广藿香、甘草、栀子各 9 g，生石膏、防风各 12 g，全蝎 3 g，水煎服，每日 1 剂。

(2)大肠癌腹泻　广藿香 6g，砂仁、建曲、法半夏各 9g，茯苓、白术各 12g，党参 15g，厚朴 10g，水煎服，每日 1 剂。

Pogostemon cablin (Blanco) Benth.

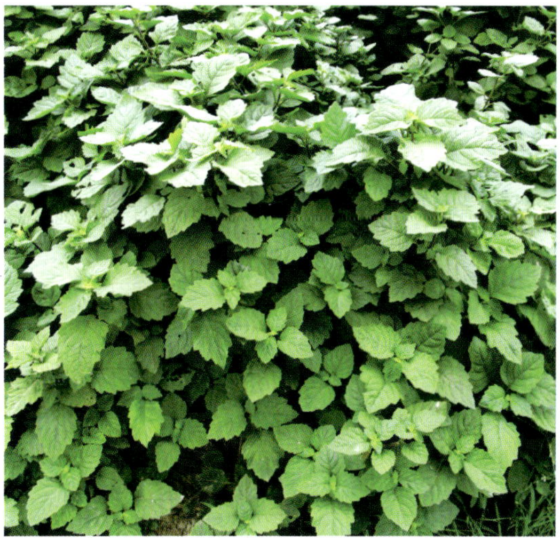

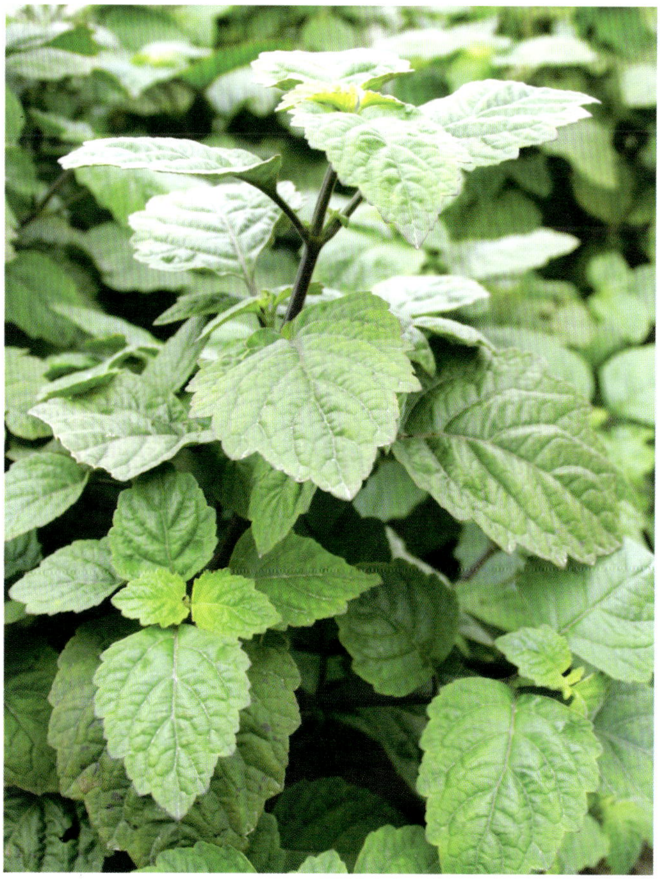

# 025.莲生桂子 Lianshengguizi

【植 物 名】马利筋

【别　　名】莲生桂子花、芳草花、金凤花、尖尾凤、白笏、三加皮等。

【药材基源】为萝藦科 Asclepiadaceae 植物马利筋 Asclepias curassavica L. 的根。

【形态特征】灌木。茎基部木质、平滑。叶对生，披针形或长椭圆状披针形，具短柄；叶片光滑，长7～13cm，宽 1.5～3.2 cm。聚伞花序由 10～20 朵花所成，具短柔毛；萼 5 裂，裂片披针形；花冠轮状，红色，长 7～9mm，5 裂，裂片长椭圆形；副花冠橘黄色，长 3.5～4mm。蓇葖果卵状长椭圆形，长 5～8cm，直径 1.5cm，绿色，具长喙，基部急尖；种子阔卵形，长 5mm，宽 3mm，种毛长 2.5cm。花期：全年。

【生境分布】生于旷野或村庄旁。分布于海南各地。

【采收加工】全年可采，晒干备用或鲜用。

【化学成分】马利筋含牛角瓜苷，乌沙苷元等。

【抗癌药理】牛角瓜苷在体外试验表明，对人体鼻咽喉癌（KB）细胞有细胞毒性活性。乌沙苷元在一定剂量时，对鼻咽喉癌细胞有细胞毒性活性；对小鼠淋巴细胞白血病 P338 表现细胞毒性活性。对马利筋植物 Asclepias albicans 进行分离提取，发现一种新的对小鼠淋巴细胞白血病 P338 有抑制活性的强心苷。

【性味功能】味辛，性平，有毒。有催吐，止血，杀虫，解毒，消痞的功能。

【抗癌应用】⑴鼻咽癌　鲜马利筋、苦瓜子各 30g，水煎服。

⑵腹腔癌症　莲生桂子 25～40g，切片炒瘦猪肉，调红酒炖服。服后若发现小便呈泔色，应该停药，3 日后再服 1 次。

⑶乳腺癌　莲生桂子 6～9g，水煎服，每日 1 剂。

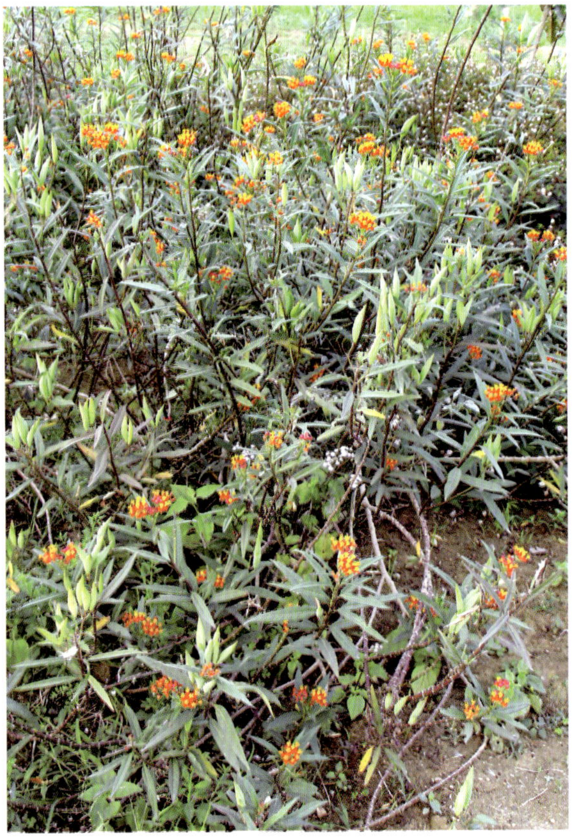

Asclepias curassavica L.

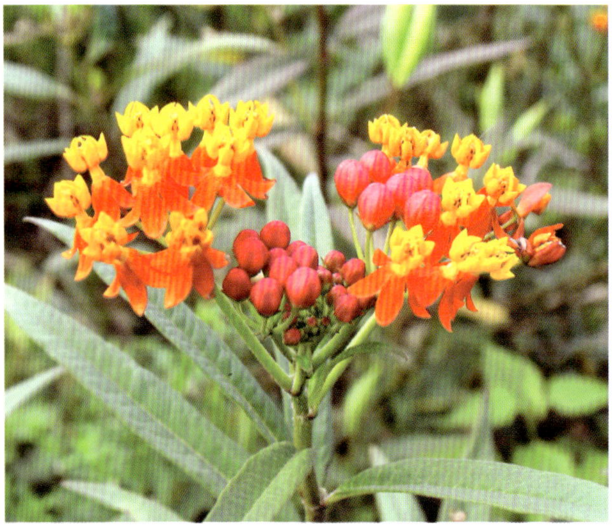

# 026.马齿苋 Machixian

【植 物 名】马齿苋

【别　　名】长命菜、长寿菜、五行草、马蛇子菜、地马子菜。

【药材基源】为马齿苋科 Portulacaceae 植物马齿苋 Portulaca oleracea L. 的干燥地上部分。

【形态特征】一年生草本。茎下部通常匍匐，肉质；茎带紫色，全体光滑无毛。叶楔状矩圆形或倒卵形，肉质肥厚。花 3～5 朵生枝顶，花黄色，萼片 2 枚，花瓣 5 枚，凹头；雄蕊 10～12 枚。蒴果圆锥形，盖裂；种子多数，极小，肾状卵形，黑色。花期：5～8 月；果期：8～11 月。

【生境分布】生于田边、园地和旷野。分布于海南各地。

【采收加工】全年可采挖，除去根及泥土，晒干。

【化学成分】马齿苋鲜嫩苋茎叶含蛋白质、脂肪、糖类、维生素等物质外，还含有大量去甲肾上腺素、钾盐及丰富的柠檬酸、苹果酸、氨基酸以及生物碱等成分。

【抗癌药理】本品有较为丰富的维生素 B、C 和钾盐，对消化道肿瘤及其他各种肿瘤引起的便溏，腹泻等较有帮助。

【性味功能】味甘、酸，性寒。有清热解毒，凉血止血的功能。

【抗癌应用】⑴唇癌　马齿苋、小蓟、野白菜各 20g，水煎成 200ml，加白糖 20g 冲服，每日 1 剂。

⑵口腔腺样囊性癌　马齿苋水煎浓缩成丸，每丸重 10g。口服，每次 1 丸。

⑶食管癌　鲜马齿苋 60～100g，洗净切碎，煮烂，放入事先用凉水调好的稀白面或稀山药面或稀黄豆面，边搅边加热成粥。吃时加蜂蜜或红糖，每日 2～3 次。

⑷子宫癌　白花蛇舌草、爵床草、马齿苋、白茅根各 15g，金银花、石斛各 9g，煎水代茶。

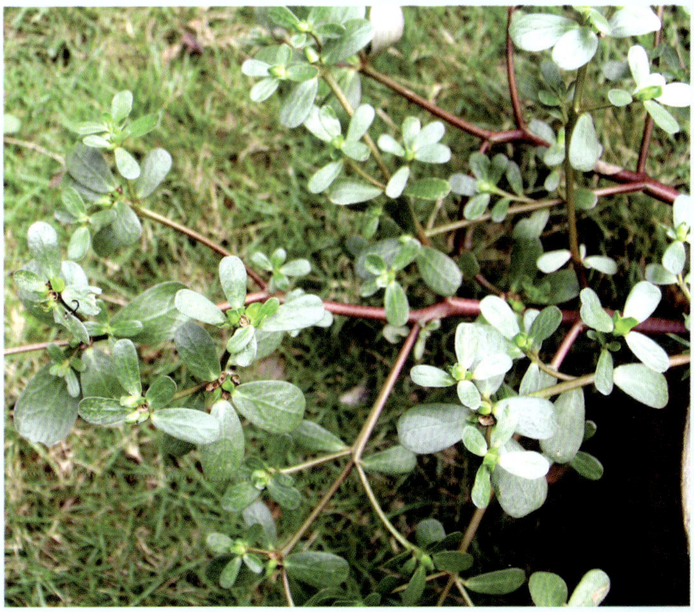

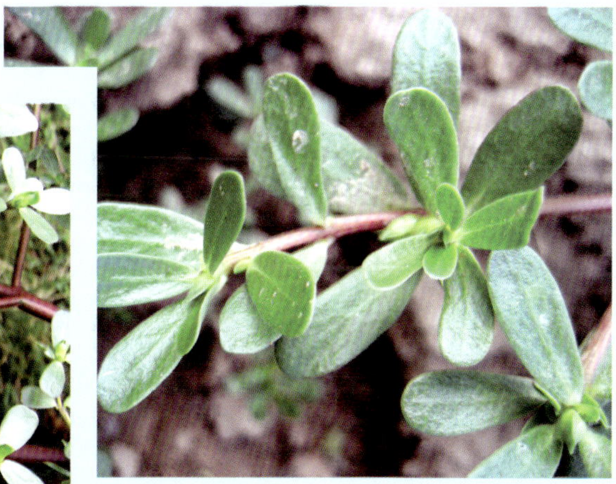

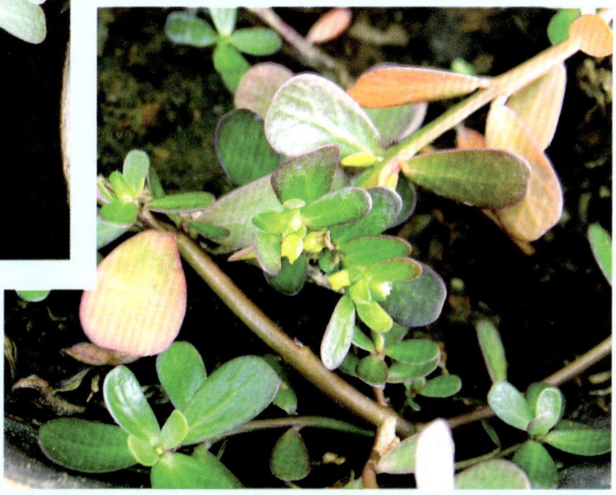

Portulaca oleracea L.

# 027.马钱子 Maqianzi

【植　物　名】印度马钱；海南马钱

【别　　　名】番木鳖、苦实把豆儿、火失刻把都、苦实、马前、牛银等。

【药材基源】为马钱科Loganiaceae植物印度马钱Strychnos nux-vomica L.和海南马钱S. hainanensis Merr.的干燥成熟种子。

【形态特征】印度马钱：乔木。高10～30m；树皮灰色，具皮孔。叶对生，革质，阔卵形或近圆形，长6～15cm，宽3～8.5cm，顶端短尖，基部圆形，全缘；主脉3～5条。花夏季开放，白色，近无梗，排成顶生聚伞花序；总苞片和小苞片三角形，被短柔毛；花萼绿色，长约2.8mm，顶端5裂；花冠筒状，长10～20mm，顶端5裂，裂片呈镊合状排列；雄蕊5枚，着生于花冠筒之喉部。浆果球形，直径6～13cm，成熟时橙色，光滑；种子3～8颗，圆盘状，直径约2.5cm或过之，密被银色茸毛。花期：5～7月。

海南马钱：攀援灌木，除花序被灰色短柔毛外，余均无毛；叶革质，椭圆状卵形或近椭圆形，长7～12cm，宽3.5～7cm，顶端急遽短渐尖，基部阔急尖或圆，两面均无毛而有光泽；基出脉3～5条，紧靠边缘2条比较纤细，或为离基3出脉，横脉明显；叶柄粗壮，长约1cm。聚伞花序腋生，长2.5～3cm，具短总花梗，通常3歧分枝；花芳香，5基数，圆筒状，长约 1.7cm；花梗长1～3mm；萼裂片卵形，长约1mm，钝头，外面被短柔毛；花冠淡黄色，冠管长约12mm，外面无毛，里面下部被柔毛；裂片长圆形或长圆状椭圆形，长4～5mm，钝头，两面无毛；雄蕊具极短的花丝或无花丝，花药长圆形；子房无毛，长约1mm，花柱长达1cm。果球形，大，直径达6～7cm，无毛，果皮脆壳质；种子平凹状或一面凹陷而其它一面凹起，长2～2.5cm，被污色短毛。花期：5～6月。

【生境分布】印度马钱：海南各地栽培。海南马钱：海南特产，分布于琼中、陵水和三亚等地。

【采收加工】采收成熟果实，取出种子，晒干。

【化学成分】马钱成熟种子含生物碱1.8%～5.3%，其中主要是番木鳖碱，约占总碱的35～50%；其次为马钱子碱，含量与番木鳖碱大致相等；并有少量可鲁勃林、16-羟基可鲁勃林、伪番木鳖碱、番木鳖次碱、番木鳖苷等。

【抗癌药理】本品醇浸剂在肿瘤组织培养液内对人体宫颈癌分离培养稳定细胞株的Heala细胞呈细胞毒作用；对小鼠肉瘤S180和白血病细胞均有抑制作用。

【性味功能】味苦，性寒。有通络止痛，散结消肿的功能。

【抗癌应用】⑴鼻咽癌　油马钱子、川芎、犀角、全蝎、蜈蚣各6g，炮山甲、当归各9g，雄黄、甘草各3g，研匀，炼蜜为丸，丸重3g，每服1丸，日服2次。能消除梗阻。亦治胃癌及其它消化道癌。

⑵肛门癌　马钱子适量，研末醋调外敷患处，每日1次，能使癌肿逐渐消除。

⑶宫颈癌　马钱子、鸦胆子、乌头、轻粉各4.5g，硇砂、砒石各6g，雄黄、青黛各9g，乌梅炭15g，麝香3g，冰片1.5g，共研匀，用棉球蘸药末，紧贴宫颈病变处，48h取出，换药1次。能破坏癌细胞的生长和分裂，使癌肿退变、脱落。

⑷皮肤癌　制马钱子240g，蜈蚣30条，天花粉、细辛各9g，蒲黄、白芷各3g，穿山甲、雄黄、紫草各1.5g取麻油300g加热，入蜈蚣以下各药煎至枯黄，去渣，入马钱子煎至黄色，不令焦黑，滤去渣，余油趁热加入白蜡30～60g，和匀，待冷，制成膏药，少于洗净的疮面约3mm厚，每日2～3次。能使癌肿脱落平复。

⑸白血病　马钱子0.9g，当归、射干、甘草各6g，山豆根、茜草各9g，七叶一枝花、凤尾草各12g，紫草、党参、黄芪各30g，水煎，去渣，为复方马钱子汤，兑牛黄0.5g服。可缓解症状，缩小肿块。宜于急性粒细胞型白血病。能显着延长其生存期达4～5年以上。

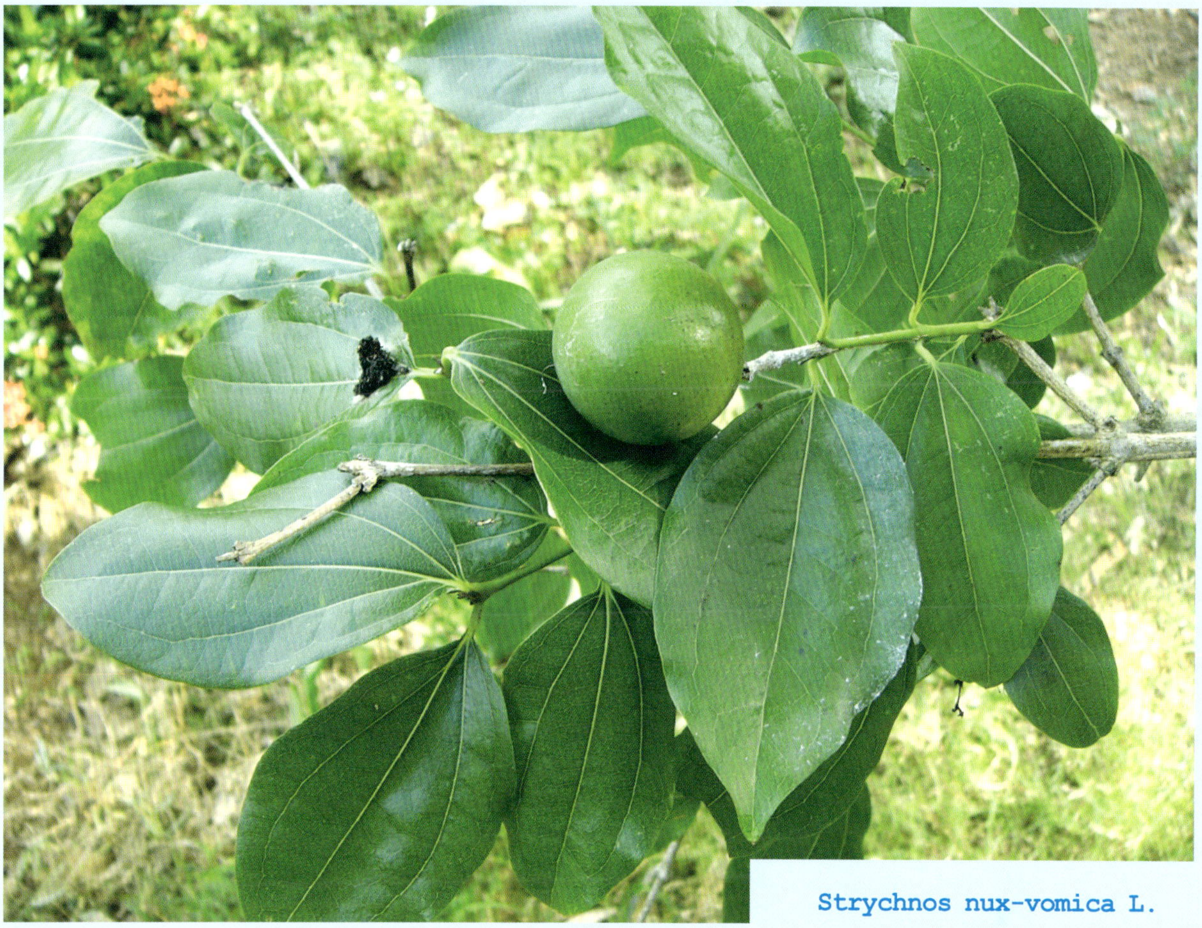

Strychnos nux-vomica L.

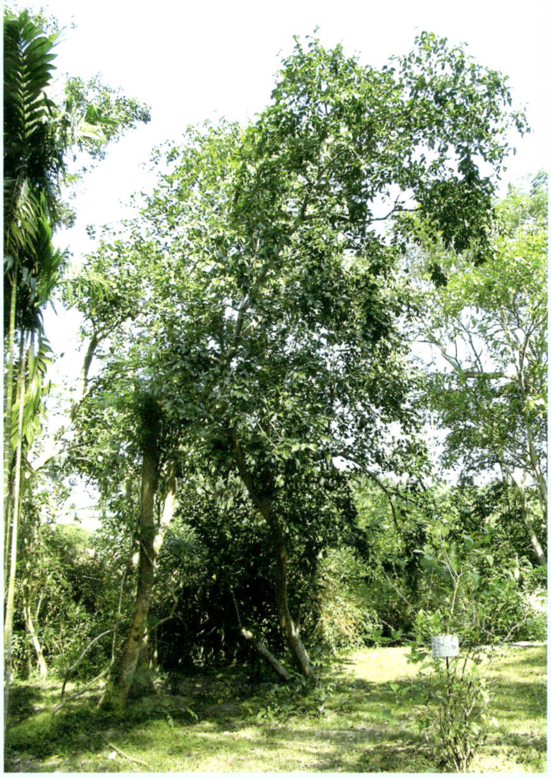

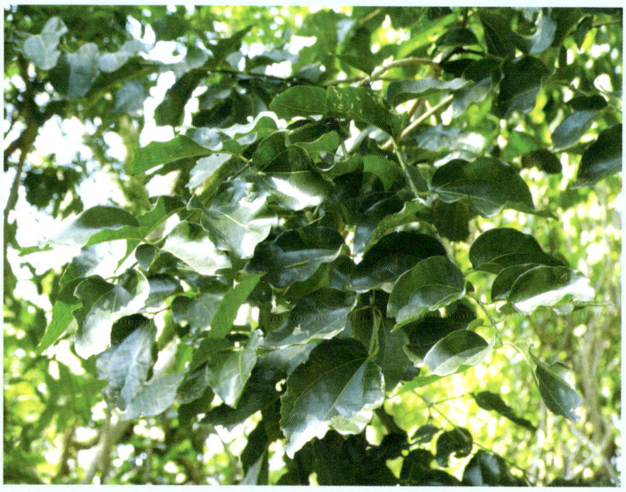

S.hainanensis Merr.

# 028.马缨丹 Mayingdan

【植 物 名】马缨丹

【别 名】珊瑚球、七变花、杀虫花、臭草、五色花、五彩花。

【药材基源】为马鞭草科Verbenaceae植物马缨丹Lantana camara L.的叶或带花叶的嫩枝。

【形态特征】直立或半藤状灌木。高1～2m，若为藤状时，长可达4m；茎枝呈四方柱形，被毛，统常具向下弯的皮刺。单叶对生，具皱折，揉烂后有强烈的臭味，卵形至卵状椭圆形，长5～5.7cm，宽3.5～6cm，顶部渐尖，基部圆，腹面粗糙或有糙毛，背面被段刚毛；侧脉每边约有5条，叶柄长1～2cm。头状花序腋生，直径1.5～2.5cm；总花更粗壮，通常较叶柄长；苞片被针形，有短柔毛；花萼筒状，顶端有极短的齿；花冠黄色、橙黄色、粉红色至深红色。果实圆球形，成熟时紫黑色。花期：全年。

【生境分布】生于路边、荒野草地。分布于海南各地。

【采收加工】采嫩枝叶，去掉杂质，阴干。

【化学成分】马缨丹的叶含马缨丹烯A、马缨丹烯B。另含三萜类马缨丹酸和马缨丹异酸、还原糖、鞣质、树脂，以及生物碱。此外，还含挥发油0.16～0.2%，其主要成分为葎草烯、β-石竹烯、γ-松油烯、α-蒎烯和对-聚伞花素等。

【抗癌药理】马缨丹烯A－C和还原马缨丹烯A，可抑制由TPA（组织纤维蛋白溶酶原激活物）诱导的Raji细胞中爱－巴病毒的活化，抑制小鼠皮肤乳头瘤的形成，降低荷瘤率及肿瘤数。在体内抑制鼠P388淋巴白血病细胞，体外对L1210细胞有抗增殖作用。对KB鼻咽癌细胞、K562人白血病细胞和P388淋巴白血病细胞均具细胞毒活性。

【性味功能】味微甘辛，性凉。有清凉解热，活血止血的功能。

【抗癌应用】可用于白血病、肺癌及各种恶性肿瘤的治疗，但临床尚未使用。

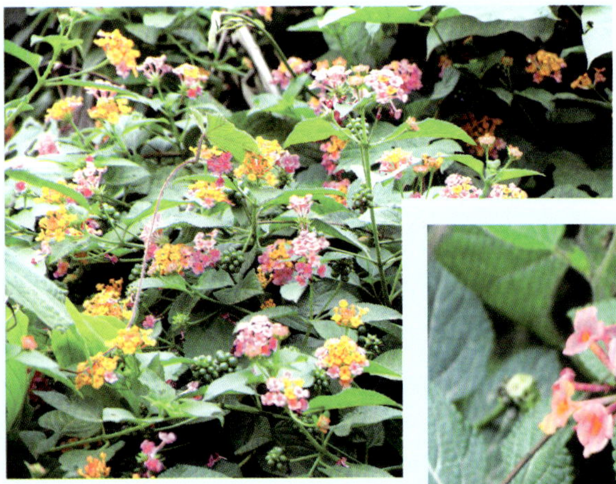

Lantana camara L.

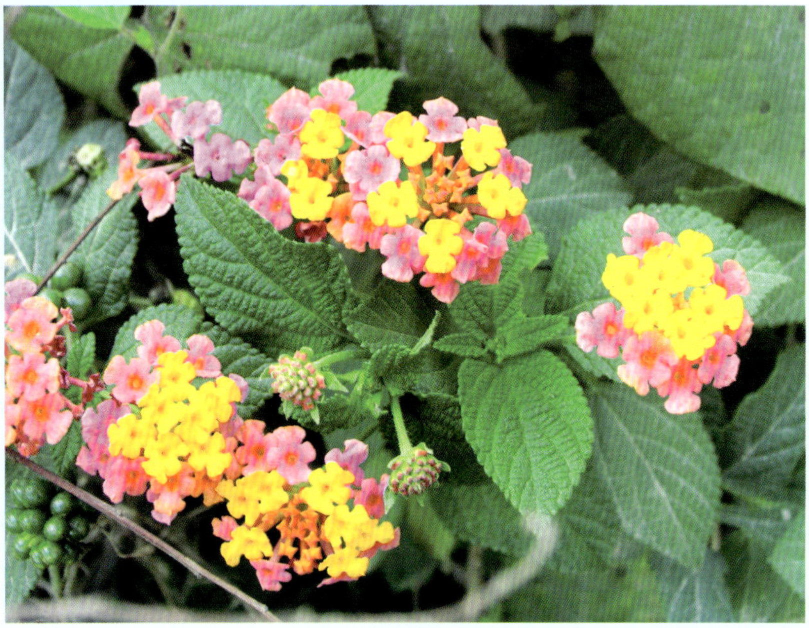

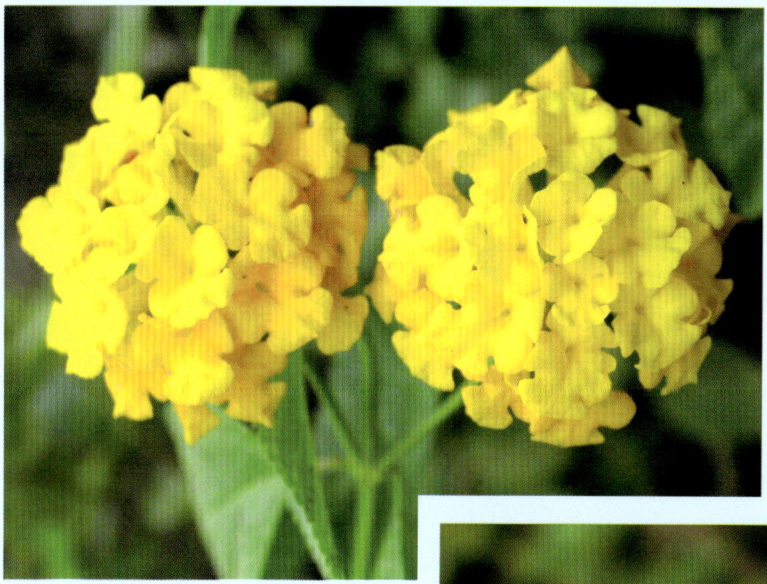

Lantana camara L.

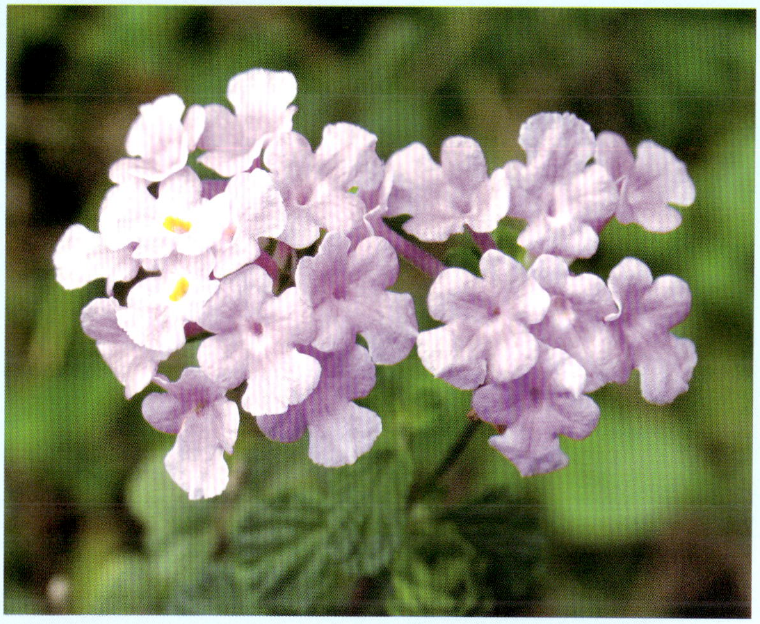

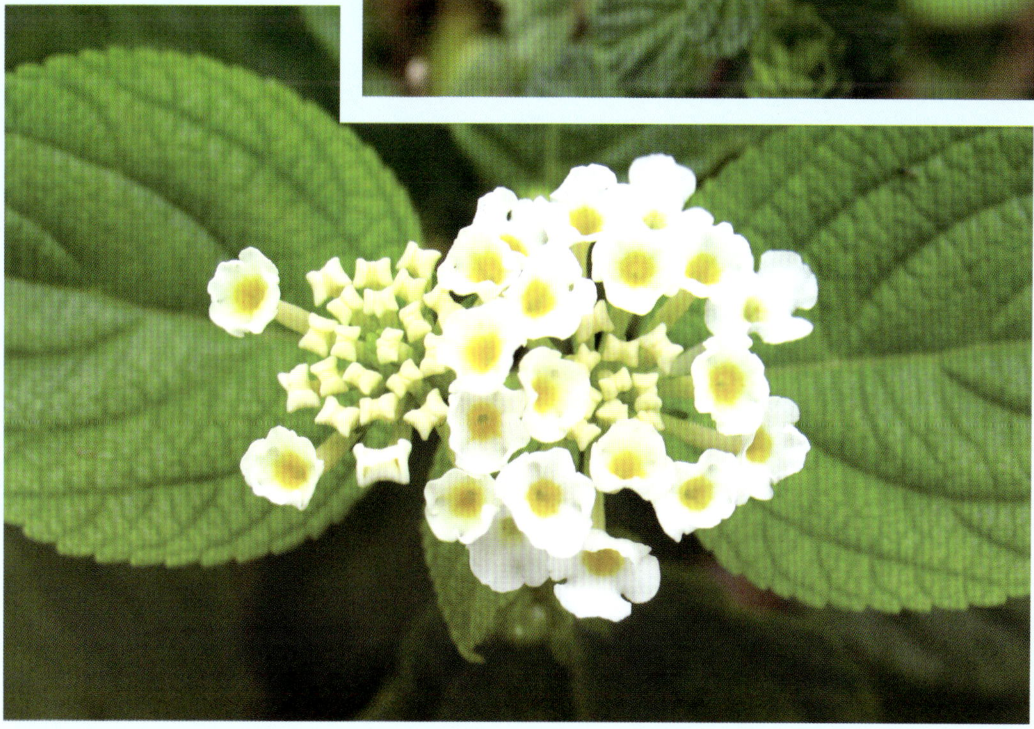

# 029.马鞭草 Mabiancao

【植 物 名】马鞭草

【别　　名】铁马鞭、苦练草、蜻蜓草、退血草、田鸟草、红藤草等。

【药材基源】为马鞭草科 Verbenaceae 植物马鞭草 Verbena officinalis L. 的全草。

【形态特征】多年生草本。高 30～80cm；茎四方形，棱和节上被短硬毛。单叶对生，卵形至长卵形，长 2～8cm，宽 1.5～5cm，3～5 深裂，裂片不规则的羽状分裂或不分裂而具粗齿，面被硬毛，下面脉上的毛尤密。花夏秋开放，蓝紫色，无柄，排成细长、顶生或腋生的穗状花序；花萼膜质，筒状，顶端 5 裂；花冠长约 4mm，微呈二唇形，5 裂；雄蕊 4 枚，着生于冠筒中部，花丝极短；子房无毛，花柱短，顶端浅 2 裂。果包藏于萼内，长约 2mm，成熟时裂开成 4 枚小坚果。花期：6～8 月；果期：7～10 月。

【生境分布】生于河边草地、荒地、路旁、田边及草坡等处。分布于海南各地。

【采收加工】花正开时采收全草，除去杂质，晒干。

【化学成分】马鞭草含马鞭草苷、马鞭草宁、戟叶马鞭草糖苷、鞣质、挥发油及强心苷。

【抗癌药理】本品水煎液对小鼠子宫颈癌（U14）、小鼠肉瘤（S180）有抑制作用；马鞭草水提取物体外试验，对子宫颈癌细胞（JTC26）的抑制作用，抑制率为 50%～70%。

【性味功能】味苦，性凉。有活血散瘀，截疟，解毒，利水消肿的功能。

【抗癌应用】⑴肝癌　马鞭草、平地森、茵陈各 15g，丹参、炙鳖甲各 12g，水蛭、郁金各 6g，半边莲、白花蛇舌草各 30g，老鸦柿根 60g，水煎 2 次分服，每日 1 剂。继续服用，能使肝区淤痛减轻，症状缓解，肝肿块缩小。食欲增加。

⑵胆囊癌　马鞭草、金钱草、薏苡仁各 30g，射干 15g，水煎服，每日 1 剂。能使持续性疼痛明显减轻，上腹部肿块缩减，黄疸、呕啶、厌食等症状缓解。

⑶淋巴肉瘤　马鞭草、牡蛎、海藻、全瓜蒌、丹参各 30g，昆布、虎杖、夏枯草、菊花、石韦各 15g，桃仁 12g，红枣 6 枚水煎服，每日 1 剂。能使发热等症状缓解，淋巴结肿大逐渐缩减。

⑷白血病　马鞭草、白花丹根、白花蛇舌草、葵树子各 30g，夏枯草 15g，加水煎煮浓缩成浸膏，制成小丸，每日服 3g，每日 3 次。

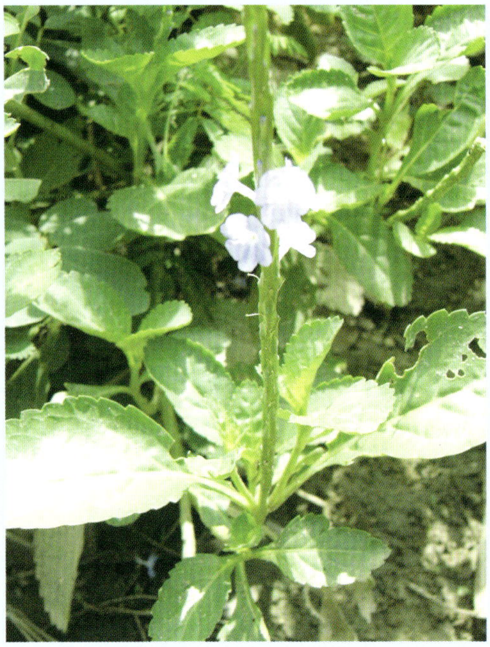

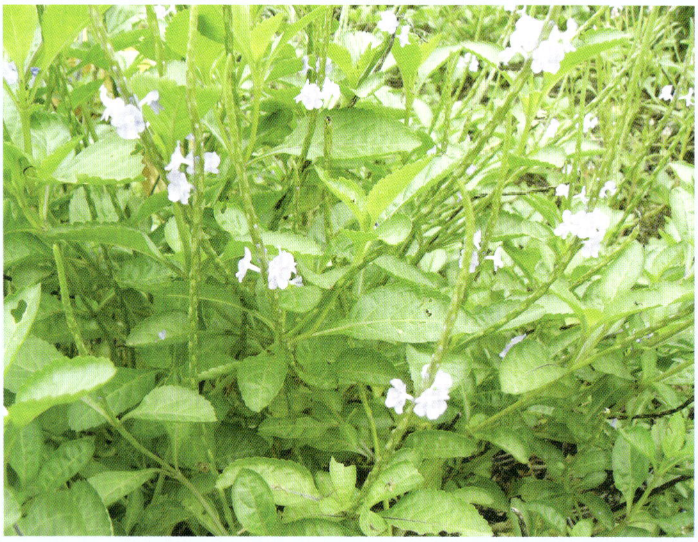

Verbena officinalis L.

# 030.乌药 Wuyao

【植 物 名】乌药

【别　　名】矮樟、香桂樟、白叶柴。

【药材基源】为樟科Lauraceae植物乌药Lindera aggregata (Sims.) Kosterm.的块根。

【形态特征】常绿灌木或小乔木。高约2～5m，树皮灰绿色；小枝幼时密被锈色柔毛或绢毛。叶互生，薄革质或革质状纸质，通常卵形，长3～7cm，宽2～3.5cm，顶端尾状骤尖或近渐尖，基部阔楔形至微圆，全缘。上面亮绿色，下面覆白霜，被绢毛，两面均有小窝点；基出脉3条；叶柄纤细，长4～10mm，初时被柔毛。花春季开放，黄色，单性异株，2至数朵组成近无总梗的伞形花序；花梗长约1.5mm；花被常6裂，裂片长约2～2.5mm；雄蕊9枚，排成3轮，花药内向。核果浆果状，球形，直经5～7mm，成熟时红色，后变黑色，果核长5～7mm，被毛或无毛。花期3～4月；果期6～9月。

【生境分布】生于向阳山坡灌木林中，山麓、旷野。屯昌等地有栽培。

【采收加工】全年可采。挖取根部，除去须根，洗净，斩段或横切片，晒干；或趁鲜剥去外皮，横切成薄片，晒干。

【化学成分】乌药的根含多种倍半萜类成分香樟烯、香樟内酯、羟基香樟内酯、乌药醇、乌药醚、异乌药醚、乌药酮。

【抗癌药理】有抗胃癌、肠癌、膀胱癌的作用。动物实验表明，乌药对小鼠肉瘤S180有抑制作用。

【性味功能】味辛，性温。有顺气止痛，温肾散寒的功能。

【抗癌应用】⑴肝癌　乌药、柴胡各12g，砂仁、肉豆蔻、枳壳、槟榔各9g，沉香、木香各6g，共研细末，日服9g，每服3g，用半枝莲30g，八月札6g煎汤，每日3次送服。肝肿块可用老姜一大块，中心挖空，用雄黄填塞，在瓦上焙干研末，放一般膏药中外敷。能使疼痛缓解，肿块逐渐缩小，延长生存期。

⑵宫颈癌　乌药、丹参、党参、白术、山药、漏芦各9g，甘草3g，半枝莲、瓦楞子、石燕各30g，水煎服，每日1剂。能使阴道流血停止，白带减少，肿痛消除。亦可结合放疗。

⑶乳腺癌　乌药、川楝子各12g，七叶一枝花、薜荔果、蛇莓各15g，龙葵、蜀羊泉、蒲公英各30g，水煎2次，早、晚分服。继续至肿痛消失，病情显着好转，可获痊愈。

⑷胃癌　乌药、香附、木香、陈皮、山萸肉、生鸡内金、党参、茯苓、旋复花各9g，生淮山药、谷芽、麦芽各15g，半夏、白术各6g，白花蛇舌草、半枝莲、紫草根、夏枯草、白茅根各30g，大枣5枚 用水2.5～3公斤浸泡30min，先用武火煎开，再用文火煎3h，约煎至1手为度，去渣，加蜂蜜120g，分3～5次服，每日1剂。

⑸结肠癌　乌药、木香、制香附、荠菜花、苦参、无花果各9g，猫人参、野鸦椿、生苡仁、草河车各15g，藤梨根、半枝莲、白花蛇舌草各30g水煎2次分服。继续服用，能使症状减轻，病灶好转，5个月后X线检查可无异常。

⑹十二指肠癌　乌药、枳壳、延胡索、香附、五灵脂各9g，木香3g，黄莲、川楝子各6g，海螵蛸15g，半枝莲30g水煎服。能使症状逐渐减轻，阻梗消除，潜血停止，肿瘤缩小。可结合手术切除。

⑺白血病　乌药、当归、红花、生地、牛膝各9g，甘草、柴胡各3g，桔梗、赤芍、川芎、枳壳各6g，桃仁12g，山慈姑、山豆根各15g，半枝莲30g，水煎2次分服，每日1剂。能使症状部分或完全缓解，肿块消失。

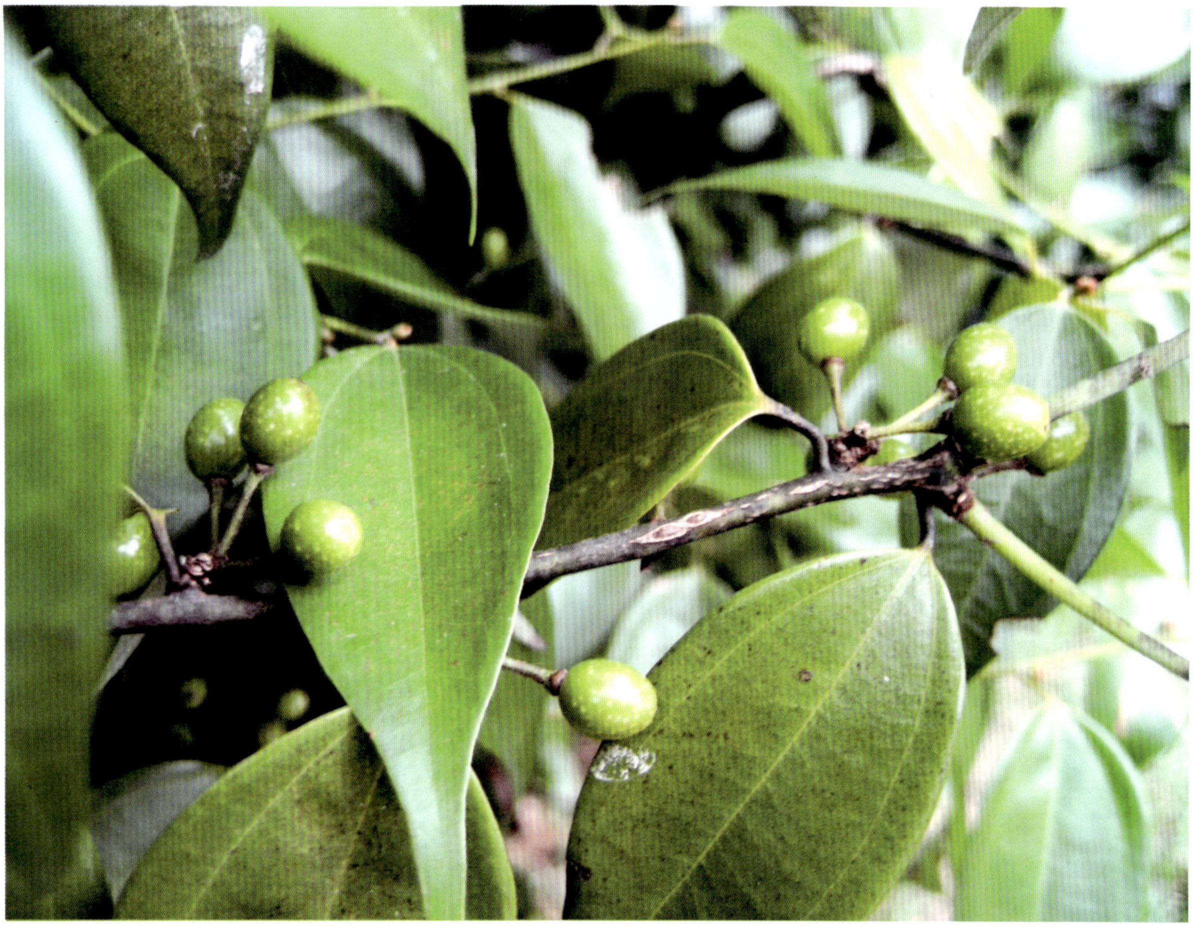

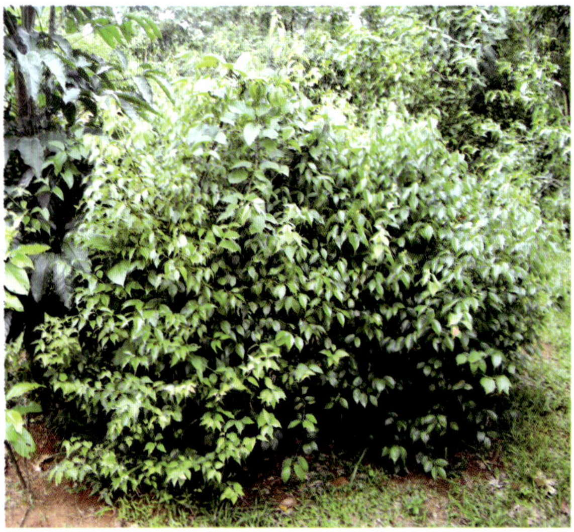

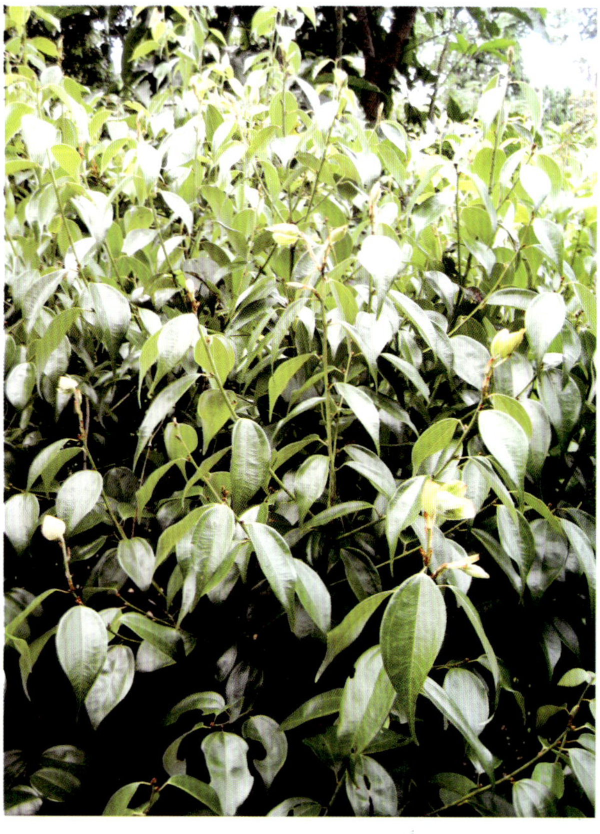

Lindera aggregata (Sims.) Kosterm.

# 031.凤尾草 Fengweicao

【植 物 名】凤尾蕨

【别　　名】井口边草、小金星凤尾、铁脚鸡、山鸡尾、井茜、兰草、石长生等。

【药材基源】为凤尾蕨科Peteridaceae植物凤尾草Peteris multifida Poir.干燥的全草。

【形态特征】蕨类草本。高30～70cm，有直立的根状茎，其顶端有钻状鳞片。叶聚生于根状茎上，一回羽状复叶，叶轴有明显的翅，二型；能育叶长卵形，长20～45cm，宽15～25cm，羽片较狭窄，全缘，下部的羽片往往2～3深裂，但仅基部1对有短柄；不育叶的羽片和小羽片较宽，边缘有不规则的小尖齿，侧脉常分叉。孢子囊群线形，褐色，连续排列于叶背边缘，膜质。

【生境分布】生于温暖湿润和半阴环境，常生于阴湿的墙角，井边和石灰岩石上，在无阳光直射的潮湿土壤中。分布于海南全岛。

【采收加工】夏、秋二季采挖。拔取全株，洗净，扎成小把，晒干。

【化学成分】凤尾草全草含黄酮类、甾醇、氨基酸、内酯或脂类、酚性成分。

【抗癌药理】动物实验表明对S180、S37有抑制作用。

【性味功能】味淡微苦，性寒。有清热利湿，凉血止血，消肿解毒的功能。

【抗癌应用】⑴胃癌　凤尾草30g，地苓、楤木各20g，当归、沙牛虫（末）、胎盘各10g，共研细末，每服9g，每日3服。能使肿块缩小，出血停止，消化道症状缓解。

⑵绒毛膜癌　凤尾草、水杨梅根60g，向日葵盘1枚，均用鲜品，水煎服，每日1剂。连续服用，能使阴道流血停止，子宫及其附件无异常，尿妊娠试验转为阴性。

⑶肺癌　凤尾草、半枝莲各30g，楤木、地茄子各15g，水煎服。继续服用，能使咳嗽、血痰、胸痛等症状停止，X线复查阴影消失。

⑷直肠癌　凤尾草、黄药子各30g，水杨梅根、野葡萄根、蚤休、半枝莲、半边莲各15g，藤梨根60g，水煎，早、晚分服，每日1剂。能使泻痢停止，肿瘤逐渐消失。

Peteris multifida Poir.

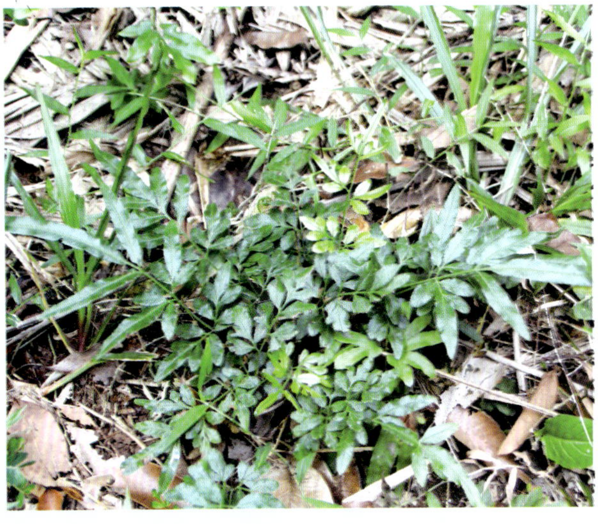

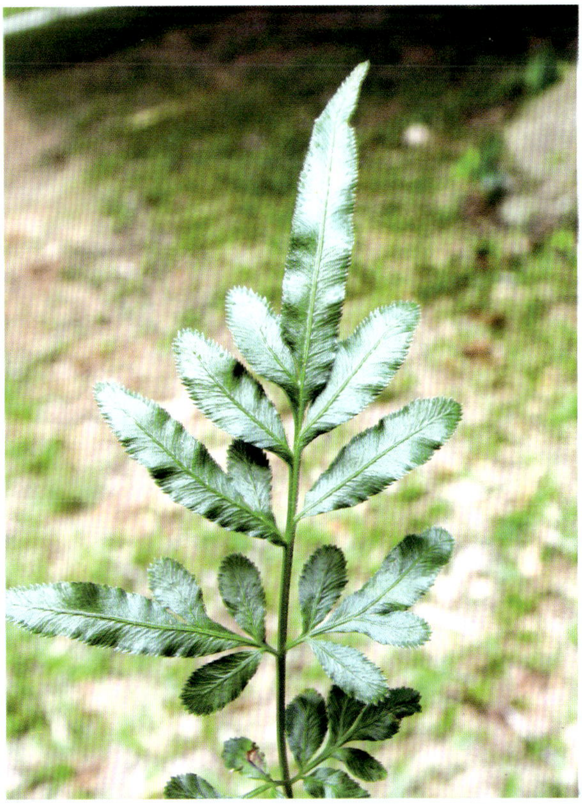

# 032.凤梨 Fengli

【植 物 名】凤梨

【别　　名】菠萝、黄梨、王梨。

【药材基源】为凤梨科 Bromeliaceae 植物凤梨 Ananas comosus (L.) Merr. 的果实。

【形态特征】陆生草本。茎短，基部生有吸芽。叶多数，莲座状旋叠状簇生，剑状长条形，边缘常有锐齿，边缘和叶尖常带红褐色，其余部分绿色至粉绿色，上部叶极退化、常为红色。球果状的穗状花序自叶丛中抽出、顶生，结果时增大，花密集、紫红色，生于苞片腋内。果为聚花果，球果状，由肉质、增厚的花序轴、肉质苞片和螺旋状排列的不发育的子房连合而成的多汁果，顶端常有退化、旋叠状的叶丛，长 15cm 以上。花期：夏季。

【生境分布】海南各地常见栽培。

【采收加工】夏季采收，除去外皮用。

【化学成分】凤梨果实含有机酸和维生素 B、C。

【抗癌药理】菠萝蛋白酶有多种功效，能抗肿瘤，提高细胞因子免疫力。凤梨中两种菠萝朊酶分子，具有阻止肿瘤增生的功能。其中一种分子 CCZ，可以刺激人体免疫系统破坏癌细胞，而另一种分子 CCS，则可以遏制 RAS 等引起癌症的蛋白质，30%的癌症与 RAS 基因变异有关。它们对遏制胸部、肺部、结肠、卵巢肿瘤以及黑素瘤的生长尤其有效。

【性味功能】味甘、微涩，性平。有清热解暑，生津止渴，开胃消食，调节免疫力的功能。

【抗癌应用】用于临床食疗，治疗各类肿瘤。

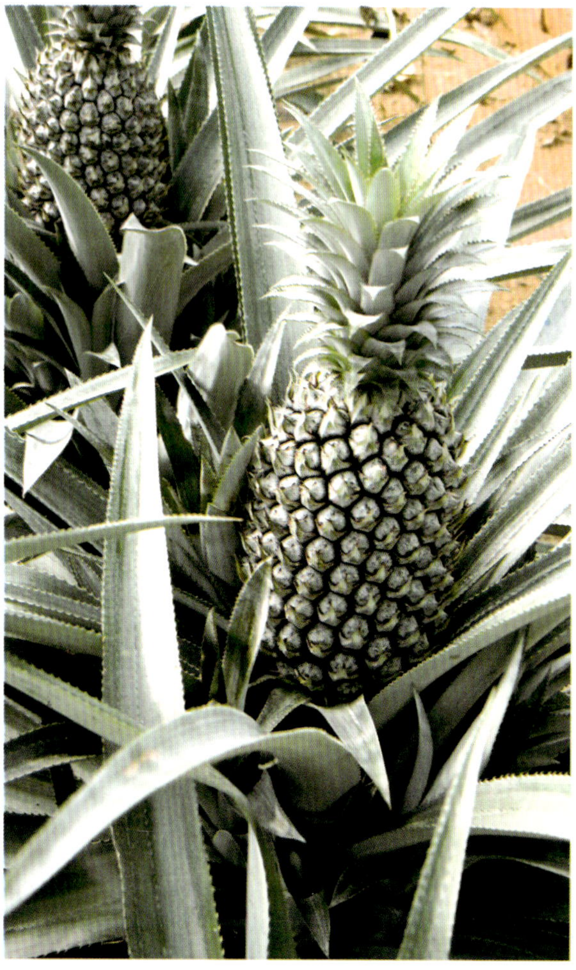

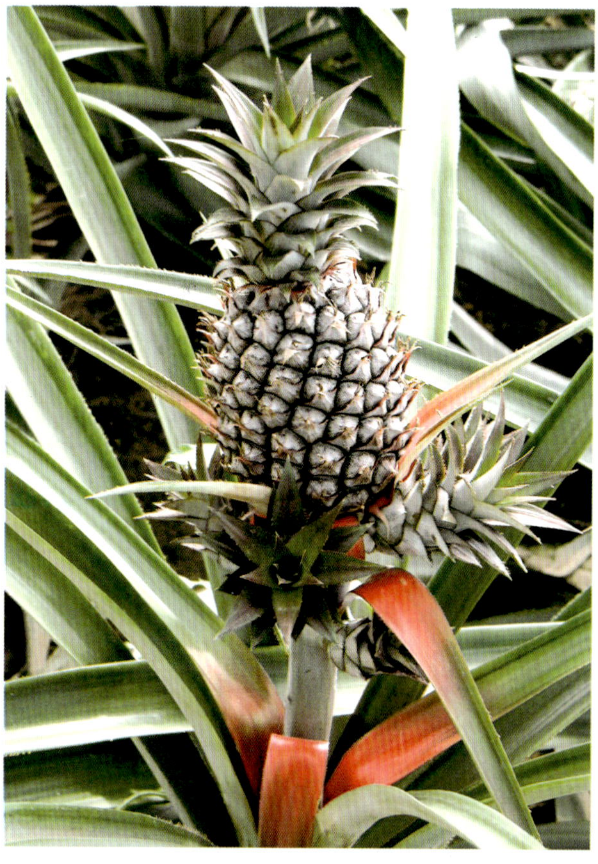

Ananas comosus (L.) Merr.

# 033.天冬 Tiandong

【植 物 名】天门冬

【别　　名】大当门根、天冬草。

【药材基源】为百合科Liliaceae植物天门冬Asparagus cochinchinensis (Lour.) Merr.的干燥块根。

【形态特征】披散状或攀援状草本。有肉质、黄色、纺锤状的块根:茎绿色，长1～2m，平滑，甚部多少木质化;分枝极多数，有棱或狭翅。叶退比成鳞片状，主茎上的鳞片叶基部常延伸成下弯短刺;叶状枝常3枚成束着生，线形，扁平而具棱，微弯，翠绿色，长1～4.5cm，中间1枚较长，顶端尖。花夏季开放，绿白色，单性，雌雄异株，1～3朵簇生于叶状枝腋内，花柄长2～6mm，中部具关节;花被长2.5～3mm。浆果球形，直径6～7mm，熟时紫红色，有种子1颗。

【生境分布】生于山谷或山坡疏林或灌丛中。分布于三亚、陵水、琼海、儋州、白沙、万宁等地。

【采收加工】秋、冬季采收为宜。挖出块根。除去地上部分，洗净，用沸水煮至外皮裂开时趁热撕去外皮，漂净，用硫磺熏1夜，晒或焙至九成干时，再用硫磺熏1日1夜，焙至足干即可。亦可于撕去外皮后，用0.5%的明矾水浸半h左右，然后晒干或焙干。

【化学成分】天门冬根含天门冬素、粘液质、B-谷甾醇及5-甲氧基甲基糠醛。所含苦味成分为甾体皂苷，由菝葜皂苷元、鼠李糖、木糖和葡萄糖组成。块根含天冬酰胺及瓜氨酸、丝氨酸、苏氨酸、脯氨酸、甘氨酸等19种氨基酸，还含β-谷甾醇、5-甲氧基甲基呋喃甲醛、葡萄糖、果糖。尚含多种低聚糖。

【抗癌药理】体外实验表明，天门冬对急性淋巴细胞型白血病、慢性粒细胞型白血病及急性单核细胞型白血病患者白细胞的脱氢酶有一定的抑制作用，并能抑制急性淋巴细胞型白血病患者白细胞的呼吸。

【性味功能】味甘、微苦，性寒。有养阴润燥，清肺生津的功能。

【抗癌应用】(1)乳房肿瘤　每日取鲜天冬2两，剥去外皮，隔水蒸熟，3次分服。亦可制成片剂内服，或注射剂供肌肉或静脉注射。

(2)恶性淋巴瘤　① 天冬和白花蛇舌草各250g，每次加水750ml，浓煎3次，得汤液750ml，1日内多次服完，每日1剂，连服10～20剂。②天冬、山苦瓜、扁腰藤各等份，各取鲜品适量捣烂取汁，加白糖冲服，每日2 次。

(3)各种癌症　天冬经过提取制片，每片重0.3g，内含药量相当于天冬生药3g。口服，每次6片，每日3次。

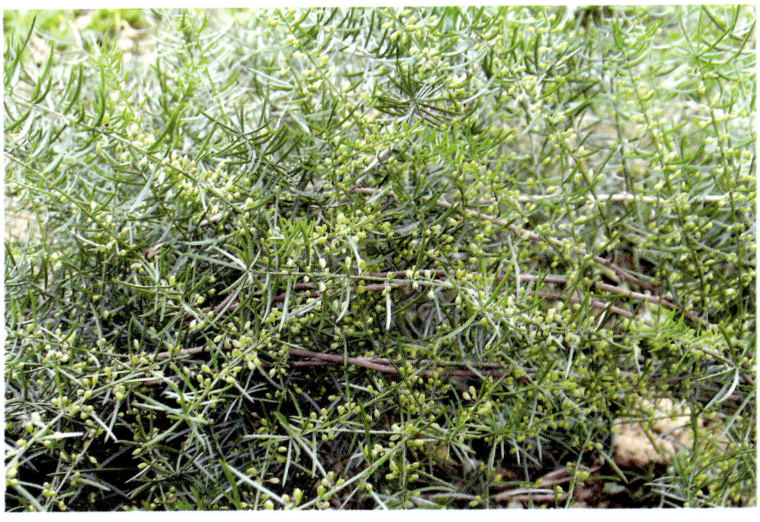

Asparagus cochinchinensis (Lour.) Merr.

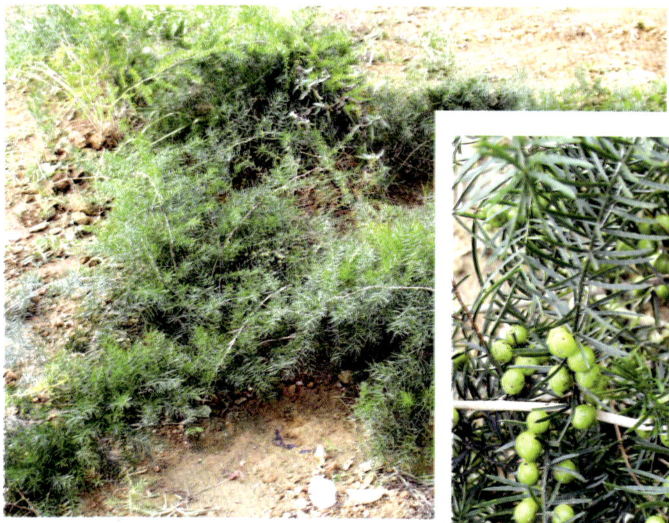

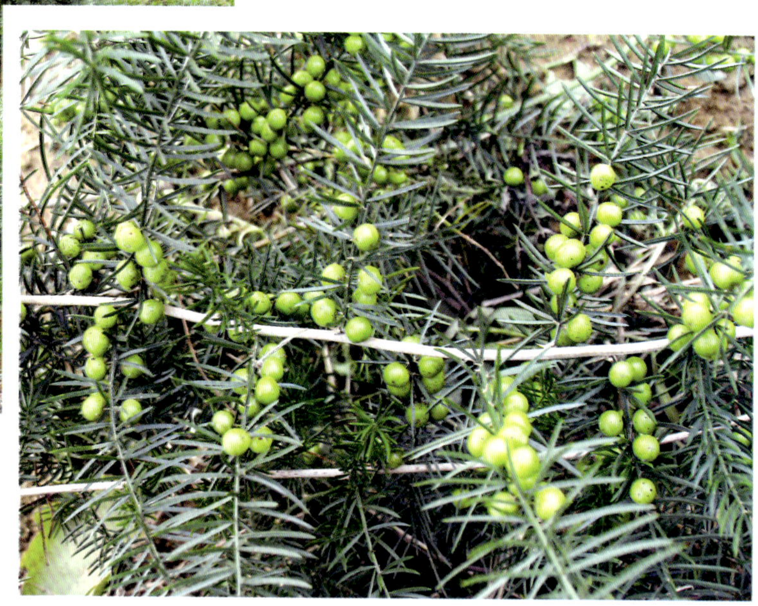

Asparagus cochinchinensis (Lour.) Merr.

Hydrocotyle sibthorpioides Lam.

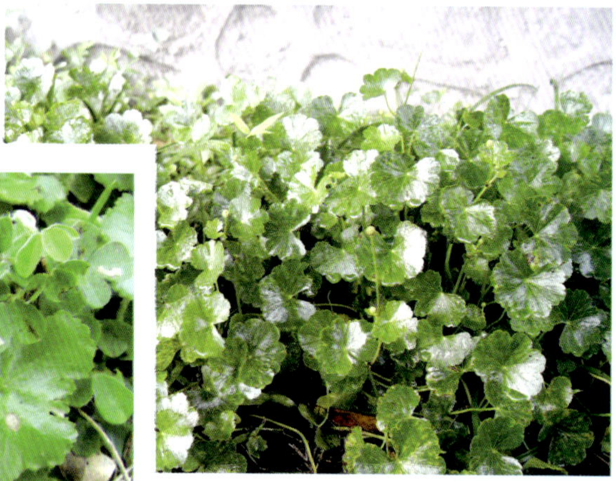

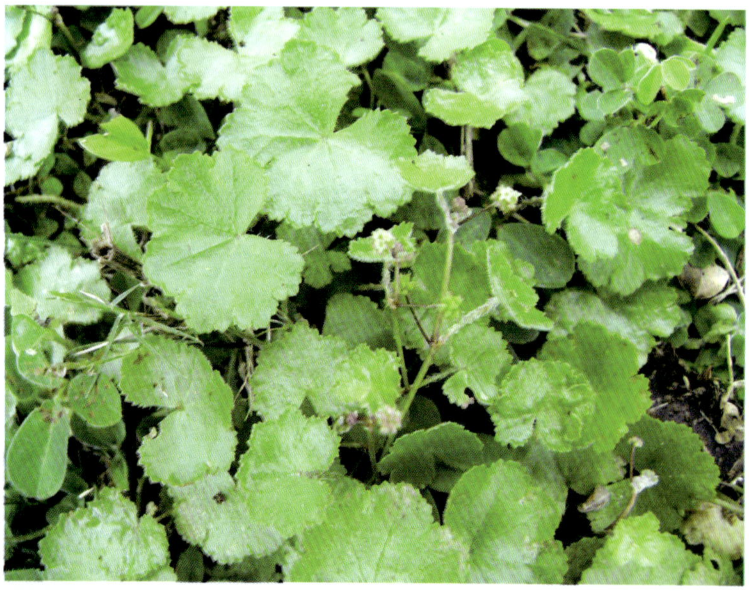

# 034.天胡荽 Tianhusui

【植 物 名】天胡荽

【别　　名】破铜钱、满天星、医草。

【药材基源】为伞形科Umbelliferae植物天胡荽Hydrocotyle sibthorpioides Lam.的全草。

【形态特征】多年生草本。有气味。茎纤弱细长而匍匐，平铺地上成片，近秃净，节上生根。单叶互生，膜质或草质，叶片圆形或近圆肾形，长0.5～1.5cm，宽0.8～2.5cm，基部心形，不分裂或5～7浅裂，裂片有2～3钝齿，表面深绿色，光滑无毛，背面脉上疏被粗伏毛，有时两面光滑无毛或密被柔毛；叶柄纤细，长0.7～9cm；托叶略呈半圆形。伞形花序与叶对生，单生于节上，伞梗长0.5～3.5cm，短于叶柄；总苞片4～10枚，卵形至卵状披针形，长约2mm，每个花序有花5～18朵，花无柄或有极短的柄；萼齿缺，花瓣绿白色，卵形，长约1.2mm，呈镊合状排列，有腺点。双悬果呈心形，长1～1.4mm，宽1.2～2mm，分果侧面扁平，光滑或有斑点，中棱在果熟时隆起。花果期：4～9月。

【生境分布】生于田边，地边及沟边湿地。分布于海南各地。

【采收加工】夏、秋季花叶茂盛时采收，洗净，阴干或鲜用。

【化学成分】天胡荽含黄酮苷、香豆酸、酚类、氨基酸及挥发油。

【抗癌药理】体外实验对白血病细胞有抑制作用。

【性味功能】味甘、微辛、性凉。有清热利尿，化痰止咳的功能。

【抗癌应用】⑴肝癌　鲜天胡荽60g，半枝莲、半边莲、薏苡仁、黄毛耳草各30g，水煎3次分服，每日1剂。对原发性及转移性肝癌均有效。能使黄疸、腹水等消除，肿块软缩。必要时可结合手术治疗。

⑵乳腺癌　天胡荽、藤梨根、野葡萄根各30g，八角会盘、生南星各3g，水煎2次，早、晚分服，每日1剂。局部亦可用兔耳草粉适量，蜜调散，每日换药。能使肝肿块消失，溃疡愈合。

⑶鼻咽癌　1∶1天胡荽注射液3mL，1次肌注，每日2次。另以鲜品适量捣烂塞鼻。能使肿疡消失，血性粘液停止，病情好转。

⑷膀胱癌　天胡荽、扁蓄各120g均用鲜品捣烂，绞汁，兑白糖服。能使间歇性血尿停止，排尿困难及膀胱疼痛解除。

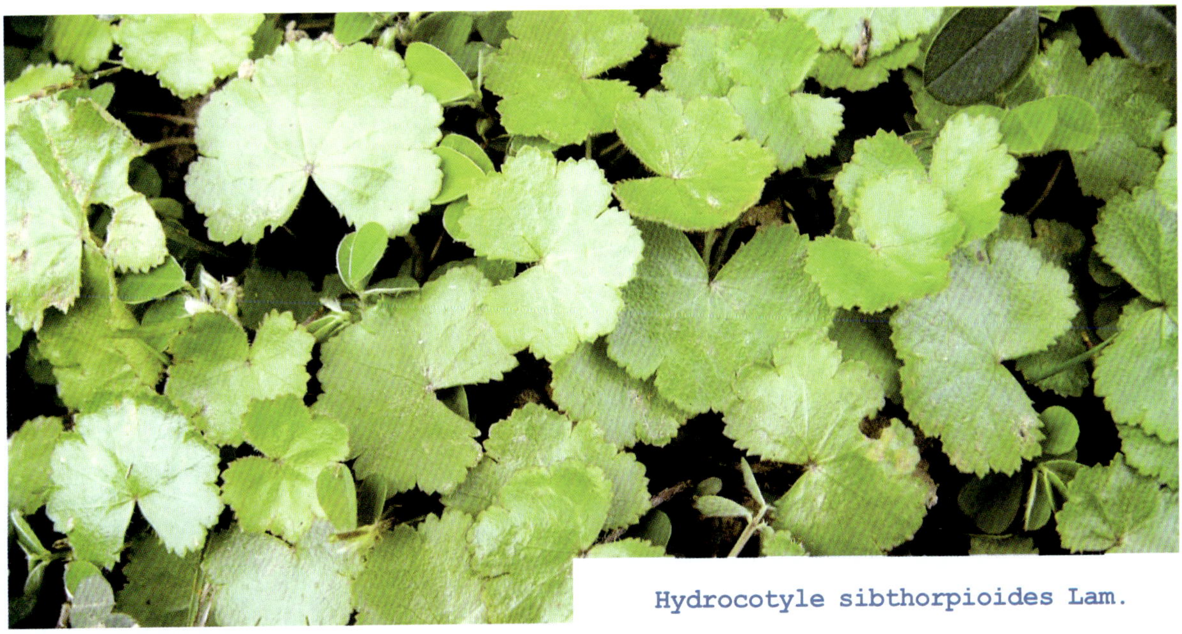

Hydrocotyle sibthorpioides Lam.

# 035.巴豆 Badou

【植 物 名】巴豆

【别　　名】芒子、落水金刚、双眼龙、大叶双眼龙、江子、猛子树等。

【药材基源】为大戟科 Euphorbiaceae 植物巴豆 Croton tiglium L. 的成熟种子。

【形态特征】常绿灌木或小乔木。叶卵形至矩圆状卵形，长5～23cm，宽2.5～6cm，先端长渐尖，基部圆形或楔形，近叶柄两侧各具一腺体，边缘有浅锯齿，掌状3出脉。总状花序顶生，花小，单性，雌雄同株，雌花在下，雄花在上；雄花花萼5深裂；花瓣5枚，反卷；蒴果矩圆形，有3钝角；种子长卵形，淡黄褐色。花期：3～5月；果期：7～9月。

【生境分布】阳性树种，耐干旱瘦瘠，生于低山丘陵的荒坡及疏林中，分布于海南西部至南部。

【采收加工】果实成熟、但尚未开裂时采摘，晒干。

【化学成分】巴豆种子含有巴豆油（巴豆树脂）、巴豆毒素（毒性蛋白）、巴豆苷和生物碱等成分。

【抗癌药理】巴豆提取物对小鼠肉瘤S180实体型和S180腹水型，小鼠宫颈癌U14实体型和U14腹水癌，以及艾氏腹水癌皆有抑制作用。给大鼠移植性皮肤癌内注射巴豆油乳剂，能引起瘤体退化，并延缓皮肤癌的发展。巴豆油注射液在试管内有杀癌细胞作用。巴豆醇二酯对小鼠淋巴细胞性白血病P388有一定的抑制作用。

【性味功能】味辛，性热，有大毒。有峻下冷积，逐水退肿，祛痰利咽的功能。

【抗癌应用】⑴宫颈癌痛　水红花子60g，麝香15g，阿魏15g，急性子15g，甘遂9g，大黄15g，巴豆10粒，白酒500g，各药捣碎，合在一起，纳入猪膀胱内，外敷痛处，痛止停药。

⑵喉癌　①巴豆2粒研末，大枣肉3枚，葱白2根，共捣如泥。梨1个，在1/4与3/4处交界处切开，下3/4中心挖空，装入药泥后盖好，上1/4置碗内蒸熟，去药嚼梨，喝汤。②蜈蚣5条，全蝎、白僵蚕、 虫各30g，新瓦焙干研细末，分成40包，每包倒入鸡蛋内，搗匀，面糊封口，置碗内蒸熟吃，早晚各1枚，24包为1疗程。

⑶鼻咽癌　巴豆7.5g，雄黄18g，郁金9g，每次3丸，2h 1次浓汤送下，服至吐泻停止。

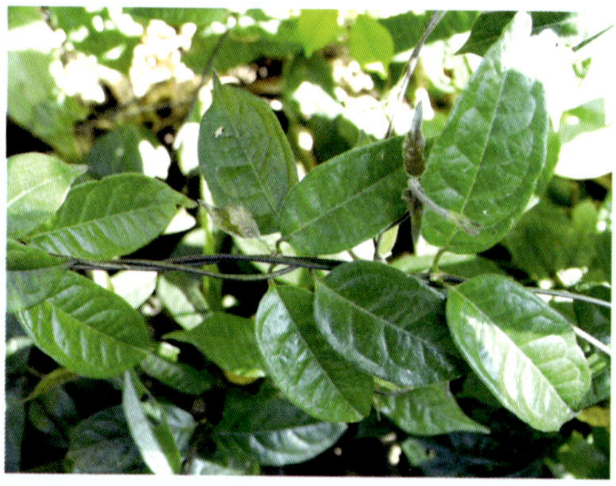

Croton tiglium L.

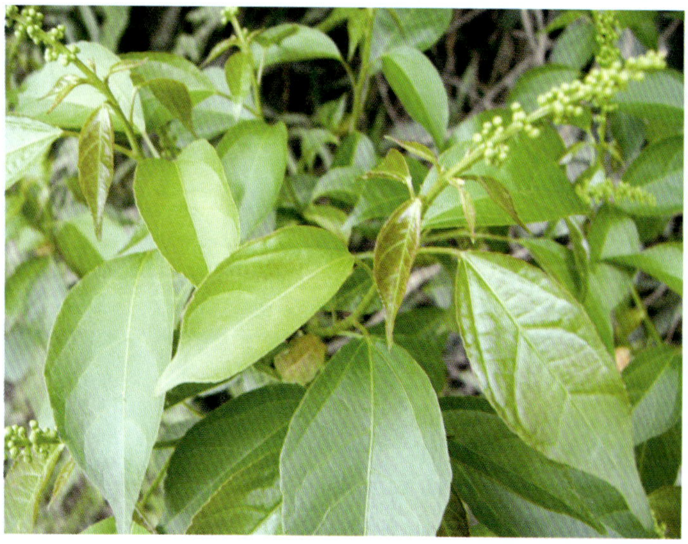

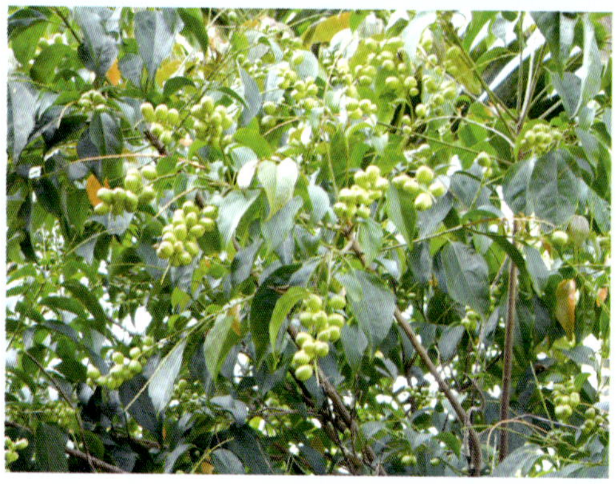

# 036.巴戟天 Bajitian

【植 物 名】巴戟天

【别　　名】巴戟，鸡肠风，兔子肠。

【药材基源】为茜草科 Rubiaceae 植物巴戟天 Morinda officinalis How. 的根。

【形态特征】藤本。根肉质，粗厚，分支，常多少收缩呈念球状；膜质、鞘状、包茎的托叶。叶对生，长圆形，长6～14cm，宽2.5～6cm，先端渐尖或急尖，基部楔形或近圆形，全缘，上面初被疏糙伏毛，下面沿中脉被短粗毛，脉腋有短束毛，侧脉每边5～7条；叶柄长4～8mm。花序头状或由于至多个头状花序组成的聚伞花序，顶生或腋生；头状花序直径5～9mm；有花2～10朵，生于长3～9mm、被粗毛的总花梗上；萼筒半球形，长2～3mm，萼檐近截平或3～4浅裂，裂片不等大，裂片三角形；花冠白色，长约7mm，裂片3～4枚，长椭圆形，内弯；雄蕊3～4枚；子房具胚珠（2～）3～4个，花柱外伸或内藏，顶部下浅裂。聚合果近球形，直径6～11mm，成熟时红色。花期:秋冬季。

【生境分布】生于海拔300m以下山坡灌丛或疏林边。分布于陵水、琼中等地。

【采收加工】全年可采，洗净，除去地上部分和须根，用沸水略烫，立即捞取，晒至六、七成干时，用木锤　轻锤使扁，再晒至足干。

【化学成分】巴戟天根含甲基异茜草素，甲基异茜草素-1-甲醚、大黄素一甲醚、水品蓝苷、四乙酰车叶草苷、β-谷甾醇、棕榈酸、十九烷、二甲基烷类、葡萄糖、甘醇糖、树脂和维生素C等，此外还含还原糖、黄酮、氨基酸、有机酸、强心苷等。

【抗癌药理】本品对骨癌、胃癌、前列腺癌、白血病、肺癌、脑肿瘤等多种癌症有抑制作用。巴戟天的甲醇提取物所分离的蒽醌类化合物对强致癌引发剂TPA诱发的EB病毒早期抗原有一定的抑制作用。

【性味功能】味辛、甘，性微温。有补肾阳，强筋骨，祛内湿的功能。

【抗癌应用】⑴肺癌　辽沙参30g，天冬各15g，百合15g，杞果30g，五味子15g，仙灵脾10g，巴戟天10g，田大云15g，菟丝子15g，冬虫草粉3g，每日1剂，分头道，二道煎服。

⑵多发性骨髓瘤　黄芪15～30g，党参15g，当归15g，肉苁蓉15～30g，补骨脂10g，巴戟天15g，肉桂9g，附子6g，山药30g，萸肉15g，白术10g，赤小豆30g，五味子10g，焦三仙15g。水煎服，每日1剂。

⑶血癌　高丽参6g，鹿茸片4g，黄芪、当归、何首乌各18g，白术15g，巴戟天、枸杞子各12g，肉苁蓉16g，冬虫夏草、阿胶各9g，熟地2g，龙骨、牡蛎各30g，用清水5～6碗，煎取1碗，温服，留药渣，第二天再照样煎服，每日1次。

⑷脑肿瘤　龟版胶、鹿角胶、熟地、当归各15g，补骨脂18g，巴戟天、何首乌、黄芪、党参、狗脊各30g，水煎服，每日1剂。

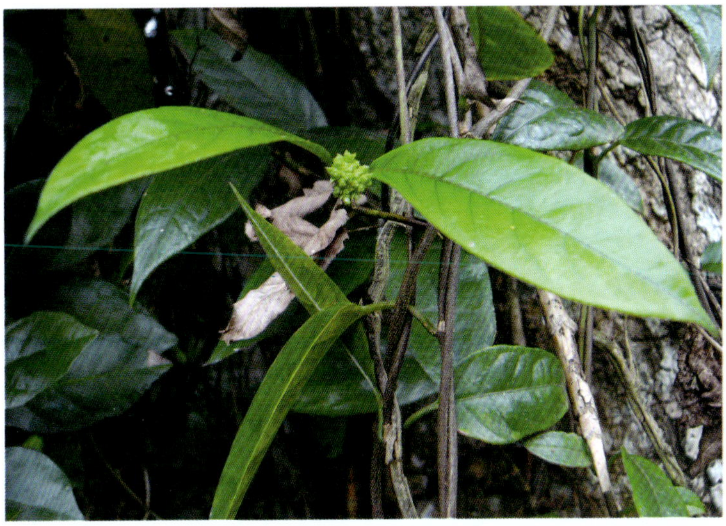

Morinda officinalis How.

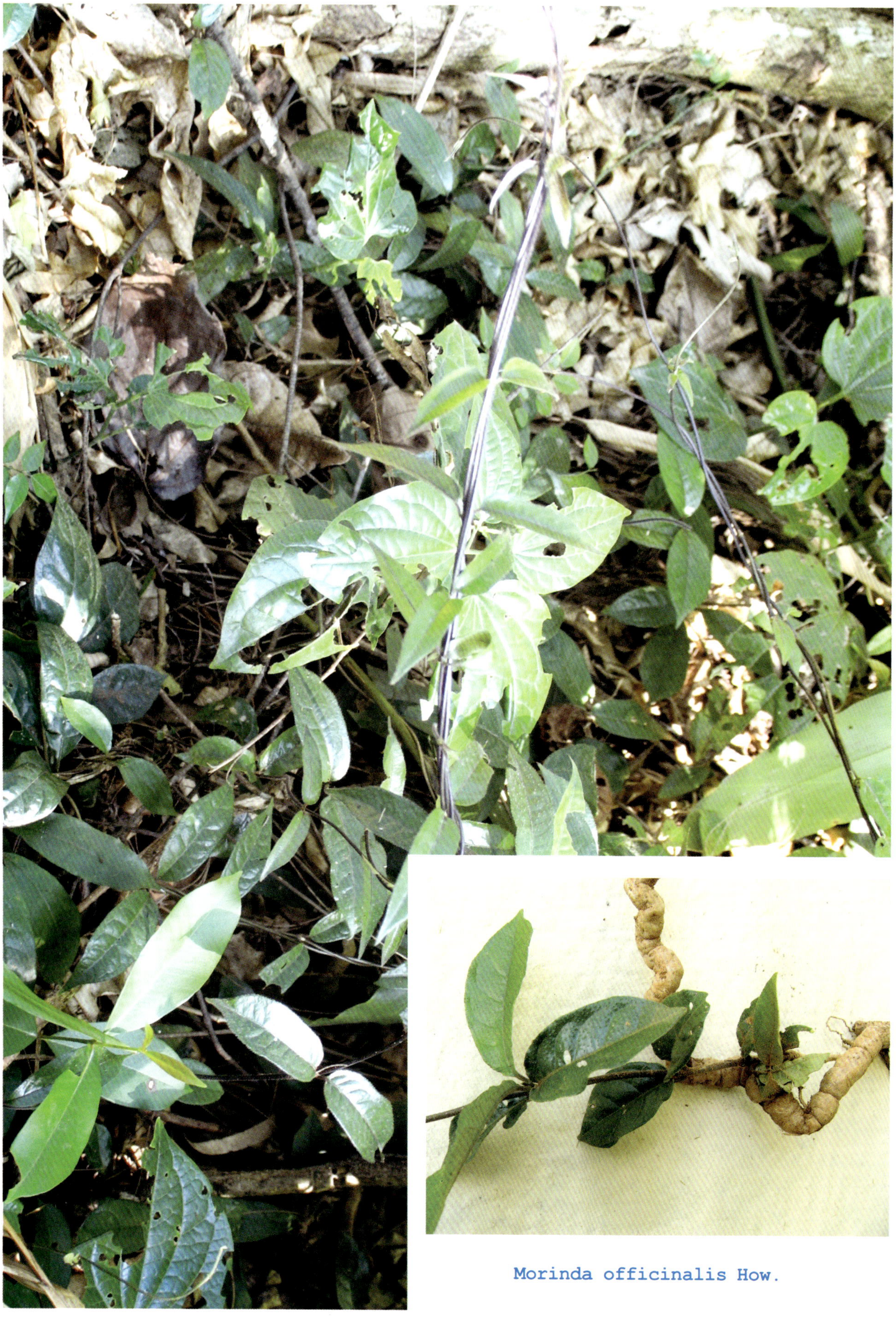

Morinda officinalis How.

# 037.无花果 Wuhuaguo

【植 物 名】无花果

【别　　名】映日果、密果、文先果、天生子、奶浆果。

【药材基源】为桑科 Moraceae 无花果 Ficus carica L. 的干燥花托。

【形态特征】落叶灌木或小乔木。高达 10 m，具乳汁；树皮暗褐色。分枝多，小枝理立，粗壮，无毛。叶互生，厚纸质，倒卵形或卵圆形，长 10～15cm，宽 8～14cm，顶端钝，基部心形，边缘波状或具粗齿，3～5 深裂，掌状脉明显，表面深绿色，粗糙，背面有短毛；叶柄长 3～7cm，光滑或有长毛；托叶三角状卵形，淡红色，长约 1cm。隐头花序，花单性同株，小花白色，极多数，着生于花托的内壁上；花托单生叶腋，梨形，带绿色，成熟时黑褐色，肉质而厚。瘦果三棱状卵形。花期：5～6 月；果期：10 月。

【生境分布】海南有栽培。

【采收加工】采花托、去杂质、干燥。

【化学成分】无花果含果糖、苹果酸、琥珀酸、葡萄糖枸橼酸、蛋白酶、佛手柑内酯、补骨脂素等。

【抗癌药理】(1)经实验证明具抗癌活性；并能激活机体的免疫机能。

(2)果汁能抑制大鼠移植性肉瘤、小鼠自发性乳癌，并能延缓移植性腺癌、骨髓性白血病、淋巴肉瘤之发展，使用权之退化。

(3)水提取液经丙酮纯化后对艾氏肉瘤有抑制作用。

(4)对 EAC 瘤株、S180 瘤株、Lewis 瘤株和 HAC 瘤株的抑癌均有一定抑制作用。

【性味功能】味甘、性平。有健胃清肠，消肿解毒的功能。

【抗癌应用】(1)肝癌　无花果（鲜汁）、白糖 1∶4 制成糖果浆，每服 10ml，每日 3 次。能控制其发展。

(2)纤维肉瘤　无花果汁，消毒，局部注射，10～40ml，30～50d 后能逐渐使之坏死、脱落。

(3)膀胱癌　无花果 30g，木通 15g，水煎服，每日 1 剂。

(4)食管癌　鲜无花果 500g，猪精肉 100g，加水炖半 h，服汤食肉。

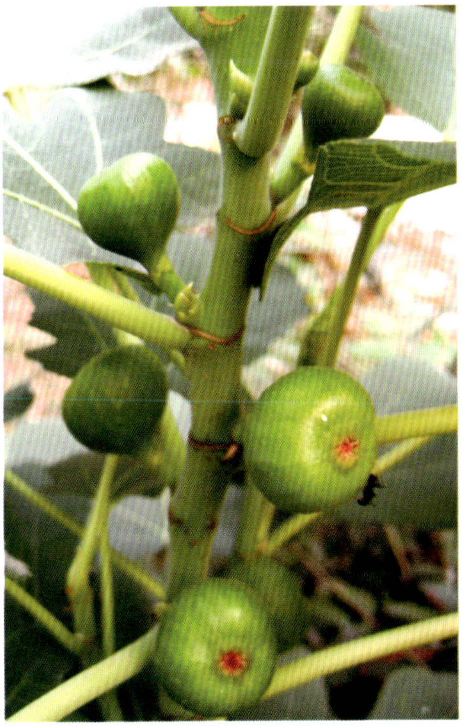

Ficus carica L.

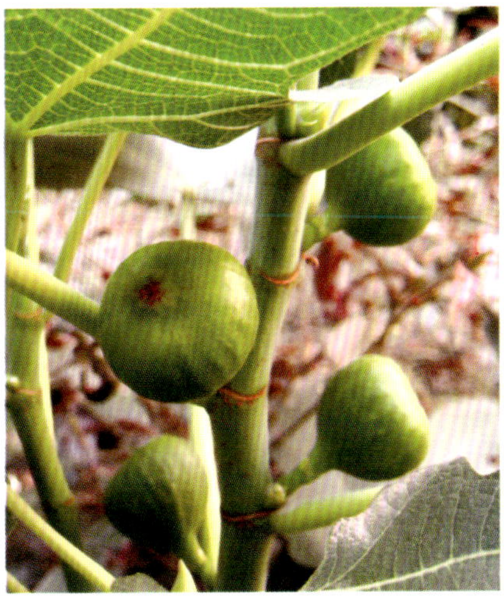

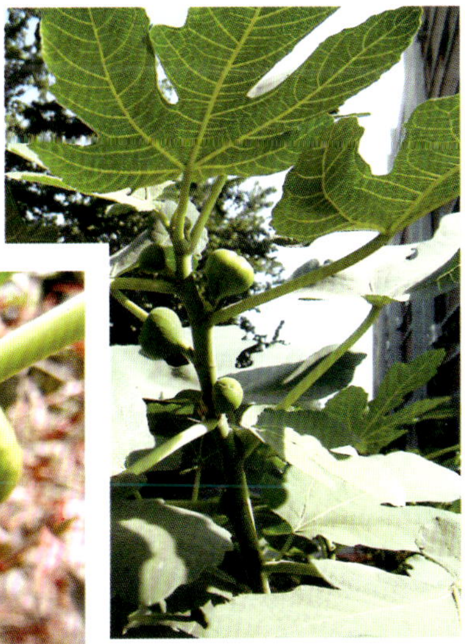

## 038.木芙蓉 Mufurong

【植 物 名】木芙蓉

【别　　名】地芙蓉、芙蓉、山芙蓉、胡李花、三变花、木棉。

【药材基源】为锦葵科 Malvaceae 植物木芙蓉 Hibiscus mutabilis L. 的叶和花。

【形态特征】落叶灌木或小乔木。高 2～5m，茎、叶、果柄、小苞片和花萼上均密被星状毛和短柔毛。茎圆柱形。叶互生，卵圆状心形，直径7～18cm，5～7掌状分裂，边缘有钝齿；叶柄长5～13cm。花大，直径约 8cm；花柄长 5～10cm，近顶端有节；小苞片 8～10 枚，线形；花萼钟形，长约 2.5cm，裂片卵形；花瓣白色或粉红色，开后逐渐变深，单瓣或重瓣，基部与雄蕊柱合生；子房 5 室。蒴果扁球形，直径 2.25～3cm，果瓣 5 枚，密生淡黄色刚毛或绵毛。种子多数，肾形，背部有长毛。花期：8～10 月；果期：9～11 月。

【生境分布】种植于庭园、村落附近；野生的生于荒地、山坡或沟边湿地上。海南各地有栽培。

【采收加工】夏、秋二季采收叶片，晒干。

【化学成分】木芙蓉花、叶含黄酮苷、酚类、氨基酸、还原糖、粘液质。

【抗癌药理】本品在体内显抗肿瘤作用；药敏试验对胃癌细胞敏感。

【性味功能】味微辛，性凉。有清肺凉血，消肿排脓的功能。

【抗癌应用】⑴肝癌　木芙蓉叶、野香薷、两面针各 1000g，土半夏、穿心莲、天南星、生半夏、韩信草、生栀子、生川乌、生草乌、一枝箭各 500g 共研为消癌散，适量用蜜调糊，敷于肝肿痛处，间日换药。同时内服抗毒合剂：木芙蓉叶、两面针、丁癸草、蛇泡勒、铁包金、韩信草、徐长卿、七叶一枝花各 15g，白茅花 0.5g 水煎，每日 1 剂。继续外敷内服以迄症状消失。亦宜于急性白血病。

⑵宫颈癌　木芙蓉叶、蒟蒻各 30g，穿心莲、雄黄、阿魏各 15g 焙干，研粉，制成饼剂，紧贴宫颈病灶处，隔日换药。60 次为 1 疗程。同时内服：龙葵、蜀羊泉、蛇莓、半枝莲各 15g，党参、白术、当归、生白芍、生地各 9g，甘草 6g 水煎服，早、晚分服。可散淤止血，抗癌消肿，获临床治愈。

⑶乳腺癌　木芙蓉花 15g 水煎 3 次分服，每次送服生蟹壳（焙粉）6g。适于肿硬未溃者。

⑷肺癌　木芙蓉花、七叶一枝花、海藻、昆布、百部、麦冬、生牡蛎各 15g，生地、玄参各 12g，橘核、橘红各 9g，白花蛇舌草、夏枯草、白茅根、薏米、铺地锦各 30g 水煎 3 次分服。可作为综合疗法之一。能缓解临床症状，消除肿瘤阻塞。

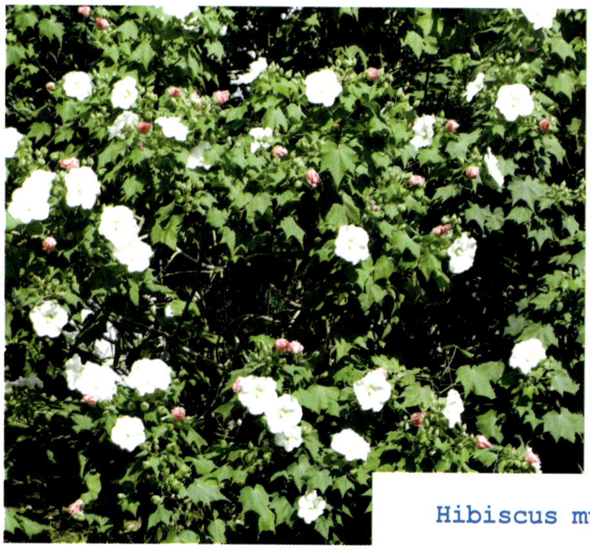

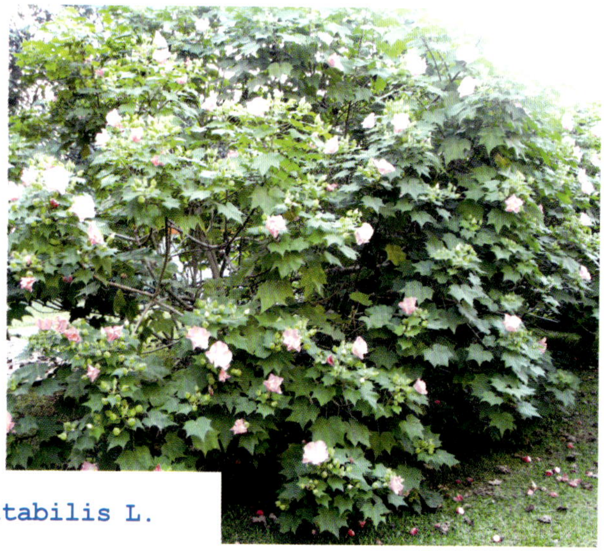

Hibiscus mutabilis L.

# 039.木豆 Mudou

【植　物　名】木豆

【别　　　名】树豆、柳豆、黄豆树、鸽豆。

【药材基源】为豆科Leguninosae植物木豆Cajanus flavus DC.的种子。

【形态特征】直立、分枝小灌木。株高1～3m。小枝柔弱纹，被灰色短绒毛。小叶纸质，长椭圆状披针形，长5～10cm，宽1.5～3cm，顶端渐尖或急尖，腹面被极短的短柔毛，背面被毛较密，粉绿色，有部明显的黄色腺点；小叶柄长3～4mm，被毛。总状花序长3～7cm；总花梗长2～3cm，具棱，被短柔毛；花梗比萼长，被毛；花萼长6mm，被疏柔毛并有腺点，裂片三角形，渐尖；花冠黄色，或旗瓣背面带紫红色纵线纹，长约萼的3倍，旗瓣背面有紫褐色纵线纹；子房被毛。荚果长4～7cm，宽6～10mm，被短柔毛，顶端渐尖，基部有宿存的萼，果瓣薄革质，黑色或有斑点。种脐小，在较平的一侧。花期2～11月。

【生境分布】生于村边，河谷灌丛中，路边。全岛广泛栽培。

【采收加工】成熟采收，晒干。

【化学成分】木豆籽粒含蛋白质约22%，脂肪2%，碳水化合物57%。

【抗癌药理】体外实验具有抗肿瘤活性。

【性味功能】味甘微酸，性温。有补中益气，清热解毒，利尿通淋的功能。

【抗癌应用】尚未应用，有希望开发出抗骨癌新药。

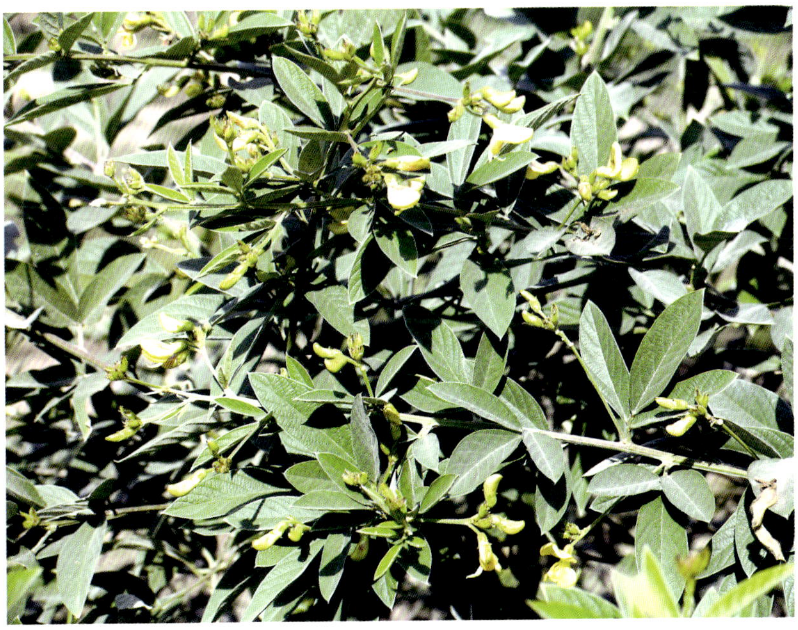

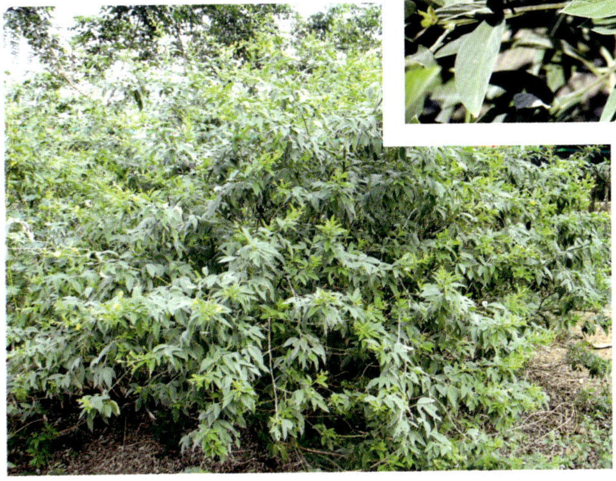

Cajanus flavus DC.

## 040.木棉 Mumian

【植 物 名】木棉

【别　　名】攀枝花、英雄花、红棉。

【药材基源】为木棉科Bombacaceae植物木棉Gossampinus malabarica (DC.) Merr.的根、皮、花籽。

【形态特征】落叶大乔木，高可达25m。树皮深灰色，幼树干与老树粗枝均有短而粗大的圆锥形硬刺，以基部为多；枝轮生而平展，层层向上生长。掌状复叶互生；叶柄长达20cm；小叶多为5片，可达7片，小叶柄长约1.5cm，小叶片长椭圆形，长10～16cm，宽4～5.5cm，先端长渐尖，稍呈尾状，基部宽楔形，全缘，两面均无毛。早春先叶开花，花簇生于枝端，花冠红色或橙红色，直径约12cm，花瓣5枚，肉质，椭圆状倒卵形，长约9cm，外弯，边缘内卷，两面均被星状柔毛；雄蕊多数，合生成管，排成3轮，最外轮集生为5束。蒴果甚大，木质，呈长圆形，可达15cm，熟后5裂，果瓣内有丝状绵毛；种子多数，倒卵形，黑色，光滑，藏于白色种絮内。花期：春季；果期：夏季。

【生境分布】生于山地阳坡及村边、路旁，分布于海南各地。

【采收加工】春季采摘或拾取盛开花朵，晒干。种子成熟采收，晒干。树皮拨下分段，晒干。

【化学成分】木棉含儿茶酚、鞣质、L-阿拉伯糖、蛋白质等。

【抗癌药理】木棉花籽的水提取物对小鼠S180肉瘤有一定的抑制作用。木棉花乙醇提取物具有较强的体内外抗肿瘤活性。木棉花醇提取物对KB、SGC7901、FGC三种人瘤细胞株的抑制作用强；木棉花水煎剂对小鼠肉瘤S180等瘤株也有明显的抑瘤作用。木棉根水提取物木棉根中提取分离的双氢黄酮类化合物，进行肿瘤药理实验，发现具有明显的抗肿瘤作用。

【性味功能】花：味甘、淡，性凉。有清热利湿，解暑的功能。树皮：味微苦，性凉。有祛风除湿，活血消肿的功能。根：味微苦，性凉。有散结止痛的功能。

【抗癌应用】⑴食管癌　木棉皮60～90g(鲜品150～250g)，水煎服。也可加猪肉60g，同煎，分3次服用。

⑵大肠癌　木棉皮干品100g，或鲜品250g，水6碗，煎取半碗，分三次温服，或剂量不变，加猪精肉100g，水9碗，煎取半碗，分3次温服。

⑶胃癌　木棉树皮150g，猪精肉50g，加水适量，煮7～8h，浓煎至1碗服之，每日1次，若连续服用1周后痛苦渐减，应继续服至痊愈为止。

⑷食管癌、胃癌　木棉根皮250g，加猪精肉50g，加水适量煎服。

⑸肺癌、大肠癌　干木棉根25～30g，水3碗，煎取大平碗，温服，每日1剂。

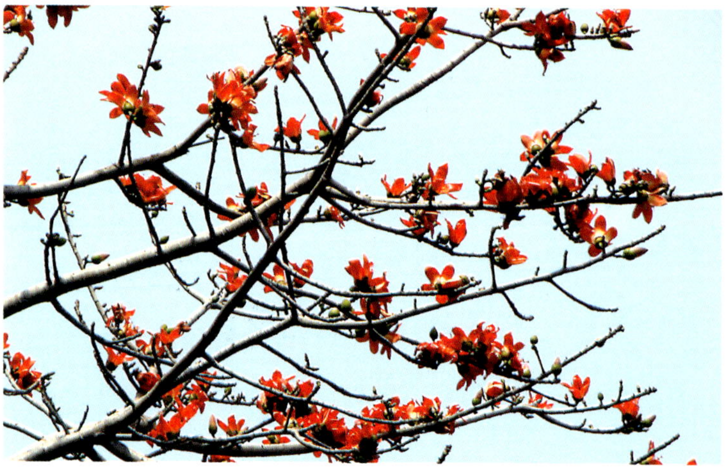

Gossampinus malabarica (DC.) Merr.

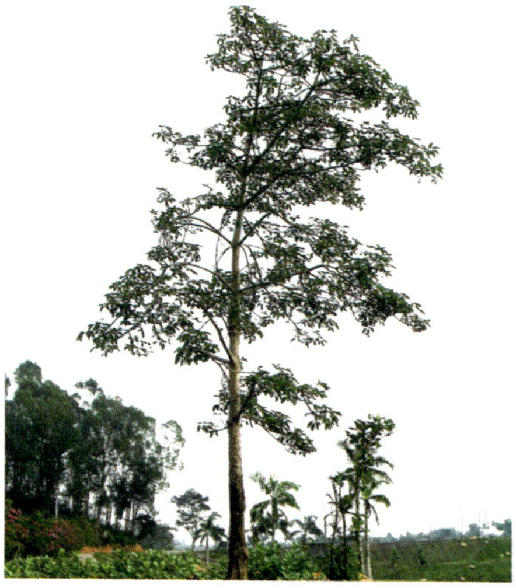

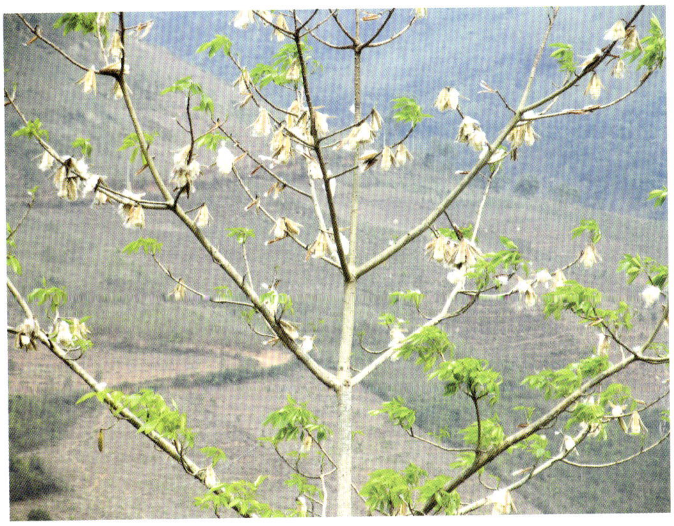

Gossampinus malabarica (DC.) Merr.

Ficus pumila L.

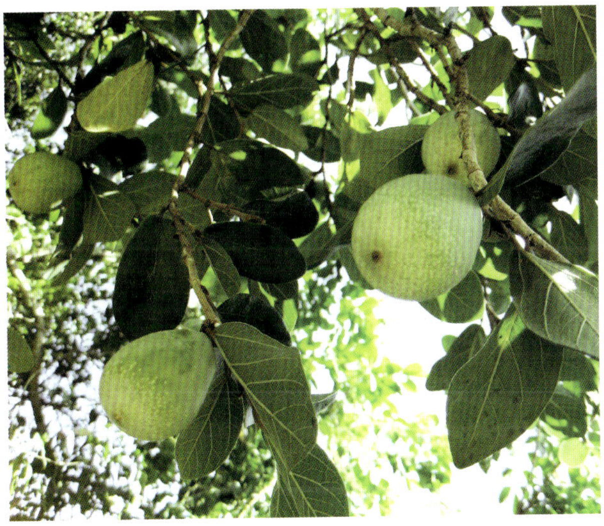

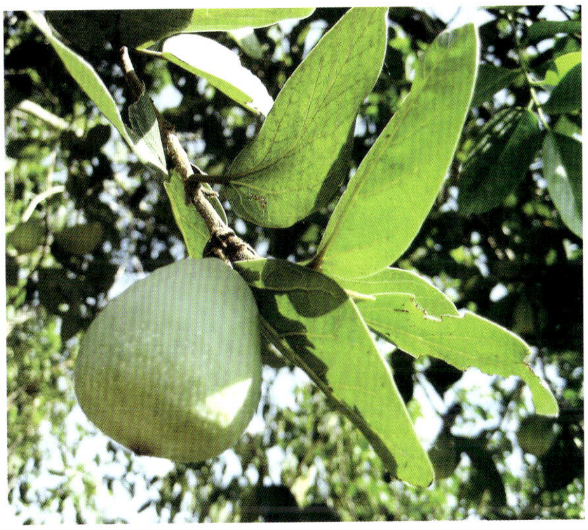

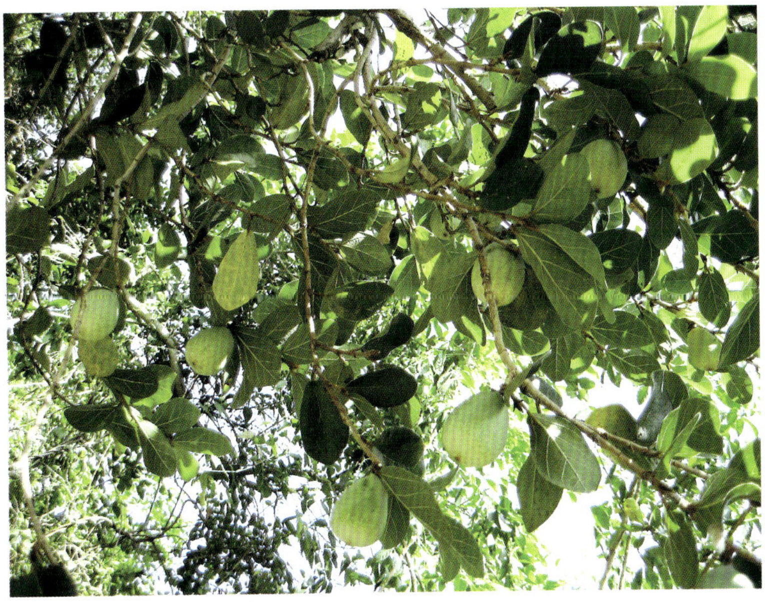

# 041.木馒头 Mumantou

【植 物 名】薜荔

【别　　名】木馒头、爬墙果、凉粉果。

【药材基源】为桑科 Moraceae 植物薜荔 Ficus pumila L.成熟的花序托。

【形态特征】攀缘或匍匐藤木。具二型叶；茎部或具小叶而不结果的枝上生根，被黄色柔毛。叶互生，厚膜质，卵形或卵状椭圆形，长7～12cm，宽2～3cm，顶端近急尖，略钝，基部徽 心性，全缘，基出脉3条，侧脉每边4～5条，在叶片腹面下凹，网脉明显；叶柄长5～12mm；托叶线状披针形，长6～8mm，被黄色丝状毛；着生在茎上和不结果实枝上的叶卵圆形，基部稍不对称，长约2.5cm，具短柄。花序单个腋生于广展、生大叶的枝上，梨形或近球形，长3～5cm，直径2.5～4cm，基部有时收成一短柄，基部苞片宿存，近三角形，长约3mm；，密被长柔毛；总花梗长约5mm，被花；雄花：生于花序内壁近口部，多数，具梗，花梗的长度变化很多；萼片2或3枚，通常3片，线形；雄蕊2枚，花丝近于无；瘿花；具梗；子房卵圆形，花柱侧生，极短；雌花：生于另一花序内；花梗长者达10mm，短者仅4mm；萼片3枚，线形，白色。瘦果长椭圆形，一边微凹，具粘膜；花柱侧生，柱头纤细。花期：5～6月。

【生境分布】常攀缘于残墙或树上。分布于昌江、白沙、文昌、万宁、儋州、保亭等地。

【采收加工】夏、秋季花将开时摘下，除去枝梗，晒干。

【化学成分】薜荔含中肌醇、芸香苷、β－谷甾醇及蒲公英甾醇、乙酸酯等。

【抗癌药理】动物体内实验，本品具有抗癌活性。尤其对淋巴肉瘤1号腹水型及皮下型作用更为明显。本品有使网状细胞肉瘤、腹水型的癌细胞核分裂明显减少，而退变型细胞增加。B－谷甾醇已证明有抗肿瘤作用。

【性味功能】味甘、酸，性平。有败毒抗癌、益血退肿的功能。

【抗癌应用】⑴肝癌　木馒头15g，炮山甲、夏枯草、海藻各12g，干蟾皮、川楝子各9g，木香6g，瓦楞子、菝葜、白花蛇舌草各30g切碎，水煎3次分服，每日1剂。能使肝区胀痛及肿块逐泊消除，延长生存期。宜于原发性肝癌。

⑵乳腺癌　木馒头、龙葵、七叶一枝花各15g，蒲公英、蜀羊泉各30g，切碎，水煎3次分服，每日1剂。能使肿块消失，溃疡修复。

⑶宫颈癌　木馒头、凤尾草、半枝莲各30g切碎，水煎2次分服，每日1剂。能使白带渗血明显减少，癌肿逐渐消失。

⑷胃癌　木馒头、炙山甲、夏枯草各12g，陈皮4.5g，广木香、蒲黄（包）、五灵脂各6g，太子参、姜半夏、石斛、丹参、郁金、赤芍各9g，生牡蛎30g捣碎，水煎2次分服，每服吞服攻坚丸1.5g。连续服用，能使胀痛吐酸等症状减轻，并逐渐改善。5个月后摄片病变已不甚明显，胃壁柔软，蠕动正常。

⑸直肠癌　木馒头、白花蛇舌草、红藤、败酱草、丹参、白毛藤、生牡蛎、瓜蒌仁、金刚刺各30g，党参9g，枳实、地榆炭各12g，炮山甲、八月札各15g切碎，水煎3次分服，每日1剂。能使大便粘液带血、肠梗阻逐渐缓解，癌肿缩小。

⑹膀胱癌　木馒头15g，生地、知母、黄柏、蒲黄炭、象牙屑、大蓟、小蓟各12g，蒲公英、车前子、七叶一枝花、半枝莲各30g，切碎，水煎2次分服，每日1剂。能使血尿疼痛及膀胱刺激症状缓解，病灶缩小。

# 042.木槿子 Mujinzi

【植 物 名】木槿

【别　　名】打碗花、清胡蒿、朝天子、朝开暮落花、槿树。

【药材基源】为锦葵科 Malvaceae 植物木槿 Hibiscus syriacus L. 的花、果实和根皮。

【形态特征】落叶灌木。高 3 ～4 m 。茎多分枝，灰褐色，嫩枝有绒毛，后渐脱落。叶互生，菱状卵圆形，长 4～7cm，宽 2～4cm。常深浅不同的 3 裂，先端渐尖，基部阔楔形，边缘具不规则粗疏齿，三出脉，两面均疏被星状毛，叶柄长 1～2.5cm；托叶线形，早落。花单生于叶腋，5～8cm，小苞片 6～7 枚，线形，被星状毛；萼钟形，5 裂，外被星状毛；花冠钟形，花瓣 5 片或重瓣，有淡紫、白、红等色，基部与雄蕊合生，并密生长柔毛；雄蕊多数，花丝连合成筒状，先端 5 浅裂，裂片内面着生花药，上部微伸出；雌蕊 1 枚，子房 5 室，花柱具 5 个分枝，伸出花丝筒外。蒴果卵圆至长卵形，长约 2cm，密生星状绒毛；种子稍扁，黑色，外被白色长柔毛。花期：7～10 月；果期：9～12 月。

【生境分布】分布于琼山等地。

【采收加工】夏、秋季摘取半开放花朵，晒干。

【化学成分】木槿花含皂草黄苷和多量粘液质。芽及花中含 0.0318% 挥发油。芽、花及叶中含 10 种类胡萝卜素，花中以叶黄素 5，6－环氧化物为主。种子含锦葵酸、苹果酸，并且可能含二氢苹婆酸。此外，尚含 α－，β－，δ－生育酚、β－谷甾醇、芸苔甾醇及 α－，β－，3，4-二羟基－β－胡萝卜烯。果实含铁葵莽酸等。

【抗癌药理】木槿子的水提取物给小鼠腹腔注射对艾氏腹水癌有一定的抑制作用。

【性味功能】味甘、苦，性凉。有败毒抗癌，用于癌瘤积毒，凉血止血的功能。

【抗癌应用】(1)肺癌　木槿子、老君须、铁树叶各 15g，大蓟、小蓟各 12g，生薏仁、半边莲、山海螺、白茅根各 30g 水煎服，每日 1 剂。能使咳喘痰血等症状消失，症灶逐渐缩小，情况显着好转。

(2)膀胱癌　木槿子、石韦各 9g，葫芦巴 6g，小茴香、龙胆草各 3g，贯众、一枝黄花、马齿苋各 15g，虎杖、三白草根各 30g 水煎服，每日 1 剂。能使血尿、疼痛、膀胱刺激等症状缓解，尿路梗阻解除。

(3)宫颈癌　木槿花、地榆各 9g，丹皮、白果、黄柏各 6g，椿根皮、白鸡冠花各 12g，丹参、土茯苓、败酱草各 15g，水煎服，每日 1 剂。继续至阴道出血停止，脓性白带减少，局部病灶逐渐消失。

(4)直肠癌　木槿花、黑木耳、菜花、地榆、地锦草各 9g，木贼草 6g，无花果、甜瓜子、墓头回、血见愁各 15g 水煎服，每日 1 剂。能使血便、腹痛缓解，肿瘤消除。

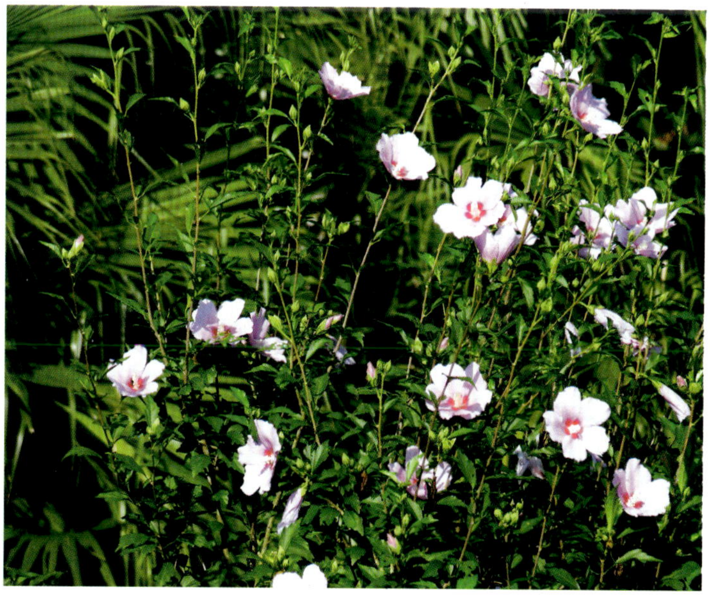

Hibiscus syriacus L.

# 043.木蝴蝶 Muhudie

【植　物　名】木蝴蝶

【别　　名】玉蝴蝶、云故纸、千张纸、海船皮、白玉纸。

【药材基源】为紫葳科 Bignoniaceae 植物木蝴蝶 Oroxylum indicum (L.) Vent. 的干燥成熟种子。

【形态特征】小乔木。高 7～12m。树皮厚，有皮孔。小枝皮孔极多而突起，叶痕明显而大。叶对生；大型奇数二至四回羽状复叶，着生于茎干近顶端；小叶多数；小叶片三角状卵形，先端短渐尖，基部圆形或宽楔形而偏斜，全缘，上面绿色，下面淡绿色，两面无毛。总状聚伞花序顶生；花萼钟状，紫色，顶端平截，宿存；花冠橙红色，肉质，顶端 5 浅裂，裂片大小不等。蒴果木质，扁平，阔线形，下垂，先端短尖，基部楔形，边缘稍内弯，中间有一条微突出的背缝，成熟时棕黄色，沿腹缝裂开，果瓣具中肋。种子多数，种子连翅长达 6～7.5cm，宽 3.5～4cm，除基部外，全被白色半透明薄翅包围。花期：7～10 月；果期：10～12 月。

【生境分布】生于低海拔疏林中或路旁。分布于乐东、东方、保亭、陵水、三亚、琼中、定安、澄迈等地。

【采收加工】秋季采收成熟果实，曝晒至开裂，取出种子，再晒至足干。

【化学成分】木蝴蝶种子含脂肪油、黄芩苷元、特土苷、木蝴蝶苷 A、木蝴蝶苷 B 等。

【抗癌药理】具有抗肿瘤作用。

【性味功能】味苦、甘，性凉。有清肺利咽，疏肝和胃的功能。

【抗癌应用】喉癌　木蝴蝶 4.5g，蟛蜞菊、龙葵各 30g，马勃 3g，生甘草、桔梗、诃子各 6g，切碎，水煎 2 次分服，每日 1 剂。能使颈部肿块消除，吞咽顺利。

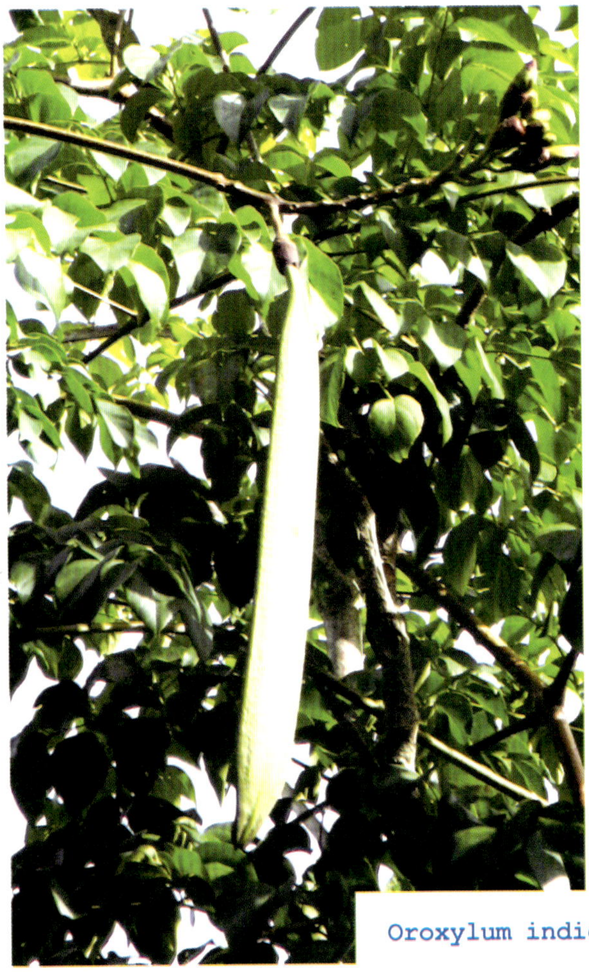
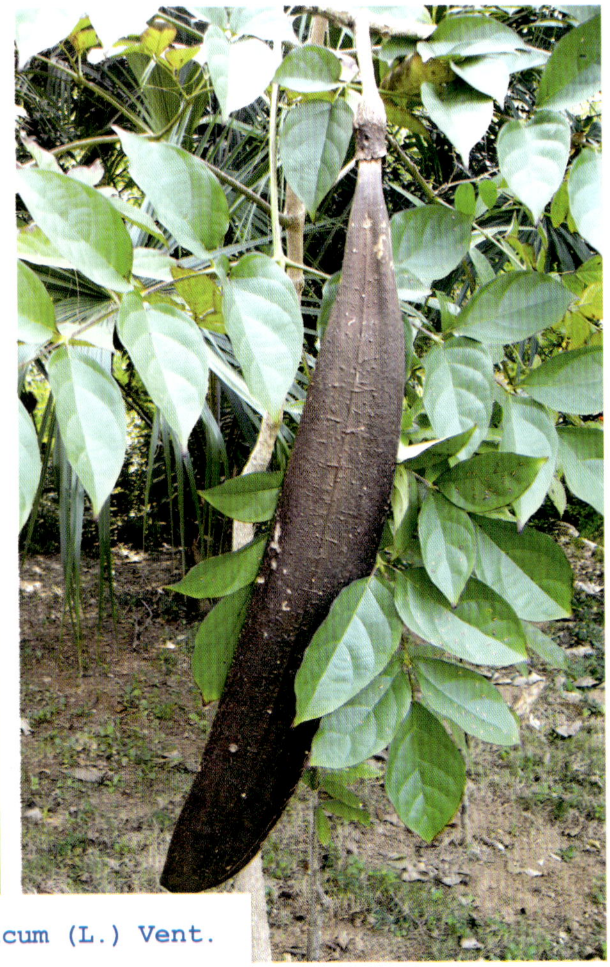

Oroxylum indicum (L.) Vent.

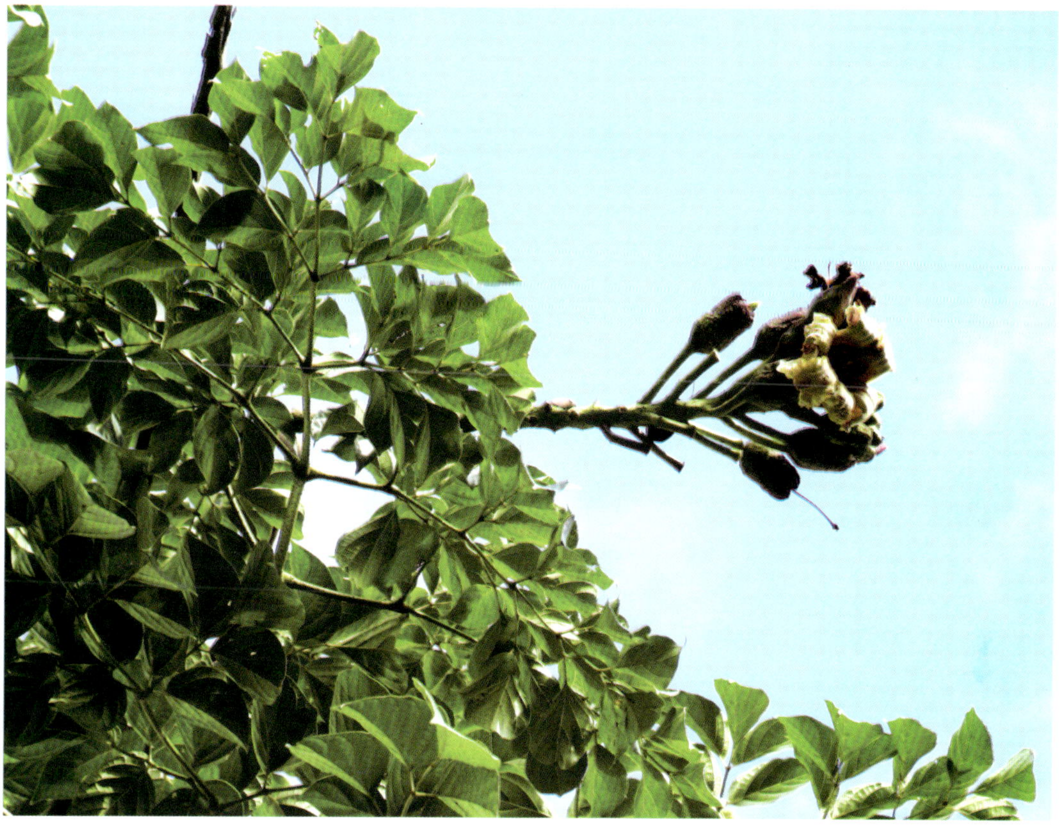

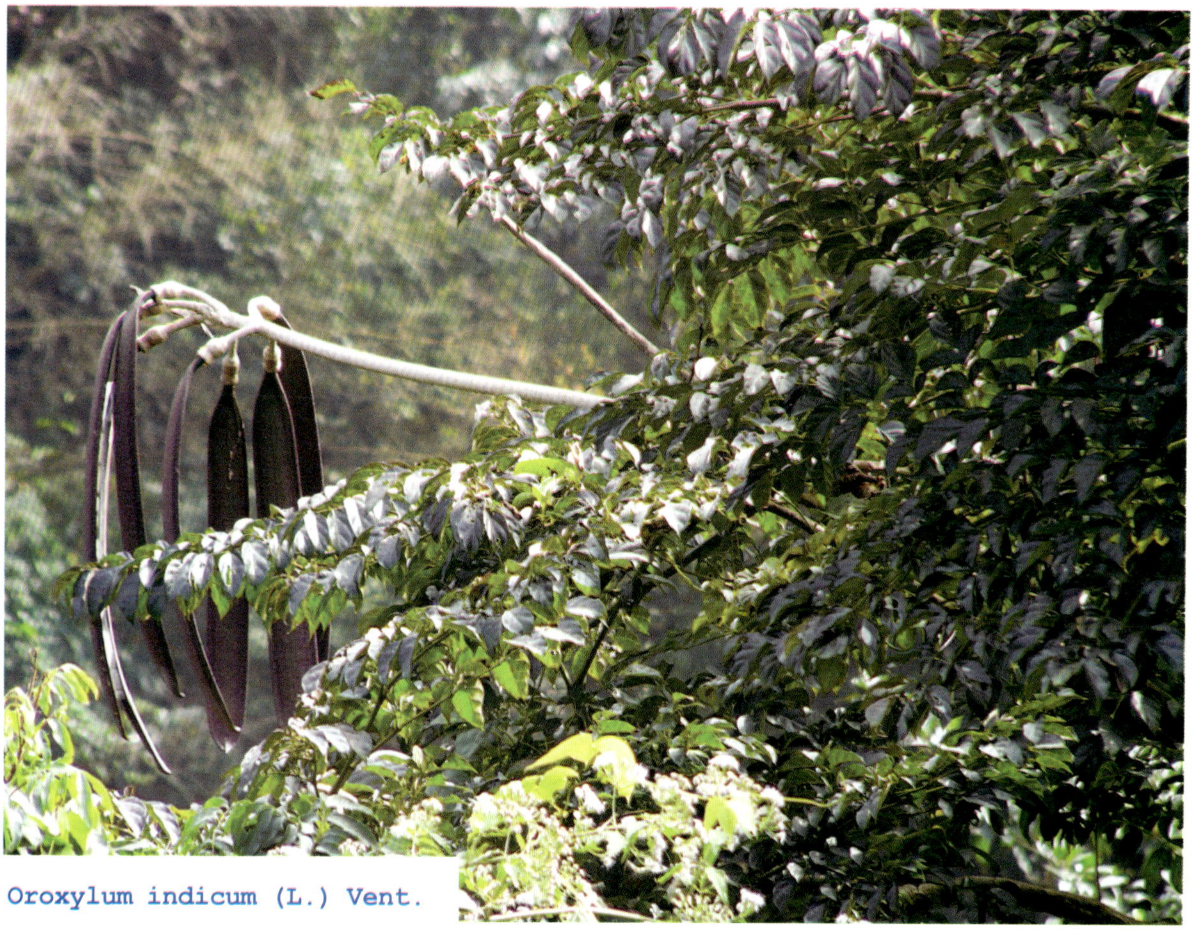

Oroxylum indicum (L.) Vent.

# 044.木薯 Mushu

【植 物 名】木薯

【别　　名】树薯、树番薯、木番薯。

【药材基源】为大戟科 Euphorbiaceae 植物木薯 Manihot esculenta Crantz 的根、茎、叶。

【形态特征】多年生直立灌木。无毛，株高 1.5～3m，块根膨大，根部肉质，纺锤状或圆柱形，富含淀粉。茎具节，节上具芽点。叶互生，叶柄长 8～22cm，具不明显的细棱；叶片纸质或膜质，基部截平或钝圆，叶掌状深裂，裂片 3～7 枚，倒披针形、披针形、或椭圆形，长 8～18cm，宽 1.5～4.5cm，具羽状脉，中脉红色，粗壮，每边具侧脉 9～15 条；托叶三角状披针形，长 5～7mm。圆锥花序顶生或腋生，雌雄同株，无花瓣，5 裂，黄白而带紫色；雄花具雄蕊 10 枚，雌花子房 3 室；蒴果椭圆形，长 1.5～1.8cm，直径 1～1.5cm，表面粗糙，具 6 条纵棱；种子扁长圆状，长约 1cm，宽约 0.6cm，种皮壳质，具斑纹，光滑。花果期：4～10 月。

【生境分布】海南全岛广泛栽培。

【采收加工】冬季采收，刮去外皮，去头尾，切片，晒至足干。

【化学成分】木薯的根、茎、叶中都含有亚麻苦苷，经水解后可析出游离态的氢氰酸，致组织细胞窒息中毒。

【抗癌药理】鲜木薯对小鼠乳腺癌细胞有抑制作用。

【性味功能】味苦，性寒。有消肿解毒的功能。

【抗癌应用】(1)乳腺癌　鲜木薯榨汁，分多次、少量服用。每日用量不超过 100g，饭后 1h 开水冲服。若服后感到不适，可喝糖水或甜茶。另用鲜木薯适量，捣烂，外敷患处。

(2)皮肤癌　鲜木薯适量，捣烂，外敷患处；或木薯粉、砒霜、过氧化氢溶液、白兰地酒各 2g，混合拌成膏状，外敷患处。

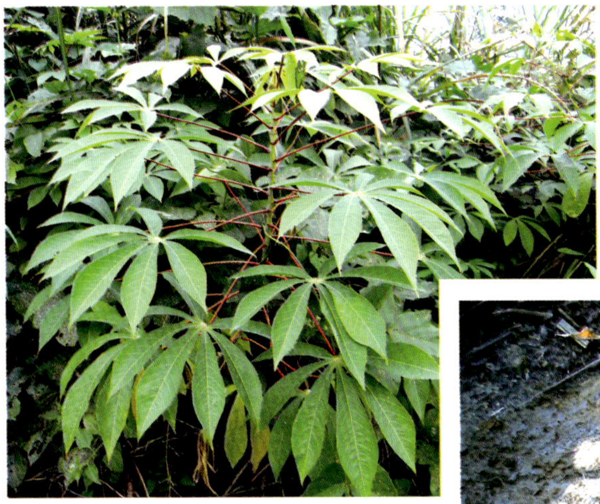

Manihot esculenta Crantz

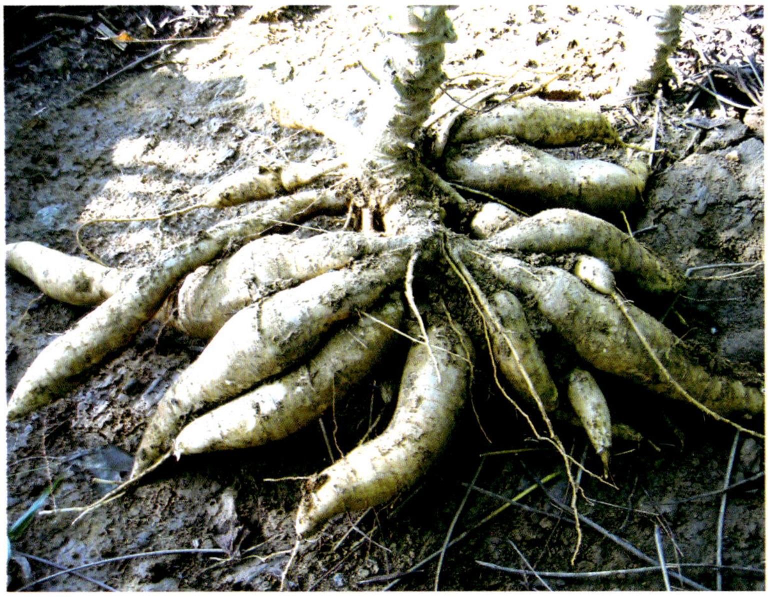

# 045.木鳖子 Mubiezi

【植 物 名】木鳖

【别　　名】漏苓子、藤桐子、木鳖。

【药材基源】为葫芦科 Cucurbitaceae 植物木鳖 Momordica cochinchinensis (Lour.)Spreng. 的干燥成熟种子。

【形态特征】多年生草质藤本。根茎圆柱状或球状；茎细长，绿色；卷须粗壮，与叶对生，单一，不分枝。单叶互生，叶片卵形至阔卵形，长7~14cm，3裂或两侧裂片常再浅裂，裂片卵形，顶端急尖，基部心形；叶柄长3~5cm，顶端两侧各有1枚腺体。花夏季开放，单性，雌雄同株，单生叶腋，每花具有1片大型苞片，黄绿色；雄花：萼片5，革质，卵状披针形，基部连合；花瓣5，浅黄色，基部连合；雄蕊5枚，合生成三体；雌花：萼片线状披针形；花冠与雄花相似；子房下位。瓠果椭圆状球形，成熟后红色，肉质，有软刺。种子略呈扁圆形，龟板状，长2.5~3cm，灰棕色。花期：6~8月；果期：8~11月。

【生境分布】生于土层较深厚的低海拔山间疏林和灌木林中，亦有栽培。分布于海口、三亚、定安、乐东、东方、临高、陵水等地。

【采收加工】果实成熟时采摘，将果实破开，去囊，取出种子，晒干。

【化学成分】木鳖子的种子含木鳖子酸、丝石竹皂苷元、齐墩果酸、α－桐酸、氨基酸、甾醇。

【抗癌药理】临床证明本品对鼻烟癌细胞、胃癌细胞的扩散有抑制作用。

【性味功能】味苦、微甘，性温，有毒。有消肿散结，攻毒疗疮的功能。

【抗癌应用】⑴食管癌　木鳖子、全蝎、蜈蚣、僵蚕、威灵仙、山慈姑各30g，蜂房、急性子各20g，五灵脂、阿魏各15g，炙狼毒9g，红娘子（糯米炒）4g，共研细末，水泛为软坚丸，每服1.5g，每日服2次，温开水送服。能消除癌肿，顺利吞咽。亦宜于其它消化道癌。

⑵乳腺癌　木鳖子（用仁，烧存性）、五灵脂（炒去黄烟）、白芷各15g，雄黄6g，制乳香、没药各3g，梅片1.5g 共为细末，捣烂为丸，每丸1.5g，每次服1~2丸，每日2次。早期可获痊愈。

⑶鼻咽癌　木鳖子0.3g吞服。另煎服：蜀羊泉15g，苍耳子、辛夷、蒲公英、夏苦　草、连翘各12g，白芷、川芎、黄芩各3g，全蝎1.5g，半枝莲、牡蛎各30g，每日1剂。能消除头痛及肿结。可结合其它治疗。

⑷宫颈癌　木鳖子（炙）1g研细，分2次，用下列汤剂送服：金银花、黄芪、生地各12g，连翘花粉、当归、皂角刺各9g，赤芍、甘草各6g，黄连3g水煎2次分服。宜于宫颈癌初期。

⑸血管瘤　木鳖子、蛇脱、蜂房、地龙、棕炭、血余炭各等量，共研细末，炼蜜和为平癌丸，每丸重2g，早、晚各服1丸，温开水送。可结合放射治疗。

⑹白血病　木鳖子、地龙、白胶香、草乌、四灵脂各45g，乳香、没药各22g，麝香9g，墨炭3.5g，共研细末，糯米粉糊为小金丹，丸重1.5g，每服2丸，每日服3次，黄酒送服。能延缓生存期。亦宜于脑肿瘤及乳腺癌。

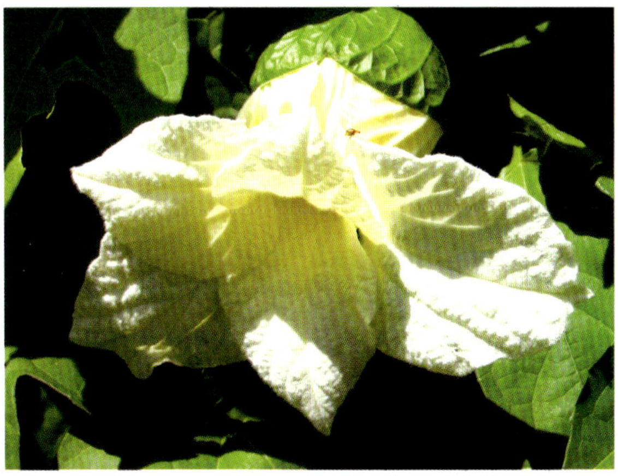

Momordica cochinchinensis (Lour.)Spreng.

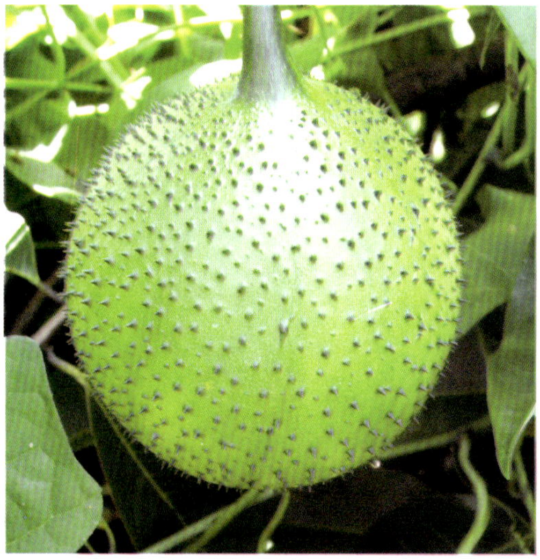

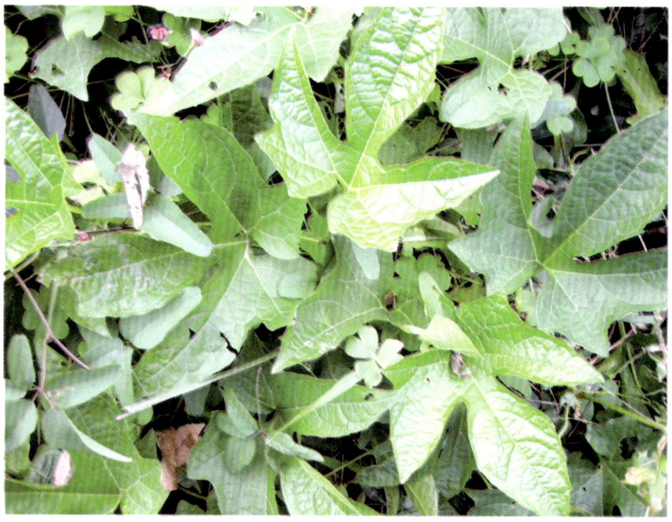

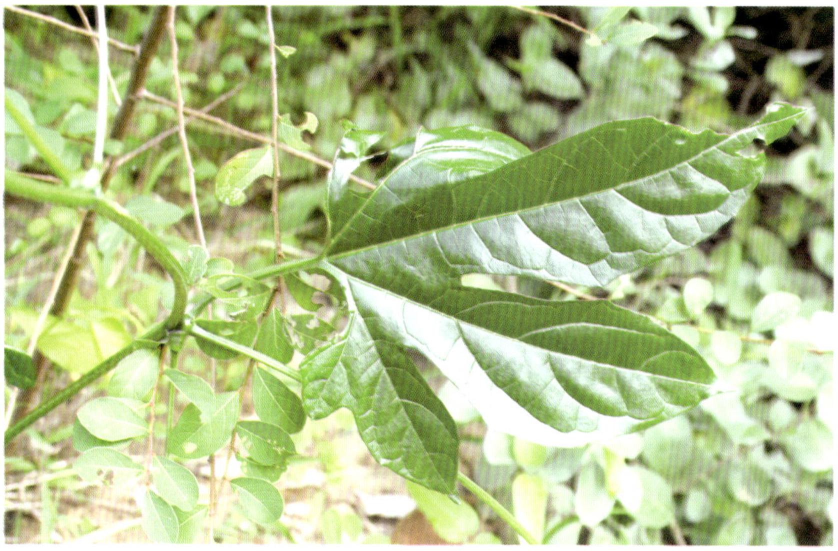

Momordica cochinchinensis (Lour.) Spreng.

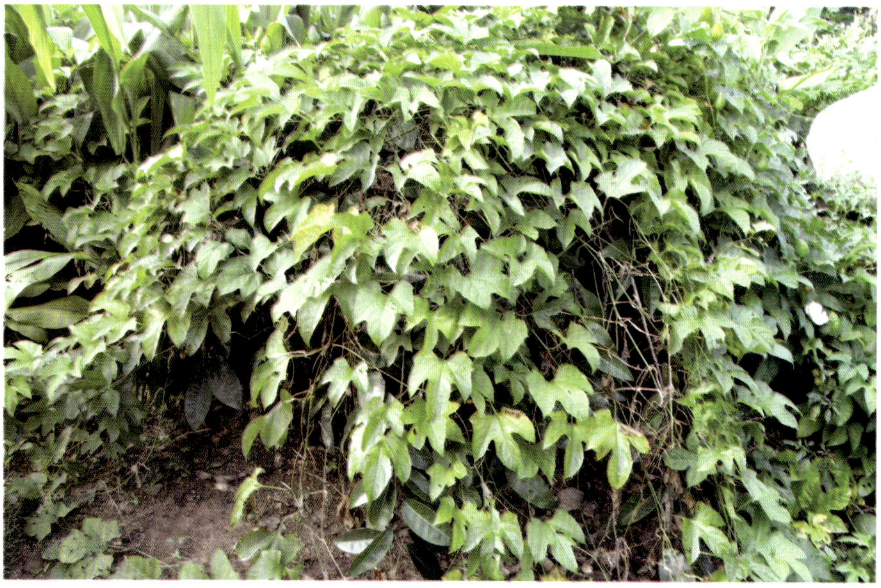

# 046.水红花子 Shuihonghuazi

【植 物 名】荭草

【别　　名】天蓼、大蓼、蓼实子、水荭草子、东方蓼。

【药材基源】为蓼科Polygonaceae植物荭草Polygonum orientale L.的果实。

【形态特征】一年生草本。高1.5～3m；茎近直立，多分枝，密被长毛。叶卵形或阔卵形，长10～20cm或稍过之，宽6～11cm，顶端渐尖，基部圆，全缘，两面被稀疏长毛；叶柄长可达5cm；托叶鞘筒状，下部膜质，褐色，上部草质，绿色。花夏秋季开放，排成腋生和顶生、稠密多花、长2～8cm的穗状花序，常稍俯垂；苞片阔卵形；花被淡红色，5深裂，裂片椭圆形；雄蕊7枚，比花被稍长；花柱2枚。瘦果圆球形，压扁，宽约3mm，黑色，有光泽。花果期：夏秋间。

【生境分布】生于沟边、河川两岸的草地或潮湿处。分布于琼山、海口等地。

【采收加工】秋季果实成熟时割取果穗，晒干，打下果实，除去杂质。

【化学成分】叶含荭草素、荭草苷、牡荆素及塑醌及少量β－谷甾醇。

【抗癌药理】本品体外试验对肿瘤细胞有抑制作用。本品体内试验用煎剂、酊剂或石油醚提取物，连续10天灌服，表明对艾氏癌（腹水型及实体型）及小鼠肉瘤（S180）有一定抑制作用，但其效果不甚稳定。

【性味功能】味咸，性微寒。有散血消癥，消积止痛的功能。

【抗癌应用】⑴甲状腺癌　荭草鲜品30g，水煎内服，同时鲜品适量，捣烂外敷。

⑵治疗慢性白血病肝脾肿大　水红花子、皮硝各30g，樟脑、桃仁、地鳖虫各12g，生南星、生半夏、穿山甲、三棱、王不留行、白芥子、生川乌、生草乌各15g，生白附子、延胡索各9g，共研细末，称消痞散，用时以蜜和醋调成泥，再加麝香1.2g，梅片3g，外敷肝脾肿大处，每日换1次。治疗慢性粒细胞性肝脾肿大7例，其中显效4例，进步1例，无效2例，总有效率为71.4%。

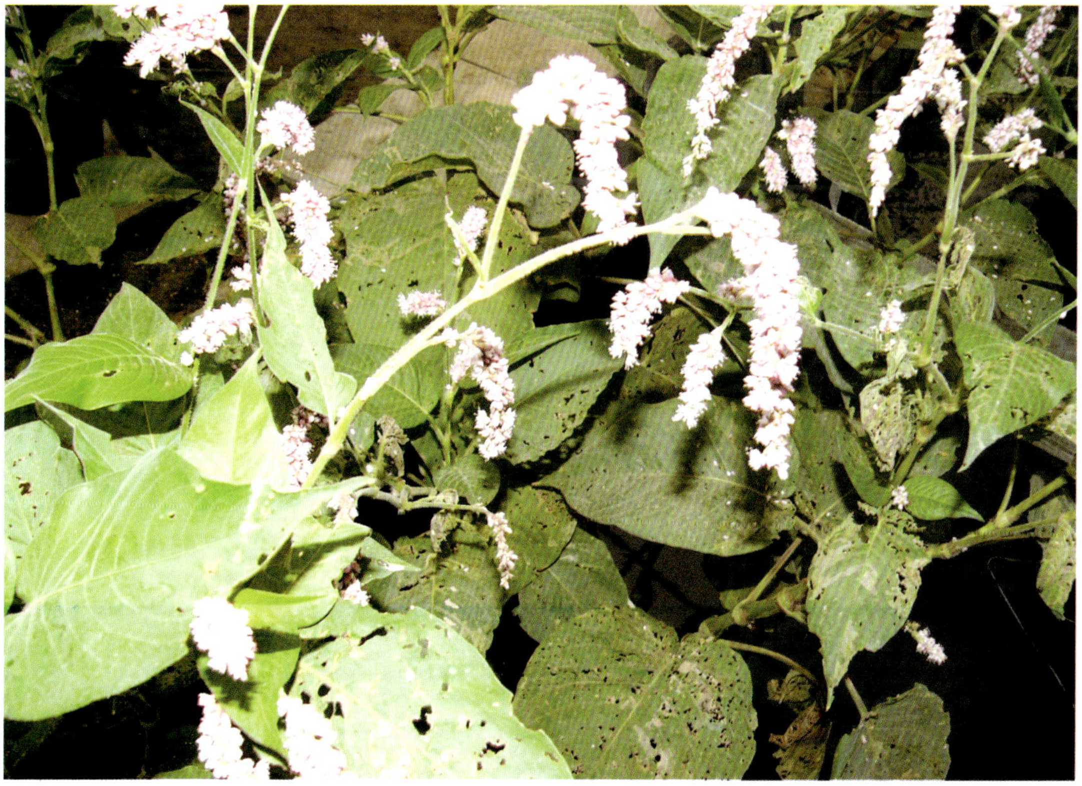

Polygonum orientale L.

## 047.水杨梅 shuiyangmei

【植 物 名】水杨梅

【别　　名】小叶杨柳、水石榴、串鱼木

【药材基源】为植物茜草科 Rubiaceae 水杨梅 Adina pilulifera (Lam.) Franch. ex. Drake. 的根。

【形态特征】落叶小灌木。高 1～3 m。茎多分支，小枝细长，红褐色，具稀疏灰白色皮孔，初时有褐色短毛，后脱落。叶对生，叶柄短，托叶两枚，与叶对生，三角形，先端 2 深裂，叶片厚纸质，卵状披针形或长卵形，长 3～4.2cm，宽 1～2cm，先端长渐尖，基部宽楔形，全缘，上面绿色，光滑无毛或在中脉上有疏短毛，下面淡绿色，侧脉 3～4 对向叶背突出，脉上有微毛。头状花序圆球形，顶生或腋生，直径 0.5～1.7cm，花序柄长 2～5cm，具短茸毛，中部着生 2 苞片；花萼筒短，先端 5 裂；花冠紫红色或白色，长漏斗形，长 5～10mm，先端 5 裂，镊合状排列，外稍被毛；雄蕊 5 枚，花丝短，着生于花冠喉部，花盘杯状；子房下位，2 室，花柱细长，线形，直立，长超出花冠 1 倍以上。蒴果楔形，成熟时带紫红色，集生成球状，形如杨梅，室背及室间开裂成 4 瓣。种子长椭圆形，两端有翅。花期：6～8 月；果期：9～11 月。

【生境分布】常生溪边、河边、荒滩或疏林下。分布于海南各地。

【采收加工】9～11 月果实未完全在熟时采摘，除去枝叶及杂质，晒干。

【化学成分】水杨梅的根含大量鞣质及果胶等。

【抗癌药理】在肿瘤组织培养液内对人体分离的宫颈癌细胞有抑制作用；并能抑制移植性肉瘤和大鼠瓦克癌W256的生长。

【性味功能】味苦、性凉。有清热解毒，散瘀止痛的功能。

【抗癌应用】⑴食管癌　水杨梅根、重楼、野葡萄根、藤梨根、蛇莓、龙葵、白花蛇舌草、白英各30g，水煎服。连续服用，可使癌肿及症状基本消失。

⑵胃癌　水杨梅根、藤梨根各60g，半枝莲、野葡萄根各30g，半边莲、白茅根、凤尾草各9g，水煎服，每日1剂。连服3个月，肿块逐渐消失，有效率80%。

⑶宫颈癌　水杨梅根60g，凤尾草15g，水煎，早、晚各服1次。亦宜于肝癌、胃癌、直肠癌。

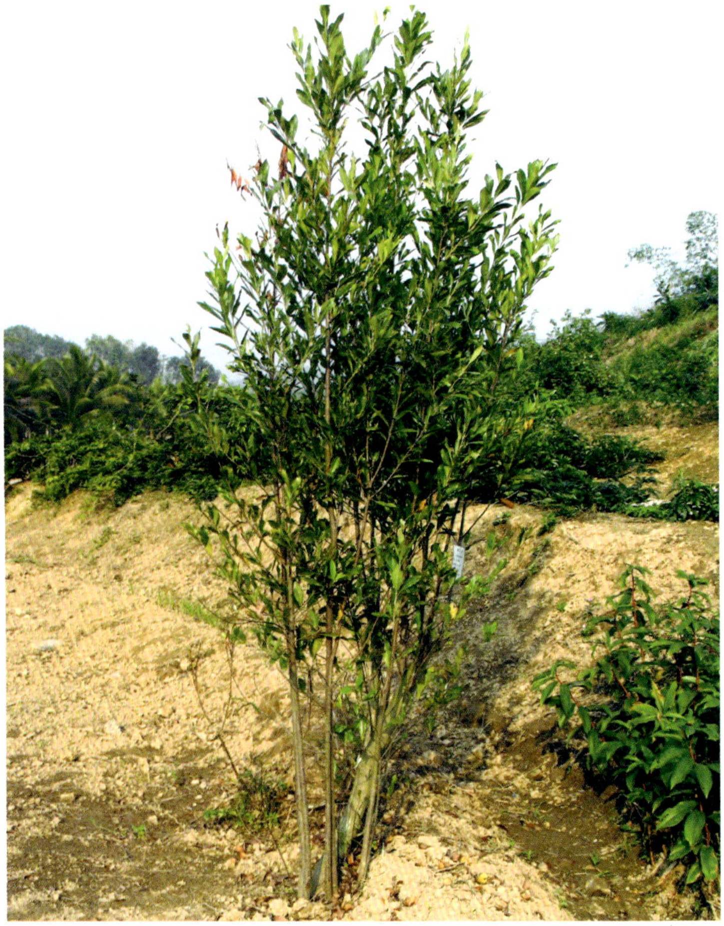

Adina pilulifera (Lam.) Franch.ex.Drake.

# 048.火炭母草 Huotanmucao

【植 物 名】火炭母

【别　　名】赤地利、乌炭子、火炭星、黄鳝藤、晕药、白饭草等。

【药材基源】为蓼科 Polygonaceae 植物火炭母 Polygonum chinense L. 的全草。

【形态特征】多年生直立或半攀援状草本，长约 1.5m。根呈须状。茎细长，扁圆柱形，有分枝，长 30～100cm，表面淡绿色或棕褐色，节处稍膨大，节间 5～10cm，下部节上有须根。叶多皱缩，黄绿色或暗绿色，完整叶片展平后呈短圆状卵形；托叶鞘筒状，膜质。成圆锥状或头状花序，花序轴常被腺毛，无总苞，小苞片光滑，通常急尖；小花白色、淡红色或紫色；花被 5 裂片，雄蕊 8 枚；子房上位，花柱 3 裂。瘦果卵形，黑色，具三棱，包于宿存花被内。花期：9 月。

【生境分布】生于河谷，水边湿地。海南各地分布。

【采收加工】夏、秋二季采挖。拔取全草，除去泥沙，晒干。

【化学成分】火炭母全草含黄酮苷。

【抗癌药理】煎剂对离体豚鼠回肠无明显作用，对离体大鼠子宫有抑制作用。

【性味功能】味酸、甘，性凉。有清热利湿，凉血解毒的功能。

【抗癌应用】子宫颈癌　火炭母草 15～30g；内服：煎汤，或捣汁。外用：捣敷或煎水洗。

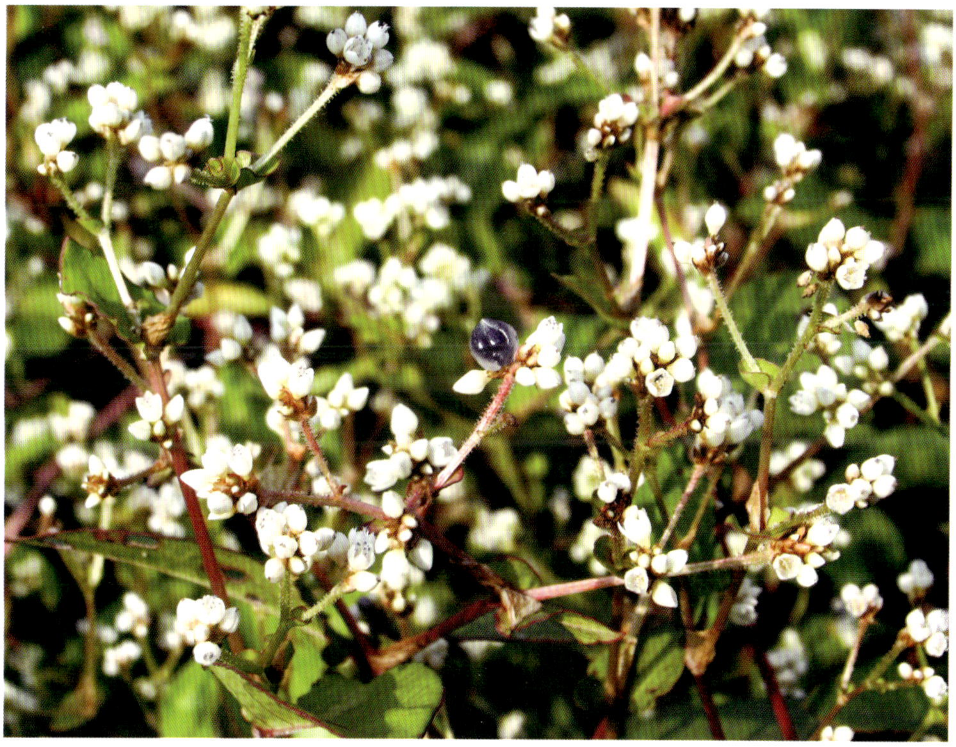

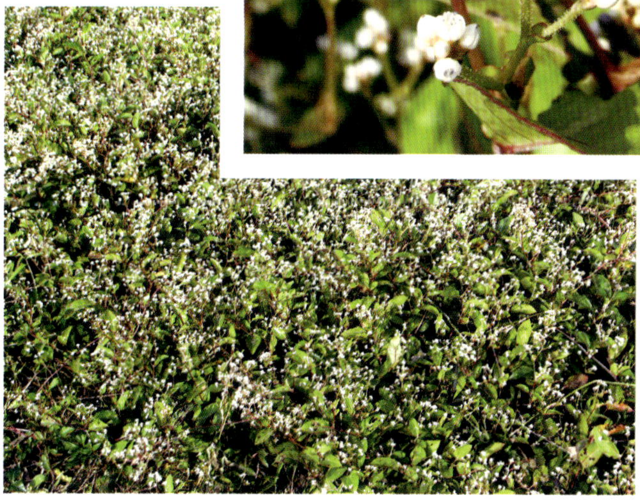

Polygonum chinense L.

# 049.车前子 Cheqianzi

【植 物 名】大车前草

【别　　名】车轮草、牛舌草、虾蟆草、钱贯草、蟾蜍草。

【药材基源】为车前科Plantaginaceae植物大车前草Plantago major L.的全草或种子。

【形态特征】多年生草本，具短而厚根状茎，有多数须根。高15～20cm。叶基出，丛生，直立或展开，卵形或宽卵形，长3～10cm，宽2.5～6cm，顶生穗状花序；花萼宿存，4裂，花萼裂片椭圆形，长2.3～3mm；花冠管卵形，在喉部收缩，花冠裂片三角形，长约1.3mm，子房球形或椭圆形，2室，花柱细长，长约4.5mm，宿存。种子细小，略呈椭圆形，长1.5mm，8～16粒，黑色。花期：夏秋。

【生境分布】生于路边、田埂及屋边荒地上。分布于海南全岛。

【采收加工】秋季采收，割取果穗，晒干，打下种子，去除杂质，晒至足干。

【化学成分】大车前草全草含桃叶珊瑚苷、车前苷、β-谷甾醇、维生素B和C等。大车前叶含桃叶珊瑚苷、车前果胶（多糖）、维生素A、C、K等。

【抗癌药理】水提取物对小鼠移植肉瘤S180及艾氏腹水癌均有抑制作用。

【性味功能】味甘、性寒。有清热利尿，祛痰，凉血，解毒的功能。

【抗癌应用】⑴阴道盲端腺癌　车前草30g，半边莲、白鸡冠花各15g水煎服，每日1剂。能使白带、淋闭等症状消失，癌肿消除。结合化疗，可获近期痊愈。

⑵膀胱癌　车前草、龙葵、蜀羊泉、扁蓄、薏米根、连钱草各30g，蛇莓、乌蔹莓各15g水煎服。能缓解症状。

⑶腹腺癌　车前草、荠菜各60g，佛甲草、金银花、鱼腥草、淡竹叶各30g均用鲜品，水煎，早、晚分服。1个疗程2～3周。治疗4个月，症状完全消失。

⑷肝癌　车前草、半枝莲、石燕、瓦楞子各30g，漏芦、薏米、牵牛子各15g，当归、丹参、红花、八月札各9g，白芍、陈皮各6g水煎，3次服。宜于原发性肝癌之有腹水者。

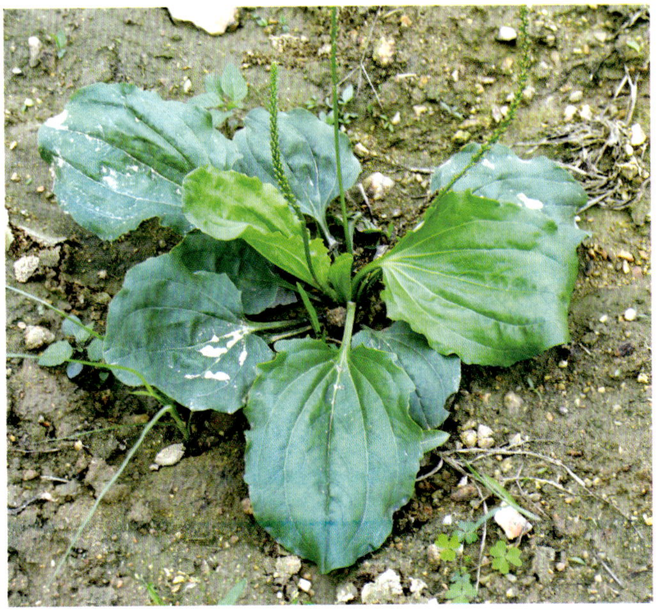

Plantago major L.

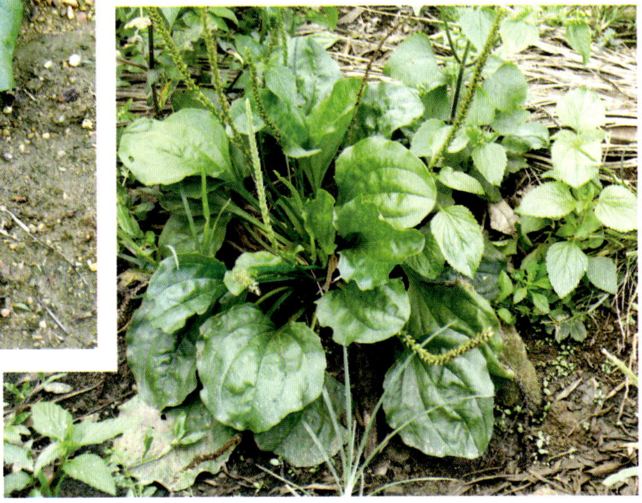

# 050.长叶哥纳香 Changyegenaxiang

【植 物 名】长叶哥纳香
【药材基源】为番荔枝科 Annonaceae 植物长叶哥纳香 Goniothalamusgardneri Hook.f. et Thoms.的枝叶。
【形态特征】直立灌木或小乔木，无毛，高 2 ～4 m；幼枝褐色，具条纹。叶革质，狭长圆状披针形，顶端渐尖或急尖；主脉上面凸起，侧脉柔弱，两面不明显，长 14.5～38.5cm，宽 2.5～6cm；叶柄长 0.7～1cm。花单生于叶腋或叶痕的上部；花梗长 1cm，基部有 2 枚披针形的小苞片；萼片革质，广心形，顶端椭圆形，长约 1.5cm；雄蕊多数，药隔圆盘状；子房长圆形，被短柔毛，花柱圆筒形，细长，柱头全缘；每心皮有胚珠 2 颗。成熟心皮卵球形，长 1～1.7cm，直径 0.5～0.8cm；种子 1～2 颗。花期：11 月；果期：11 月至翌年 2 月。
【生境分布】生于山坡林地。海南各地分布。
【采收加工】全年可采。割取带叶嫩茎枝，切段，晒干。
【化学成分】从长叶哥纳香根部的乙醇提取物的氯仿溶部分得到 acetogennins gardnerinin 和 34 － epi-gardnerinin.
【抗癌药理】acetogennins gardnerinin 和 34 － epi-gardnerinin 的混合物对人 KB、HCT8 和 Bel7402 肿瘤细胞系的 IC50 分别为>10、6.6、和>10ug/ml。
【性味功能】味甘酸，性微寒。有祛风活络，止痛的功能。
【抗癌应用】临床尚未应用。

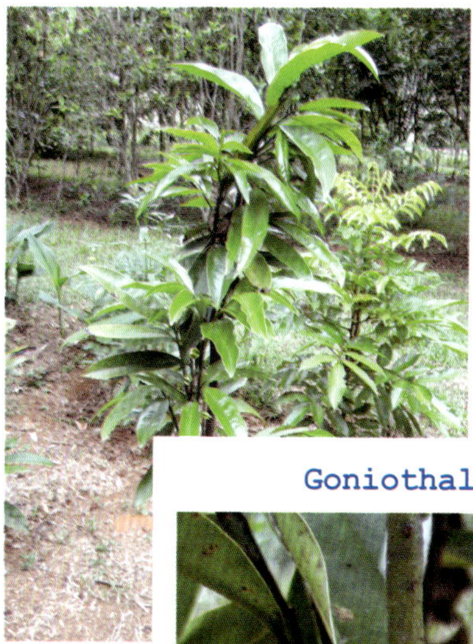
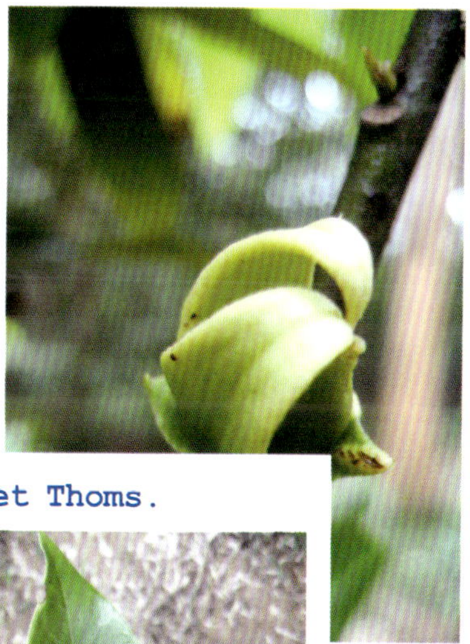

Goniothalamusgardneri Hook.f. et Thoms.

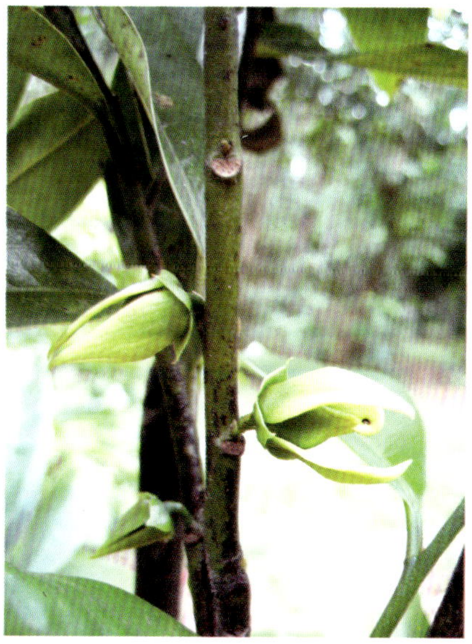
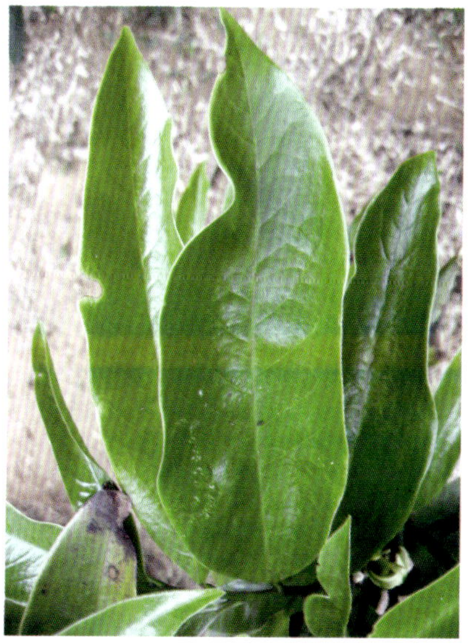

## 051.长春花 Changchunhua

【植 物 名】长春花

【别　　名】草夹竹桃、日日新、日日草、山矾花、日日春、雁来红等。

【药材基源】为夹竹桃科 Apocynaceae 植物长春花 Catharanthus roseus (L.) G.Don 的全草。

【形态特征】多年生草本或亚灌木，高 50～70cm，全株光滑无毛；幼枝绿色或红褐色。单叶交互对生，倒卵形或长椭圆形，长 5～9cm，宽 2～3.5cm，顶端圆钝，有尖头，基部狭窄，具短柄，全缘。花淡红色或白色，1～3 朵腋生或顶生，花柄短；萼裂片线形，细而短；花冠筒细长，高脚碟状，长 2～2.5cm，裂片宽倒卵形，左旋；花盘为 2 枚舌状腺体组成，与心皮互生。蓇葖果 2 枚，长圆锥形，长约 2～3cm，表面有细纵棱和短毛。种子数个，黑褐色，具沟槽和粒状小凸起。花期：6～9 月。

【生境分布】生于田间地头及山坡的向阳处。海南广泛栽培，少量逸为野生。

【采收加工】开花初期至盛期间采收，收割地上部分，晒干即可。

【化学成分】长春花含有长春碱、长春新碱、洛柯定碱、洛柯辛碱、派利文碱、文朵灵碱、等生物碱和四乙酰开联番木鳖苷。

【抗癌药理】从长春花植物中分离出的生物碱，多具抗肿瘤作用，其中以长春碱，长春新碱具有价值，已应用于临床。长春碱的硫酸盐治疗何杰金氏病、绒毛膜癌、淋巴肉瘤等，对其他肿瘤也有一定疗效。长春新碱用于治疗白血病，何杰金氏病、淋巴肉瘤、网状细胞肉瘤等。长春碱能抑制有丝分裂，特别是阻碍纺锤纤维的形成，对小鼠白血病 L1210，小鼠移植性淋巴细胞白血病 P1534，AKR-白血病，大鼠 W256，IRC741/1398 白血病、小鼠肉瘤 S180，艾氏腹水癌和移植性及自发性乳腺癌都有实验治疗作用，并可防止 ARR 小鼠的自发性白血病，能使患 IRC741 白血病的 Fisher 大鼠血流中存在的瘤细胞迅速消失。长春新碱的抗肿瘤原理同长春碱，但神经毒性较严重。

【性味功能】味微苦，性凉，有毒。有平肝潜阳，镇静安神，利尿的功能。

【抗癌应用】⑴白血病　长春花 15g，水煎服，能使症状缓解。

⑵淋巴肉瘤　长春花碱 10mg（相当于 0.2mg/kg 体重）或长春新碱 0.025～0.05mg/kg 体重，每次 2mg，溶于 10ml 生理盐水中静肪注射或静脉滴注，每周 1 次。长春花碱以 40～60mg 为 1 疗程，长春新碱以 12～14mg 为 1 疗程。能使肿瘤明显缩小。亦治淋巴网状细胞肉瘤，急、慢性淋巴细胞性白血病，绒毛膜上皮癌等。

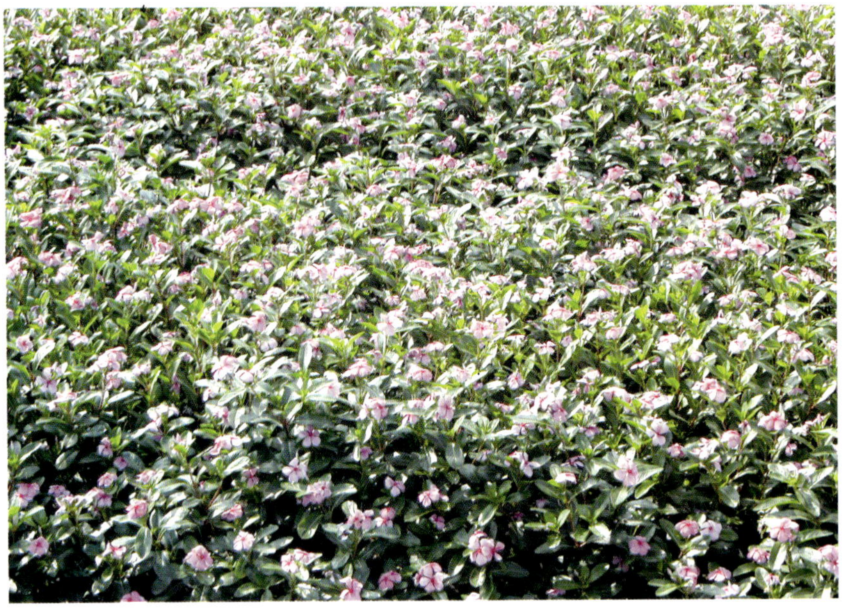

Catharanthus roseus (L.) G.Don

Catharanthus roseus (L.) G.Don

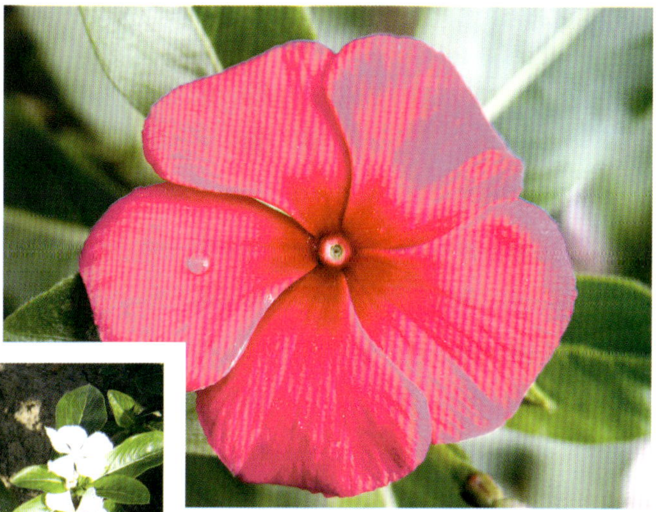

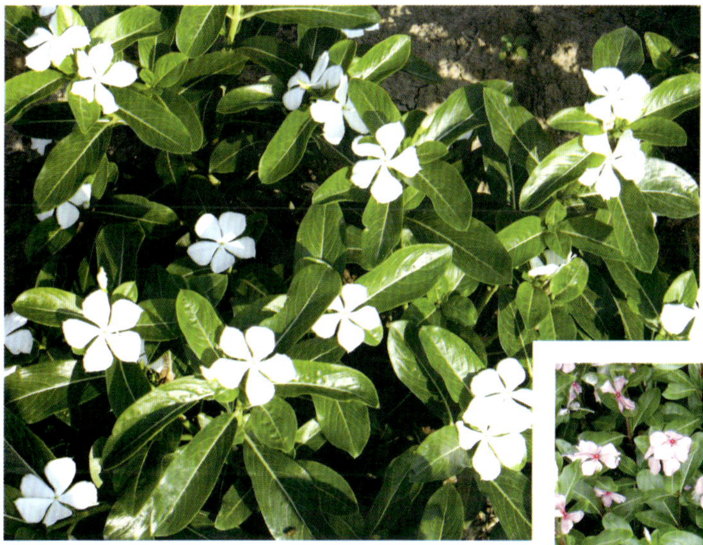

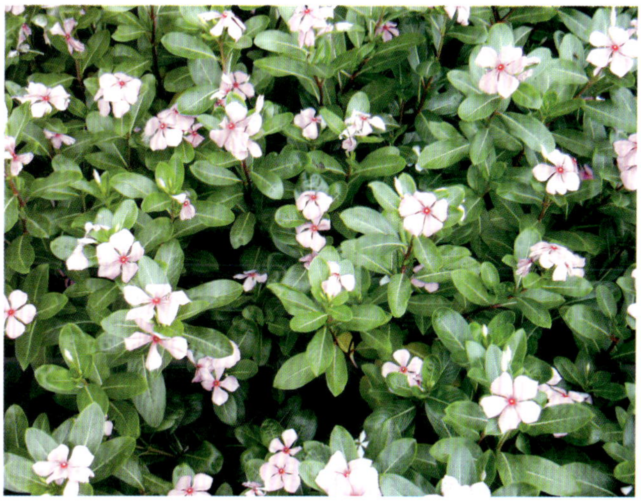

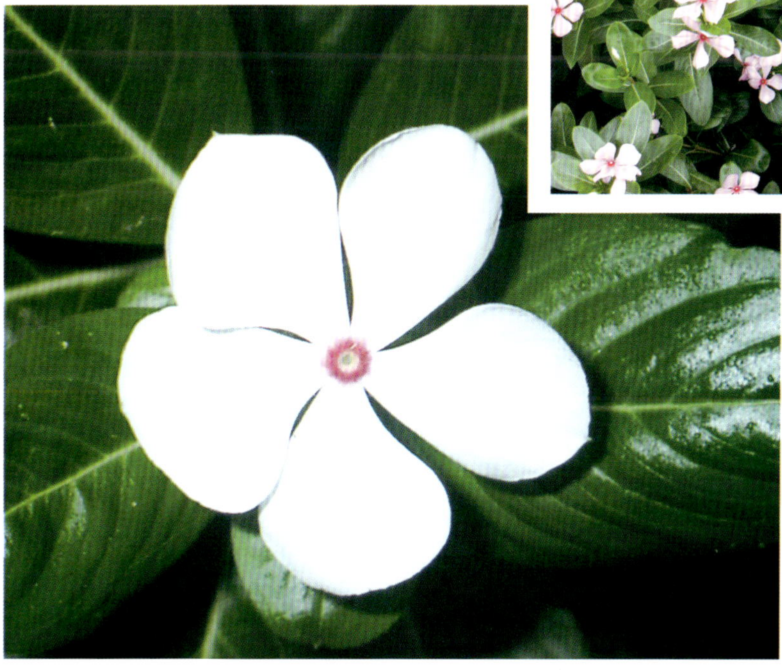

# 052.丝瓜络 Sigualuo

【植 物 名】丝瓜

【别　　名】纯阳瓜、倒阳菜、天吊瓜、天罗布瓜、绵瓜、天络瓜等。

【药材基源】为葫芦科Cucurbitaceae植物丝瓜Luffa cylindrica (L.) Roem.干燥成熟果实的维管束。

【形态特征】一年生攀援状草本。茎柔弱，粗糙；卷须稍被毛，2～4叉；叶柄强壮而粗糙；叶片轮廓三角形或近圆形，通常掌状5裂，边缘有锯齿。花夏季开放，单性，雌雄同株，雄花组成总状花序，雌花单生叶腋；花萼裂片卵状披针形，长约1cm；花冠黄色，直径5～9cm，八裂片长圆形；雄蕊5枚，药室多回折曲；子房长圆柱状，柱头3个，膨大。果实圆柱状，长15～50cm，有纵向浅槽或条纹，未成熟时肉质，成熟后干燥，里面有网状纤维，充分成熟后，由顶端盖裂；种子黑色，扁平，边缘狭状翼状。花期：夏季。

【生境分布】海南各地栽培。

【采收加工】果实成熟、果皮变黄、内部干枯时采摘，除去外皮及果肉.洗净，晒干，除去种子。

【化学成分】丝瓜络含木聚糖、甘露聚糖、半乳聚糖等；种子含蛋白质，并含甘氨酸、赖氨酸、精氨酸、苏氨酸等；叶含21-β-羟基常春藤苷元、β-羟基丝石竹皂苷元等；花含谷氨酰胺、天冬氨酸、精氨酸、天门冬素等。

【抗癌药理】本品含有齐墩果酸能抑制S180瘤株的生长。新鲜丝瓜藤提取物是抗癌因子干扰素的诱生剂。丝瓜籽所含有的葫芦素B在体内中对肉瘤S180（SA）的生长有抑制作用，延长生命存活期。体外实验表明，对人体鼻咽癌KB细胞和HeLa人体癌细胞有细胞毒性。丝瓜中所含的维生素A、C可抑制和延缓上皮细胞癌变，可抑制体内的亚硝胺的合成，有一定抗癌作用。对脂肪肉瘤有辅助治疗作用。

【性味功能】性凉，味甘。丝瓜络：有通络，活血，祛风的功能。种子：有清热化痰，润燥，驱虫的功能。叶：有清热解毒的功能。花：有清热解毒的功能。根：有清热化痰，凉血解毒的功能。

【抗癌应用】⑴食管癌　丝瓜络、党参各15g、三七1.5g（研冲），丁香6g，茯苓、黄药子各12g，半夏9g，黄芪30g，甘草4g，水煎服，每日1剂，分多次服，连服7～20剂。

⑵鼻咽癌　丝瓜藤近根10～15g，甘草10g，烧存性，研为细末，酒调服之，每日1g，每日2次。

⑶甲状腺癌　丝瓜络、夏枯草各30g，甘草10g，水煎服，每日1剂，早晚分服，1个月为1疗程。

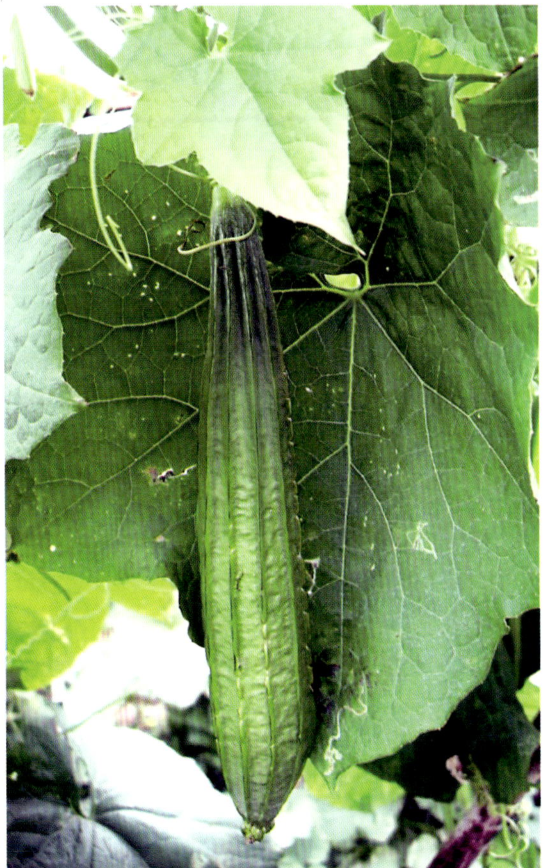

Luffa cylindrica (L.) Roem.

# 053.仙人掌 Xianrenzhang

【植 物 名】仙人掌
【别　　名】龙舌、霸王、神仙掌、观音刺
【药材基源】为仙人掌 Cactaceae 科植物仙人掌 Opuntia dillenii (Ker-Gawl.) Haw. 的根或茎。
【形态特征】丛生灌木状，肉质，高 0.5～2.5m；茎下部近木质，圆柱形，茎节扁平，倒卵形至椭圆形，长 15～20cm，有时可达 40cm，幼时鲜绿色，渐老灰绿色，小间距 2～6cm，稍凸起，幼时被褐色或白色短绵毛，不久脱落；刺通常密集，长 1～3cm，变异大，通常粗直呈圆柱状，有时多少扁而弯扭，黄色，常集以褐色斑纹，具倒刺毛的刺多数，暗黄色，长约 6mm。花单生，鲜黄色，直径 2～8cm；花瓣广倒卵形；雄蕊多数，数状排列，花丝黄绿色；子房倒卵形或梨形，花柱直立，白色。浆果肉质，倒卵形或梨形，长 5～8cm，无刺，红色或紫色，果肉可食。
【生境分布】海南各地栽培。少量逸为野生。
【化学成分】仙人掌含有甜菜定、甜菜宁等生物碱类；有异鼠李素、槲皮素及异槲皮素等黄酮类成分。
【抗癌药理】仙人掌根部提取物有抑制癌细胞生长和防治癌细胞转移的作用。
【性味功能】味苦，性寒。具有行气活血、清热解毒、消肿止痛的功效。
【抗癌应用】(1)恶性肿瘤　仙人掌鲜品捣烂外敷。
(2)皮肤乳头状癌　仙人掌适量，全蝎 7 只。用仙人掌，刮掉皮刺，捣烂如泥，摊于纱布之上，覆以绷带包扎固定。敷药同时取全蝎 7 只，黄泥封煅，研细，黄酒冲服，每周一次。
(3)宫颈癌　仙人掌、酸石榴（带皮、子）各适量，分别捣烂，交替服用，需要连续服用。
(4)胃癌疼痛　仙人掌根 30～60g，配猪肚炖服；外用仙人掌捣烂，和甜酒炒热外敷患处。

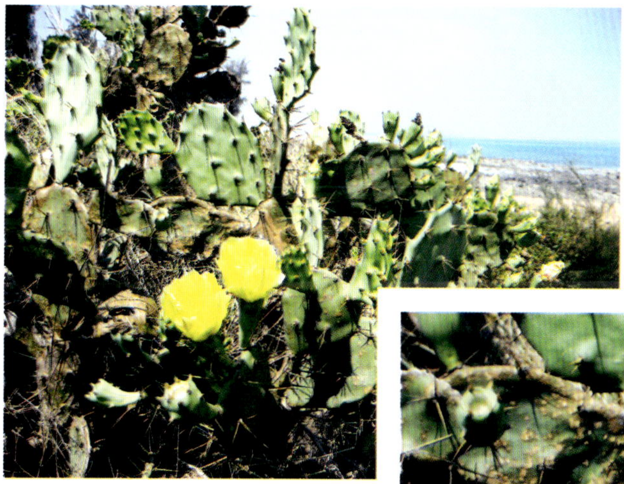

Opuntia dillenii (Ker-Gawl.) Haw.

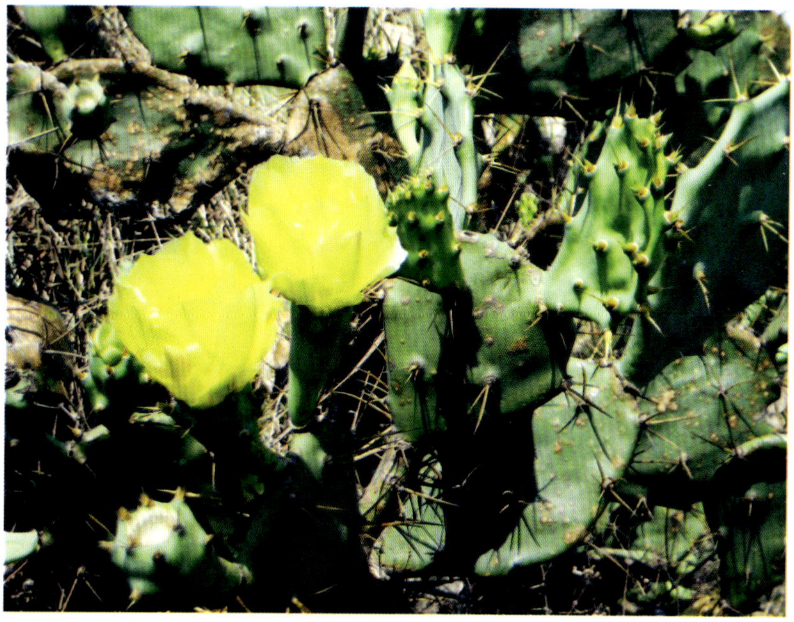

# 054.仙茅 Xianmao

【植 物 名】仙茅

【别　　名】独脚仙茅、地棕、独茅、仙茅参、婆罗门参。

【药材基源】为仙茅科 Hypoxidaceae 植物仙茅 Curculigo orchioides Gaertn. 的根状茎。

【形态特征】多年生草本，高 15～40cm；根状茎肉质，粗壮，圆柱形，长达 30cm，表皮红褐色；地上茎不明显，常包藏于叶鞘内。叶基生，3～6 片，披针形或线形，长 15～40cm，宽 1.3～2.5cm，顶端渐尖，基部狭而下延，初时两面疏被长柔毛，后变无毛；平行脉明显；叶柄短或近无柄，基部扩大。花春夏季开放，两性或兼有单性，3～5 朵排成短总状花序，隐藏于叶丛中；花被管延伸呈喙状，喙长约 2～5cm，花被裂片披针形，长约 9mm，疏被长柔毛；雄蕊 6 枚，着生于花被裂片的基部并与其对生，花药长过花丝。蒴果纺锤形，长约 1.2cm；种子黑色，有光泽。花期：5 月。

【生境分布】生于向阳的山坡或荒山草丛中。分布于琼中、琼海、保亭、白沙等地。

【采收加工】秋冬二季采收。挖取根状茎，除去根头和须根，洗净，干燥。

【化学成分】仙茅含鞣质 4%，脂肪 1% 及树脂、淀粉等。

【抗癌药理】丙酮提取物对艾式腹水癌实体型瘤有抑制作用。水提取物能促使抗体生成，提高巨噬细胞的吞噬作用，增强免疫功能。仙茅对癌细胞的糖代谢有干扰作用。仙茅醇提取物有较强的抗突变作用。

【性味功能】辛，热。有小毒。有补肾阳，强筋骨，祛寒湿的功能。

【抗癌应用】(1)乳腺癌、结肠癌　仙茅、白花蛇舌草各 120g 。每日 1 剂，水煎服。

(2)肺癌　仙茅、仙灵脾、菟丝子、锁阳、王不留行、三棱、莪术、当归各 9g，黄精、牡蛎、铁树叶、芙蓉叶、石上柏、石见穿、山豆根各 30g，天冬、赤芍各 12g，夏枯草、北沙参各 15g，水煎服。

(3)转移性肺癌　仙茅 12g，仙灵脾、冬虫夏草各 15g，水煎服。

(4)乳腺癌阳虚　仙茅 25g，白芥子 10g，鹿角胶 10g（烊化），炙甘草 5g，炙麻黄 3g，天龙 2 条，水煎服。

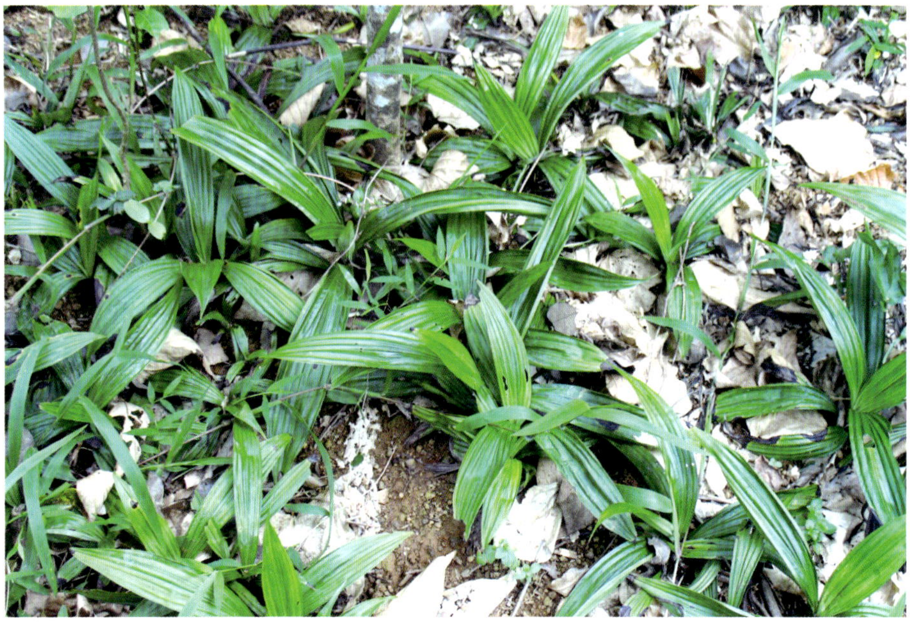

Curculigo orchioides Gaertn.

# 055.冬瓜子 Dongguazi

【植 物 名】冬瓜

【别　　名】白瓜子、瓜子、瓜瓣、冬瓜仁、瓜犀。

【药材基源】为葫芦科 Cucurbitaceae 植物冬瓜 Benincasa hispida (Thunb.) Cogn. 的种子。

【形态特征】一年生攀援草本。茎长大粗壮而略呈方形，密被黄褐色刺毛，卷须分枝。单叶互生；具长柄，柄长达 10cm；叶片阔卵形或近于肾形，长 15～30cm，宽与长几相等，具 5～7 棱角或呈浅裂状，先端尖，基部心形，边缘具锯齿，两面均被粗毛，叶脉网状。花单性，雌雄同株，单生于叶腋；雄花花梗长 5～15cm，花萼管状，5 裂，裂片三角状卵形，边缘具锯齿，花冠黄色，5 裂几全基部，直径 6～10cm，花瓣外展，长 3～5cm，雄蕊 5 枚，联生成 3 枚，其中 2 枚较宽，花药 2 室，另外 1 枚较窄，花药 1 室；雌花柄短，长不及 5cm，子房下位，长椭圆形，密被柔毛，柱头 3 裂，略扭曲。瓠果肉质。椭圆形或长方状椭圆形、有时近圆形，长 30～60cm，直径 20～35cm；果皮淡绿色，表面具一层白色蜡质的粉末，果肉白色肥厚：果梗圆柱形，具纵槽。种子多数，白色或黄白色；卵形或长卵形，边缘通常具一棱边，有的栽培品种边缘平滑。花期：5～6 月；果期：6～8 月。

【生境分布】全岛广泛栽培。

【采收加工】食用冬瓜时，收集种子，洗净，选成熟者，晒干。

【化学成分】冬瓜子种子含皂苷 0.68%、脂肪、葫芦巴碱、尿素、瓜氨酸等。

【抗癌药理】冬瓜仁的乙醇提取物对小鼠肉瘤 S180 有微弱抗癌作用，抑制率为 20.7%。冬瓜子的热水提取物抗动物移植性肿瘤活性较高，对小鼠肉瘤 S180 的抑制率为 88.7%，而且未见任何毒性反应。冬瓜仁被人体吸收后可诱导体内产生干扰素，产生免疫调节活性，增强免疫功能。

【性味功能】味甘，性凉。有润肺，化痰，消痈，利水的功能。

【抗癌应用】⑴肺癌　冬瓜子、苇茎、薏苡仁各 30g，桃仁、生天南星、山慈菇、丹参各 15g，枳壳 12g，三七粉 3g（冲服），水煎服，每日 1 剂，连服 7～20 剂。

⑵直肠癌、结肠癌　冬瓜子仁 15g，大黄 12g，牡丹皮、桃仁各 9g，芒硝 6g，水煎服。

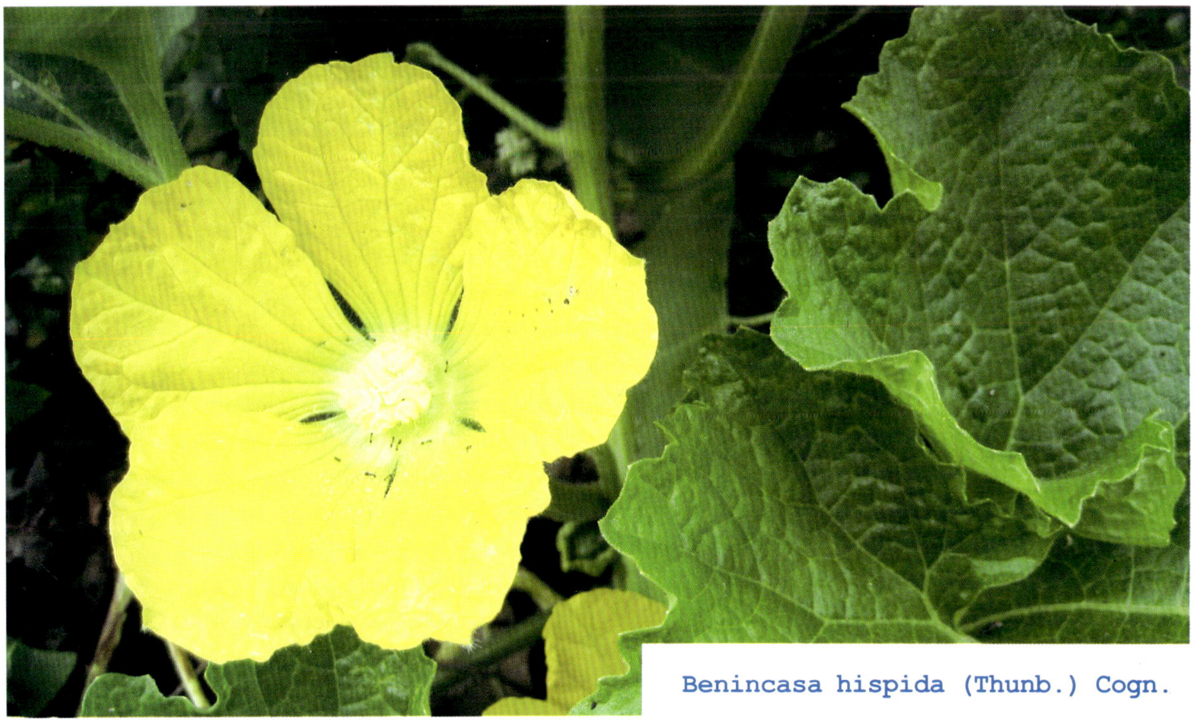

Benincasa hispida (Thunb.) Cogn.

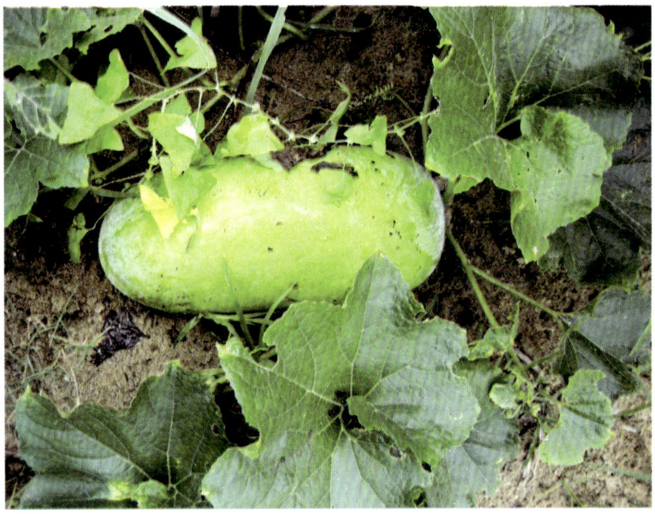

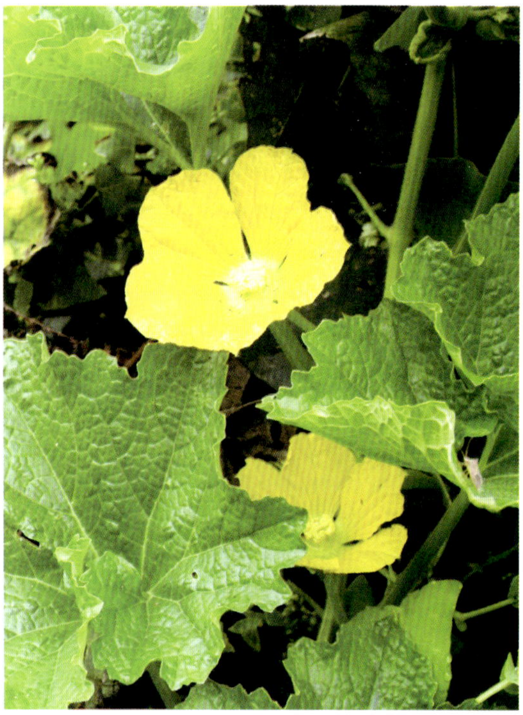

Benincasa hispida (Thunb.) Cogn.

Lobelia chinensis Lour.

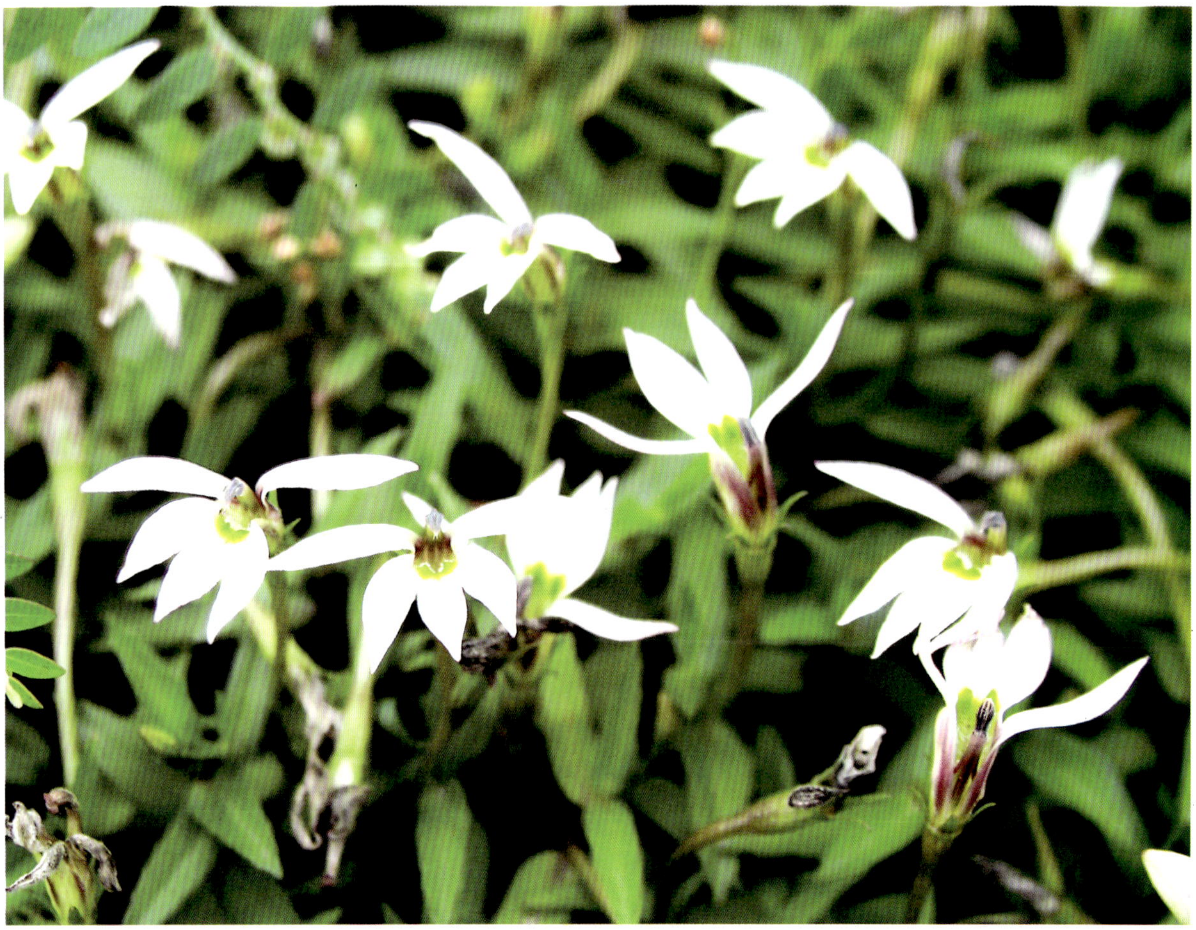

# 056.半边莲 Banbianlian

【植 物 名】半边莲

【别 名】急解索、细米草、半边花。

【药材基源】为桔梗科Campanulaceae植物半边莲Lobelia chinensis Lour.的干燥全草。

【形态特征】多生小草本，匍匐或直立；全株光滑无毛，有乳汁。茎细弱匍匐，节处着地生多数须根。叶互生，排成两列，长椭圆状卵形至披针形，无柄，位于茎顶部的通常呈披针形，长0.7～2.5cm，宽2.5～6cm，顶端急尖或钝，基部圆形或稍狭，全缘或近顶部有浅锯齿；侧脉不明显；花小，腋生，单生，花梗长2～3cm，萼管喇叭形，稍有棱，被微毛或无毛，萼裂片狭三角形，外面沿中肋有时被微毛，基部边缘有时具小齿；花冠淡紫色或淡红色，长12mm，喉部被毛，裂片披针形，并稍开展，下唇3片顶端长渐尖，稍反卷，近裂缺处有时具2个青色腺囊；前面2枚雄蕊的花丝稍宽，基部密被毛、花药顶端有1条刺毛和数条毛，花药筒的沟纹被疏毛。蒴果倒圆锥形，长5～6mm，果柄顶部稍下倾；种子椭圆形，有时扁平，褐色，平滑。花期：5～12月。

【生境分布】生长在路边、山坡、田边、河边潮湿的地方。分布于儋州、昌江、乐东、白沙等地。

【采收加工】夏秋采收。拔取全草，除去泥沙，洗净，晒干。

【化学成分】半边莲全草含生物碱、黄酮苷、皂苷、氨基酸。生物碱中主要为山梗菜碱、山硬菜酮碱、山梗菜醇碱、异山梗菜酮碱等。根茎含半边莲果聚糖。

【抗癌药理】对癌细胞的吸氧有抑制作用：半边连碱15mg/ml浓度时，抑制鼠腹水癌细胞对氧的摄取。动物试验证明，半边莲有一定的抗肿瘤作用。试验证实其对小鼠肉瘤37细胞有抑制作用。

【性味功能】味甘、平。有利水，消肿，解毒的功能。

【抗癌应用】⑴肝癌　半边莲、龙葵、白英、连钱草各30g，蛇莓15g水煎服，另以七叶一枝花用高梁酒捣敷患处。能消肿块与腹水。

⑵食管癌　半边莲、棉花根各30g，水煎2次服。连服1周，症状基本消失。

⑶直肠癌　半边莲、白花蛇舌草、龙葵、红藤各30g，半枝莲、紫花地丁各15g，水煎服。能使肿疡平复。亦治胃癌。

⑷肾癌　半边莲、白茅根、薏苡米各15g，黄药子、野葡萄根各9g水煎服。可于综合疗法运用。用于早、中期肾癌。

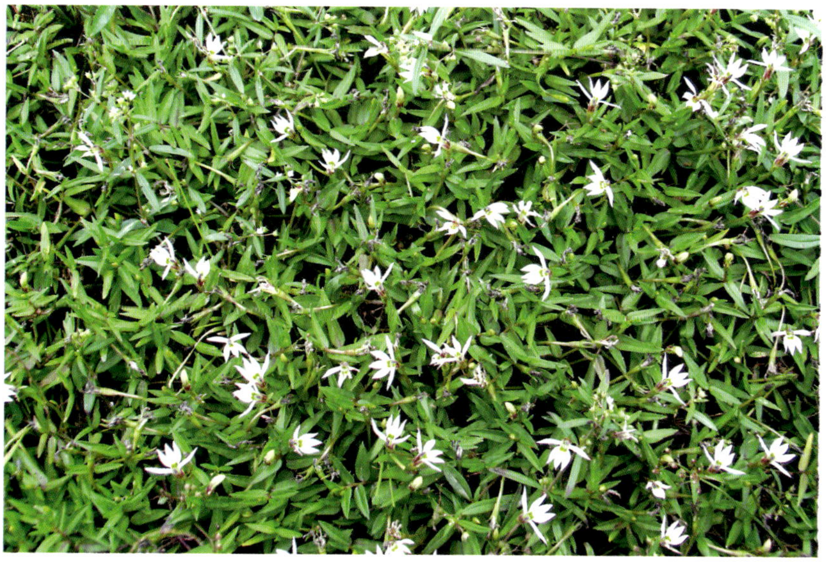

Lobelia chinensis Lour.

# 057.半边旗 Banbianqi

【植 物 名】半边旗

【别　　名】半边蕨、单片锯、半边牙、半边梳、半边风药。

【药材基源】为凤尾蕨科 Pteridaceae 植物半边旗 Pteris semipinnata L. 的带根全草。

【形态特征】陆生草本。植株高 35～80cm，根状茎横走，顶端及叶柄基部有钻形鳞片，全缘，黑褐色。叶疏生；叶柄粗壮，直立，长 20～50cm，深褐色或近基部呈黑色，光亮，与叶轴均光滑，有四棱；叶片为卵状披针形，长 15～40cm，宽 6～15cm，二回半边深羽裂；顶生羽片三角形至阔披针形，长 10～12cm，基部宽 3～8cm，顶端尾状渐尖，上部蓖齿状深裂达到叶轴；裂片 6～12 对，对生，平展，线形或椭圆形，通直或呈镰刀状，长 2.5～4cm，宽 6～10mm，顶端短渐尖，全缘，基部下延；侧生羽片 4～7 对，近对生，下部的相距 5～8cm，开展，有短柄，其余的无柄，半三角形而略为镰刀状，长 5～10cm，宽 4～6cm，先端长尾尖，上侧不分裂，下侧为蓖齿状深羽裂达于羽轴；裂片 3～6 枚，线形或镰刀形，长 1.5～4cm，宽 3～6mm，顶端短尖或钝，基部下延，不育叶叶缘有细锯齿；叶脉明显，斜上，单一或二歧分叉；叶近草质，干后淡绿色，两面均光滑；叶轴栗褐色，有棱。孢子囊群线形，连续排列于叶缘；囊群盖线形，膜质，灰褐色，全缘。

【生境分布】生溪边、林下、岩石上或墙边阴处。分布于琼海、三亚、儋州、保亭等地。

【采收加工】全年可采。拔取全株，抖净泥沙，晒干。

【化学成分】半边旗生物碱、皂苷、黄酮类、萜类化合物等成分。

【抗癌药理】半边旗中化合物 5F、6F 和 A 分子中 α 、β －亚甲基环戊酮是其活性部位；抑制癌细胞的有丝分裂；抑制癌细胞 DNA 拓扑异构酶的活性；抑制癌细胞的 DNA、RNA 及蛋白质的生物合成；干扰癌细胞的细胞周期；抑制癌基因 c-myc 的表达等化合物 5F、6F 和 A 对多种肿瘤细胞具有显著的杀伤作用：人早幼粒白血病细胞 HL-60，人胃腺癌细胞 MGC-803，人低分化鼻咽癌细胞 CNE-2Z，人肺腺癌细胞 SPC-A-1，人肝癌细胞 Hep　GⅡ等。化合物 5F、6F 和 A 的抗肿瘤作用强度分别是 5-FU 的 0.25，9.5，0.8 倍左右。该植物提取物对部分恶性肿瘤，有显著的抗癌作用，并可使部分癌细胞逆转为正常细胞，对动物移植瘤 S180、艾氏腹水癌、肝癌也有显著的抑制作用。

【性味功能】味苦、辛，性凉。有清热解毒，消肿止痛的功能。

【抗癌应用】临床尚未使用。

Pteris semipinnata L.

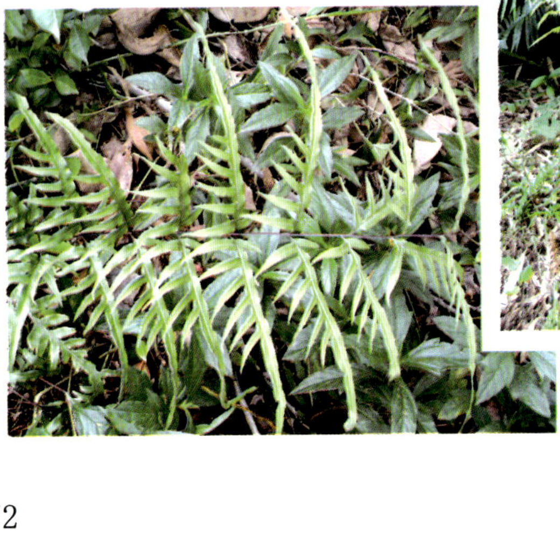

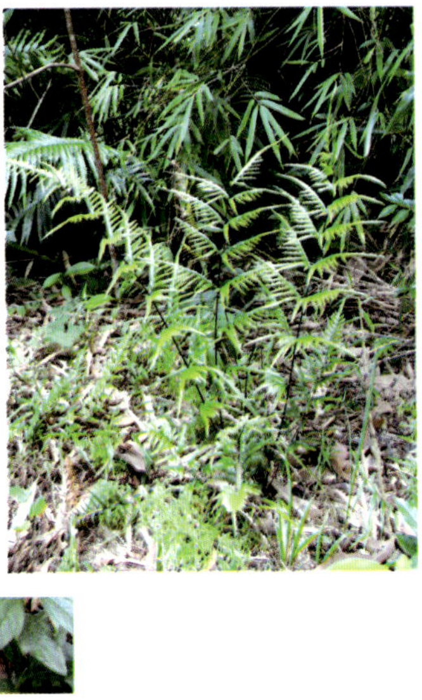

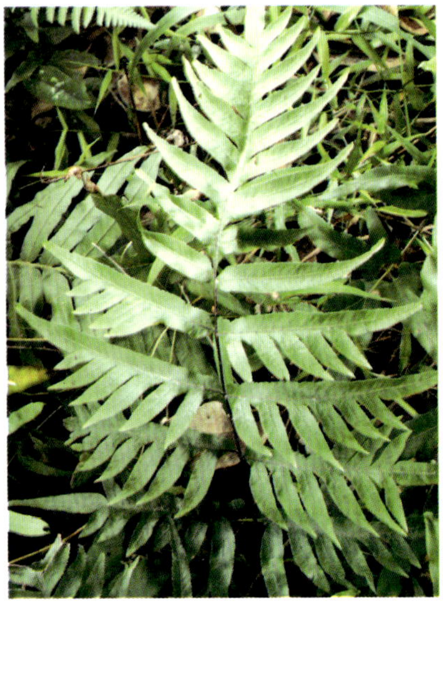

# 058.叶下珠 Yexiazhu

【植 物 名】叶下珠

【别　　名】珠仔草、龙珠草、五时合、田油甘、田青仔、叶后珠等。

【药材基源】为大戟科 Euphorbiaceae 植物叶下珠 Phyllanthus urinaria L. 的全草。

【形态特征】一年生草本，高10～40cm；茎直立或基部平卧而后上升，常多分枝；小枝有翅状棱角，被短硬毛。叶互生，排成二列，纸质，长椭圆形，长5～10mm，宽2～5mm，顶端钝而有小凸尖，基部不等侧，边缘有短硬毛；叶柄极短。花小，具短梗，夏秋开放，单性同株，无花瓣；雄花2～3朵簇生于小枝上部叶腋；萼片6枚，长圆形；雄蕊3枚，花丝合生；花盘腺体6个，分离；雌花单生于小枝中、下部；萼片披针形或长圆形，中部紫红色。果扁球形，表面粗糙。直径1～2mm，具宿存的花萼及花柱，开裂后轴柱宿存；种子橙黄色。花果期：全年。

【生境分布】生于河滩，荒地，林缘，林中，路边，密林中潮湿坡地。分布于海南各地。

【采收加工】全年采收，去根及杂质，晒干。

【化学成分】叶下珠含有木脂素、萜类、黄酮、鞣质和生物碱等多种化合物。

【抗癌药理】经多家医院应用叶下珠肝片治疗慢乙肝144例，HBeAg转阴43.75%；HBV-DNA转阴45.80%；已公开发表刊物报道除对乙肝有作用外，叶下珠还可治疗肝硬化腹水，预防抗痨药物肝损伤及提高细胞免疫功能。

【性味功能】味微苦甘，性凉。内服有清热解毒，散气去积的功能；外用有消毒退肿的功能。

【抗癌应用】治疗乙肝及肝肿瘤。

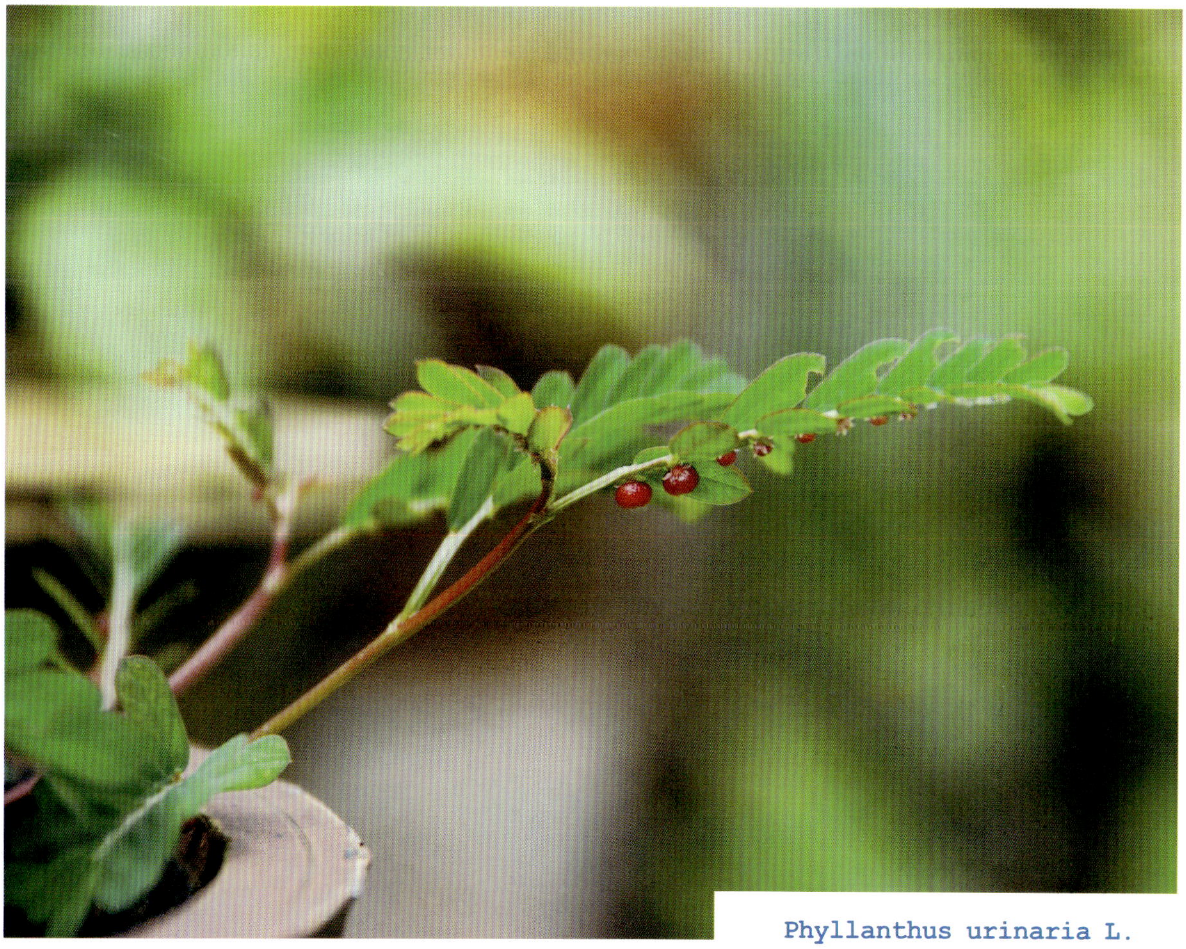

Phyllanthus urinaria L.

# 059.玉竹 Yuzhu

【植 物 名】玉竹

【别　　名】炙玉竹，肥玉竹，葳蕤，萎蕤。

【药材基源】为百合科Liliaceae植物玉竹Polygonatum odoratum (Mill.) Druce.的干燥根状茎。

【形态特征】多年生草本；根状茎扁圆柱形，直径5～15mm，肉质；茎不分枝，高30～70cm。叶互生，椭圆形至卵状长圆形。长5～12cm，叶背有白粉，平滑或脉上有乳突；叶柄短或几无柄。4～5月开花。花1～4朵(栽培情况下可多至8朵)腋生，花被管状，黄绿色至白色.长13～20mm，裂片6枚，长约3mm，雄蕊6枚；子房3室。浆果蓝黑色，球形，直径7～10mm。花期：秋冬季。

【生境分布】海南琼中、五指山、儋州等地有栽培。

【采收加工】秋季采挖，除去须根，洗净，晒至柔软后，反复揉搓，晾晒至无硬心，晒干；或蒸透后，揉至半透明，晒干。以条长、肥壮、色黄白者为佳。

【化学成分】玉竹根茎含铃兰苦苷、铃兰苷，以及山柰酚苷、槲皮醇苷和维生素。

【抗癌药理】体外试验有抗肿瘤作用。

【性味功能】味甘，性平。有养阴润燥，生津止渴的功能。

【抗癌应用】⑴食管癌　南沙参、玉竹、天冬各15g，旋覆花3g，山药24g，白茅根60g，白花蛇舌草120g。加水2.5Kg，慢火熬至500ml左右，去渣后蜂蜜于药汁中熬和。日一剂，分4次服。忌发物、烟酒和房事。同时以辅用下法：①白鹅断颈，口含鹅颈，饮其热血，5～7日1次。②将白鹅尾毛烧炭，研极细末，分三次，用米汤送服 。

⑵肺癌　宁宫、蜈蚣各5条，干蟾皮、山海螺、徐长卿、玉竹、葶苈各30g，茯苓皮、庵子各15g，甘草10g，蛤蚧1对。水煎服，每日1剂，饭后服 。

⑶鼻咽癌痛　白茅根12g，党参12g，天冬、麦冬各12g，沙参、生地、茯苓各10g，元参、银花、玉竹各9g，白花蛇舌草30g，白毛藤30g，丹参15g，甘草3g，水煎服，每日1剂，代茶饮用。

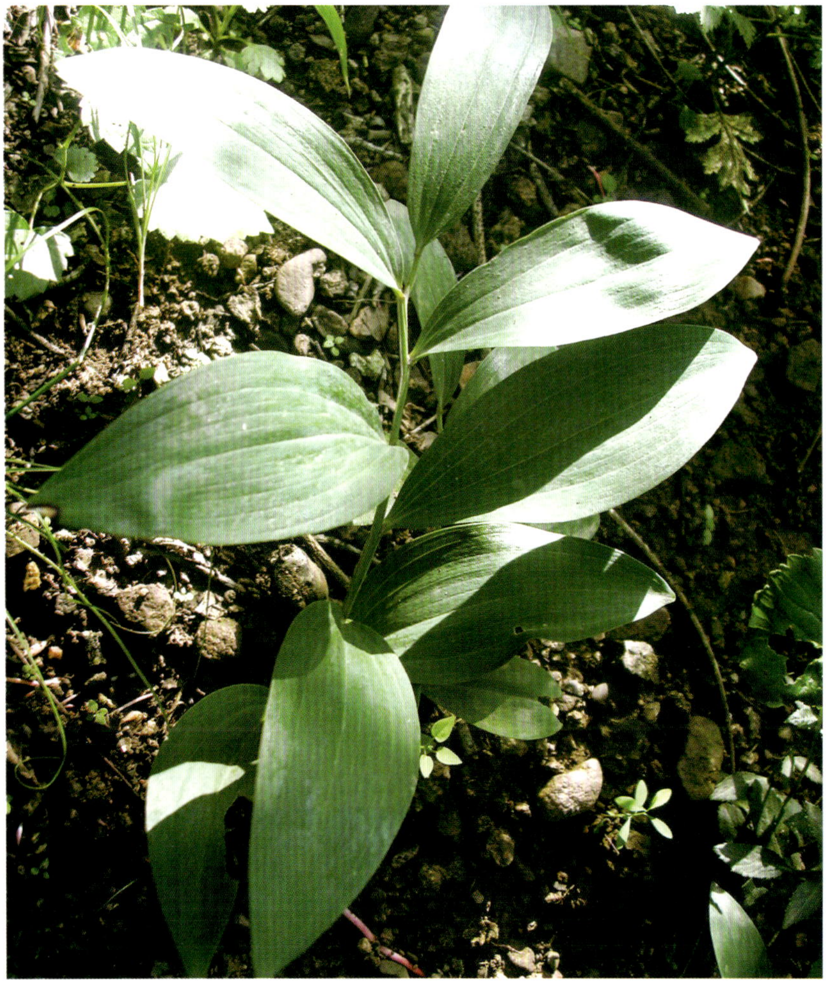

Polygonatum odoratum (Mill.) Druce.

# 060.甘蔗 Ganzhe

【植 物 名】甘蔗

【别　　名】薯蔗、干蔗、竿蔗、糖梗。

【药材基源】为禾本科Gramineae 植物甘蔗Saccharum sinensis Roxb.的茎杆、茎皮。

【形态特征】多年生草本。茎干直立，高2～4m，下部茎2～5cm或更粗，绿色、淡黄色或紫褐色，表面常有白粉。叶片阔而长，长0.5～1m，宽2.5～5cm，两面平滑无毛或稍粗糙，边缘粗糙或具极细的锯齿，中脉粗厚，白色叶鞘长于节间，除鞘口有毛外，其余部分常无毛。花序长40～80cm，白色，生于杆顶，主轴及总花梗有柔毛，穗轴节间的两侧有短柔毛，在其节上则有一簇长柔毛；小穗长3～4.5mm，基盘微小，被白色丝状长毛，毛长约为小穗的1倍或更长，小穗柄无毛；两颖均无毛，第一颖近纸质，2脉内折成1脊，脊间无脉，脊外各有1脉，第二颖舟形，约与第一颖等长，主脉对折呈脊，近边缘各有1不明显的脉，第一外稃几乎与颖等长，第二外稃甚狭或完全退化；内稃小，披针形。春季抽穗。

【生境分布】海南各地栽培。

【采收加工】秋季采收。洗净鲜用。

【化学成分】甘蔗含蔗糖、果胶及有机酸等成分。

【抗癌药理】甘蔗茎杆提取的糖汁分离出的棕色多糖具有免疫性抗肿瘤和抗病毒作用。甘蔗中由五碳糖和六碳糖组成的多糖类对小鼠艾氏腹水癌和小鼠肉瘤S180均有抑制作用。

【性味功能】味甘，性寒。有清热，生津、下气，润燥的功能。

【抗癌应用】⑴食管癌、胃贲门癌之反胃呕吐甘蔗汁1000mL，生姜汁120mL，和匀每日服用。

⑵癌症放疗时烦热口干便秘甘蔗汁2份，梨汁、葡萄汁各一份，调匀饮用。

⑶肿瘤患食欲不振、纳呆甘蔗120g，鲜萝卜120g，水煮烂，去渣取汁饮用。

⑷癌性发热、小便赤涩甘蔗汁服用。

⑸肺癌虚热咳嗽　甘蔗汁150mL，青粱50g，煮熟食。

⑹食管癌　甘蔗汁、生藕汁、生姜汁、梨汁、萝卜汁、蜂蜜、白果汁、竹沥各1杯，和匀。蒸熟后随意饮之。

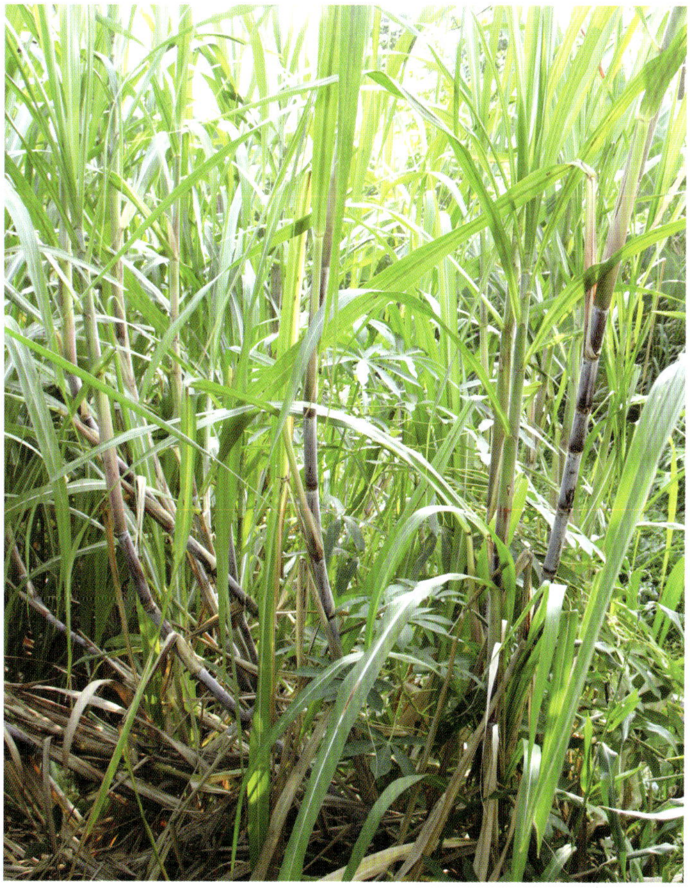

Saccharum sinensis Roxb.

# 061.甘薯 Ganshu

【植 物 名】甘薯

【别　　名】番薯、红薯、山薯、山芋

【药材基源】为旋花科Convolvulaceae植物甘薯Ipomoea batatas L.的块茎。

【形态特征】一年蔓生植物。长蔓长0.7～7m。短蔓分枝多，先从生而后半直立或匍匐生长茎粗一般为0.4～0.8cm。具白色乳汁。茎色为纯绿、褐绿、紫绿和全紫。茎的表面有茸毛，茎上有节。无托叶。叶两侧被绒毛。叶片长7～15cm，宽5～15cm。叶柄长6～23cm。叶片为心脏形、肾形、三角形和掌状等，花单生，或数朵至数十朵丛集成聚伞花序，生于叶腋和叶顶。花冠红色或紫红色，呈漏斗状。花萼5裂，长约1cm。两性花，雄蕊1枚，长短不一，2个较长，都着生在花冠基部。花粉囊2室，呈纵裂状。花粉球形，表面有许多对称排列的小突起。雌蕊1枚，柱头多呈2裂，子房上位，2室，由假隔膜分为4室。蒴果，圆形或扁圆形。花期：春节。

【生境分布】海南各地栽培。

【采收加工】冬季收采，刨出块根，除去泥土。

【化学成分】甘薯含维生素A、去氢表雄酮等化学成分。

【抗癌药理】甘薯有抑制肿瘤生长和引起肿瘤组织出血性坏死的抗肿瘤作用。白薯叶多糖和蛋白的水提物1mg / mL明显抑制S180细胞生长，有直接细胞毒作用。甘薯中含有一种化学物质叫氢表雄酮，可以用于结肠癌和乳腺癌的治疗。

【性味功能】味甘，性平。有生津润燥，消痈解毒的功能。

【抗癌应用】⑴大肠癌　甘薯1～2个，煮熟或蒸透，食用，每日1次或隔日1次。

⑵乳腺癌　甘薯（白者佳）捣烂外敷，见热即换，可连敷数天。

⑶大肠癌泄泻　干甘薯片100g，研磨成粉，用水调匀，以小火煮熟变稠时，加蜂蜜100g，1周煮沸即成。食用，每日1次。

⑷癌性黄疸　甘薯煮食，经常食用。

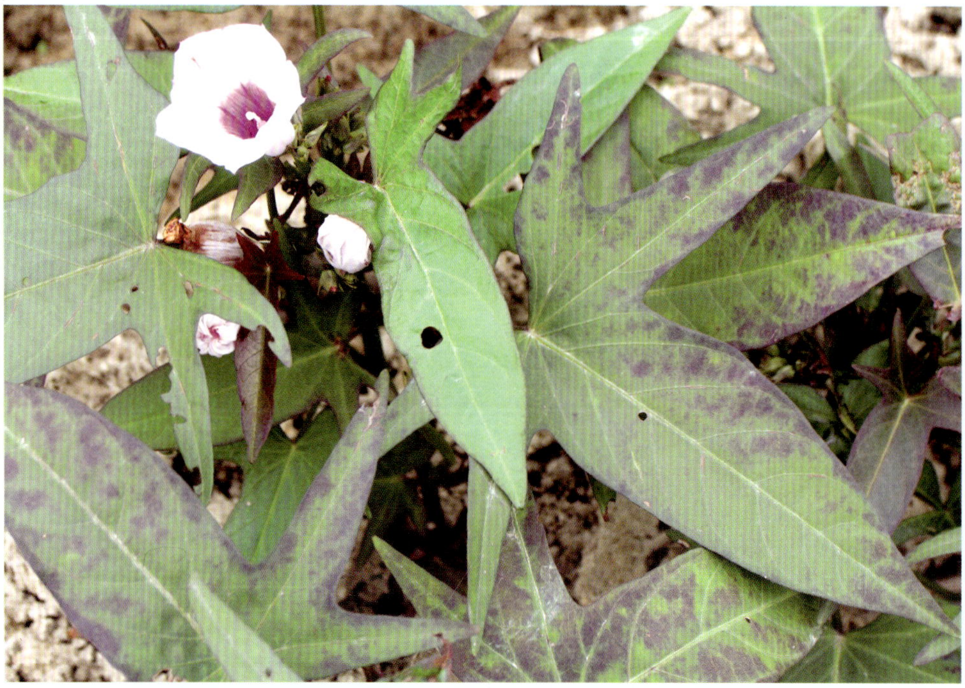

Ipomoea batatas L.

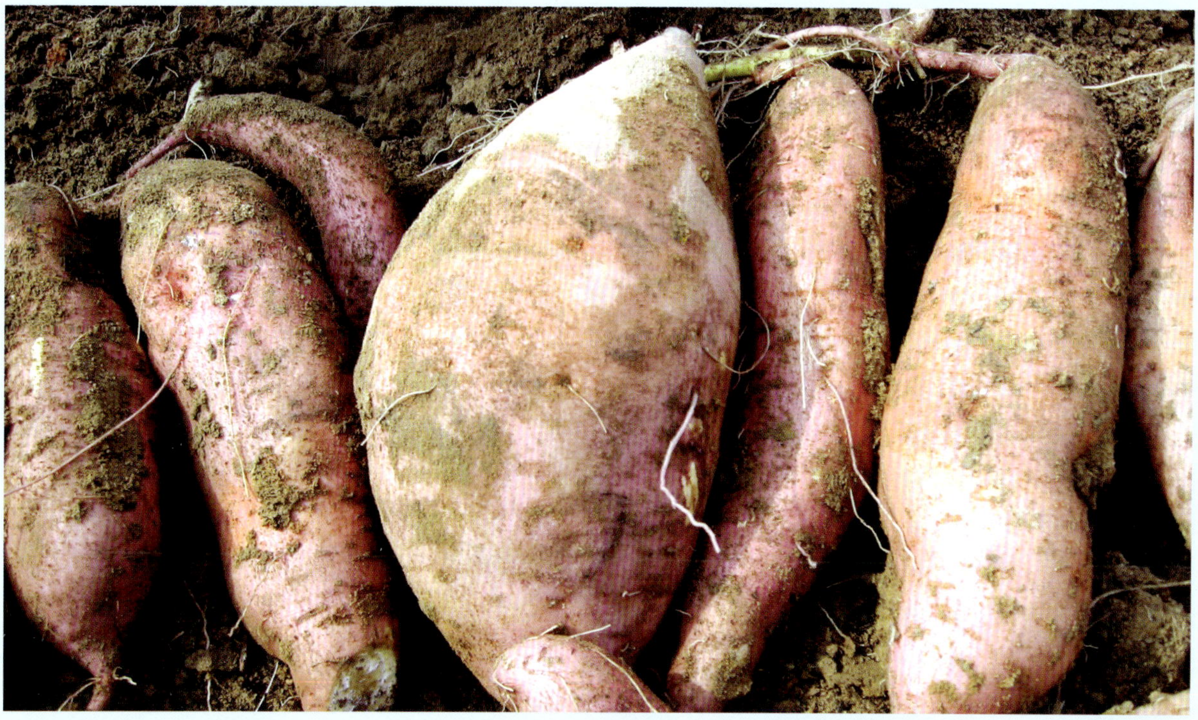

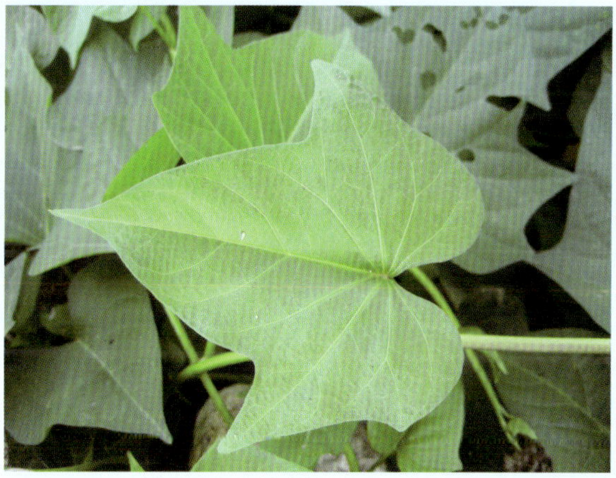

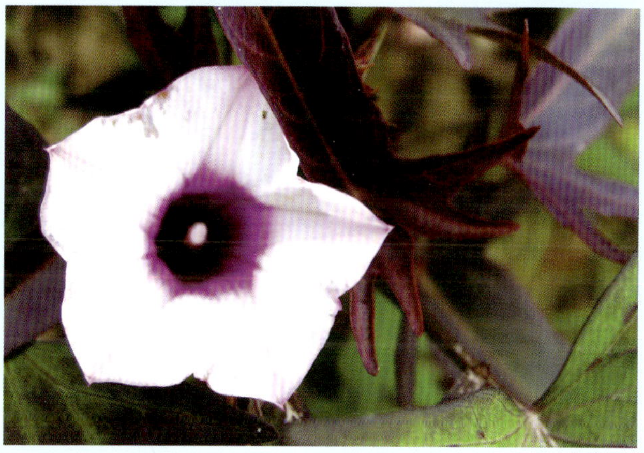

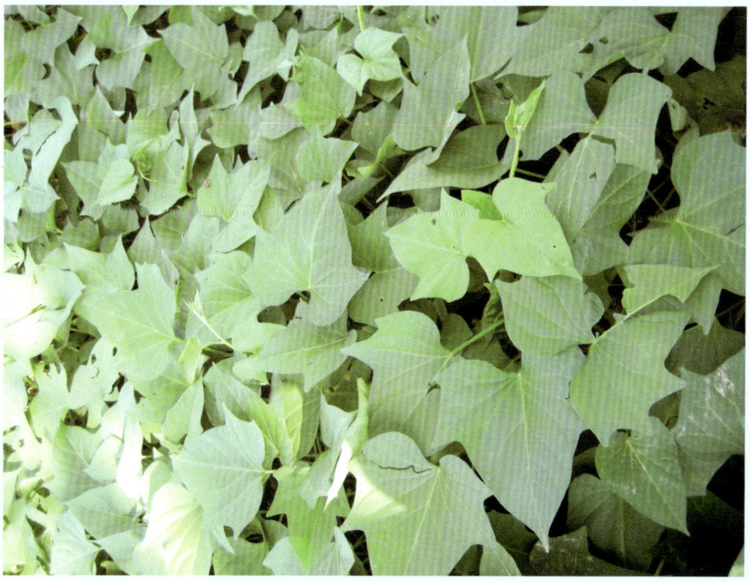

Ipomoea batatas L.

## 062.田基黄 Tianjihuang

【植　物　名】地耳草

【别　　　名】雀舌草。

【药材基源】为金丝桃科 Hypericaceae 植物地耳草 Hypericum japonicum Thunb. 的全草。

【形态特征】一年生草本；茎直立，纤细，草质，高 10～30cm。叶对生，无柄，卵形或卵状披针形，长 7～10mm，宽 1.5～6mm。顶端钝，基部不明显心形，抱茎，全缘，背面有稀疏的黑色小斑点，基出叶脉 5 条。花夏季开放，黄色，直径约 6mm，排成顶生聚伞花序；花梗长 5～10mm；萼片和花瓣均 5 片，近等长；雄蕊多数，花丝丝状，基部合生；花柱 3 枚，柱头头状。蒴果椭圆形，长约 4mm，成熟时室间开裂成 3 果瓣；种子无翅。花期：2～4 月或 8～10 月。

【生境分布】多生于田边、沟边潮湿地上。分布于澄迈、儋州、琼中、保亭、乐东、万宁、文昌、三亚等地。

【采收加工】春、夏二季开花时采收。拔取全草，除去杂质，晒干。

【化学成分】田基黄含黄酮类、内酯、酚类、糖类、蒽醌等。

【抗癌药理】有抗噬菌体作用。体外对肿瘤细胞有抑制作用。对牛结核杆菌、肺炎双球菌、链球菌等有不同程度的抑制作用。

【性味功能】味苦、辛，性平。有清利湿热，散瘀消肿的功能。

【抗癌应用】(1)用于湿热蕴结、气血凝滞的肝、胆、胰腺肿瘤，症见胁肋发痛，黄疸，口苦、纳呆，苔黄腻等，常与垂盆草、蒲公英、茵陈、七叶一枝花等配合作用。

(2)用于湿热壅滞、瘀积肿毒的结肠、直肠癌，症见腹胀，腹痛，泻痢不爽等，常与白花蛇舌草、凤尾草、败酱草、红藤等配合应用。

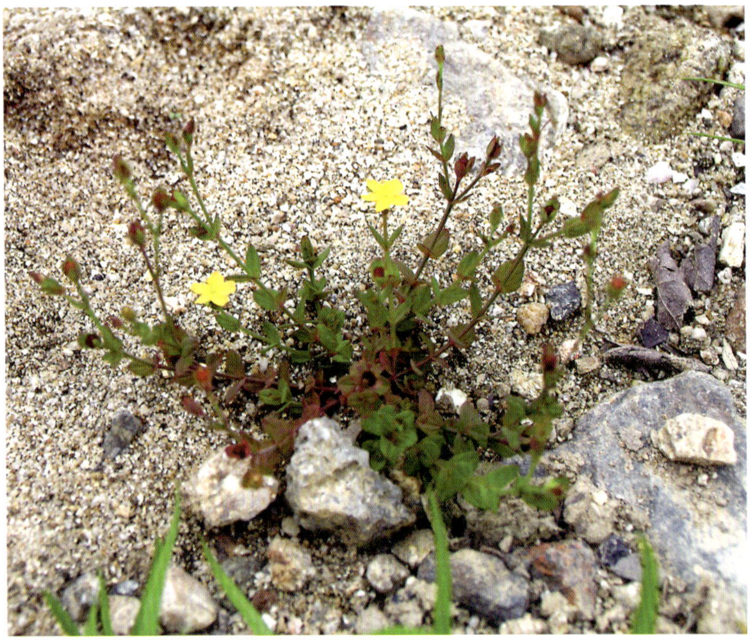

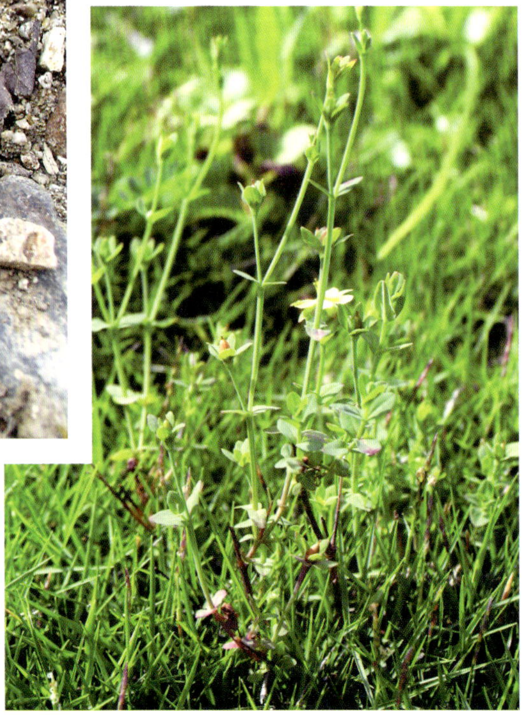

Hypericum japonicum Thunb.

# 063.白花丹 Baihuadan

【植 物 名】白雪花

【别　　名】一见消、山坡岭。

【药材基源】为蓝雪科Plumbaginaceae植物白雪花Plumbago zeylanica L.的根和叶。

【形态特征】攀援状亚灌木；茎绿色，有密的线纹，髓白色。叶纸质，互生，卵形至卵状椭圆形，长3～8cm或过之，顶端短尖或渐尖，基部阔楔形而下延，两面无毛；叶柄短，基部抱茎。冬季开花，穗状花序生于枝顶，总花梗长5～15mm，花序轴长2～8cm，具腺毛；苞片卵形；花萼长约11mm，宽约2mm，裂片5枚，外面被头状腺毛；花冠高脚碟状，白色或淡蓝色，筒部长约2cm，檐部长约7mm；雄蕊与冠筒近等长，花药长约2mm，蓝色；子房长圆形，花柱细长，顶5裂。蒴果长圆形，长5～7mm，成熟时上部5裂。

【生境分布】生于村旁荒地、草地或疏林稍干燥环境有生长。分布于海南各地。

【采收加工】全年可采。割取带叶嫩茎枝，切段，晒干。

【化学成分】白花丹根、叶均含有毒成分蓝雪素、氢蓝雪苷；并含有氨基酸、有机酸。

【抗癌药理】体外实验具细胞毒作用；对白血病细胞有抗肿瘤作用。

【性味功能】味辛、苦，性温，有毒。有祛风止痛，清热，消肿散瘀的功能。

【抗癌应用】⑴贲门癌　白花丹、白花蛇舌草各30g，土茯苓、忍冬藤各15g，天花粉、甘草各6g，水煎服。继续服用，可使症状缓解，获一定疗效。亦宜于食管癌。

⑵白血病　白花丹根、葵树子、白花蛇舌草、马鞭草各30g，夏枯草、喜树皮各15g，水煎服，每日1剂，或用多倍量水煎煮几次后，合并药汁，浓缩成浸膏，制成药丸服。能使各型急性白血病症状完全或部分缓解。亦宜于慢性白血病。

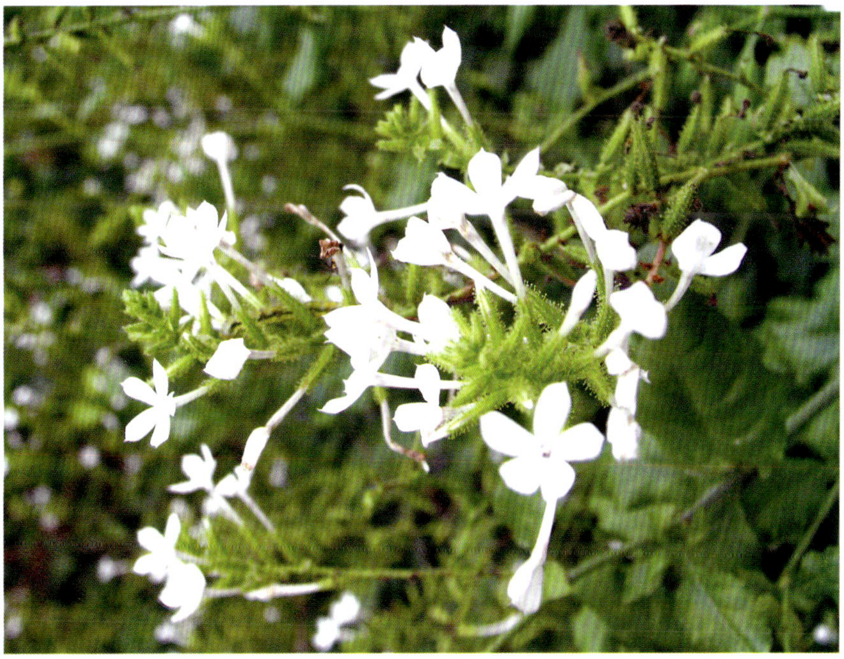

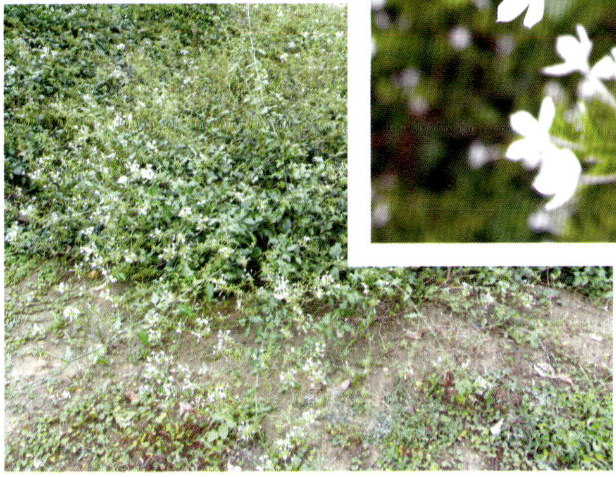

Plumbago zeylanica L.

# 064.白花蛇舌草 Baihuasheshecao

【植 物 名】白花蛇舌草

【别　　名】珠仔草、蛇舌草、白花十字草、蛇舌草、蛇总管。

【药材基源】为茜草科 Rubiaceae 白花蛇舌草 Hedyotis diffusa Willd. 的全草。

【形态特征】一年生披散矮小草本，茎长约 20cm，多分枝，基部略方拄形。单叶对生，近无柄，纸质，线形，长 1～2cm 或过之，全缘，上面光滑，下面稍粗糙，顶端急尖或渐尖；中脉上面凹陷，侧脉不显，托叶长约 2mm，下部合生，上部具 1～3 条钻形裂片。花通常春季开放，白色，单生或有时双生叶腋；花梗长约 2～3mm；萼管球形，长约 1.5mm，檐部 4 裂，裂齿长圆状披针形，长 1.5～2mm；花冠筒状，长约 4mm，檐部 4 裂，裂片卵状长圆形，长约 2cm；雄蕊 4 枚，着生于花冠喉部；花柱稍外伸，柱头 2 裂。蒴果扁球形，径 2～3mm，顶具宿萼裂片，果皮膜质。室背开裂。种子棕黄色，极细小。花期：7～9 月；果期：8～10 月。

【生境分布】生于田边、园地和旷野。分布于海南各地。

【采收加工】夏、秋季采收，洗净、晒干。

【化学成分】白花蛇舌草全草含三萜类成分熊果酸、齐墩果酸等，甾醇类成分 β－谷甾醇等，葡萄糖苷、豆甾醇、对羟基桂皮酸、三十一烷等。

【抗癌药理】本品用美蓝试管法对急性淋巴细胞型、粒细胞型、单核细胞型以及慢性粒细胞型的白血病细胞有较强抑制作用；用瓦氏呼吸器测定显示对前两者作用较强。用白花蛇舌草素进行体外试验，有抗噬菌体作用或抑制腹水型肝癌细胞作用。用琼胶平板筛选法显示对人肺癌细胞有抑制作用 [18 Ⅱ：443]。三萜酸类对淋巴肉瘤Ⅰ号腹水型。小鼠宫颈癌（U14）、肝癌实体型、小鼠肉瘤（S180）均有抑制作用。香豆精类对 U14、S180、肝癌实体型有显著抑制作用。多糖类对淋巴肉瘤Ⅰ号腹水型、艾氏腹水癌（Ec）皮下型均有显著抑制作用。

【性味功能】味甘、苦，性寒，有清热解毒、利湿的功能。

【抗癌应用】⑴食管癌　白花蛇舌草、半枝莲、白茅根、铁树叶各 30g，水煎去渣，加红糖 18g，分 3 次温服。可结合放射疗法。能加速改善症状，使癌灶消失。

⑵胃癌　白花蛇舌草 60g，薏苡仁 30g，黄药子 9g，乌梅 6g，乌药、龙葵各 3g，水煎去渣，送服三七末 2g，每日 1 剂。疗效满意。亦宜于其它消化道癌。

⑶直肠癌　白花蛇舌草、龙葵、红藤各 30g，半枝莲、紫花地丁各 15g，水煎服，每日 1 剂。能使症状消失。

⑷肝癌　白花蛇舌草 30g，当归 18g，龟板 15g，鳖甲、黄芪各 12g，党参、地黄、白芍、白术、柴胡、茵陈、蒲公英各 9g，水煎服，每日 1 剂。能使症状消失。

⑸宫颈癌　白花蛇舌草 60g，山豆根、海带、贯众、黄柏各 30g，制成浸膏，每次服 3 次，日 3 次。继续 3～5 个月。能使症状消失，宫颈光滑。

⑹绒毛膜癌　白花蛇舌草 60g，山稔根、八月札、半枝莲、葵树子各 30g，水煎 4～6h，早、晚分服。10d 为 1 疗程。能使子宫恢复正常，尿妊娠试验转为阴性。

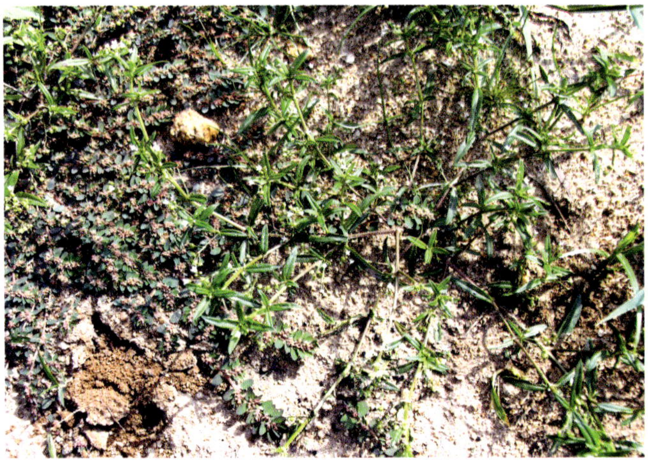

Hedyotis diffusa Willd.

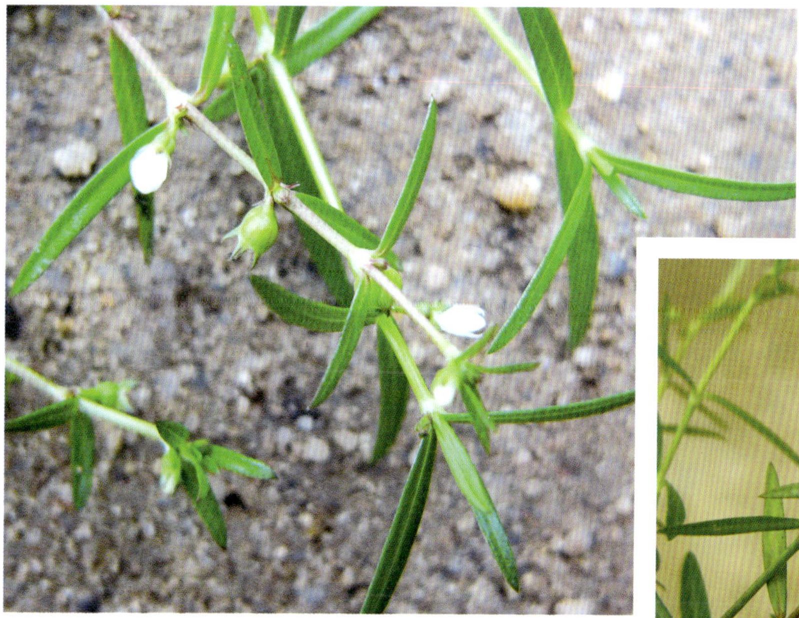
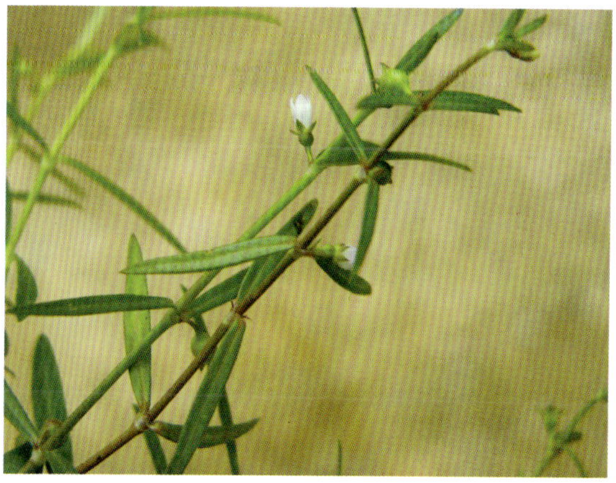

Hedyotis diffusa Willd.

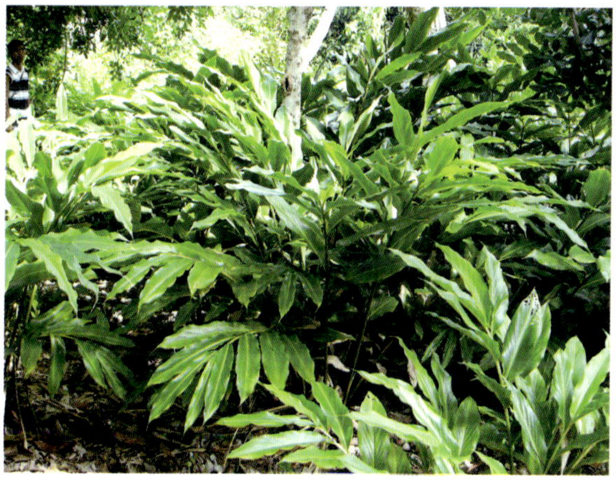

Amomum kravanh Pierre ex Gagnep.

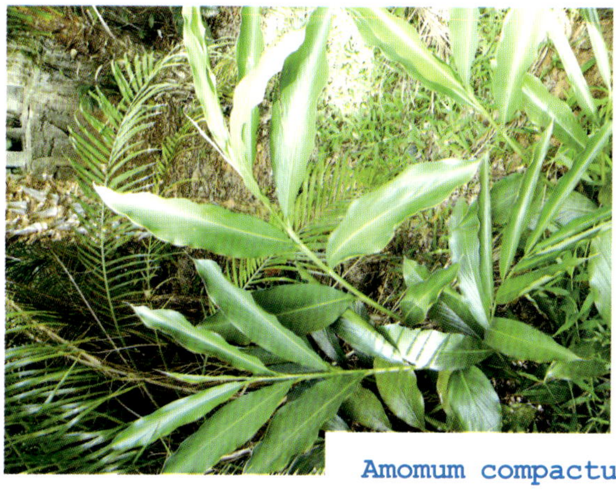
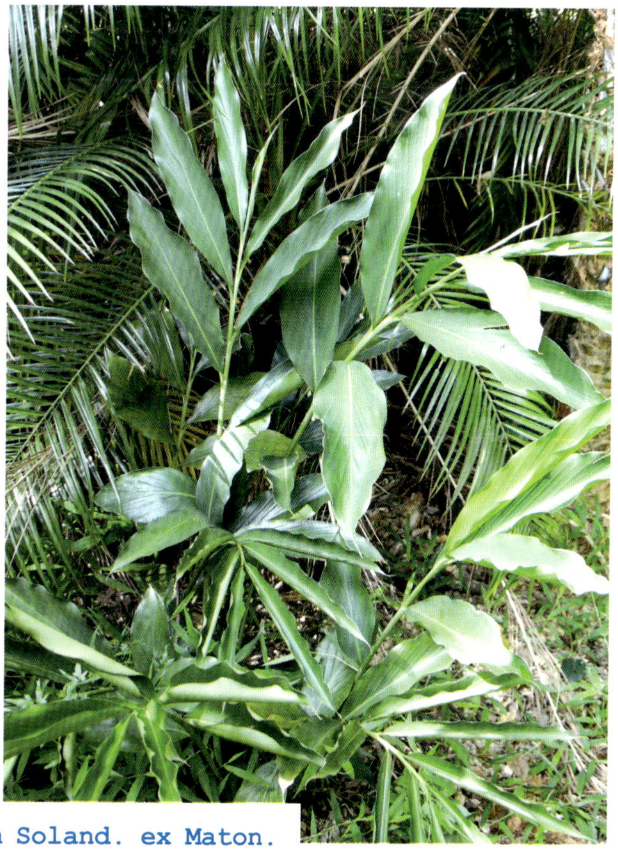

Amomum compactum Soland. ex Maton.

# 065.白豆蔻 Baidoukou

【植　物　名】白豆蔻；爪哇白豆蔻

【别　　名】白扣、蔻仁、豆扣。

【药材基源】为姜科 Zingiberaceae 植物白豆蔻 Amomum kravanh Pierre ex Gagnep. 或爪哇白豆蔻 Amomum compactum Soland. ex Maton. 的干燥果实。

【形态特征】白豆蔻：多年生草本，高 2～3 m；根茎匍匐；茎直立。叶 2 列，叶片狭椭圆形或披针形，长达 40～60cm，宽 5～9cm；先端尾尖，基部楔形，边缘近波状，两面光滑无毛；几无叶柄，叶鞘边缘薄纸质，具黄棕色长柔毛，叶舌圆形，被粗长柔毛，长达 7mm，先端 2 裂。穗状花序近茎基部处的根茎上抽出，花序 2 至多个，长 7～14cm，径 3～4.5cm，总苞片密集，宽椭圆形至披针形，黄色，被柔毛，表面有 20～30 条凹入的总细脉，花生于苞片的腋内；花萼管状，3 裂，白色带红，被细柔毛；花冠管裂片 3 枚，白色，唇瓣椭圆形，黄色，先端 2 浅裂；雄蕊 1 枚，花药宽椭圆形，药隔附属物 3 裂；子房，被长柔毛，具 2 枚棒状附属体，花柱细长，柱头被杯状，先端具喙毛。蒴果黄白色或略带污红色，球形，略呈 3 棱形，径约 1.5～1.8cm，种子团 3 瓣。每瓣有种子 7～10 粒，种子为不规则多面体，径均 3～4mm，暗棕色。花期：4～5 月；果期：7～8 月。

爪哇白豆蔻：多年生丛状草本，高 1.5m；根茎匍匐；茎直立。叶 2 列，叶片披针形，长达 25～40cm，宽 3.5～5.5cm；先端尾尖，基部楔形，边缘近波状；几无叶柄，叶鞘边缘纸质或膜质。花序长 3～7cm，径 2.5～4.5cm，土黄色；苞片椭圆形，有疏长柔毛，表面内凹的纵细脉 10～15 条，先端钝；花生于苞腋，小苞片白色，管状，先端 2～3 浅裂；萼管状，白色，外被毛，先端 3 齿裂；花冠管裂片 3 个，白色，狭椭圆形，唇瓣长圆形至倒卵形，白色，先端 2 浅裂，有 2 条紫红色条纹，先端常呈桔黄色；雄蕊 1 枚，药隔附属物 3 裂；子房被毛。蒴果土黄色或间有棕红色，近球形，有三钝棱，径约 1.2～1.4cm，被柔毛，先端钝尖。种子为不规则多面体，棕红色。花期：全年，花盛期 4～6 月；果期：7～8 月。

【生境分布】白豆蔻多生于山沟阴湿处，爪哇白豆蔻生于沟谷或林下阴湿处，现海南各地栽培。

【采收加工】秋季果实转为黄绿色时采收。摘取果实，晒干或烘干，除去果萼及枝梗。

【化学成分】白豆蔻、爪哇白豆蔻果实含挥发油，其中有 d- 龙脑，d- 樟脑，律草烯及其环氧化物，1.8- 按叶素，a- 及 d- 松油稀 a- 及 b- 蒎烯、石竹烯、月桂稀、桃金娘醛、葛缕酮、松油烯 -4- 醇，香桧烯等。

【抗癌药理】本品提取物，动物实验表明可增强对肿瘤的免疫功能、破坏癌细胞外围防护因子。使癌组织容易被损害。

【性味功能】味辛，性温。有行气，暖胃，消食，宽中的功能。

【抗癌应用】⑴食管癌　荸荠 120g，厚朴 30g，陈皮 30g，白豆蔻 30g，白糖 120g，桔饼 30g，冰糖 120g，蜂蜜 60g，白酒浆 1500ml。入罐泡药数十日。

⑵胃癌　苍术 4.5g，陈皮 6g，厚朴 24g，藿香 9g，半夏 6g，枳实 6g，白术 4.5g，白茯苓 9g，白豆蔻 2.4g，甘草 2.4g，黄连 1.8g。上锉 1 剂。加生姜 3 片，水煎，分 2 次温服。

⑶胆囊癌痛　甘露消毒丹加减：滑石 12g，茵陈 30g，黄芩 12g，石菖蒲 15g，川贝母 10g，木通 9g，藿香 12g，连翘 15g，白豆蔻 15g，郁金 15g，元胡 15g，若呕吐者，加姜竹茹 15g，清半夏 12g，若上腹肿块坚硬者，加鸡内金 15g，石见穿 15g，僵蚕 15g，若肛门灼热者加葛根 15g，黄岑 12g。

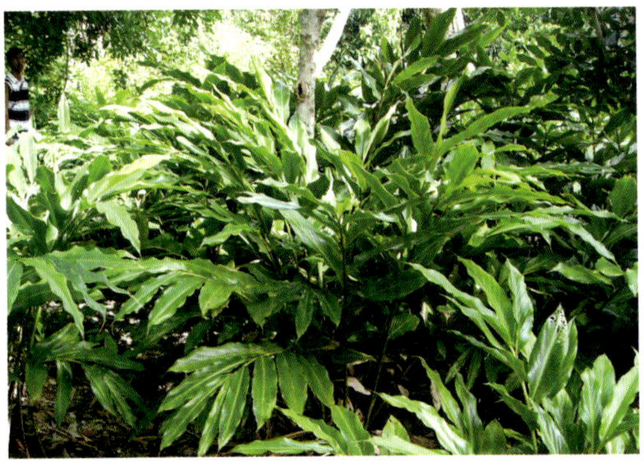

Amomum kravanh Pierre ex Gagnep.

# 066.白饭树 Baifanshu

【植 物 名】白饭树

【别　　名】市葱、九芽仔、狗牙仔、鱼眼木、鹊饭树。

【药材基源】为大戟科Euphorbiaceae植物白饭树Fluggea virosa (Roxb.ex Willd.)Baill.的全株。

【形态特征】落叶灌木，高1～4m。茎红褐色，老枝具粗短刺。叶互生，矩圆状倒卵形至椭圆形，长1.5～5cm，宽1.2～2.2cm，纸质，先端稍纯形，有小突尖，全缘，叶基广楔形，上面绿色，下面浅绿带苍白色；叶柄长3～5mm；托叶2片，长1.5～2mm。花细小，淡黄色，单性，雌雄异株，多朵簇生于叶腋；萼片5枚，宿存，直径约2mm，无花瓣；雄花雄蕊5枚，露出萼外而与花盘的小腺体互生，花丝浅黄色，花药圆形，雌花花盘环状，子房3室，花柱3个，很短，柱头2裂。果圆球形，未成熟时果皮甚薄，绿色，全熟时果皮乳白色，肉质，直径约4mm，有8个2裂的分果爿。

【生境分布】生于河边、坡地、灌木丛中或疏林下。分布于海南各地。

【采收加工】枝叶：随采随用，多鲜用。根：秋季采挖，洗净，晒干。

【化学成分】白饭树含白饭树碱。

【抗癌药理】本品含有β－谷甾醇，对小鼠乳腺癌-715、Lewis肺癌和大鼠瓦克癌W256均有抑制作用。

【性味功能】味苦、微涩，性凉，有小毒。有清热解毒，消肿止痛，止痒止血的功能。

【抗癌应用】⑴胃癌　白饭树18g，芦荟15g，仙鹤草30g，水煎服。

⑵白血病　白饭树18g，芦荟15g，大青叶、猪殃殃各30g，参三七粉3g（冲服），水煎服。

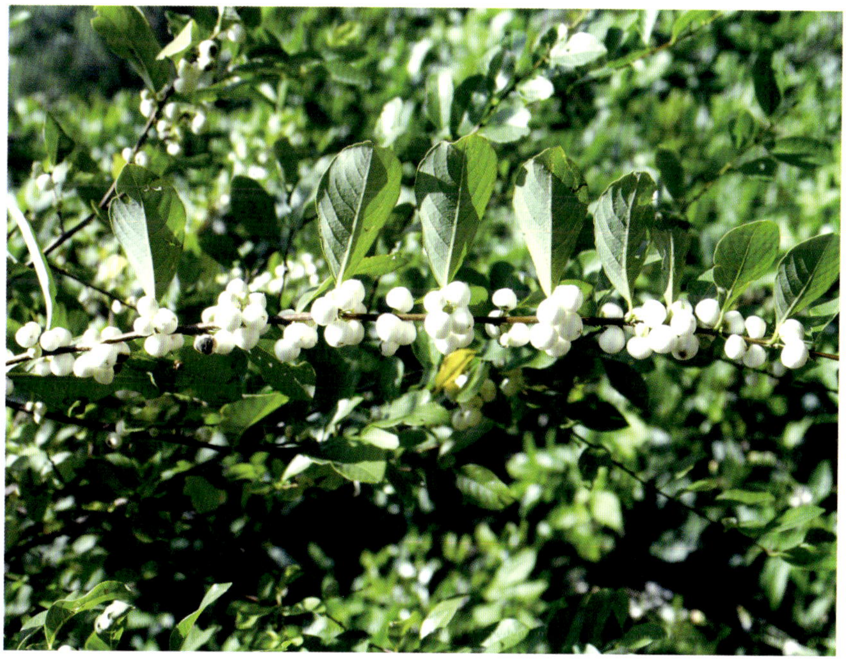

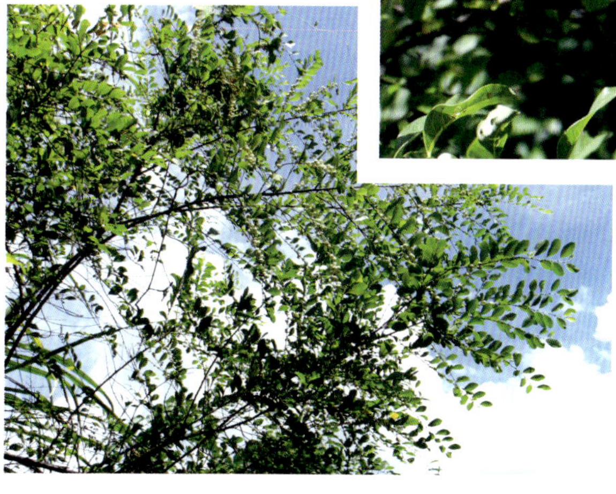

Fluggea virosa (Roxb.ex Willd.)Baill.

# 067.白茅根 Baimaogen

【植　物　名】白茅

【别　　　名】茅根、黄茅、兰根、丝茅根、甜根。

【药材基源】为禾本科 Gramineae 植物白茅 Imperata cylindrica (L.) Beauv. var. major (Nees) C. E. Hubb. 的干燥根茎。

【形态特征】秆高 25～80cm，节上有长 4～10mm 柔毛。叶鞘老时在基部常破碎成纤维状；叶舌长约 1mm；叶片扁平，顶端渐尖，基部渐狭，主脉明显突出于背面，并向基部渐粗大而质硬，长 5～60cm，宽 2～8mm，背面及边缘粗糙。圆锥花序圆柱状，长 5～20cm，宽 1.5～3cm，分枝短缩密集，基部有时较疏或间断；小穗披针形或长圆形，长 3～4mm，基部密生长 10～15mm 丝状柔毛。花果期 5～9 月。

【生境分布】多生于路旁、山坡、草地；分布于海南各地。

【采收加工】全年均可采收，洗净，将茅根放在石上搓擦，脱去须根及鳞叶，晒至足干。

【化学成分】白茅根含蔗糖、葡萄糖、少量果糖、木糖及柠檬酸、草酸、苹果酸等。

【抗癌药理】本品有抗膀胱肿瘤及肺癌的作用。

【性味功能】味甘，性寒。有凉血，止血，清热利尿的功能。

【抗癌应用】(1)肺癌　白茅根、白花蛇舌草、薏苡、夏枯草各 30g，海藻、昆布、百部、麦冬、生牡蛎、芙蓉花、蚤休各 15g，生地、玄参各 12g，橘核、橘红各 9g 水煎 3 次分服。能使咳嗽、血痰、气急、发热等以及肿癌侵及的压迫症状消失。可结合化学药物作综合治疗。

(2)胃癌　白茅根、白花蛇舌草各 60g，薏苡 30g，红糖 90g 水煎 2～3 次分服，每日 1 剂。能使呕血或黑粪消除，恢复食欲。亦宜于结肠癌。

(3)喉癌　鲜白茅根 90g，龙葵、白英各 48g，野荞麦、七叶一枝花各 30g，蛇莓、灯笼草各 24g 水煎服，每日 1 剂。能使咳嗽痰血及颈部淋巴结肿块消除，可结合放射治疗。

(4)食管癌　白茅根、半枝莲、铁树叶、白花蛇舌草各 30g，水煎 3 次分服，可用糖水送服。继续服用，能使症状显着好转，吞咽顺利，涂片检查癌细胞阴性。

(5)直肠癌　白茅根 60g，铁扁担、白花蛇舌草、红糖各 30g，水煎服。能使便血、粘液减少，梗阻症状解除。

(6)肝癌　白茅根、龙葵各 60g，白花蛇舌草 30g，水煎 3 次分服，加白糖适量。继续服用，能使病情逐渐好转，一年后症状及体征消失。

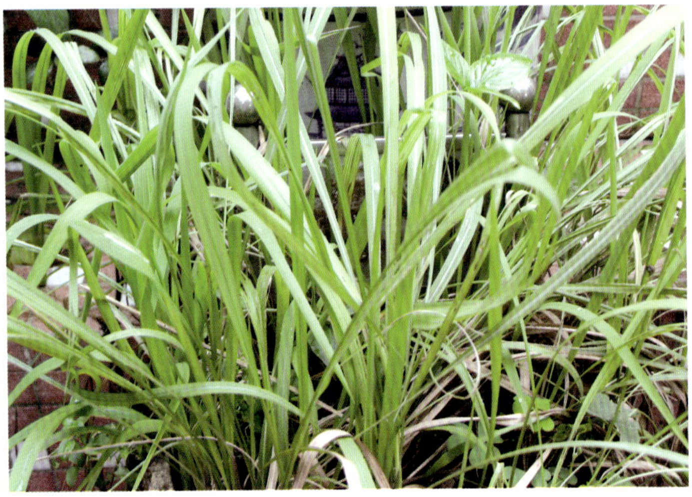

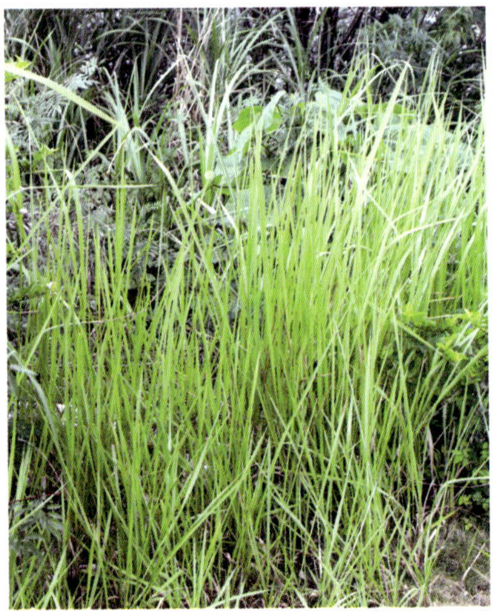

Imperata cylindrica (L.) Beauv.var.major (Nees) C.E. Hubb.

# 068.石上柏 Shishangbai

【植 物 名】深绿卷柏

【别　　名】侧地柏、棱罗草、地棱多、金龙草、龙鳞草。

【药材基源】为卷柏科Selaginellaceae植物深绿卷柏Selaginella doederleinii Hieron.的全草。

【形态特征】草本，高约35cm，主茎下部稍匍匐或倾斜，上部直立，常存分枝处生不定根。单叶小，二型，四行排列于一平面上，侧生叶大而阔，近平展，花茎上近连接，但在小枝上呈覆瓦状，长圆形，长4～5mm，宽约2mm，两侧不等，上半边披针形，基部圆形而覆盖小枝，边缘有缘毛状锯齿；生于中间的2叶较小，贴生于茎、枝上，尖端向前方，互相毗连，卵叶或卵状长圆形，长2～3mm，渐尖或芒尖，边缘具缘毛状锯齿。孢子囊穗双生枝顶，四棱形；孢子囊2型，单生于能育叶内，能育叶圆形至卵状三角形，顶端短尖，主脉隆起。

【生境分布】生于林下或阴湿沟中酸性石岩上。分布于琼中、陵水、白沙、保亭、万宁等地。

【采收加工】秋后采收全草，晒干。

【化学成分】石上柏含生物碱、植物固醇、皂苷等。

【抗癌药理】动物实验证实，本品对小白鼠肉瘤S180，小白鼠宫颈癌U14、小白鼠白病模型L16有抑制作用，能延长肝癌小鼠的生存期，使小鼠的肾上腺皮质束伏带增宽，并有增强机体代谢和网状内皮系统功能的作用。

【性味功能】味甘，性平。有清热解毒、活血化瘀的功能。

【抗癌应用】(1)肝癌　石上柏、土牛膝、马鞭草各30g水煎服，每日1剂。继续服用，能使症状消退，胸片复查病灶逐渐缩小。

(2)鼻咽癌　石上柏30g加瘦猪肉同量，水煎2h，分2次服，每日1剂。15～20日为1疗程。服完500～600g，能使肿瘤消失。

(3)绒毛膜上皮癌　石上柏30g，大枣5枚共煎煮，吃枣喝汤，分2次服。能使阴道流血停止，尿妊娠试验转阴。

(4)咽喉癌　石上柏片，口服每次6～8片，每日1次。能使咽肿咯血等症状消失，颈部肿块缩小，吞咽顺利，亦治肝癌、胃癌。

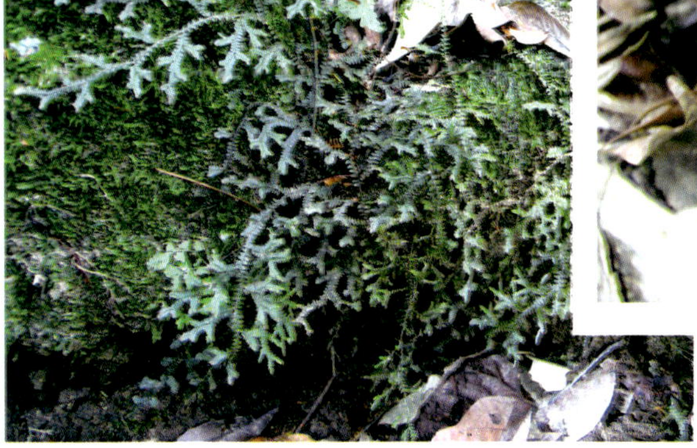

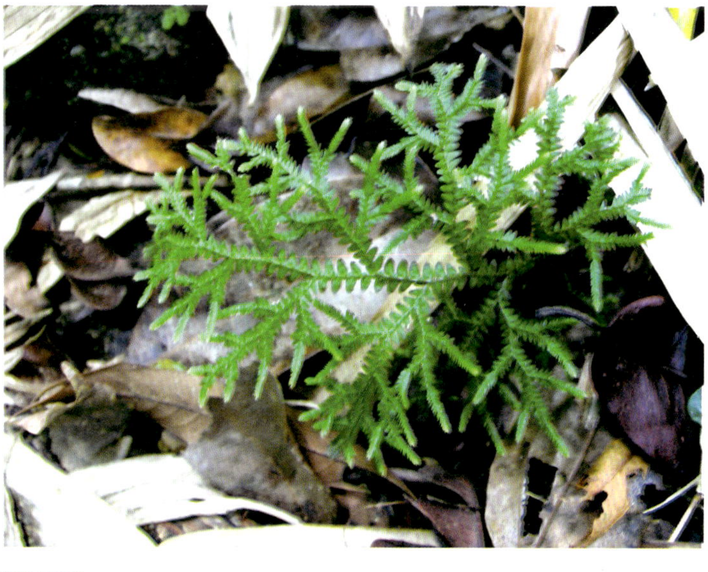

Selaginella doederleinii Hieron.

# 069.石斛 Shihu

【植　物　名】海南石斛；美花石斛；密花石斛；聚石斛

【别　　名】美花石斛、粉花石斛；大黄草、黄草；鸡背石斛、金黄泽等。

【药材基源】本品为兰科 Orchidaceae 植物海南石斛 Dendrobium hainanense Rolfe、美花石斛 D. loddigesii Rolfe、密花石斛 D. densiflorum Lindl.、聚石斛 D. lindleyi Steud. 的新鲜或干燥茎。

【形态特征】海南石斛：茎细长，略带“之”形曲折，长 10～30cm，粗 2～3mm，除基部外均为叶鞘所包；节间长约 1cm，略带棒状。叶细圆柱形，直径 2～3mm，顶端钝；略外弯，连鞘长 3～5cm。花单朵腋生，淡粉红色；中萼片卵形，长约 4mm，宽约 2.5mm，顶端钝；侧萼片大，新月形，长约 5mm，与中萼片均具 3 脉，顶端急尖，与蕊柱足合生部分长达 1.1cm；花瓣长圆形，长约 3mm，宽约 1mm，具 1 脉，唇瓣楔状倒卵形，长约 1.5cm，顶部宽约 7mm，顶端骤然收狭，具 2 圆齿，边缘波状，具 9 脉；蕊柱极短，高 1～1.5mm；子房连花梗长约 6mm。花期：3～9 月。

美花石斛：茎细圆柱形，高 10～45cm，粗约 3mm。叶纸质，长圆状披针形，长 2～4cm，宽 1.0～1.3cm，先端锐尖而稍钩转。花单生于有叶或无叶茎上，稀 2 朵，花白色或紫红色，有香气；中萼片卵状长圆形，长 1.7～2.0cm，宽约 7mm；侧萼片披针形，长 1.7～2.0cm，宽 6～7mm；花瓣椭圆形，与中萼片等长；唇瓣近圆形，直径 1.7～2.0cm，上面中央金黄色，周边淡紫红色，边缘具短流苏，两边密步短柔毛。花期：4～6 月。

密花石斛：茎粗壮，通常棒状或纺锤形，长 25～40cm，粗达 2cm，下部长收狭的细圆柱形；叶革质，常 3～4 枚近顶生，长圆状披针形，长 8～17cm，宽 2.6～6cm。总状花序生于顶端，具多数密集而下垂的花；花黄色，萼片矩圆形，花瓣近圆形，唇瓣圆状菱形，具短爪。花期：4～5 月。

聚石斛：茎假鳞茎状，密集或丛生，多少两侧压扁状，纺锤状，长 1～5cm，粗 5～15cm。叶单生于茎顶。总状花序生于上部茎节上，疏生数朵至 10 余朵花，花黄色。花期：4～5 月。

【生境分布】主要附生于树上或岩石上。分布于万宁、琼中、白沙、五指山、昌江等地。

【采收加工】全年可采，去净须根、叶和叶鞘，置沸水中略烫，晒干或烘干。

【化学成分】海南石斛含多糖。美花石斛含多糖、石斛宁和石斛宁定；密花石斛含多糖和菲类联苄类化合物；聚石斛含多糖。

【抗癌药理】本品能使腹腔植入肉瘤细胞的 ICR 小鼠平均寿命延长，其活性物质为 4，7- 二羟基 -2- 甲氧基 -9，10- 二氢菲。

【性味功能】味甘淡，性微寒。有益胃生津，滋阴清热的功能。

【抗癌应用】⑴胃癌　石斛、生地、沙参各 15g，玉竹、麦冬、知母各 9g，生扁豆、天花粉、竹茹各 6g，生甘草 3g，生石膏（先煎）20g，水煎 2 次服。用于胃癌之胃脘灼热感，口干便燥等阴津枯竭者。继续服用，并使肿块逐渐消散。

⑵血管瘤　石斛 180g，杜仲、夏枯草各 90g，骨碎补、龙骨、牡蛎、续断、狗脊、寄生、黄精、海藻、昆布、橘络、忍冬藤各 60g，三棱、莪术、丹参、虻虫、乳香、没药各 30g，蜈蚣 15 条水煎 3 次，合并煎液，熬制成膏，每服 3 汤匙，每日服 4 次。继续服用，能控制软组织及骨骼多发性血管瘤的进行性发展趋向。可结合放射治疗。

⑶脉管肉瘤　石斛、半枝莲各 15g，板蓝根、首乌、天花粉、黄精、熟地、生地、太子参各 12g，麦冬、白术各 9g，水煎 2 次分服。宜于急性各型，能使症状完全缓解。

⑷脑肿瘤　石斛、玄参、旱莲草、瓦楞子、紫草、金银花各 90g，海藻、昆布、生地、白芷、牡蛎、石决明各 60g，辛夷、苍耳子、全蝎、桃仁、橘络各 30g，青黛 12g，蜈蚣 20 条，水煎 3～4 次，合并煎液，加蜂密 1.25kg 熬膏，每服 6g，日服 3 次。继续服用，可缓减颅内压力及

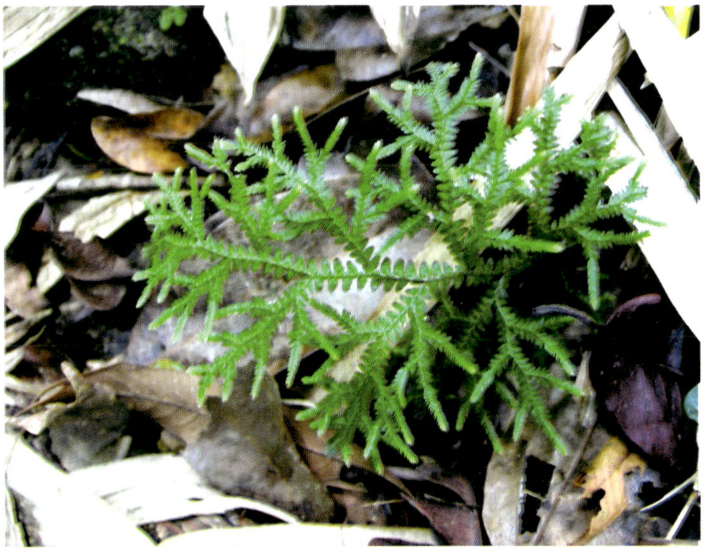

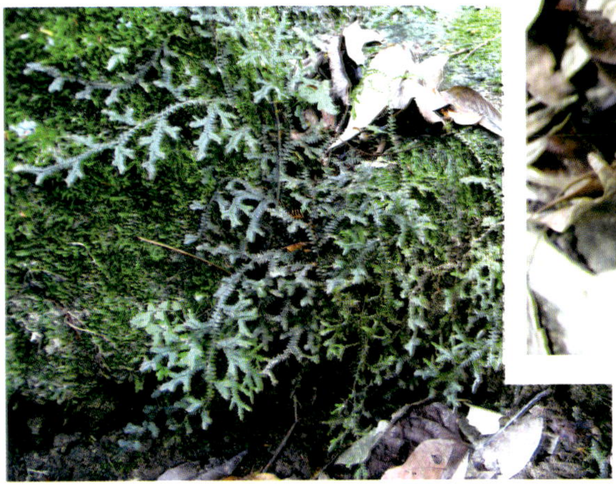

诸种压迫症状，视力障碍好转。结合放身治疗，可获满意效果。

（5）骨巨细胞瘤　石斛、夏枯草、女贞子、杜仲、续断、当归、熟地、骨碎补、三棱、莪术、龙骨、黄芪、牡蛎、枸杞各30g，首乌、白蒺藜、血竭、乳香、没药各15g，牛腿骨90g水煎3～4次，合并煎液，加蜂蜜500ml，隔水熬膏，每服3汤匙，每日3～5次。可结合放射或其它疗法。

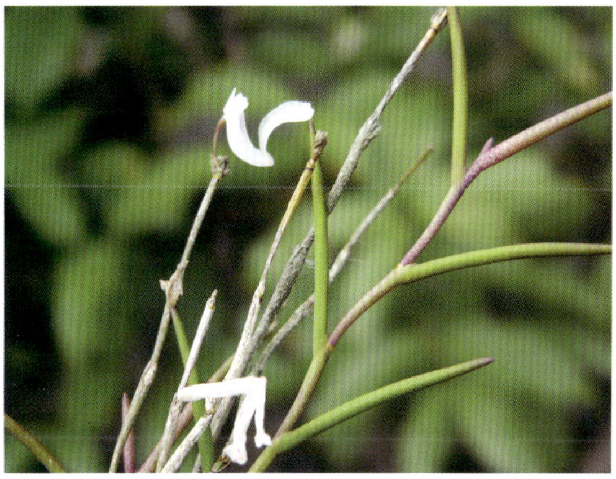

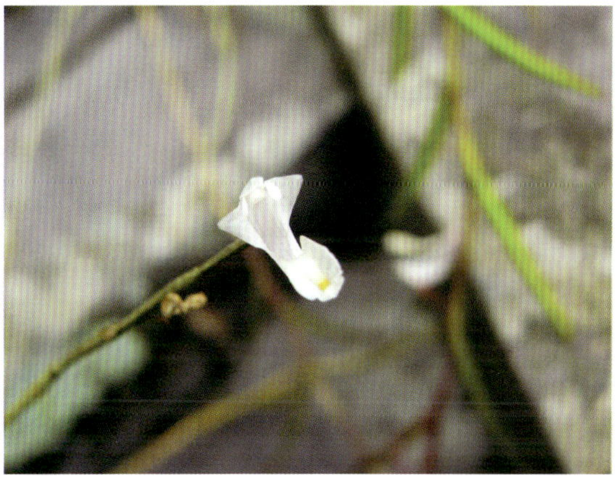

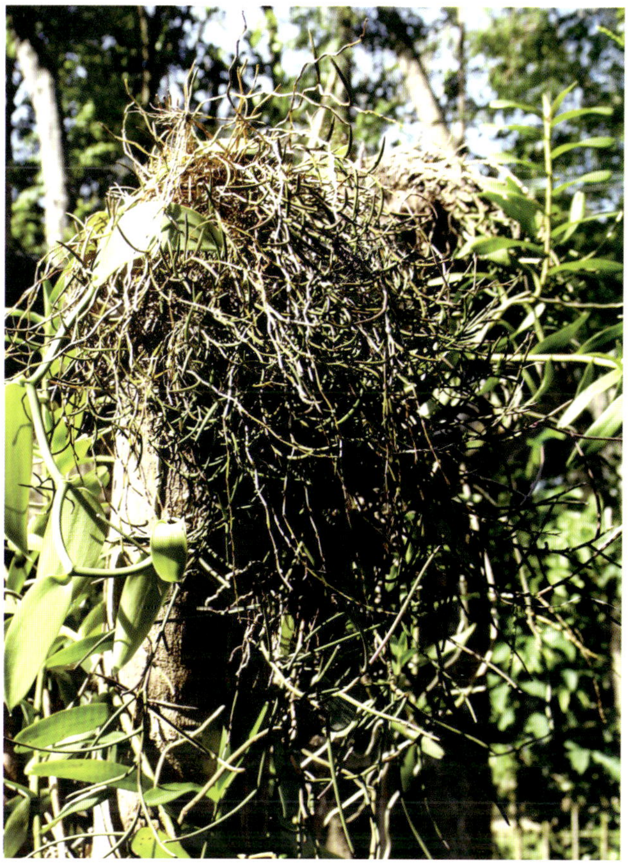

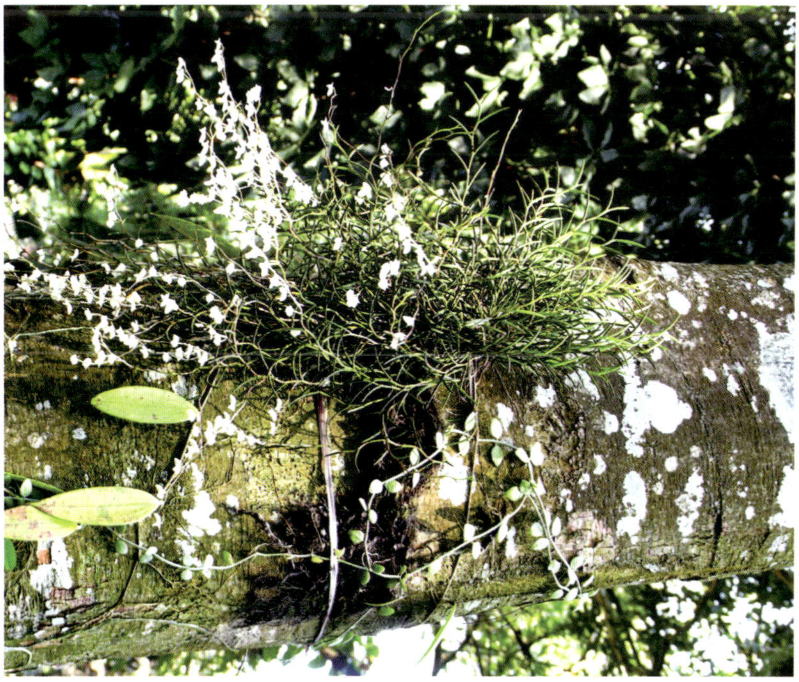

Dendrobium hainanense Rolfe

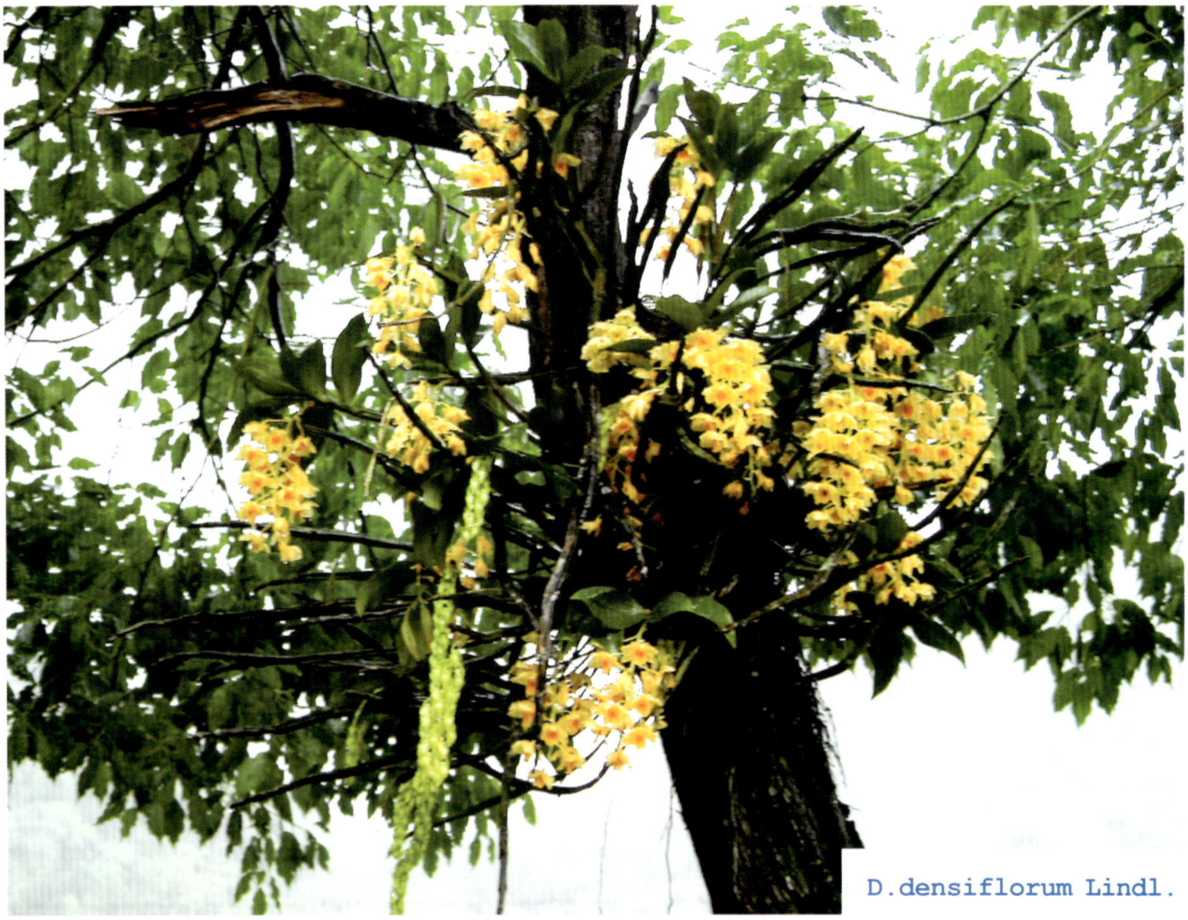

D.densiflorum Lindl.

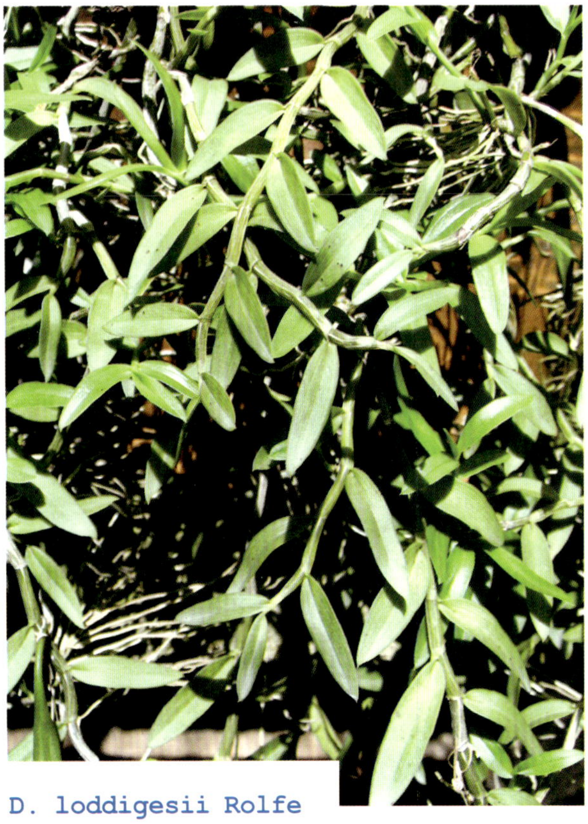

D. loddigesii Rolfe

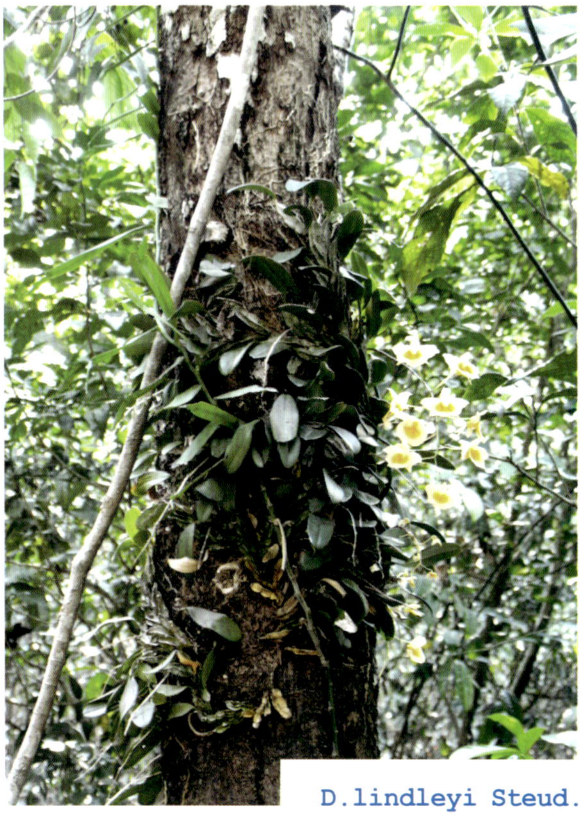

D.lindleyi Steud.

# 070.石菖蒲 Shichangpu

【植 物 名】石菖蒲

【别　　名】菖蒲、阳春雪、木蜡、望见清、水剑草、剑叶菖蒲等。

【药材基源】为天南星科 Araceae 植物石菖蒲 Acorus gramineus Soland. 的根茎。

【形态特征】多年生草本。须根肉质，极多；根茎肥厚多节，下部横卧，节间密，粗 2～5 mm，上部多分枝，植株因而丛生状。叶无柄，两行排列，线形，长 20～50cm，宽 7～13mm，顶端渐狭，上部平展，基部对折，无明显的中脉，深绿色，有光泽，叶从两侧其部常有膜质叶鞘，以后脱落。花夏季开放，肉穗花序由无叶的花茎顶端抽出，长 4～8cm，宽 4～7mm；叶状佛焰苞长 13～25cm，长为花序的 2～5 倍。花两性，小而密。黄绿色；花被片 6；雄蕊 6 枚。浆果倒卵形，成熟时黄绿色或淡黄色。

【生境分布】生于山沟、溪涧潮湿流水的岩石间，或泉水附近。分布于海南各地。

【采收加工】秋、冬季节挖，除去茎叶及须根，晒干，去净毛衣。

【化学成分】石菖蒲根茎含挥发油，油中主成份为 α，β，γ - 细辛醚，并有细辛醛、二聚细辛醚、丁香酚及黄樟油素等。

【抗癌药理】本品体外实验具的抗癌活性，能杀死腹水癌株细胞。动物体内实验证明有抗癌活性。本品对强致癌物黄曲霉素 B1 和小梗囊胞菌素的抑制率为 100%。

【性味功能】味辛、性微温。有开窍，豁痰，理气活血，散风，祛湿的功能。

【抗癌应用】(1)宫颈癌　石菖蒲、白英各 30g 水煎，2 次分服，每日 1 剂。局部插入，至癌组织全部脱落为止。

(2)纤维肉瘤　石菖蒲、生南星、北细辛、川椒、荜拨、松香各 12g，生草乌、生半夏各 9g，山柰、蛇脱各 15g，千金子、蓖麻子各 18g，甘松 24g，蜈蚣 3 条，白芷 30g，血余炭 90g，桐油、香油各 250g，茶油 500g 同熬至滴水成珠，稍凉，入麝香 3g，搅匀成膏，外贴。可使癌瘤缩小。亦宜于乳腺纤维瘤。

(3)肝癌　石菖蒲 30g，天竺黄 9g 水煎，先服牛黄 0.5g。宜于原发性肝癌，能缓解肝昏迷。

(4)贲门癌　石菖蒲、急性子、代赭石 30g，徐长卿、土半夏、旋复花各 15g，苍术、乌药各 9g 水煎服。能降逆和中并治食管癌，3 个月后可使症状及癌灶基本消失，吞咽顺利，病情显着好转。

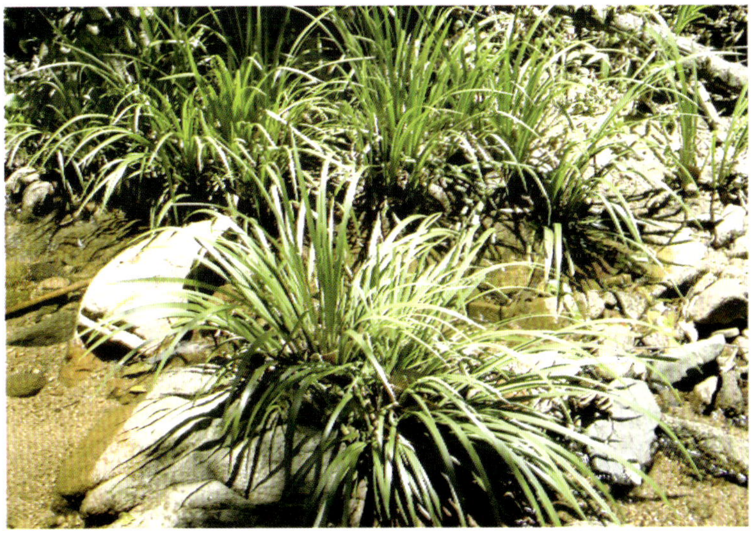

Acorus gramineus Soland.

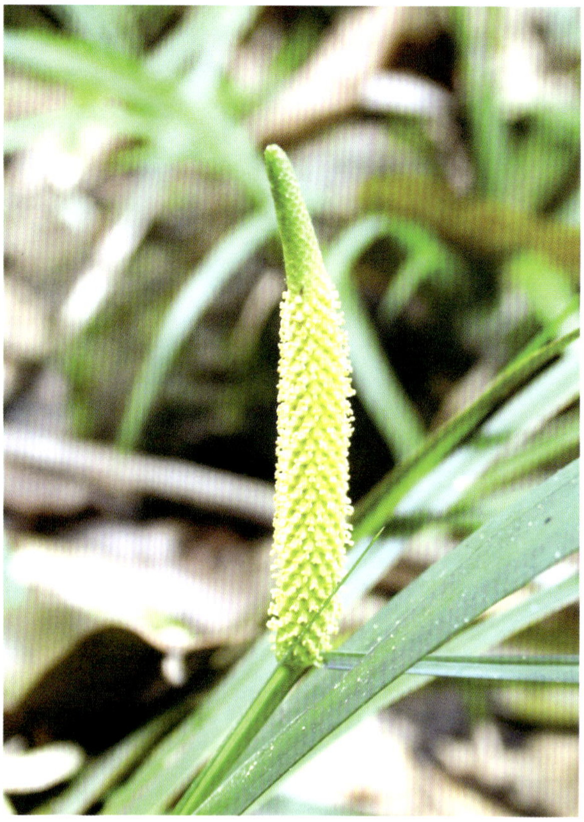

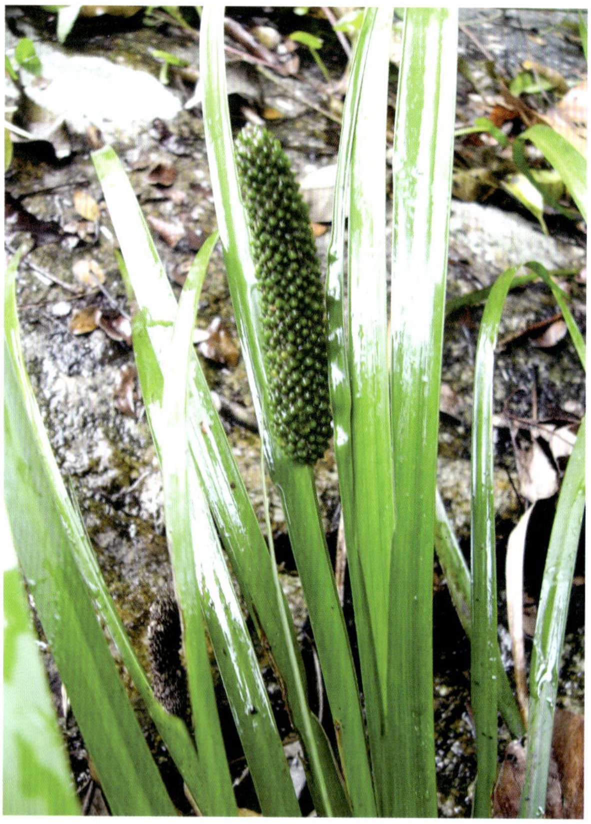

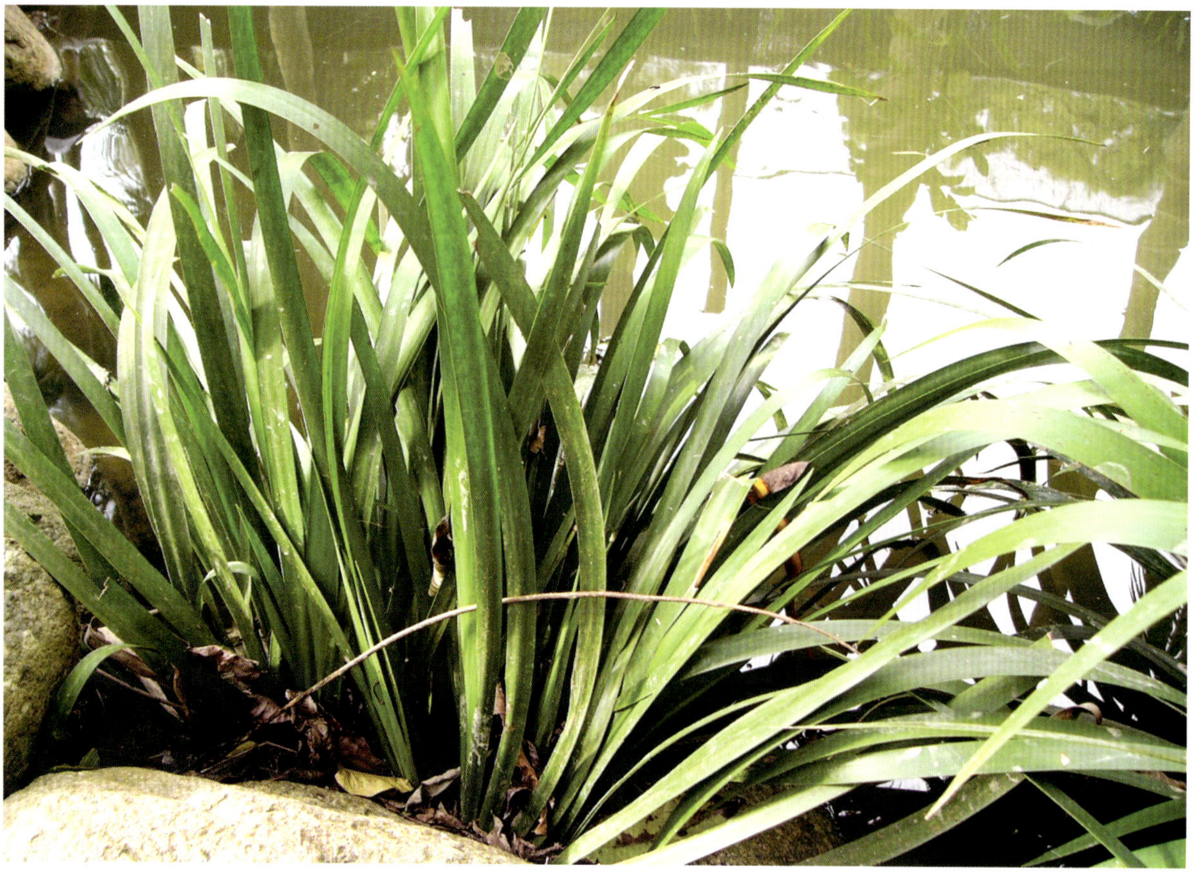

Acorus gramineus Soland.

# 071.石榴 Shiliu

【植 物 名】石榴

【别　　名】安石榴、西榴、水晶榴。

【药材基源】为石榴科Punicaceae植物石榴Punica granatum L.的果皮。

【形态特征】落叶灌木或小乔木。高2～7m。小枝常具四棱，顶端多为刺状。叶对生或丛生，倒卵形至长椭圆形长2.5～6cm，宽1～1.8cm，先端尖或微凹，基部渐狭，全缘；具短柄。花1至数朵，集生于枝顶，红色；花萼常6裂，革质，宿存；花瓣6枚，皱缩；雄蕊多数；子房下位或半下位。果实球形，果皮革质，熟时黄色或红色，内具薄隔膜。种子多数，外种皮肉质酸甜可食。花期：5～6月；果期7～8月。

【生境分布】海南各地有栽培，少量逸为野生。

【采收加工】果实成熟时收集果皮，晒干。

【化学成分】石榴的果皮含石榴皮素、白桦脂酸、熊果酸、异槲皮苷等。

【抗癌药理】本品体外实验具的抗癌活性，能杀死腹水癌株细胞。动物体内实验证明有抗癌活性。本品对强致癌物黄曲霉素B1和小梗囊胞菌素的抑制率为100%。

【性味功能】酸者味酸、涩，甜者味甘、酸、涩，性温平。有涩肠，止血，驱虫的功能。

【抗癌应用】(1)直肠癌大便脓血　石榴果皮12～18g，水煎后加红糖适量矫味，分2次服，每日1剂。

(2)子宫颈癌　石榴连皮带籽捣碎，仙人掌洗净后捣碎。轮流吃，每日各15g。

(3)胃癌腹泻　焦三仙30g，石榴皮9g，水煎服，每日2次。

(4)结肠癌、直肠癌　石榴皮、败酱草各15g，铁苋菜30g，茯苓、白术、怀山药、罂粟壳各12g，甘草3g，水煎服。

Punica granatum L.

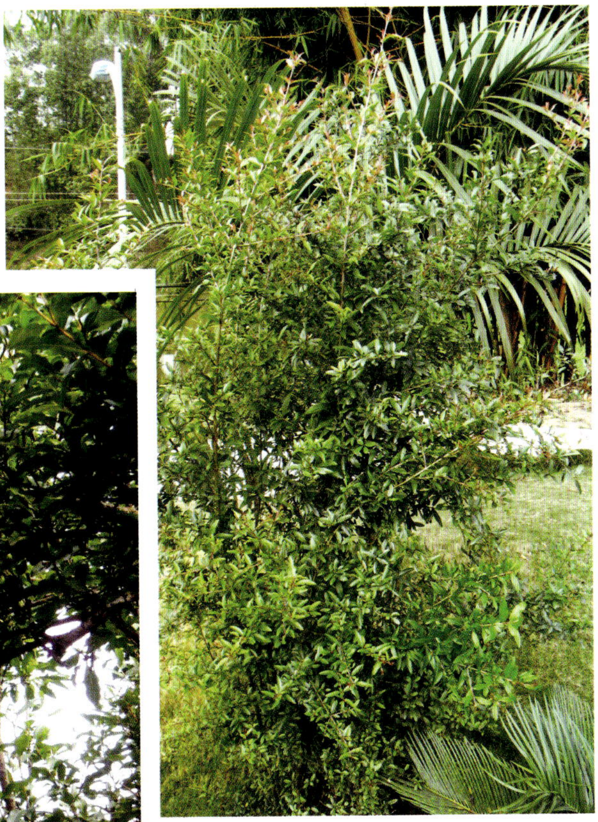

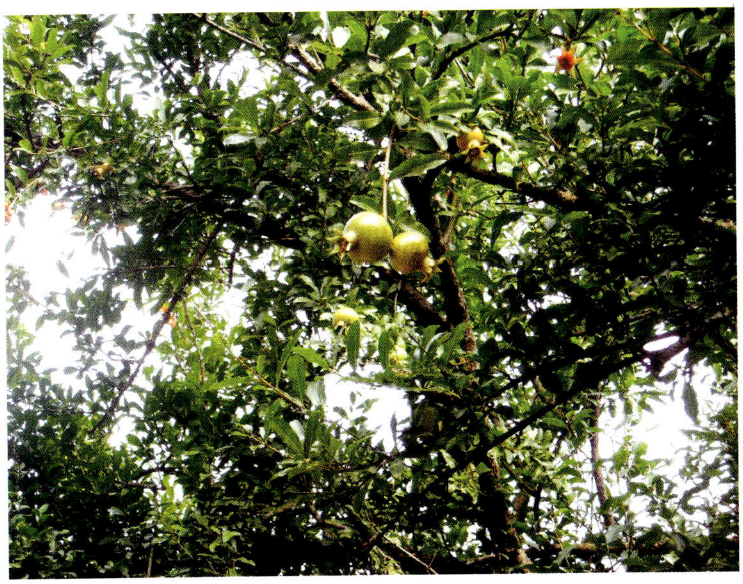

# 072.石蝉草 Shichancao

【植 物 名】石蝉草

【别　　名】火伤叶、胡椒草、散血胆。

【药材基源】为胡椒科Peperaceae植物石蝉草Peperomia dindigulensis Miq.的全草。

【形态特征】肉质草本。高10～40cm；茎直立或基部匍匐；分枝，被短柔毛，基部具有不定根，主根细而长，生于腐土层内或岩石表面上。叶对生或轮生，2～4枚，近肉质或厚纸质，椭圆形或倒卵状菱形，长2～4cm，宽1～2cm，顶端钝尖或圆，基部楔形，两面被短柔毛；叶脉不显；叶柄长6～18mm，被疏毛、后变秃净。穗状花序，淡绿色至淡黄绿色，腋生或顶生，单生或2～3丛生，长5～8cm，直径1.3～2mm；总花梗被柔毛，长约15mm，花排列较稀疏；苞片圆形、盾状着生，圆形、直径约0.8mm；雄蕊与苞片着生于子房的基部，花药圆形至长圆形，花丝甚短；子房倒卵形，顶端钝，乳头状，被微柔毛。浆果近圆球形，紫黑色，顶端尖直径约0.6mm。花果期4～7月。

【生境分布】生于林谷中或小溪边石缝内。分布于儋州等地。

【采收加工】夏季采集，去根洗泥，晒干，生用，亦用鲜品。

【化学成分】根茎含挥发油，油中主成分为α－，β－，γ－细辛醚，并有细辛醛、二聚细辛醚、丁香酚及黄樟油素等。

【抗癌药理】体外实验具有抗肿瘤活性。

【性味功能】味辛、性凉。有祛瘀散结的功能。

【抗癌应用】⑴胃癌　石蝉草、黄药子3g浸酒口服，能缓和症状。亦治食道癌。

⑵淋巴网状细胞肉瘤　石蝉草、通光藤各30g，水煎3～4h，分3次服，渣敷肿处，每日1剂，15d为1疗程。能使肿瘤缩小或消失。亦治淋巴肉瘤、乳腺癌。

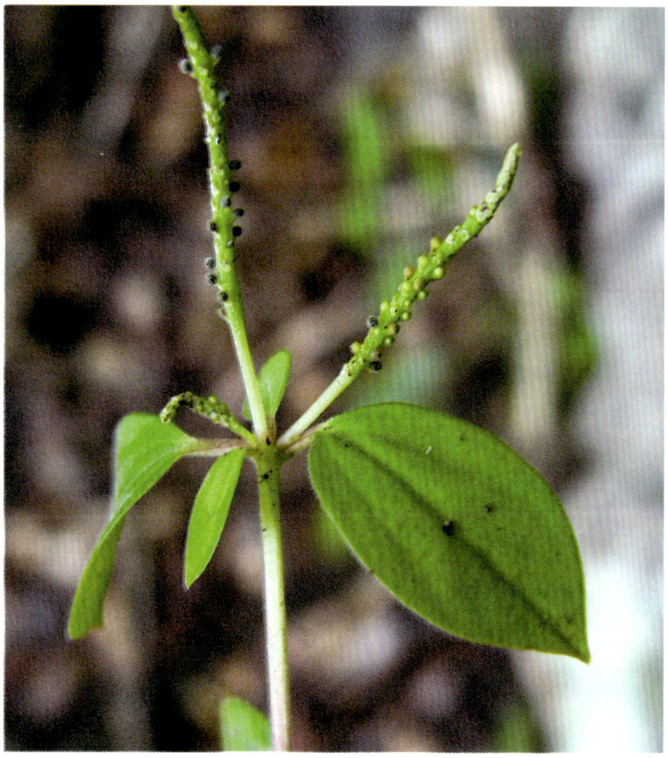

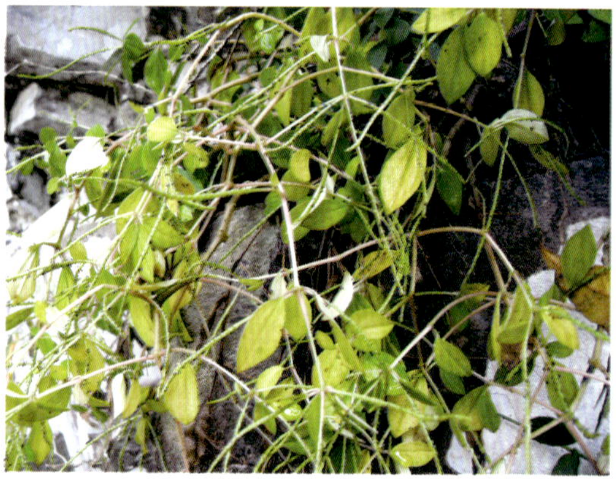

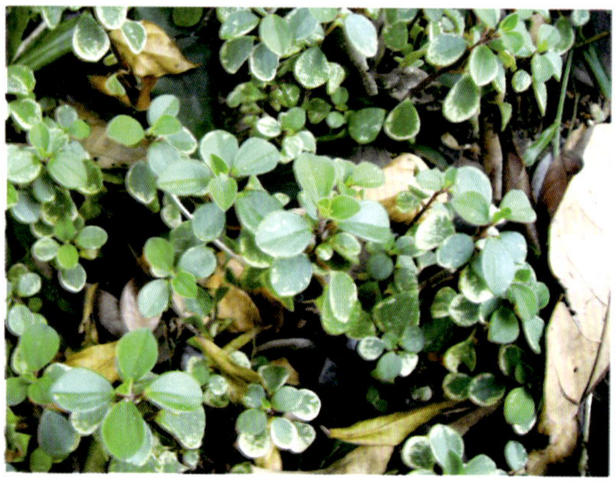

Peperomia dindigulensis Miq.

# 073.龙眼 Longyan

【植 物 名】龙眼

【别　　名】桂圆、圆眼。

【药材基源】为无患子科Sapindaceae植物龙眼Euphoria longans(Lour.)Steud.的根、叶、假种皮(龙眼肉)及种子(龙眼核)。

【形态特征】常绿乔木。高达10余米；小枝粗壮，灰褐色，被微柔毛。叶为偶数羽状复叶，连柄长15～30cm或更长；小叶4～5对，很少3或6对，互生，薄革质，长圆形或长圆状披针形，两侧多少不对称，长6～15cm，顶端短渐尖或短尖，两面无毛，下面粉绿；侧脉每边12～15条，下面凸起。花春季开放，单性同株，白色，排成顶生大型圆锥花序，总轴和分枝均密被褐色星状毛；萼杯状，裂片稍厚，三角状卵形，长约2.5mm，内外均被星状毛，覆瓦状排列；花辨5，披针形，与萼裂片近等长。果核果状，近圆球形，径1.5～2.5cm，黄褐色或灰黄色，表面稍粗糙；种子茶褐色，光亮，全部被肉质假种皮所覆盖。

【生境分布】海南广泛栽培。

【采收加工】秋初果实成熟时摘下，烘干或晒干，剥取果肉。采集叶片及枝皮，晒干。

【化学成分】龙眼含葡萄糖、蔗糖和维生素A、B等。

【抗癌药理】龙眼肉的水浸液对肿瘤细胞的生长有抑制作用，对奥杜盎氏小芽胞癣菌的生长有明显抑制作用。

【性味功能】味甘，性温。有补益心脾、养血安神的功能。

【抗癌应用】(1)肿瘤扶正调理方　白术、茯神、黄芪、龙眼肉、枣仁各30g，人参、木香各15g，甘草8g，当归、远志各3g。研粗末，每次12g，加生姜5片，大枣1枚，水煎去渣温服。
(2)恶性淋巴肉瘤　人参6g，白术6g，黄芪6g，当归身3g，炙甘草1.5g，茯神6g，远志3g，枣仁6g，青木香1.5g，龙眼肉6g，生姜3片，大枣2枚。每日1剂，水煎服。

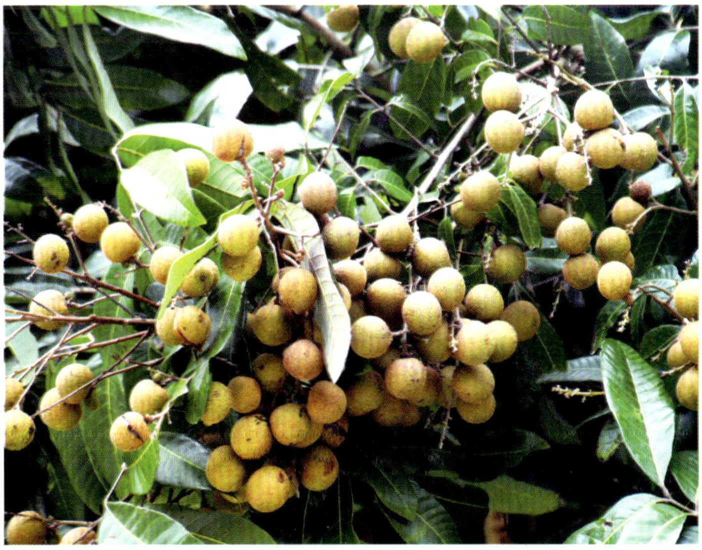

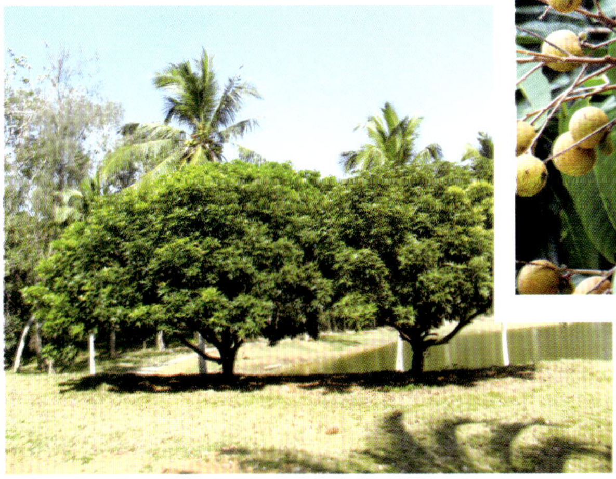

Euphoria longans(Lour.)Steud.

# 074.龙葵 Longkui

【植 物 名】少花龙葵

【别　　名】野海椒、苦葵、野辣虎、龙鸦眼睛草、天茄子、黑天天等。

【药材基源】为茄科 Solanaceae 植物少花龙葵 Solanum nigrum var.pauciflorum 的干燥全草。

【形态特征】一年生草本。茎直立，多分枝。叶卵形，全缘或有不规则的波状粗齿，两面光滑或有疏短柔毛；叶柄长 1～2cm。花序短，蝎尾状，腋外生有 4～10 朵花，梗长约 5mm；花萼杯状；花冠白色，辐状，裂片卵状三角形；雄蕊 5 枚；子房卵形，花柱中部以下有白色绒毛。浆果球形，熟时黑色；种子近卵形，压扁状。花期：6～7 月。

【生境分布】生于田边、荒地及村庄附近。分布于海南各地。

【采收加工】全年可采割，除去杂质，晒干。

【化学成分】全草含生物碱苷龙葵碱、澳洲茄碱、澳洲茄边碱等多种生物碱等。

【抗癌药理】龙葵总碱对动物肿瘤的抑制率极强。从龙葵总碱中分离的碱 II 成分抗癌活性最强，有明显的细胞毒作用，可使 Hela 细胞解体。龙葵叶提取物对小鼠肉瘤 S180 腹水型也有一定的抑制作用。对小鼠子宫颈瘤 U14、肉瘤 S180，艾氏腹水癌转实体型有抑制作用。

【性味功能】味苦，性寒。有清热，解毒，活血，消肿的功能。

【抗癌应用】(1)鼻咽癌　龙葵、石上柏各 30g，半枝莲 15g，水煎，每日服 2 次。能使癌灶缩小，症状缓解。

(2)喉癌　龙葵、白英各 30g，蛇莓、七叶一枝花、野荞麦各 15g，苦枳 9g 水煎服。能使喉肿消失，症状缓解。

(3)乳癌　龙葵、蒲公英、白英各 45g，蛇莓 24g 水煎服。能使癌肿消除并候复。食管癌龙葵、白英各 500g，蛇莓、臭橘叶、鬼针草各 250g，分 10d 水煎服。能使病灶缩小，吞咽顺利。

(4)肺癌　龙葵、半枝莲、蜀羊泉各 30g，石见穿 15g，水煎服。使症状缓解，肿胀消除。

(5)直肠癌　龙葵、红藤、忍冬藤、白花蛇舌草各 30g，紫花地丁、半枝莲各 15g，十大功劳 9g，水煎服，每日 1 剂。可使肝肿大缩小至正常范围，症状消失。

(6)膀胱癌　龙葵、蜀羊泉各 30g，水煎，分 2 次服。

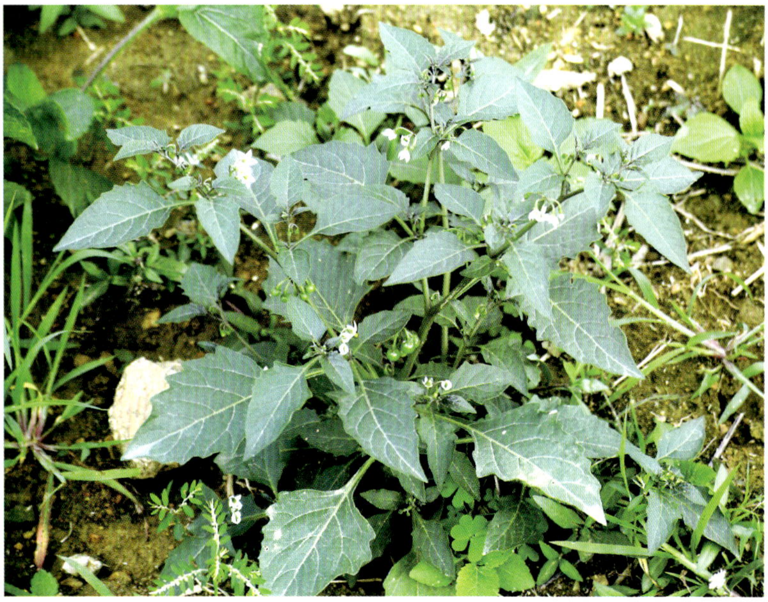

Solanum nigrum var.pauciflorum

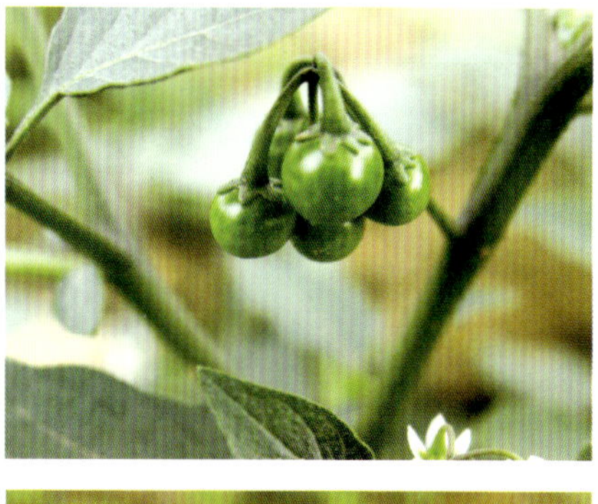

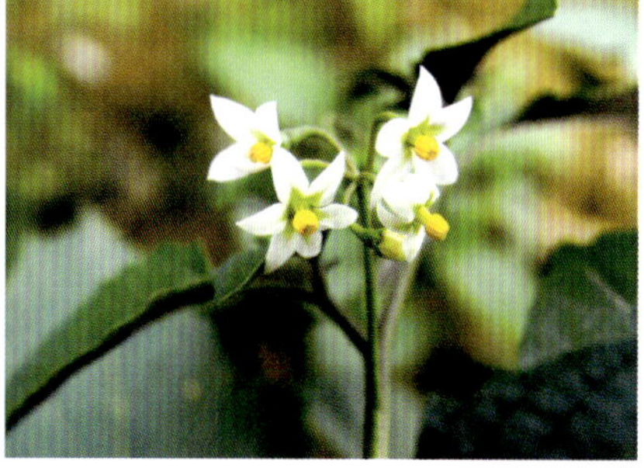

# 075.冰片 Bingpian

【植 物 名】艾纳香

【别　　名】大风草、大枫草、大丁黄、盖手香、三稔草、大风艾等。

【药材基源】为菊科Compositae植物艾纳香Blumea balsamifera　DC.以叶蒸馏而成的结晶。

【形态特征】一年生或多年生大草本或灌木，全株密被黄白色绒毛，高达3m，具香气。茎直立，木质化，多分枝，青白色。单叶互生，有短柄或无柄。叶片椭圆形或椭圆状披针形，长15～24cm，宽4～10cm，先端短尖，基部浑圆或广楔形，边缘具不整齐锯齿，常于基部横展羽状全裂，上面绿色有短柔毛，下面密被银白色绒毛。4～5月开花，头状花序较小，径约1cm，排列成伞房状；总苞片披针形，数轮，覆瓦状排列；花黄色，边花为雌性，多数，丝状，顶端有细齿牙；中央为两性花，花冠管状，边缘5裂；雄蕊5枚，伸出管口之外；柱头2裂，子房下位。瘦果有10棱，被绒毛，顶端有淡白色冠毛1轮。

【生境分布】生长于路旁、草地、荒野等处。分布于海南各地。

【采收加工】在秋季采摘叶片，加热升华，得灰白色粉状物，经压榨制成结晶状粉末。再经提炼成块状结晶，劈削成薄片。

【化学成分】冰片主要成分为左旋龙脑。

【抗癌药理】艾纳香叶中分离出的艾纳香内酯A、B、C在5～10ug/ml时可抑制Yoshida肉瘤细胞生长。

【性味功能】味辛、微苦，性微温。有祛风消肿，活血散瘀的功能。

【抗癌应用】(1)肝癌　冰片、青黛、石膏、紫草、夏枯草、甘遂、牵牛子各240g，大黄、铅丹各180g，乳香、没药各150g，明矾120g，马钱子、五倍子、全蝎、蜈蚣各90g，绿矾、水蛭各60g，共研细末，制成膏药、外敷肝肿处，7d换药1次。同时内服白花蛇舌草、牵牛子、鸡内金各150g，茵陈、黄药子、白药子、柴胡、大黄、玄明粉、半边莲、半枝莲、三棱、莪术、三七、紫草、生水蛭、急性子各90g，金银花、藤梨根、党参、生牡蛎、鳖甲、夏枯草、丹参各60g，炮山甲30g研末，蜜丸，丸重9g，每服1丸，每日服3次，温开水送。能使肝肿块缩小，黄疸、腹水等症状消退。

(2)宫颈癌　冰片、硇砂、硼砂、乳香、没药、儿茶各10g，血竭7.5g，蛇床子4g，麝香1g，雄黄、钟乳石各13g，铅丹45g，白矾585g，共研为宫颈散，涂敷宫颈，每周2次。同时内服愈黄丹（水蛭、虻虫、乳香、没药、黄连各6g，全蝎、黄柏各9g，牡丹皮12g，龙胆草15g照方30料，共研细末，混匀后用金银花90g煎汤，制为药丸，梧子大，雄黄粉9g为衣），每服3g，分2次吞服。继续至症状消失，宫颈光滑。

(3)食道癌　冰片、沉香各9g，硇砂6g，礞石15g，火硝30g，硼砂60g，共研细末，每次1g，缓缓含化咽下。每隔半h1次，能进食时改为3h1次。宜于进食困难有梗阻者。

(4)直肠癌　冰片7.5g，雄黄、硼砂、三仙丹各6g，儿茶5.5g，乳香、没药、血竭各4.5g，轻粉3g，蛇应酬子2g，儿茶5.5g，乳香、没药、血竭各4.5g，轻粉3g，蛇床子2g，蟾酥0.6g，白矾270g，上药各研细末，先将白矾用开水溶化，调入各药末，最后加血竭、蛇床子与蟾酥，制成一分硬币大小的药片。外用，每次1片放癌疡组织处，隔2～3d换一次。能使带血粘液及肿前逐渐减少。可结合放射治疗。亦宜于阴道癌。

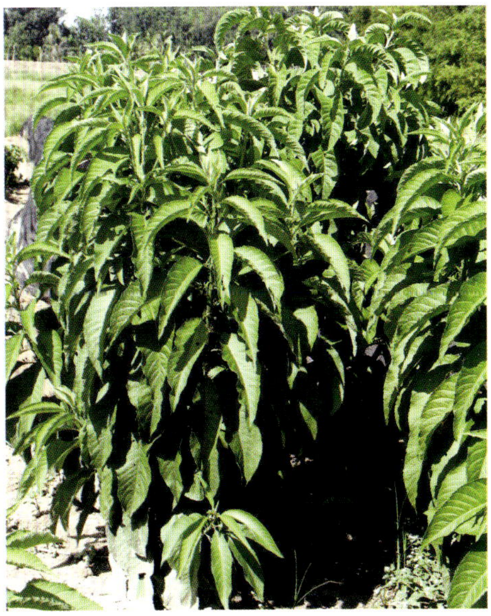

Blumea balsamifera　DC.

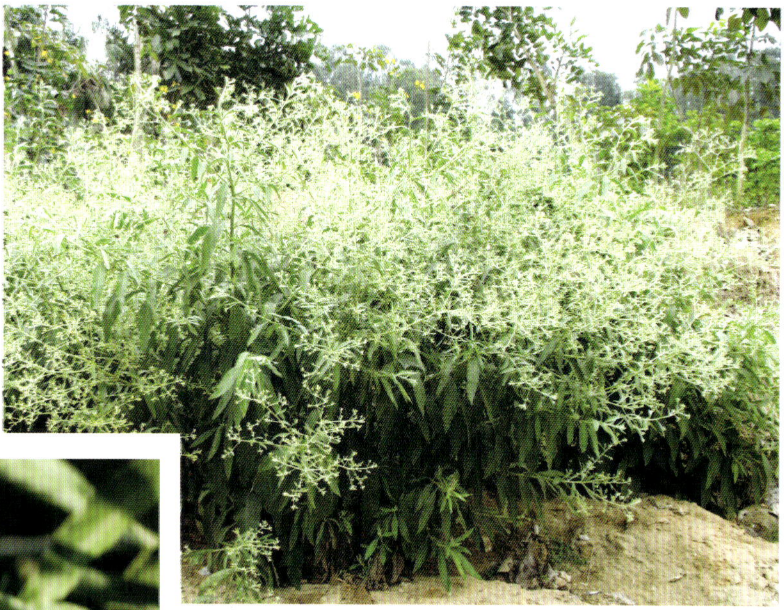

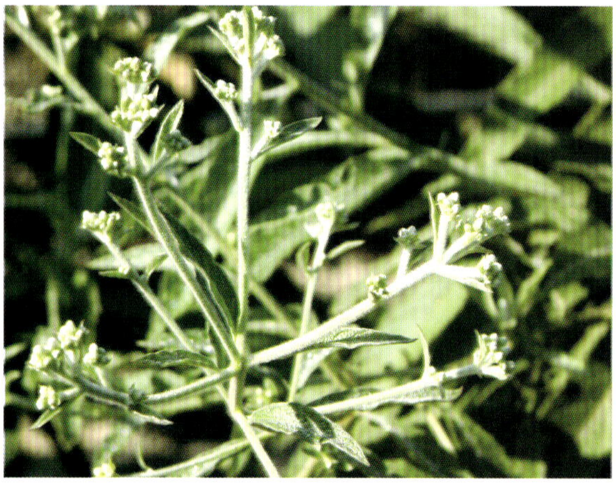

Blumea balsamifera DC.

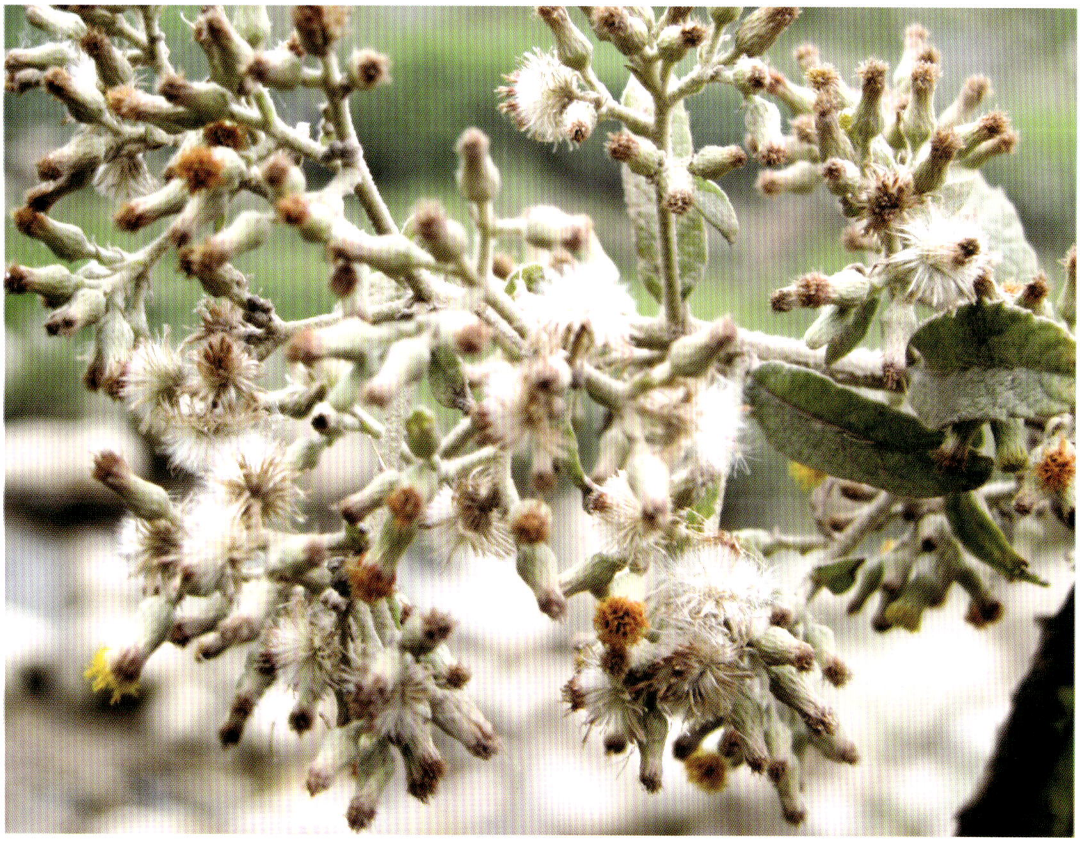

# 076.决明子 Juemingzi

【植 物 名】决明

【别 名】草决明、假花生、假绿豆。

【药材基源】为豆科Leguminosae植物决明Cassia tora L.的成熟种子。

【形态特征】一年生直立、粗壮草本，高1～2m。偶数羽状复叶，长4～8cm，叶柄上无腺体，叶轴上每对小叶间有棒状的腺体1枚；小叶3对，纸质，倒心形或倒卵状长椭圆形，长2～6cm，宽1.5～2.5cm，顶端钝而有小尖头，基部渐狭，偏斜，两面被柔毛；小叶柄长1.5～2mm；托叶线形，被柔毛，早落。花秋末开放，腋生，通常2朵聚生，总梗长6～10mm；花梗长1～1.5cm，丝状；萼片5枚，膜质，下部合生成短管，外面被柔毛，长约8mm；花瓣5，黄色，下面二片略长；发育雄蕊7枚；子房无柄，被白色柔毛。荚果纤细，近线形，有四直棱，两端渐尖，长达5cm，宽3～4mm；种子菱形，光亮。花期：10月。

【生境分布】生于山地及平地旷野。分布于海南各地。

【采收加工】秋、冬季采收成熟果实，晒干，打下种子，除去杂质。

【化学成分】决明子含大黄酚、大黄素、芦荟大黄素、大黄酸、大黄素葡萄糖苷、大黄素蒽酮、大黄素甲醚、决明素、橙黄决明素，以及新月孢子菌玫瑰色素、决明松、决明内酯。尚含维生素A。

【抗癌药理】体外筛选结果，本品对人子宫颈癌JTC26有抑制作用，抑制作用较强。本品所含大黄素、大黄酸50mg/kg剂量时对小鼠黑色素瘤的抑制作用较强。

【性味功能】苦，微寒。有清肝明目，润肠通便的功能。

【抗癌应用】⑴眼睑腺癌　决明子、千里光、薏苡仁各30g，夏枯草、黄芩、半夏、辛夷花、羊蹄根各15g，旱莲草10g，水煎服。

⑵子宫颈癌、阴道癌　决明子、牻牛儿苗、鱼腥草各适量，煎汤代茶饮。

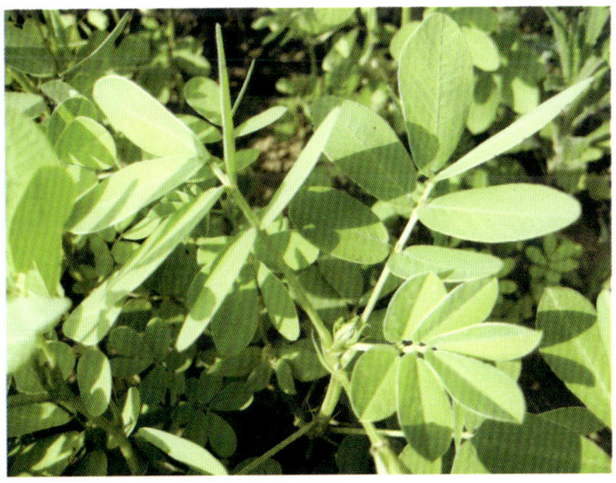

Cassia tora L.

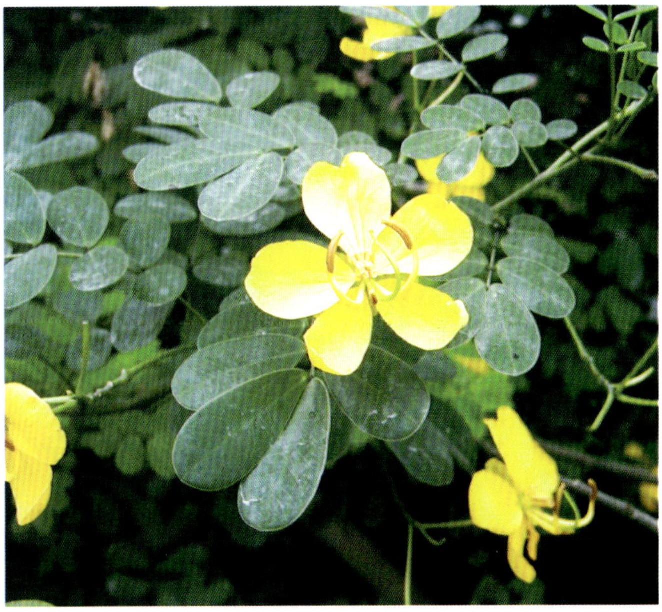

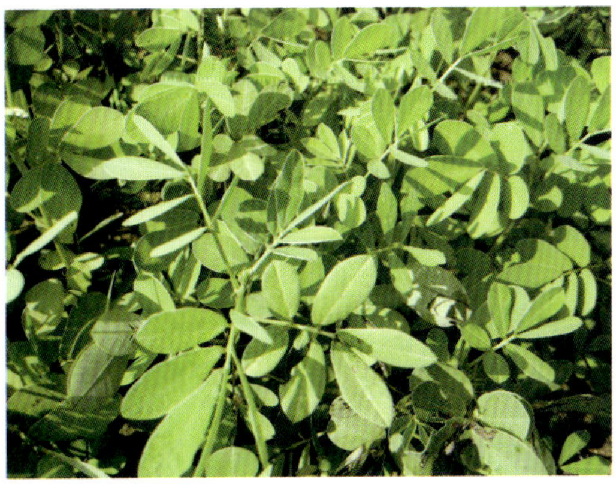

# 077.十大功劳 Shidagonglao

【植 物 名】阔叶十大功劳；细叶十大功劳

【别　　名】土黄柏、土黄连、八角刺、刺黄柏、黄天竹、老鼠刺等。

【药材基源】为小檗科 Berberidaceae 植物阔叶十大功劳 Mahonia bealei (Fout.) Carr. 和细叶十大功劳 M. fortunei (Lindl.) Fedde 叶和根。

【形态特征】阔叶十大功劳：长绿灌木，树高可达 4m，羽状复叶互生，，长 30～45cm，小叶 9～15 枚，宽卵形或长卵形，长 6～12cm，先端渐尖，边缘各具 2～8 个大齿，基部近心形而不相等；上面绿色，下面带灰白色。总状花序丛生茎顶；花序柄粗壮，压扁，花密聚，黄色，苞片 1 枚，卵圆披针形；萼片 9 枚；花瓣 6 片；雄蕊 6 枚，雌蕊 1 枚。浆果球形、暗蓝色，被腊粉。花期：4～5 月；果期：9～10 月。

细叶十大功劳：长绿灌木，树高 1～2m。茎直立，多分枝，无刺。单数羽状复叶互生，长 25～40cm，小叶 7～13 片，坚硬革质，狭披针形，长 6～12cm，先端长渐尖，基部契形，每边有 6～13 刺锯齿，下面灰黄绿色，但无腊状白粉。总状花序生自枝顶芽鳞腋间，长 3～5cm；两性花黄色，多数密生，有短柄，萼片 9 枚，花瓣 6 片；花药两瓣裂；子房上位，1 室。浆果卵圆形，暗蓝色，有白色腊粉。花期：6～7 月；果期 10～11 月。

【生境分布】多野生于山谷林下或灌丛中。分布于海南全岛。

【采收加工】全年可采，砍下树干或连根挖取。除去枝、叶和须根，洗净晒干。

【化学成分】根、茎、叶都含有生物碱，叶含异汉防乙碱 1.56%，小檗碱 0.035%，掌叶防乙碱 0.035%，药根碱 0.087%。

【抗癌药理】异汉防已碱对艾氏腹水癌有抑制作用，小檗碱能增强白细胞及网状内皮系统的吞噬能力，在试管中亦具抗癌活性。

【性味功能】味苦、性凉。有败毒抗癌、消炎退肿的功能。

【抗癌应用】⑴肝癌　十大功劳叶、龙葵各 30g，水煎 2 次分服，每日 1 剂。继续服用，至肝功能检查正常，肝区放射性显影分布均匀。

⑵绒毛膜癌　十大功劳根、白花蛇舌草、白英、菝葜各 30g，龙葵 90g 水煎 3 次分服。迄尿妊娠试验转为阴性。

⑶鼻咽癌　鲜十大功劳、鲜石榴皮各 30g，夏枯草各 30g，甘草 9g 水煎服，每日 1 剂。能使炎性分泌物减少，颈淋巴结明显缩小，延长生存期。

⑷肺癌　十大功劳、鱼腥草、夏枯草各 30g，了哥王、石榴皮各 10g，半枝莲 45g，水煎服，每日 1 服。坚持服用，能使病灶逐渐缩小，临床症减基本消失。宜于肺癌肺门淋巴结转移者。

⑸肺癌　十大功劳、鱼腥草、夏枯草各 30g，了哥王、石榴皮各 10g，半枝莲 45g，水煎服，每日 1 服。坚持服用，能使病灶逐渐缩小，临麻床减基本消失。宜于肺癌肺门淋巴结转移者。

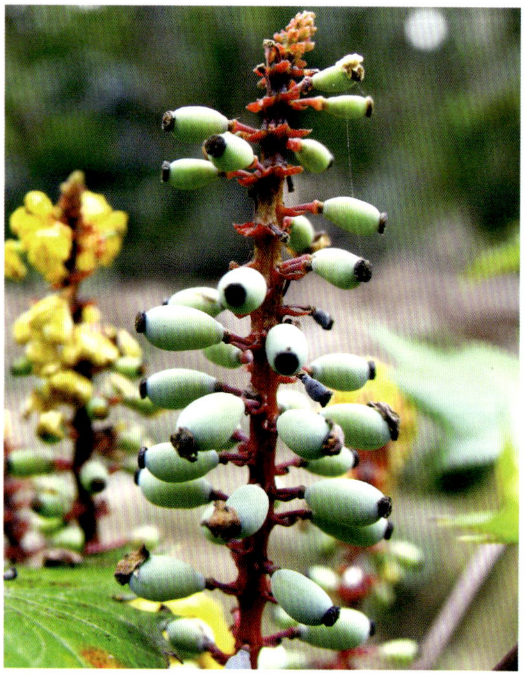

Mahonia bealei (Fout.) Carr.

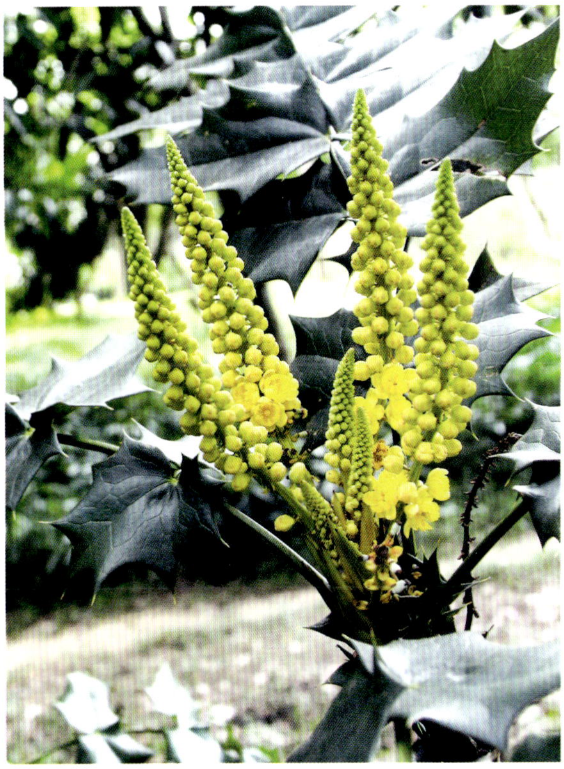

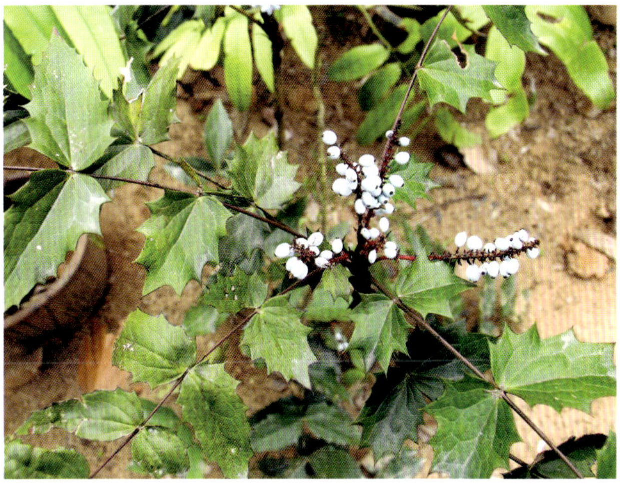

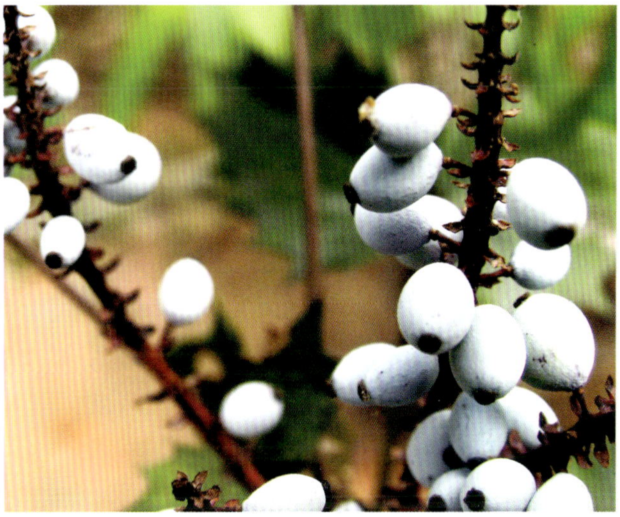

Mahonia bealei (Fout.) Carr.

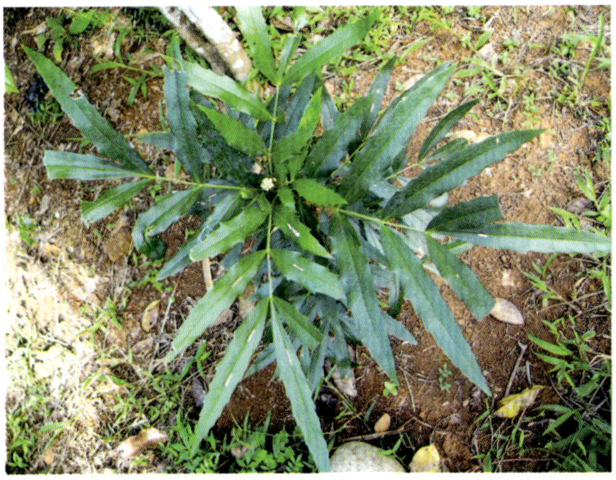

M.fortunei (Lindl.) Fedde

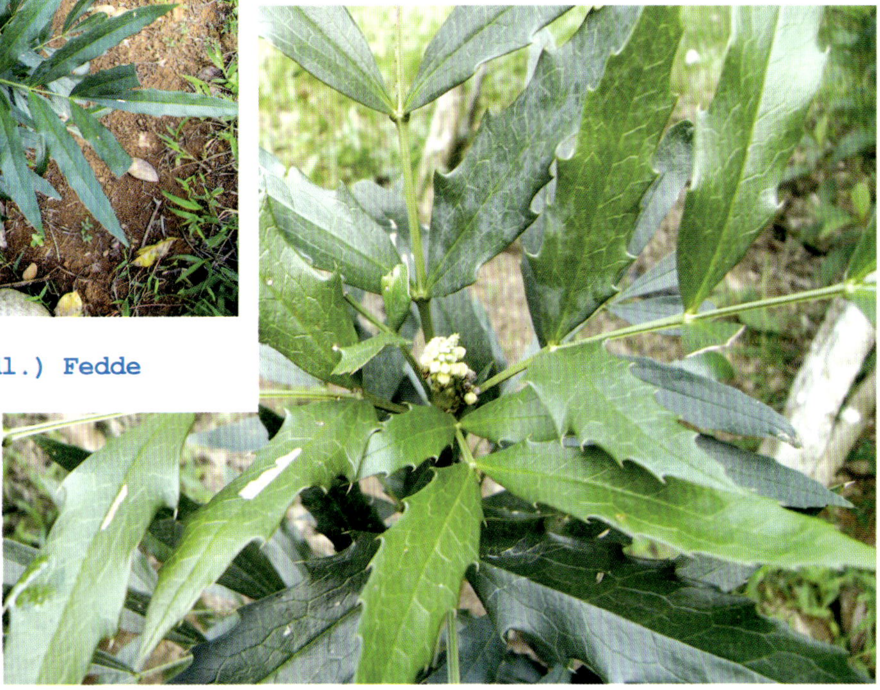

## 078.地胆草 Didancao

【植 物 名】地胆草

【别 名】草鞋根、草鞋底、地胆头、苦地胆、牛托鼻、铁灯盏等。

【药材基源】为菊科 Compositae 植物地胆草 Elephantopus scaber L. 的全草。

【形态特征】略粗壮直立草本，高 30～60cm，多少粗糙，被白色紧贴粗毛，茎 2 歧分枝，枝少而硬。叶大部基生，匙形或倒针形，长 5～13cm 或更长，宽 2～4cm，顶端钝或急尖，基部渐狭，边缘稍具钝锯齿，茎叶少而小。头状花序约有小花 4 朵，复头状花序生于枝顶，排成伞房花序式，基部有 3 片卵形至长圆状卵形的苞叶，苞叶长 1～1.5cm，被粗毛；总苞长 8～10mm，总苞片椭圆形，顶端渐尖，有粗毛；花冠淡紫色，长 8～9mm。瘦果有棱，顶冠以 4～6 枚长而硬的粗毛。花期：7～11 月。

【生境分布】生长于河边草地、荒地、路旁、田边及草坡等处。分布于海南各地。

【采收加工】夏秋采收，去杂质，洗净晒干或鲜用。

【化学成分】地胆草全草含表无羁萜醇、蛇麻脂醇、豆甾醇、三十烷醇、三十二烷醇、乙酸蛇麻脂醇脂、去氧地胆草素及异去氧地胆草素。

【抗癌药理】地胆草内酯及地胆草新内酯在体内外对 KB 细胞有细胞毒作用，地胆草内酯对小鼠白血病 P388 有显着的抑制作用。地胆草内酯及地胆草新内酯分别以 50～100mg/kg 对大鼠瓦克癌 W256 有显着的抑制作用，在体外对人体鼻咽癌 KB 细胞有抑制作用。

【性味功能】味苦，性凉。有清热解毒，利尿消肿的功能。

【抗癌应用】⑴各种癌肿　地胆草 6～9g，泡水服，每日 2 次。

⑵癌症淋巴结转移　地胆草适量，以盐和醋少许同捣烂，外敷患处。

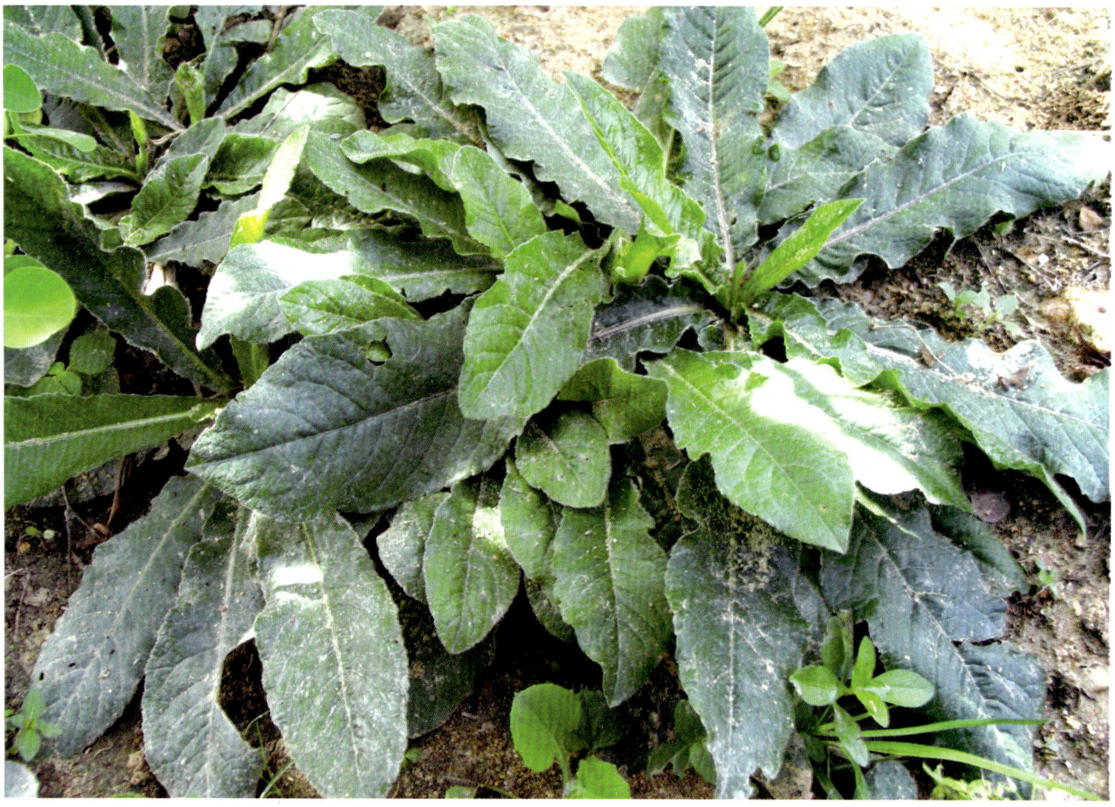

Elephantopus scaber L.

# 079.地桃花 Ditaohua

【植 物 名】肖梵天花

【别　　名】野棉花、狗脚迹、大梅花树、刺头婆、痴头婆。

【药材基源】为锦葵科 Malvaceae 植物肖梵天花 Urena labata L. 的干燥根。

【形态特征】为直立半灌木，高 0.5～1m，全株被柔毛及星状毛。叶互生，下部的近圆形，中部的卵形，上部的长圆形至披针形，长 4～7cm，宽 2～6cm，浅裂，上面有柔毛，下面有星状绒毛；叶柄长 2～6cm；托叶 2 枚，线形，早落。花夏、秋开放，单生叶腋或几朵簇生，淡红色，直径 1.5cm；花梗短，有毛；小苞片 5 枚，近基部合生；花萼杯状，5 裂；花瓣 5 枚，倒卵形，外面有毛；雄蕊花丝连合成管状，花药紫红色；子房 5 室，花柱圆柱状，顶端 10 裂。果扁球形，直径 1cm；分果瓣具钩状刺毛，成熟时与中轴分离。

【生境分布】生于荒野、路边、田埂等。分布于海南各地。

【采收加工】全年可采收。挖取根部，除去地上部分，抖净泥沙。晒干。

【化学成分】地桃花全草含酚性成分、氨基酸、甾醇。茎皮合戊聚糖 21.92%、木质素 6.87%。种子含油 13～14%。

【抗癌药理】本品体外试验证明有明显的抗噬菌体作用，提示有抑制癌细胞增殖的活性。

【性味功能】味甘，辛，性微温。有祛风利湿、活血解毒的功能。

【抗癌应用】⑴肺癌咳血　地桃花 60g，洗净切碎，猪瘦肉 150g，水适量炖服。

⑵喉癌红肿　地桃花 50g，水煎含漱。同服六神丸，每次 30 粒。每日 2 次。

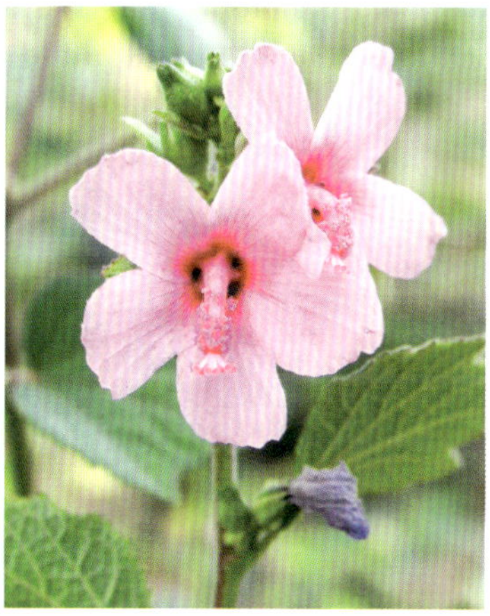

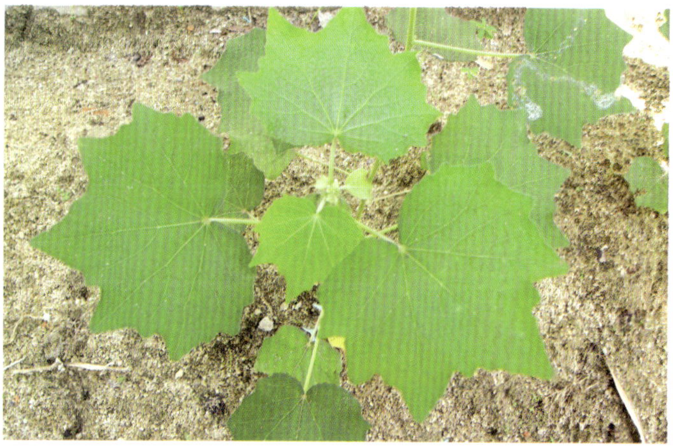

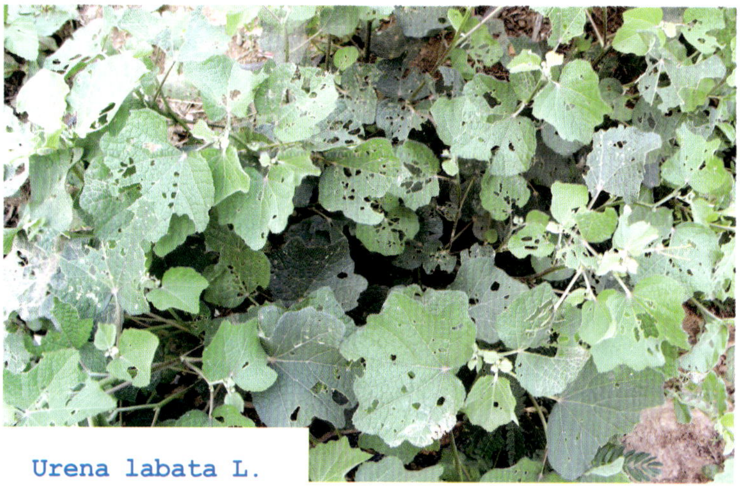

Urena labata L.

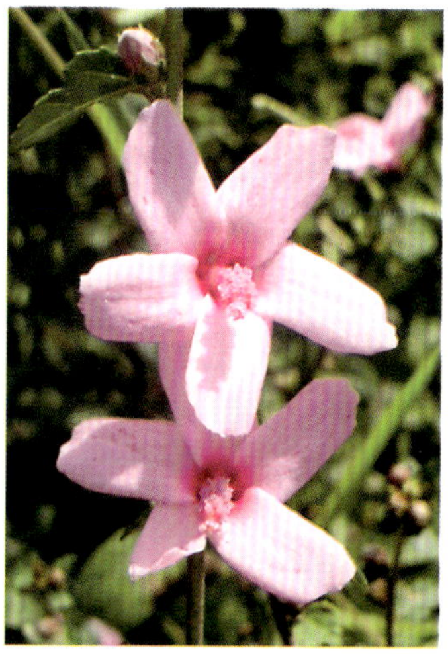

# 080.夹竹桃 Jiazhutao

【植 物 名】红花夹竹桃

【别　　名】拘那夷、柳叶桃、拘那、桃叶桃、叫出冬、水甘草等。

【药材基源】夹竹桃科 Apocynaceae 植物红花夹竹桃 Nerium indicum Mill. 的树皮和枝叶。

【形态特征】常绿大灌木，无毛。叶3～4枚轮生，枝条下部为对生，叶片窄披针形，长11～15cm，宽约2cm，侧脉扁平，密生而平行。聚伞花序顶生；花萼直立；花冠白色，芳香，重瓣；副花冠鳞片状，直径约2cm；蓇葖果，长形。种子顶端具黄褐色种毛。花期：几乎全年，以夏、秋季最盛；果期：冬、春季。

【生境分布】海南各地栽培。

【采收加工】结合整枝修剪，采集叶片及枝皮，晒干或炕干。

【化学成分】红花夹竹桃富含多种强心苷，主要存在于叶、茎皮和根中，目前已分出20多种，系由洋地黄毒苷元、夹竹桃苷元、乌沙苷元、欧夹竹桃苷元、奈利苷元等与不同的糖组成，其中主要有欧夹竹桃苷丙、葡萄糖尼哥苷、龙胆二糖夹竹桃苷A等。此外，还含孕菌烯醇酮苷、孕甾烷、欧夹二烯酮A、糖醇白坚皮醇和橡胶肌醇、鸡蛋花素以及黄酮、三萜、甾醇等。

【抗癌药理】夹竹桃叶对小鼠艾氏腹水癌有轻度抑制作用。夹竹桃的吲哚类生物碱对小鼠白血病P388细胞和人表皮肿瘤KB细胞有明显的细胞毒作用。

【性味功能】微寒，味苦，有毒。有强心利尿，定喘镇痛的功能。

【抗癌应用】(1)脑肿瘤　夹竹桃小叶3片，铁落100g，水煎服，每日分3次口服。

(2)肺癌　夹竹桃叶7片，糯米1小杯，同捣烂，加糖煮粥食之，不宜多服。

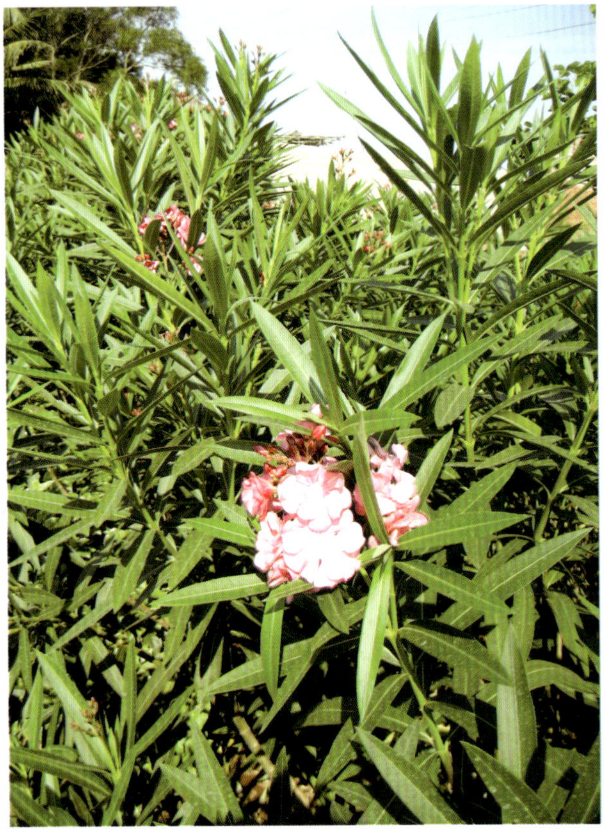

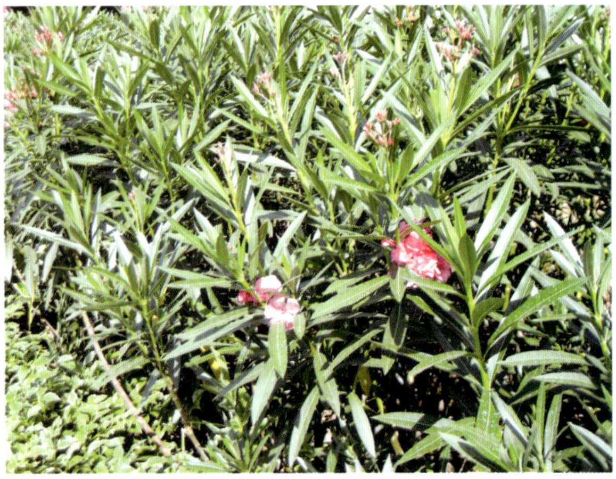

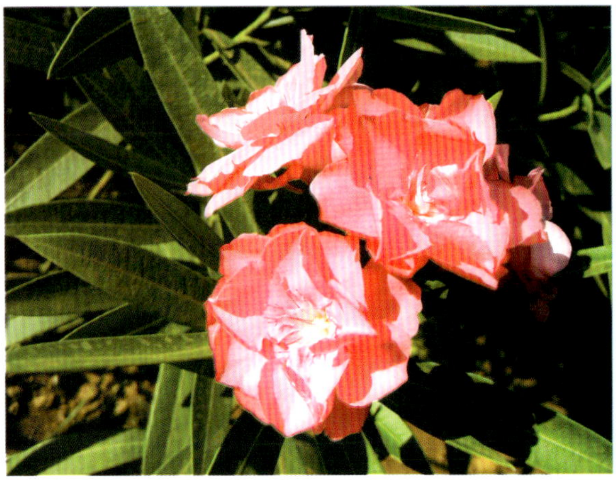

Nerium indicum Mill.

# 081.朱砂根 Zhushagen

【植 物 名】朱砂根

【别　　名】铁凉伞、铁雨伞、大罗伞、凉伞遮金珠、万两金、火龙珠等。

【药材基源】为紫金牛科 Myrsinaceae 植物朱砂根 Ardisia crenata Sims. 的根。

【形态特征】常绿灌木，高 0.5～1.5m，有匍匐根状茎。根柔软肉质，表面微红色，断面有小红点。茎直立，不分枝。单叶互生，叶革质或坚纸质，狭椭圆形或倒披针形，长 6～13cm，宽 2～3.5cm，先端尖，基部楔形，边缘皱波状或波状齿，具明显的边缘腺点，下面淡绿色。伞形花序顶生；花萼 5 裂，裂片卵形或长圆形；花冠 5 裂，裂片披针形，长 6mm，基部连合，淡紫白色；雄蕊 5 枚，短于花冠裂片，花药红色。萼片、花瓣、花药上均有黑色腺点。浆果鲜红色，球形，有稀疏黑腺点。花期：5～7 月；果期：9～12 月。

【生境分布】生于丘陵地带常绿阔叶林下，或溪边、村边潮湿灌木林中。分布于海南各地。

【采收加工】秋、冬二季采收。挖取根，洗净，晒干。

【化学成分】朱砂根根含皂苷、鞣质、生物碱、糖类等。

【抗癌药理】夹竹桃叶对小鼠艾氏腹水癌有轻度抑制作用。夹竹桃的吲哚类生物碱对小鼠白血病 P388 细胞和人表皮肿瘤 KB 细胞有明显的细胞毒作用。

【性味功能】味微苦、辛，性平。有清热解毒、消肿止痛、活血散瘀、祛风除湿的功能。

【抗癌应用】已进入临床试验阶段。

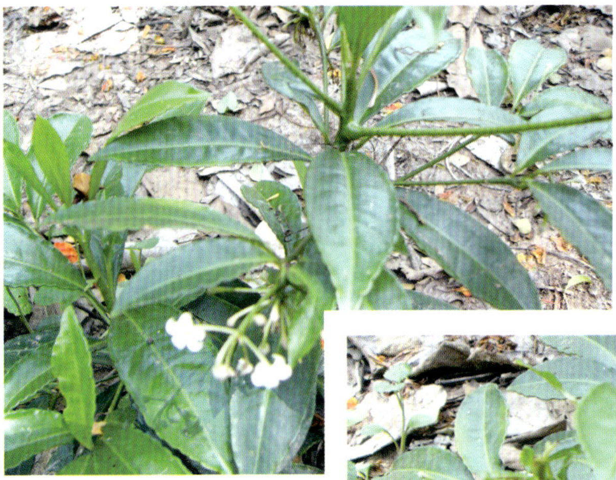

Ardisia crenata Sims.

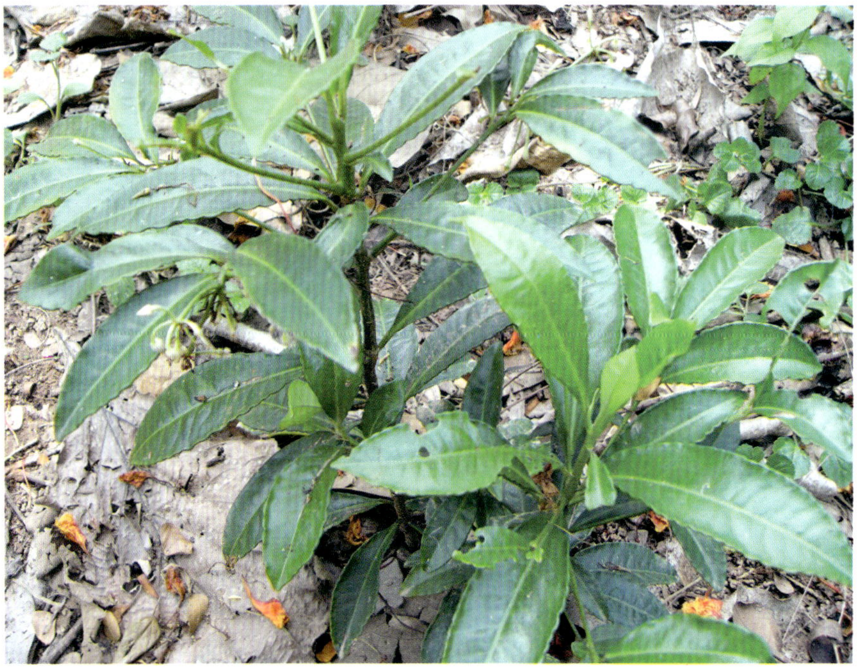

# 082.江南柏 Jiangnanbai

【植 物 名】罗汉松

【别　　名】土杉、罗汉杉。

【药材基源】为罗汉松科 Podocarpaceae 植物罗汉松 Podocarpus macrophyllus （Thunb.） D.Don 的干燥嫩枝叶。

【形态特征】小乔木或灌木，树皮成薄片状脱落；枝向上斜展，密集。叶螺旋状着生，密集，线状披针形，长 2.5～7cm，宽 3～7mm，顶端钝或圆，基部楔形，上面深绿色，有光泽，中脉隆起，背面灰绿色或淡绿色，中脉微隆起。雄球花穗状，腋生，常 3～5 个成簇着生于极短的总梗上，基部有数枚苞片；雌球花单生叶腋，具梗，基部具少数苞片，最内方承托胚珠的杯状苞片花后发育成假种皮，基部苞片发育成肥厚肉质的种托。种子核果状，卵圆形，径约 1cm，成熟时假种皮紫黑色，有白粉，种托肉质，圆柱形，红色，种柄长 1～1.5cm。花期：4 月；种子 10 月成熟。

【生境分布】生于土壤肥沃的林地中。分布于琼中。

【采收加工】全年可采。剪取嫩枝叶，晒干，或带幼枝扎成小把。

【化学成分】江南柏含有罗汉松内酯、竹柏内酯、新柳杉双黄酮等化学成分。

【抗癌药理】从罗汉松中的新二萜酸成分 pseudolarix acid A、B 对鼻咽癌 K B 细胞等具有细胞毒性。本品成分竹柏内酯 F 对吉田肉瘤细胞体外培养有抑制作用；竹柏内酯 C 对吉田肉瘤细胞体外培养 50%浓度的 ID50 为 2.25 × 10-3 mg 分子，对小鼠白血病 P388 剂量为 40 mg / kg 时小鼠生命延长率为 45%。罗汉松果实中竹柏内酯 C 和去甲二萜类对的白血病 P388 细胞有较高的抑制作用。罗汉松水提液对小鼠移植性肿瘤如小鼠 S180、EAC、U14 和腹水型肝癌 HepA 均有抑制作用。

【性味功能】味微苦、辛，性平。有止血，活血，舒筋活络的功能。

【抗癌应用】⑴胃癌　江南柏、黄芪各 15g，党参、白术、茯苓、枸杞子、山药各 12g，延胡索、乌药各 10g，甘草 3g，水煎服，每日 1 剂。

⑵肺癌　江南柏、仙鹤草、紫株草、百合各 15g，侧柏炭 9g，茯苓、北沙参、牡丹皮各 10g，山药 12g，甘草 3g，水煎服，每日 1 剂，连服 5～7 剂。

⑶治疗白血病　罗汉松果实 60g，紫草 30g，天龙 20g，藏红花 10g（单煎，另饮），水煎服。

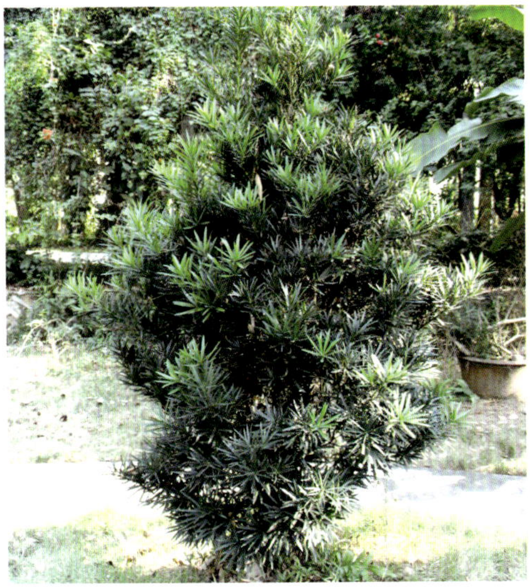

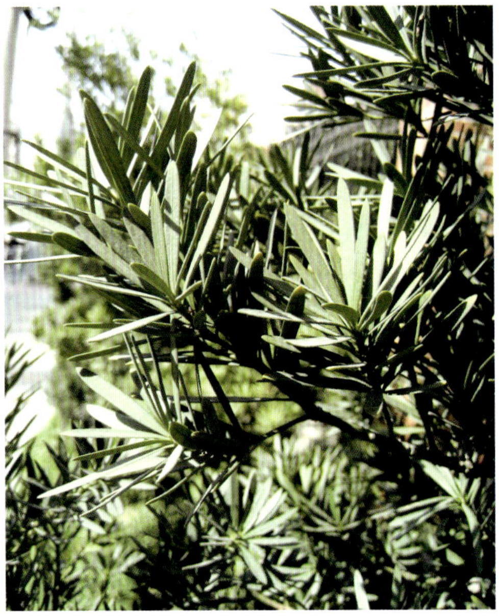

Podocarpus macrophyllus (Thunb.) D.Don

# 083.灰叶 Huiye

【植 物 名】灰毛豆

【别　　名】野蓝、野青树、红花灰叶、假靛青、乌仔草、灰草等。

【药材基源】为豆科Leguminosae植物灰毛豆Tephrosia purpurea (L.) Pers.的全草。

【形态特征】多年生草本，高30～60cm，幼枝有短柔毛。羽状复叶互生，小叶7～17片，长椭圆状倒披针形，背面有短柔毛；托叶线状锥形。总状花序与叶对生，花冠淡紫色。荚果稍弯，长2～4cm；种子灰褐色，肾形，有红褐色斑纹。花期：6～9月；果期：7～11月。

【生境分布】生于村旁、路旁、荒野、河边、砂砾滩等。分布于海南各地。

【采收加工】根洗净，切片，晒干。枝叶切段，晒干。

【化学成分】灰叶的叶含槲皮素葡萄糖苷。根皮含鱼藤酮、灰叶素和鱼藤素。

【抗癌药理】灰叶全草提取物化学成分DMDG对鼻咽癌KB细胞显示显著的抗肿瘤活性。

【性味功能】味微苦，性凉。有解表，健脾燥湿，行气止痛的功能。

【抗癌应用】⑴鼻咽癌兼风热感冒　灰叶30g，生甘草10g，天龙3条。水煎服。

⑵肺癌合并消化不良　灰叶25g，红参5g，玄参20g，白术10g，天龙2条。水煎服。

⑶胃癌热胀疼痛　灰叶根20g，岩黄莲20g，两面针20g，蒲公英20g，芦根20g，蝉蜕15g。水煎服。

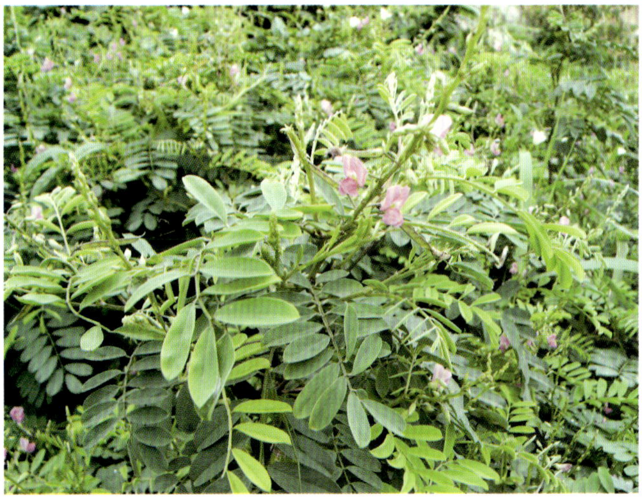

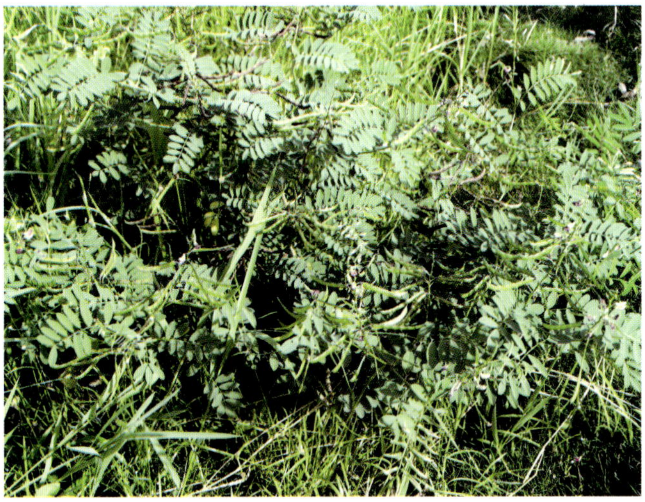

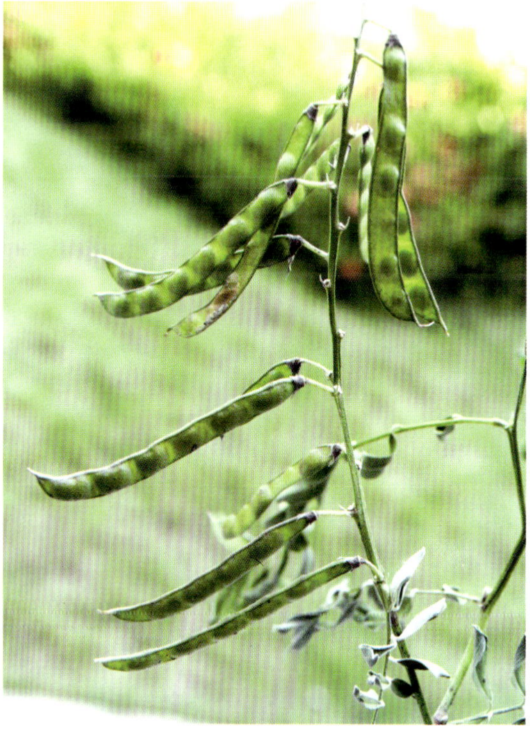

Tephrosia purpurea (L.) Pers.

# 084.百部 Baibu

【植 物 名】对叶百部

【别　　名】大百部、野天门冬根、山百部。

【药材基源】为百部科Stemonaceae植物对叶百部Stemona tuberosa Lour.的块根。

【形态特征】多年生攀援草本；块根肉质，簇生，纺锤形或圆柱形，长15～30cm，淡黄色或淡棕色；茎上部缠绕。叶通常对生，纸质，阔卵形至卵状披针形，长7～15cm，顶端渐尖，基部心形，全缘或微波状，有基出脉5～7条；叶柄长4～6cm。花5～6月开放，排成腋生、少花的总状花序；花被4片，黄绿色，常有紫色脉纹；雄蕊4枚，紫红色，花药线形。蒴果倒卵状圆形，长3.5～4.5cm，暗红色，有种子5～多颗；种子长椭圆形，长约7mm，具纵槽，顶端具短喙。花期：4～5月。

【生境分布】生于向阳处灌木林下，溪边、路边及山谷和阴湿岩石上。分布于儋州、陵水、三亚、保亭、乐东、白沙、万宁、琼海等地。

【采收加工】春、秋季取挖，除去地上茎叶及须根，洗净，至沸水中烫或蒸至无白心时即取出，晒干。

【化学成分】对叶百部中含对叶百部碱、异对叶百部碱、次对叶百部碱、氧化对叶百部碱、斯替明碱、斯替宁碱等。

【抗癌药理】本品对肿瘤细胞在动物体内和体外均有抑制作用。

【性味功能】味甘、苦，性微温。有润肺止咳，杀虫灭虱的功能。

【抗癌应用】用于痰热恋肺、耗伤肺阴的肺癌患者，症见咳嗽痰多粘稠、气急胸闷，或见发热，口渴便秘等，常与开金锁、黄芩、石韦、桔根等配合应用。

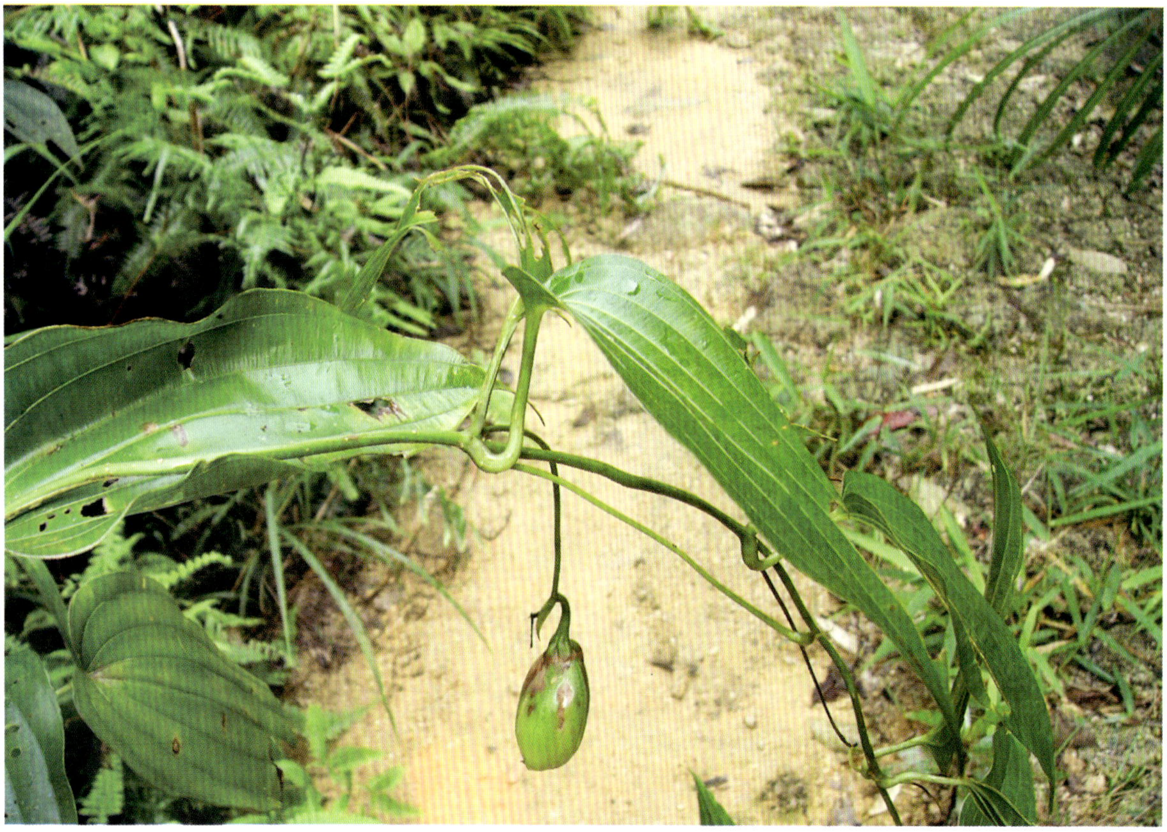

Stemona tuberosa Lour.

# 085.竹林标 Zhulinbiao

【植 物 名】硬骨凌霄

【别　　名】广凌霄、四季凌霄、洋凌霄。

【药材基源】为紫葳科Bignoniaceae植物硬骨凌霄Tecomaria capensis (Thunb.)的茎、叶、花和根。

【形态特征】直立灌木，无卷须。叶对生，奇数羽状复叶，小叶5～9枚，卵圆形，顶端短渐尖，基部阔楔形，两面光滑无毛，边缘上半部具圆钝；侧生小叶近无柄。顶生总状花序；花金黄色至橙红色，花萼钟形，5齿，花冠长漏斗状，二唇形，微弯，上唇直立，顶端微缺，下唇3裂，开裂；雄蕊及花柱明显伸出花冠管外。蒴果线形，压扁。花期：4～10月。

【生境分布】原产非洲，我国引入。海南有栽培。

【采收加工】茎、叶：植物生长茂盛时采收，晒干。花：盛花期：采收，干燥备用。根：秋冬季采收，干燥。

【化学成分】竹林标的茎、叶、花、根含拉帕酚、β－拉帕醌等化学成分。

【抗癌药理】拉帕酚对Yoshida肉瘤抑制率为86%，对瓦克癌W256的抑制率为50%。

【性味功能】茎、叶：味苦、辛，性平。花：味酸，性寒。有清热解毒，散瘀消肿的功能。

【抗癌应用】⑴肺癌　竹林标30g～50g，水煎，对20ml蜂蜜服用

⑵预防癌症　竹林标30g，水煎代茶饮用。

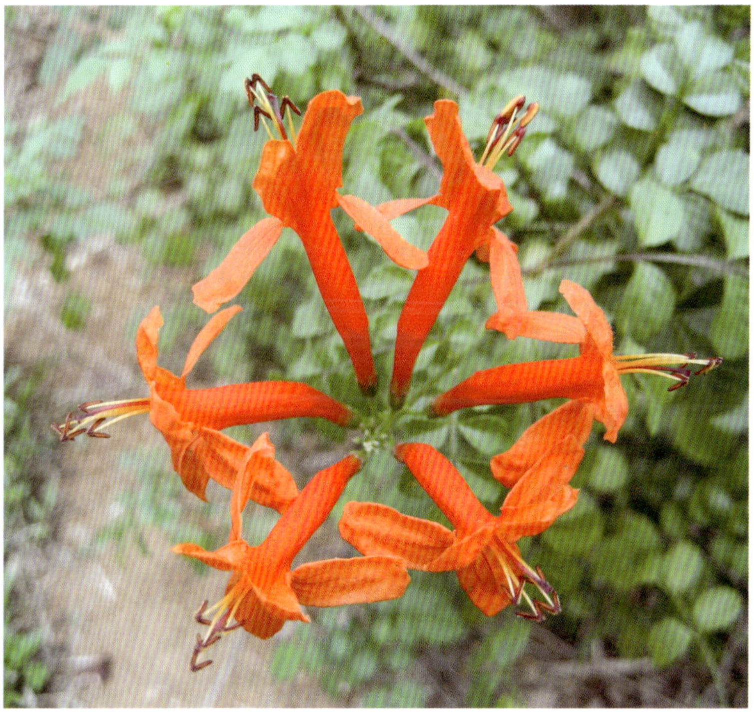

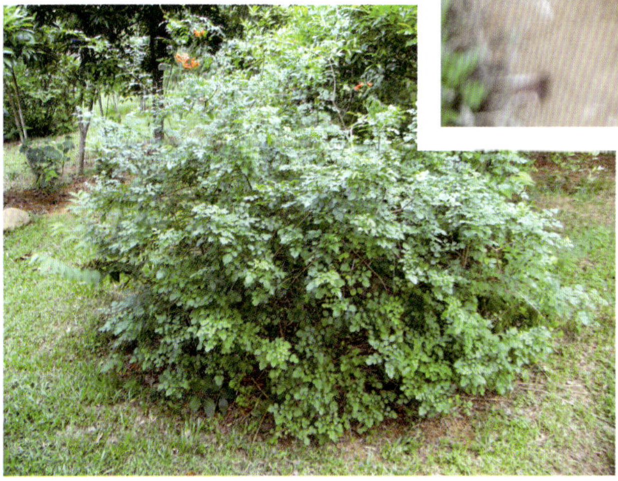

Tecomaria capensis (Thunb.)

# 086.红豆蔻 Hongdoukou

【植 物 名】红豆蔻

【别　　名】山姜子、红扣。

【药材基源】为姜科 Zingiberaceae 植物红豆蔻 Alpinia galanga (L.) Willd. 的干燥成熟果实。

【形态特征】多年生丛生草本，高 1.2～2.5m。根茎粗壮，圆形，有节，棕红色并略有辛辣味。叶二列；无叶柄或极短；叶舌长 5～10mm，先端钝；叶片长圆至宽披针形，长 30～50cm，宽 4～10cm，先端急尖，有短尖头，基部渐狭，边缘常棕白色，无毛或背面有长柔毛。圆锥花序顶生，直立，多花，长 14～32cm，径 4～8cm；花序轴上密生柔毛，多分枝；总苞片线形，长约 20cm；小苞片披针形或狭长圆形，长 1～2cm；花绿白色，清香；花萼管状，长 7～10mm，先端不等的 3 浅裂，有缘毛；花冠管与萼管略等长，裂片 3，长圆形，长 12～16mm，宽 3～5mm，上方裂片稍宽，先端兜状；唇瓣倒卵形至长圆形，长 2.5～3cm，宽 8～12mm，先端深裂至中部以下（文献多载为浅裂），基部收缩成爪状，中央略加厚并有红色条纹；雄蕊 1 枚，与唇瓣等长，花药长圆形，先端无药隔附属物；退化雄蕊 2 枚，披针形，，长 6～10mm，着生于唇瓣的基部；子房下位，无毛；花柱细长，柱头突出于花药的先端。蒴果长圆形，不开裂，长 11～16mm，径 7～9mm，中部略收缩，顶端有宿萼，熟时橙红色。种子多角形，棕黑色。花期：6～7 月；果期 7～10 月。

【生境分布】生于山坡、旷野的草地和灌丛中。分布于儋州、三亚、临高等地。

【采收加工】秋季果实变红时摘下，除去枝梗，晒干。

【化学成分】红豆蔻果实含挥发油、黄酮、皂苷和脂肪酸等类成分。挥发油中含有 1′－乙酰氧基胡椒酚乙酸脂、1′－乙酰氧基丁香酚乙酸酯、丁香烯环氧物、丁香醇 I、丁香醇 II、十五烷、7- 十七碳烯等。

【抗癌药理】果实提取物中的 1′－乙酰氧基胡椒酚乙酸脂、1′－乙酰氧基丁香酚乙酸酯给小鼠腹腔注射 10mg/kg 的剂量，连续 5 日发现有很强的抗癌活性、后者的毒性比前者低。与其它合成成分比较，1′－乙酰氧基的抗癌活性较强，估计其作用机制与亲核攻击有关。

【性味功能】味辛，性温。有燥湿散寒，醒脾消食的功能。

【抗癌应用】食管癌　红豆蔻、荜茇、桂心、白术、当归、人参、干姜各 25g，制附子 50g，白豆蔻、陈皮、川椒各 1.5g，共研为末，炼蜜丸如梧桐子大。口服，每次 3～4g，每日 3 次，以生姜汤送服。

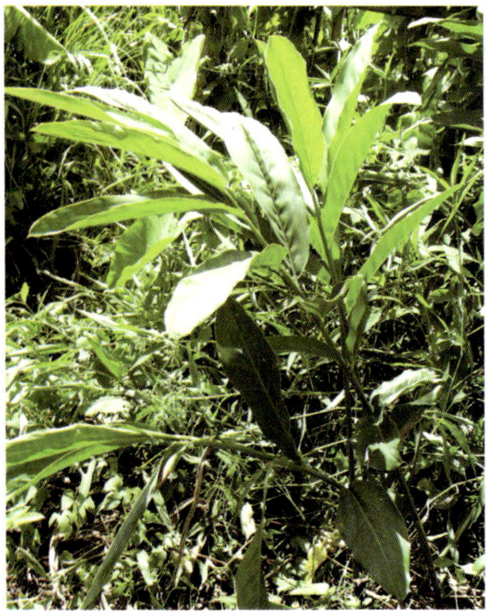

Alpinia galanga (L.) Willd.

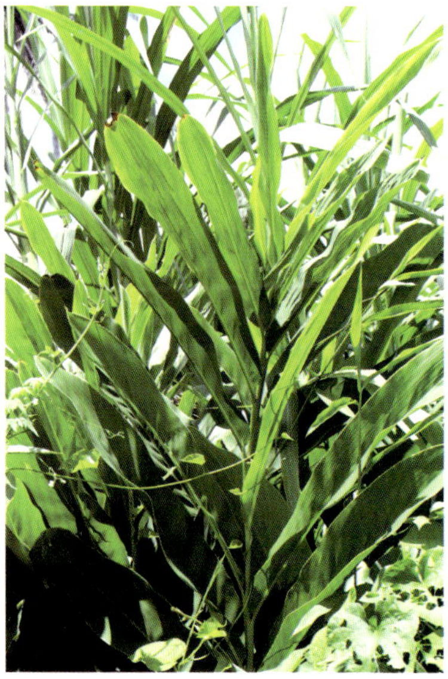

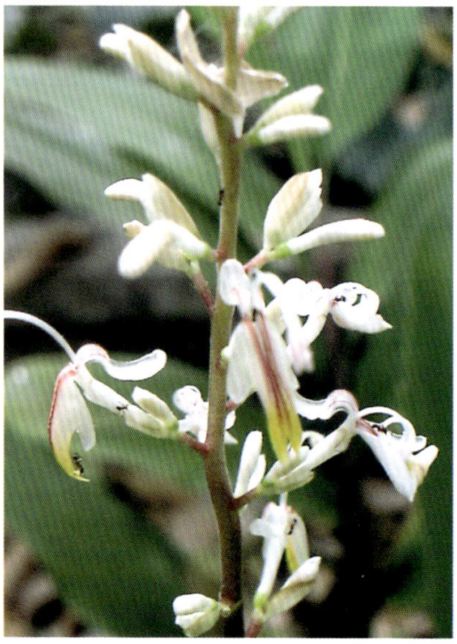

# 087.老鼠耳 Laoshuer

【植 物 名】铁包金

【别　　名】乌龙根、勾儿茶、狗脚刺、乌金藤，老鼠乳、小叶黄鳝藤等。

【药材基源】为鼠李科 Rhamnaceae 植物铁包金 Berchemia lineata (L.) DC. 的根。

【形态特征】藤状灌木，高 1～4 m。小枝被毛。叶互生，具短柄，卵圆形或近圆形，长 5～10 mm，先端钝而有小凸点，基部浑圆或微心形，边全缘，纸质，上面深绿色，下面苍白色，侧脉 5 对，直而平行。花两性或杂性，2 至多朵簇生于叶腋内或枝的顶端，有 3～6mm 长的短柄；萼片 5，长 2～3mm，狭披针形或线形；花瓣 5 枚，线状披针形；雄蕊 5 枚，有时 6 枚；子房上位，2 室。果肉质，长卵状，长 4～6mm，成熟时紫色。花期：7～10 月；果期：10～11 月。

【生境分布】生于丘陵荒野灌木丛中，海南各地分布。

【采收加工】全年可采挖。挖取根部，除去枝叶及须根，趁鲜时斩成片块或短段，晒干。

【化学成分】铁包金全草含酚性成分、氨基酸、甾醇。

【抗癌药理】体外实验具有抗肿瘤活性。

【性味功能】味苦、性平。

【抗癌应用】⑴肝癌　老鼠耳、金牛根、丁葵草、茅莓、韩信草、徐长卿、七叶一枝花各 30g，白茅花 15g 水煎服，为抗毒合剂，每日 1 剂。有解毒散结、消炎止痛等作用，能使肝痛出血等症状缓解，肝肿大逐渐缩小。

⑵白血病　老鼠耳 30g，土大黄 15g，水煎 2 次分服，每日 1 剂。能使白血病下降，肝脾软缩，宜于急性白血病。

⑶肺癌　老鼠耳、茅莓、老鼠筋、白茅根、金牛根各 30g，土鳖、蜂房各 3 g，赤芍、红花各 7.5g，蜈蚣 5 条，加水 12 碗煎至 2 碗，分 4 次服，每日 1 剂。能缓痛止血，理咳祛痰，使痰咳咯血、胸背疼痛缓解，癌肿及淋巴结消退。

⑷鼻咽癌　老鼠耳、穿破石、金牛根、七星剑、老鼠筋、茜根、蒺藜、山慈姑各 15g，丹参、茅莓、钩藤、走马胎各 30g，大枣 60g，水煎 3 次分服，每日 1 剂。能使癌肿缩小、枯萎，奏消肿痛、清热毒之功。

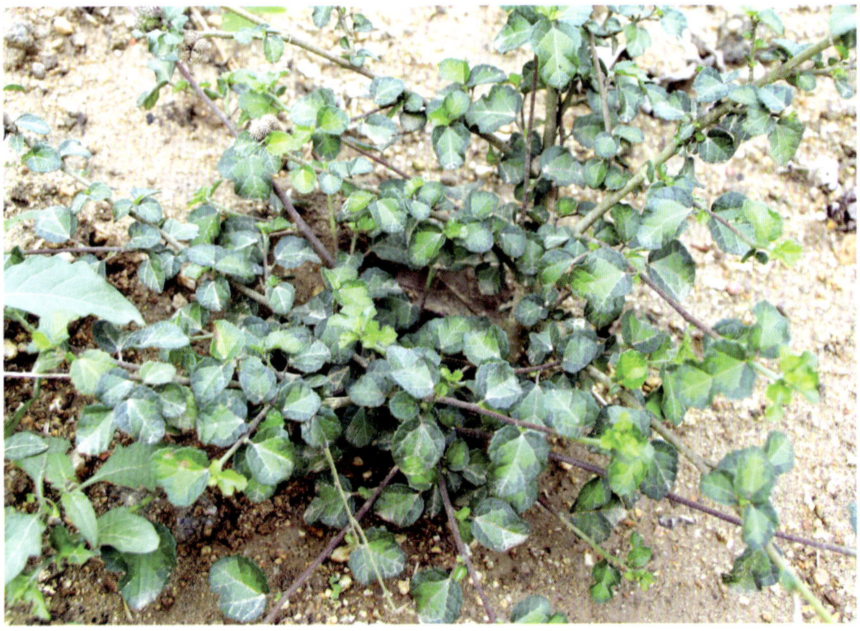

Berchemia lineata (L.) DC.

# 088.肉豆蔻 Roudoukou

【植 物 名】肉豆蔻

【别　　名】玉果。

【药材基源】为肉豆蔻科Myristicaceae植物肉豆蔻Myristica fragrans Houtt.的干燥种仁。

【形态特征】高大乔木，全株无毛。叶互生，革质；叶片椭圆状披针形或椭圆形，长5～15cm，全缘，上面暗绿色，下面色淡。花单性，雌雄异株；总状花序腋生，花被壶形，先端3裂，黄白色；雄蕊花丝合生呈一柱，花药合生；子房1室。浆果肉质，卵形，黄棕色，成熟时纵裂成两瓣，露出绯红色肉质的假种皮，内含种子1枚，种皮壳状，木质坚硬。花期2～3月；果期：3～7月。

【生境分布】海南各地栽培。

【采收加工】4～6月及11～12月各采1次。早晨摘取成熟果实，剖开果皮，剥去假种皮，再敲脱壳状的种皮，取出种仁用石灰乳浸1d后，缓火焙干。

【化学成分】肉豆蔻含挥发油 5%～15%、脂肪油25%～40%、淀粉23%～32%及蛋白等。从种子中离析得齐墩果醇酸，并离析得游离肉豆蔻酸。其脂肪中，肉豆蔻酸含量达70%～80%。并含有毒物质肉豆蔻醚。二羟基苯辛酮具有较强抗肿瘤活性。

【抗癌药理】本品所含的二羟基苯辛酮具有抗肿瘤活性，能控制癌细胞增殖，延长荷瘤动物生存期。

【性味功能】味辛，性温。有温中行气，涩肠止泻的功能。

【抗癌应用】⑴大肠癌　肉豆蔻50g，生姜汁200ml，白面100g。将姜汁核面作饼，裹肉豆蔻末，炜令黄熟，研为细末，口服，每次3g，空腹米汤调下，每日2次。

⑵癌性腹水　肉豆蔻、槟榔、轻粉各0.5g，黑牵牛75g，共研成末，面糊为丸如绿豆大，口服，每次10～20丸，煎连翘汤下，饭后服，每日3次。

⑶大肠癌腹泻　乌骨鸡1只，洗净，用肉豆蔻50g，草果2枚，烧存性。塞入鸡腹内，扎定煮熟，空腹食之。

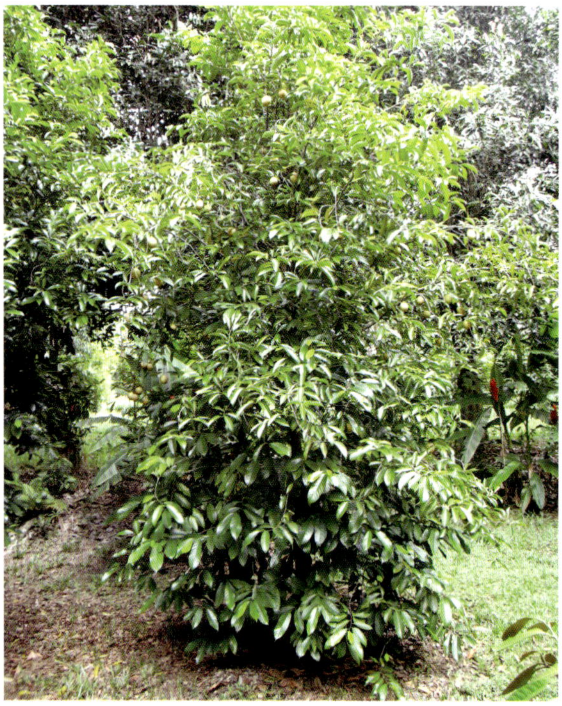

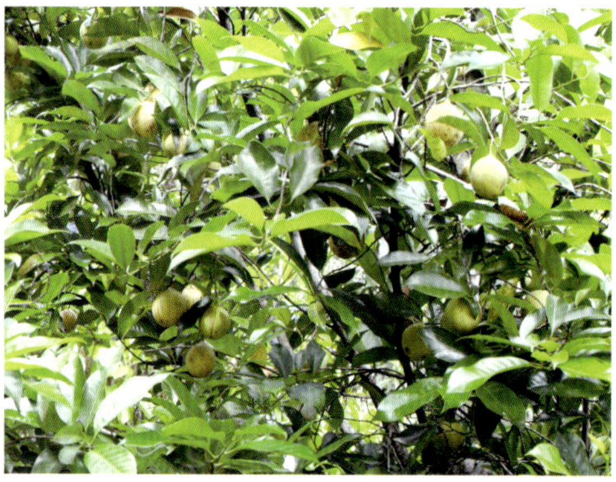

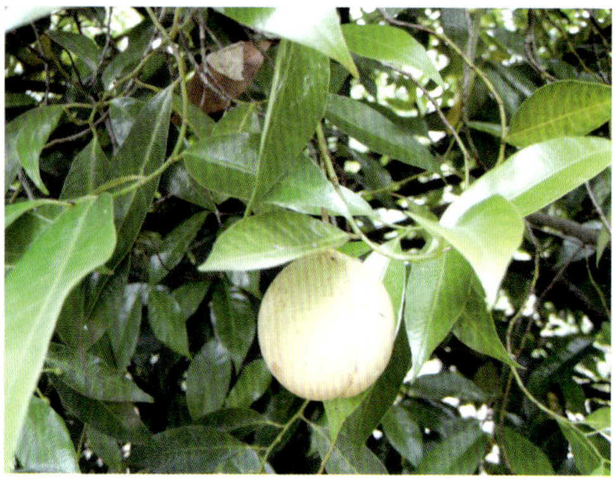

Myristica fragrans Houtt.

# 089.芋头 Yutou

【植 物 名】芋

【别　　名】芋奶、芋艿、芋根、毛芋。

【药材基源】为天南星科Araceae植物芋Colocasia esculenta (L.) Schott.的块茎。

【形态特征】多年生草本。块茎卵形至长椭圆形，肉质，外皮有褐色纤毛。叶基生，常4～5片簇生，叶片宽大，质厚，卵状广椭圆形，长约30～50cm，全缘，带波状，先端短而锐尖，基部2裂，耳形，耳片锐头，仅末端圆，叶面绿色，平滑；叶柄肉质，长而肥厚，绿色或淡绿紫色，基部鞘状，抱茎。花茎1～4枚，各生1肉穗花序，佛焰苞长约20cm，淡黄色，肉穗花序在苞内呈椭圆形，短于佛焰苞，具短附属体；上部生多数黄色雄花，占花穗之半；下部生绿色雌花，约占花穗的1/4；中性花位于中部，约占花穗的1/4。花期：8月，在温带地区常不开花。

【生境分布】海南各地栽培。

【采收加工】块茎：8～9月间采挖，去净须根及地上部分，洗净，晒干。其中间母根（块茎）俗称芋头，旁生小者为芋子。叶、叶柄7～8月采收。花：2～4月花盛开时采收。

【化学成分】芋头含蛋白质、维生素B等化学成分。

【抗癌药理】体外实验对癌细胞生长有一定的抑制作用。芋头含有一种粘液蛋白，被人体吸收后能产生免疫球蛋白，或称抗体球蛋白，可提高机体的抵抗力。临床可用来防治肿瘤及淋巴结核等病症。

【性味功能】味甘、辛、性平。有益脾胃，消痈散结的功能。

【抗癌应用】⑴乳腺癌、胃癌　生芋头捣烂后与少量面粉搅拌贴肿瘤体表面。

⑵乳腺癌、甲状腺癌　芋头适量，用姜汁和水泛制成丸剂，口服，每次9g，每日2次。

⑶乳腺癌、肺癌、鼻咽癌　芋头切片晒干研末，用陈海蛰、大荸荠煎汤泛丸，如梧桐子大。口服，每次15g，用陈海蜇、荸荠汤送服，每日1～2次。

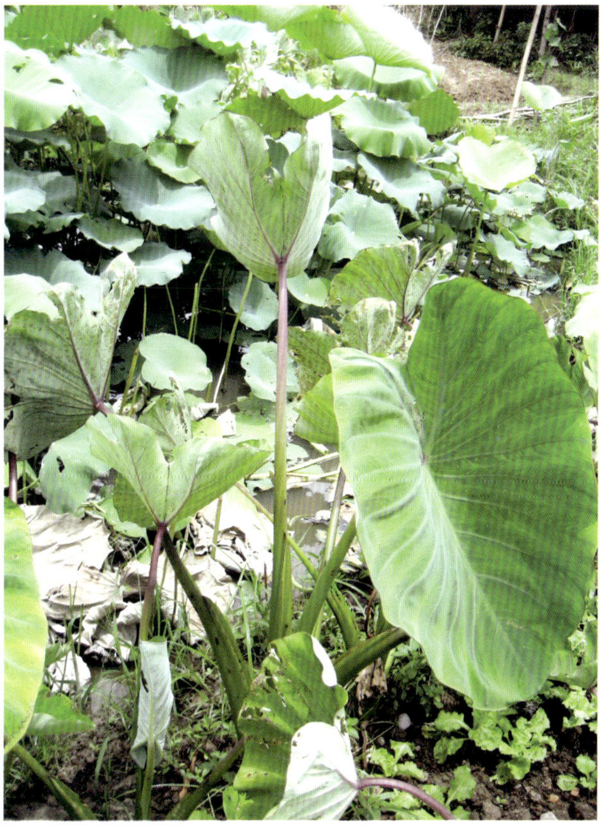

Colocasia esculenta (L.) Schott.

# 090.芝麻 Zhima

【植 物 名】芝麻

【别　　名】胡麻、巨胜、油麻、脂麻、乌麻子、交麻等。

【药材基源】为胡麻科Pedaliaceae植物芝麻Sesamum indicum L.的干燥成熟种子。

【形态特征】为一年生草本，高达1.5m；茎直立，四棱形，不分枝，被短柔毛。叶对生或上部叶互生；茎下部与中部叶卵形或椭圆状卵形，长5～15cm，宽1～8cm，顶端短尖或渐尖，基部楔形，边全缘或有锯齿，下部叶常3浅裂，茎上部叶披针形；叶柄长1.5～5cm。花夏末开放，单生叶腋或2～3朵排成腋生聚伞花序；花萼管筒状，萼裂片披针形，被短柔毛；花冠管状，长1.5～2.5cm，白色或有紫色或黄色斑块，上端具5裂片并呈二唇形；雄蕊4枚，2长2短；子房上位，2室，具多数胚珠。蒴果长椭圆形或卵圆形，长2～2.5cm，具4或多钝棱，外被短柔毛，成熟时纵向开裂；种子多数，黑色、白色或淡黄色。

【生境分布】海南各地栽培。

【采收加工】秋季果实成熟时采割植株，晒干，打下种子，除去杂质，再晒干。

【化学成分】芝麻含脂肪油，为油酸、亚油酸、棕榈酸、硬脂酸、花生酸等甘油脂，并含芝麻素、芝麻林酚素、芝麻酚、胡麻苷、车前糖、芝麻糖等。

【抗癌药理】本品中的天然抗氧化剂能抑制诱发癌和衰老的过氧化物质的生成。芝麻中的维生素B2和维生素E均有抗癌作用。

【性味功能】味甘，性平。有补肝肾，益精血，润肠燥的功能。

【抗癌应用】(1)脑肿瘤　芝麻、枸杞子、何首乌各15g，杭白菊9g水煎服。
(2)癌症便秘　芝麻、胡桃肉（捣烂）、桑椹子（研末）各等量，混合后用蜂蜜调服。
(3)肺癌咳血　芝麻、桑叶（经霜者）各等份，烘干研细末，炼蜜为丸，每日服15～20g。

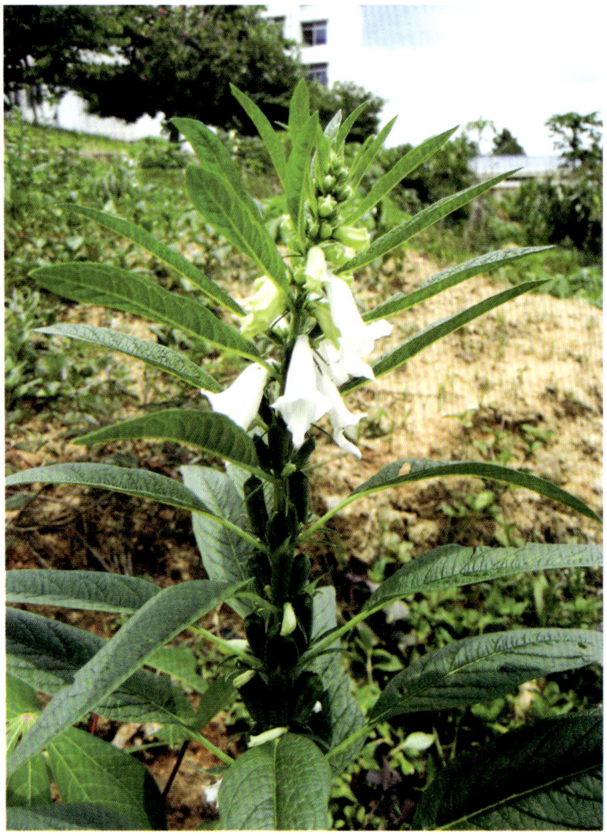

Sesamum indicum L.

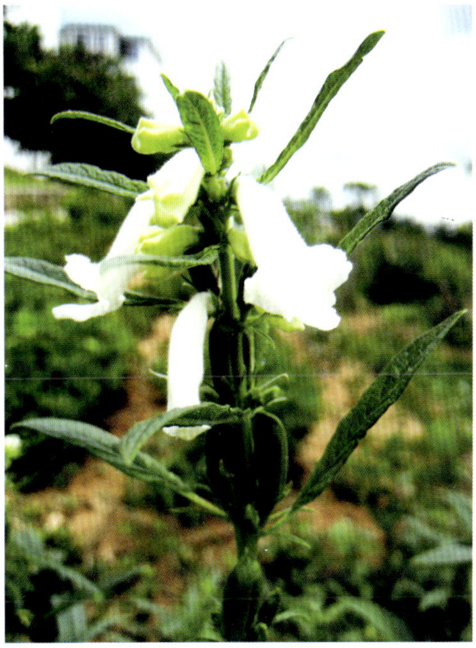

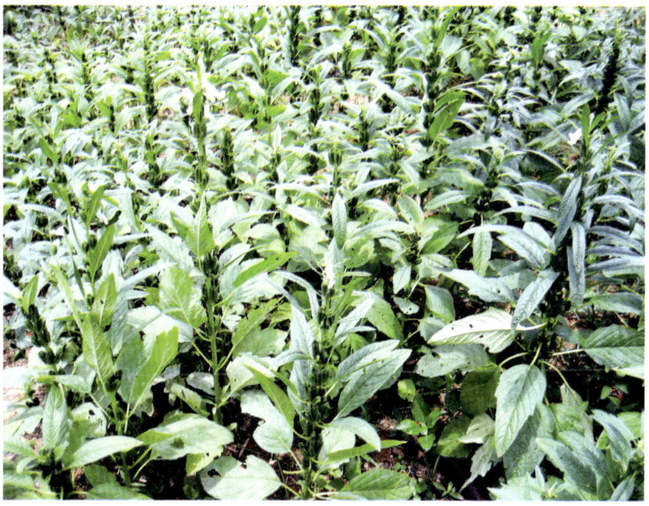

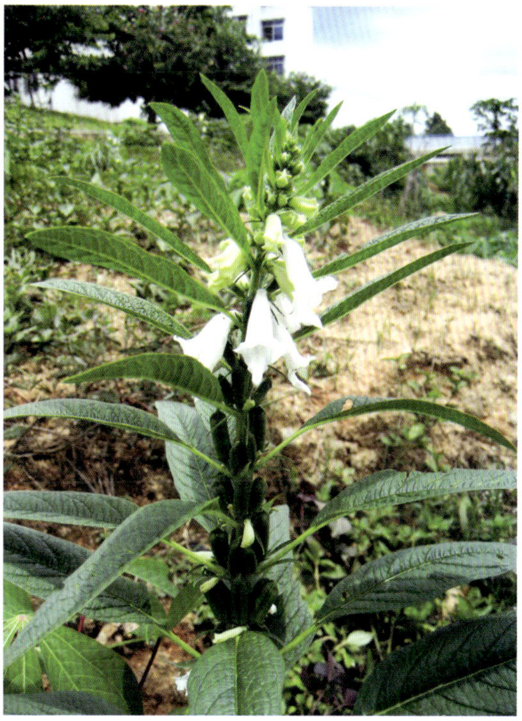

Sesamum indicum L.

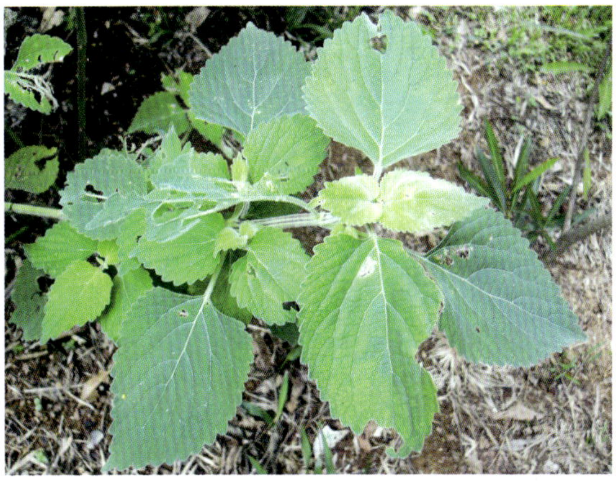

Epimeredi indica (L.) Rothm.

# 091.防风草 Fangfengcao

【植 物 名】广防风

【别　　名】落马衣、马衣叶、豨莶草、土防风、四方茎。

【药材基源】为唇形科 Labiatae 植物广防风 Epimeredi indica (L.) Rothm. 的干燥地上部分。

【形态特征】为直立粗状草本，高 1～2m；茎方柱形，多分枝，密被白色贴伏短柔毛。叶对生，草质，阔卵形或卵形，长 4～9cm，宽 2.5～6cm，顶端短尖或短渐尖，基部阔楔尖至近截平，边缘有不规则的牙齿，上面被短伏毛，下面被白色绒毛；叶柄长 1～4.5cm 或过之。花秋季开放，淡紫色，于茎、枝上部排成多花轮伞花序，通常轮伞花序再复合成顶生穗状花序；苞叶叶状，向上渐小；花萼钟状，长约 6mm，外面被长硬毛，其间混生腺毛和黄色小腺点，有 10 纵脉；花冠长 1.3cm，冠管向上渐变阔大，檐部二唇形，上唇直立，长圆形，下唇较伸展，长约 9mm，3 裂，中裂倒心形，里面中部有须毛；雄蕊 4 枚，伸出，前对具 2 药室，后对具 1 药室。小坚果圆球形，径约 1.5mm，黑色。花期：8～9 月；果期：9～11 月。

【生境分布】常生于村边、路旁、荒地或林缘。分布于海南各地。

【采收加工】夏、秋季割取地上部份，晒干。

【化学成分】广防风全草含挥发油、生物碱、黄酮苷、酚类、还原糖和鞣质等。地上部分含防风草双内酯。

【抗癌药理】本品所含的大环二萜内酯对 KB 系癌细胞有显著的抑制活性。其甲醇提取物有很强的抑制 KB 细胞生长活性，分离该提取物得到的卵防风二内酯对 EAC（实体型和腹水型）有一定的抑制作用。

【性味功能】味苦、辛，性微温。有祛风解表，除湿止痛的功能。

【抗癌应用】⑴胃癌转移　鲜防风草 100g，红糖 25g，水煎服。另用防风草叶和蓖麻子仁各等分，共捣烂，外敷麻痹侧肢的合谷穴。

⑵鼻咽癌　尖端发冷、血循环不良，防风草 30g，附子 5g，天龙 3 条。水煎服。

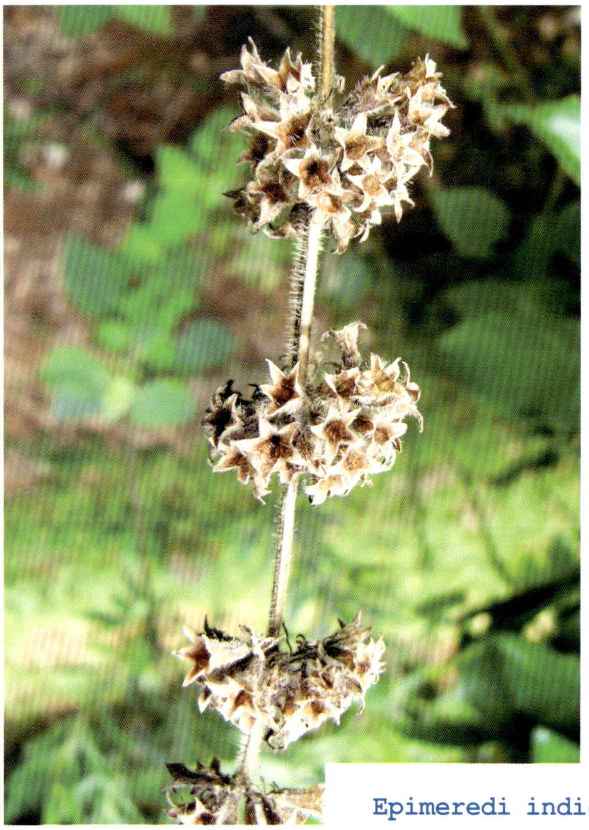

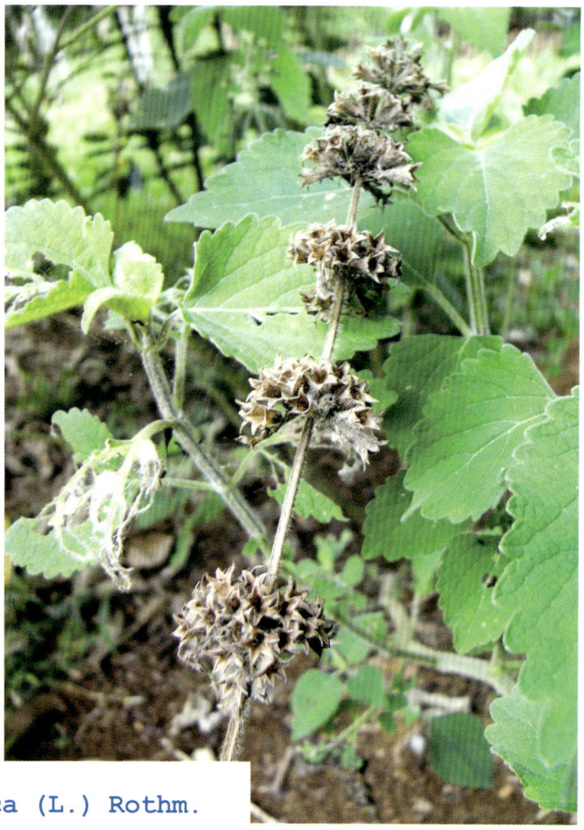

Epimeredi indica (L.) Rothm.

# 092.两面针 Liangmianzhen

【植 物 名】两面针

【别　　名】狗椒、马药子、两边针、大叶椒簕、上山虎、胡椒簕等。

【药材基源】为芸香科Rutaceae植物两面针Zanthoxylum nitidum (Roxb.) DC.的根或枝叶。

【形态特征】木质藤本。茎、枝、叶轴背面均有皮刺但无毛。叶具小叶7～11片；小叶片对生，阔卵形或阔椭圆形，长4.5～11cm，宽2.5～6cm，顶端骤狭的短尾渐尖，钝头且微凹，基部圆或宽楔 形，边缘有疏离的圆齿或有时全缘，干后腹面甚光亮，厚革质；中脉在腹面平坦或微凹；圆锥状聚伞花序长2～8cm，腋生；花序轴及花枝被微柔毛；花4基数；苞片甚小；萼片阔卵形，长不及1mm；花瓣淡青色，卵状椭圆形，长2～3mm；雄花的药隔顶端短凸尖，雌花的退化雄蕊甚小或无。成熟心皮1～2数，紫红色至褐紫色，干后常有皱纹且有粗大腺点，顶端具极短的喙状尖头或无；种子球形或边缘略扁状，直径5～6mm。花期：3～4月；果期：9～10月。

【生境分布】生于较干燥的山坡灌丛中、疏林中或路旁，常见于荒山草坡上。分布于海南各地。

【采收加工】全年可采，洗净，切片，晒干。

【化学成分】两面针根含光叶花椒碱、光叶花椒碱酮和香叶木苷等；叶和果实中含挥发油。根及根皮含两面针碱、氧化两面针碱；根皮中还含布枯叶苷。

【抗癌药理】本品所含苯并菲啶类生物碱对P388和L1210白血病小鼠有较好的生命延长率，对艾氏腹水癌小鼠的生命延长率可达250%，对小鼠白血病模型AL771的生命延长率为150%左右。对HeLa细胞在1ug/ml时有明显的细胞毒作用。

【性味功能】味辛、苦，性温，有小毒。有祛风、通络、消肿、止痛的功能。

【抗癌应用】⑴鼻咽癌　两面针、老鼠筋、铁包金、穿破石、山慈姑、茜草、葜藤、七星剑各15g；丹参、茅莓、钩藤、走马胎各30g，大枣60g，水煎为汤，3次服，每日1剂。能使瘤癌枯萎及转移的淋巴结缩小、消失。亦适用于肺癌与肝癌。

⑵肝癌　两面针、丁癸草、蛇泡筋、韩信草、徐长卿、铁包金、七叶一枝花各30g，白茅花15g，水煎为抗毒合剂。

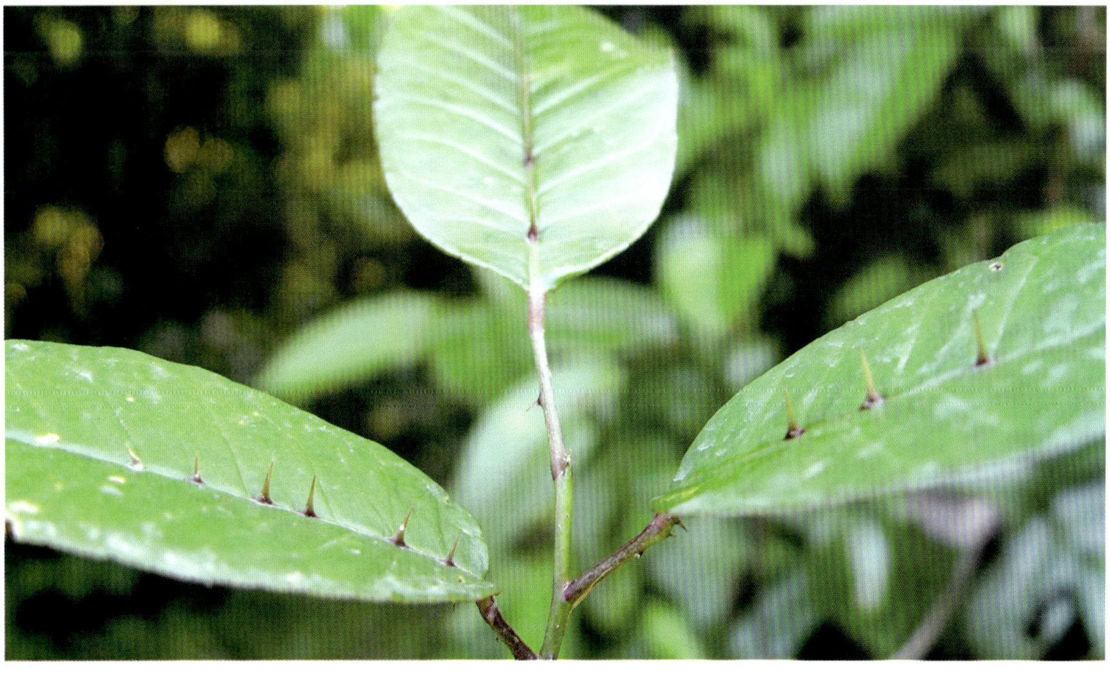

Zanthoxylum nitidum (Roxb.) DC.

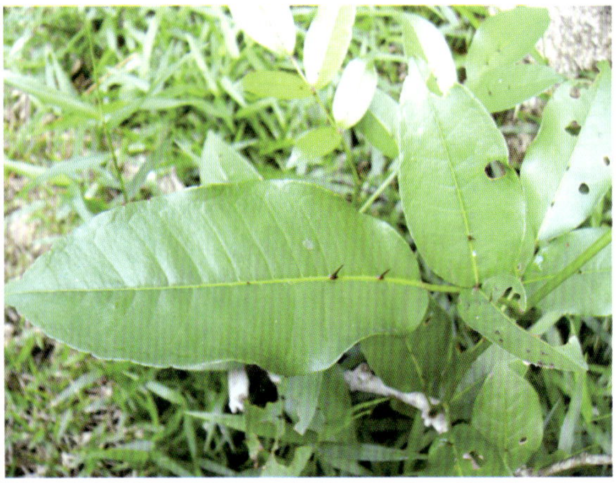

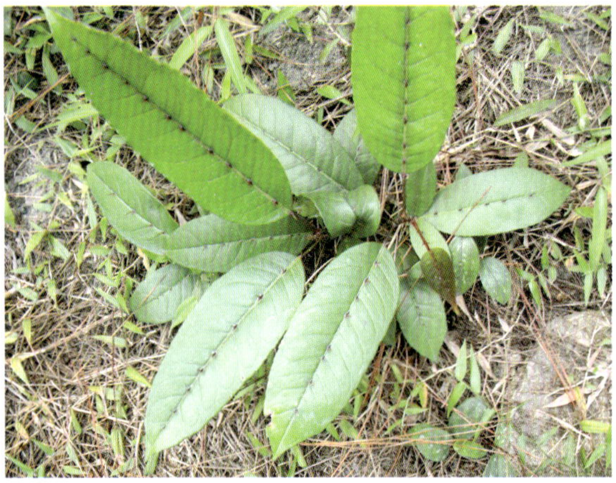

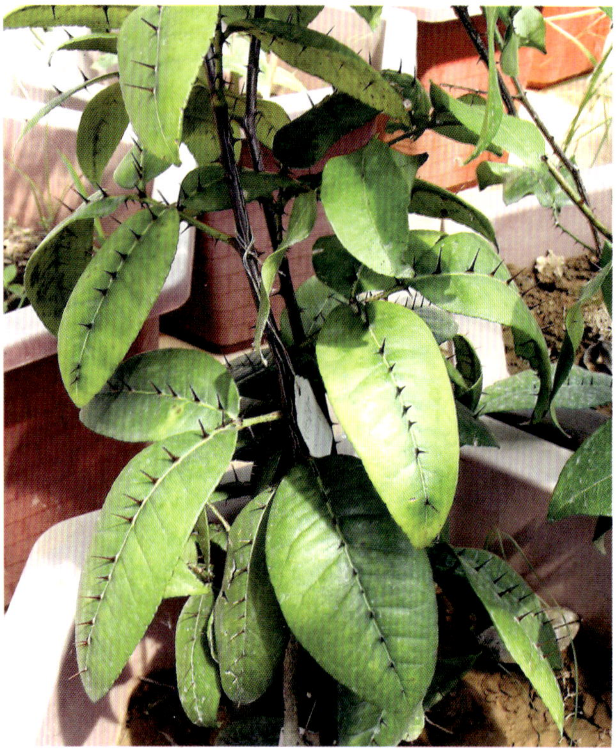

Zanthoxylum nitidum (Roxb.) DC.

Polygonum multiflorum Thunb.

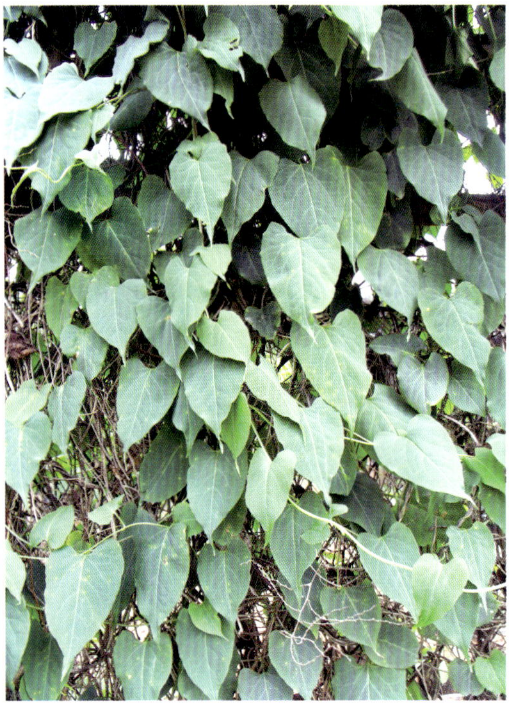

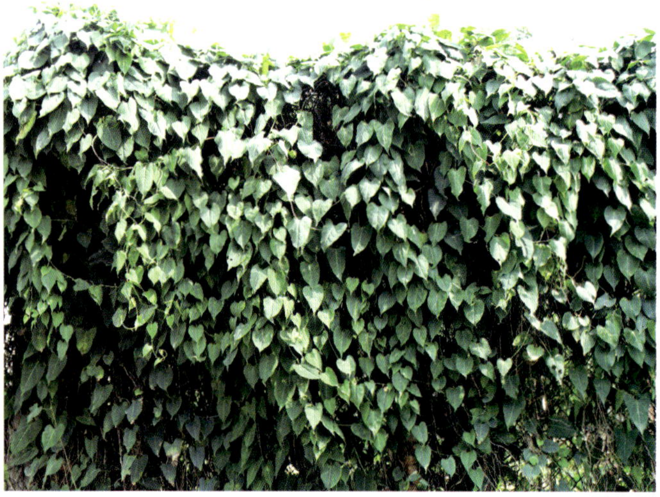

# 093.何首乌 Heshouwu

【植 物 名】何首乌

【别　　名】首乌、地精、赤敛、小独根、赤首乌、夜交藤根。

【药材基源】为蓼科 Polygonaceae 植物何首乌 Polygonum multiflorum Thunb. 的干燥块根。

【形态特征】何首乌为多年生草质藤本，长 3～4 m，有褐色、肥大的肉质块根；茎缠绕，上部多分枝，无毛，有条纹，基部稍木质。单叶互生，卵形或心形，长 4～9cm，宽 2.5～6cm，顶端渐尖，基部心形或箭形，全缘或微波状，两面无毛；托叶鞘抱茎，膜质，短筒状，长 5～7mm，棕色。花夏秋间开放，排成腋生或顶生的圆锥花序；花被花瓣状，白色，5 深裂，裂片润倒卵形或近圆形，大小稍不等，长约 2cm 左右，外面 3 片背部有翅；雄蕊 8 枚。瘦果卵形或椭圆形，具三枝角，长 2～3.5cm，色黑而有光泽，外覆以具 3 翅的宿存花被。花期：7～11 月；果期：8～12 月。

【生境分布】海南大量栽培。

【采收加工】秋、冬季叶枯萎时采挖质量最好，削去头尾，洗净，除去须根，大个的切成块，晒干或焙干，亦可蒸熟后干燥。

【化学成分】何首乌含卵磷脂及蒽醌苷（主要为大黄酚、大黄素）等成分。

【抗癌药理】在体内显抗肿瘤的治疗作用。

【性味功能】味苦、甘，性温。有润肠通便，解疮毒的功能。

【抗癌应用】⑴白血病　何首乌 15 g，半枝莲、板蓝根、天花粉、黄精、石斛、太子参、生地、熟地各 12g，麦冬、白术各 9g 水煎服，日 1 剂。宜于急性各型，能使症状完全或部分缓解。

⑵直肠癌　何首乌、威灵仙、薏苡仁、黄毛耳草、白英、金银花各 15g，白茅根 9g，党参 12g，菝葜、藤梨根各 30g，共研细末，炼蜜和丸，丸重 9g，每服 1 丸，日 3 次，温开水送服。继续服用，能使血性分泌物、里急、疼痛等症状消失，肿疡修复，疗效满意。

⑶胃癌　何首乌、向日葵茎髓、当归、蜂蜜（兑）、芦根各 15g，石斛、麦冬、北沙参、生地、天花粉、竹茹、玉竹各 9g，水煎服，日 1 剂。能养阴生津，使胃部烧缓解，饮食好转，癌肿逐渐消失。

⑷肺癌　何首乌、川贝、麦冬各 15g，生地、熟地、紫河车、茯苓、泽兰、猪苓、紫贝齿、龙骨各 12g，女贞子、白芍、当归、白术、丁香、神曲、麦芽、山楂、鸡内金、阿胶（烊、 兑）、生玳瑁末、生芦荟各 9g，砂仁、人参各 6g，泉源少、琥珀、甘草各 3g，水煎服，日 1 剂。2 方：半枝莲、楤木各 30g 水煎服。先服 1 方 1 剂，再服 2 方 7 剂，轮流换服，延至自觉症状消失，X 线复查阴影消失。

⑸脑肿瘤　龟板胶、鹿角胶、熟地黄、当归各 15g，补骨脂 18g，巴戟天、何首乌、黄芪、狗脊各 30g，水煎服，每日 1 剂。

⑹恶性脂肪肿瘤　生何首乌 250g，生蚤体 60g。将此二药放入石臼内捣烂如泥，敷于肿瘤部，盖以油纸，外敷纱布垫，裹以绷带，每日早晚各换药 1 次。

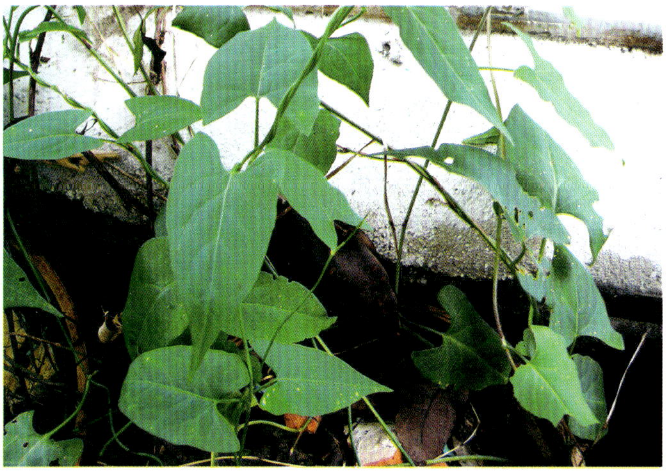

Polygonum multiflorum Thunb.

# 094.佛手 Foshou

【植 物 名】佛手柑

【别　　名】佛手香橼、密罗柑、五指柑、手柑、福寿柑。

【药材基源】为芸香科Rutaceae植物佛手柑Citrus medica L. var. sarcodactylis Swingle.的干燥成熟果实、花、叶、根。

【形态特征】佛手是拘橼的一个变种，为常绿小乔木，有时长成灌木状，株高可达2m，老干灰褐色，幼枝绿色带刺，叶互生，椭圆形，呈薄革质，先端钝圆，边缘有波纹状锯齿，花单生或簇生于叶腋，花瓣5枚、质厚、白色、红色和紫色，具芳香。果实卵状或长圆形，果顶开裂呈瓣状，果皮发皱，上有较大的油胞突出，外形不整齐，淡黄至黄褐色，有浓郁的香味，老熟后呈古铜色，果肉 坚硬而木质化。果熟10～11月份。

【生境分布】海南有栽培。

【采收加工】秋季当果皮转微黄色时即需采收，趁鲜纵刨成掌状薄片，摊平在烈日下曝晒，如当天不能基本晒干，便会变色，因此，摘果时要选择晴天。佛手鲜果与酒接触即腐烂，宜注意。

【化学成分】佛手柑干的果实中含柠檬油素，还含痕量的香叶木苷和橙皮苷。鲜果实含挥发油、梨莓素、布枯苷、橙皮苷。

【抗癌药理】本品提取物对小鼠肉瘤S180体内实验，抑瘤率达51%，有明显的抗癌活性。

【性味功能】味辛、苦、酸，性温。有舒肝理气，活胃止痛的功能。

【抗癌应用】(1)胰头癌　醋大黄、红花、延胡索、制香附、佛手片各6g，三七、京三棱、蓬莪术各3g，青皮、陈皮、台乌药、广木香各4.5g，留行子12g。水煎服，每日1剂。

(2)胃癌　①乌药5g，乌贼骨30g，槟榔15g，香附15g，炒莱菔子15g，陈皮9g，半夏9g，三棱9g，莪术9g，红花9g，良姜9g，木香9g，佛手9g，木鳖子9g，枳壳6g。②贝粉、乌贼骨各300g，枯矾240g，白芨10g，苏打150g。

①方加水煎者，制成煎剂。②方各药共为细末。制成内服散剂。口服。煎剂隔每日1剂，煎2次分服，散剂每次3g，每日1-2次，饭前吞服。

(3)肝癌　白术、茯苓、丹参、水红花子、内金各20g，柴胡、草豆蔻、木香、佛手、青皮各15g，郁金10g。水煎服，每日1剂。

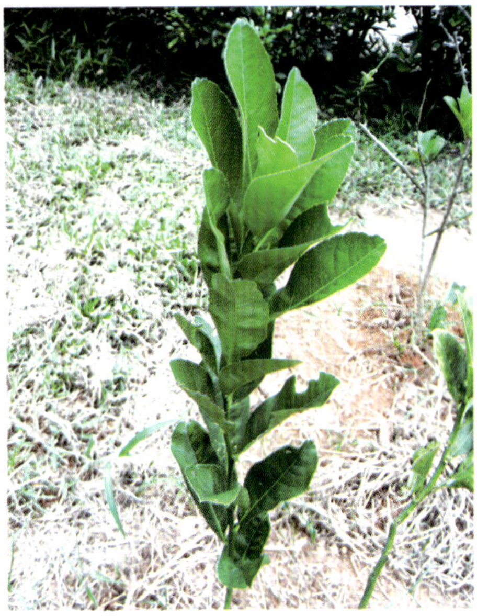

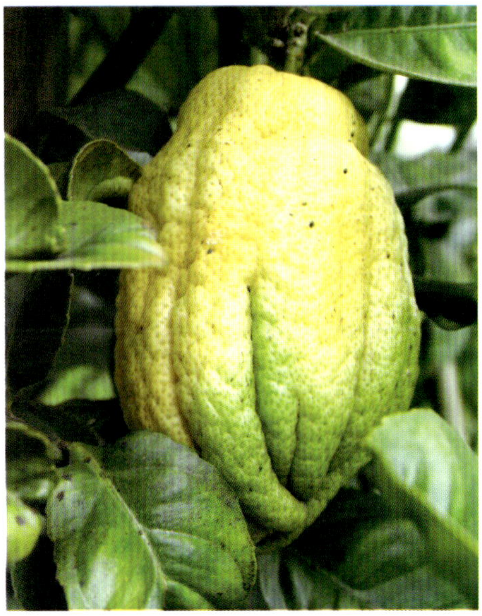

Citrus medica L. var. sarcodactylis Swingle.

# 095.岗松 Gangsong

【植 物 名】岗松

【别　　名】蚊子苏、蚊松、石松草、铁扫把、扫把枝、羊脷木、长松。

【药材基源】为桃金娘科 Myrtaceae 植物岗松 Baeckea frutescens L. 的全草或根。

【形态特征】灌木，稀至小乔木，高 1 ～2 m，多分枝，无毛；树皮褐色，片状剥落；枝圆柱形。叶对生，线形，长 5～10mm，宽 0.3～1mm，先端尖，基部渐狭，全缘，中脉在上面有槽，在背面凸起，侧脉不明显，有油点，无柄或具短柄。花单生于叶腋；苞片 2 枚，脱落；花梗长 1～1.5mm；萼管与子房贴生，萼齿 5 枚，三角形，宿存；花瓣白色，5 枚，倒卵圆形，长约 1.5mm；雄蕊 10 枚或 8 枚，成对地与花瓣互生；子房下位，3 室，花柱线形，柱头头状。蒴果半圆形，长约 2mm，具长 1～3mm 的果柄；种子小，扁平，有角。花期：夏季至秋季；果期秋季至冬季。

【生境分布】生于丘陵或荒坡。分布于海南各地。

【采收加工】夏季花开时将叶及花、果采下，阴干。

【化学成分】岗松叶乙醇提取物对白血病细胞 L1210 具有强细胞毒活性，从岗松叶中得到的 BF1、BF2、BF4 及 1 种已知的酚性化合物对岗松醇 BF4，进一步试验表明，化合物 BF2、BF4 在 0.5～1.0 μ g/ml 时，对白血病 L1210 显示了极强的抑制作用。

【抗癌药理】岗松叶乙醇提取物对白血病细胞 L1210 具有强细胞毒活性，从岗松叶中得到的 BF1、BF2、BF4 及 1 种已知的酚性化合物对岗松醇 BF4，进一步试验表明，化合物 BF2、BF4 在 0.5～1.0 μ g/ml 时，对白血病 L1210 显示了极强的抑制作用。

【性味功能】味苦，性寒。有清利湿热、杀虫止痒的功能。

【抗癌应用】⑴肝癌　岗松、地儿草、娃儿藤、葫芦茶各 1 5 g ，水煎服，每日 1 剂。

⑵白血病　岗松 20g，紫草 30g，水煎，分 2 次服，每次送服六神丸 25～30 粒，每日 1 剂。

Baeckea frutescens L.

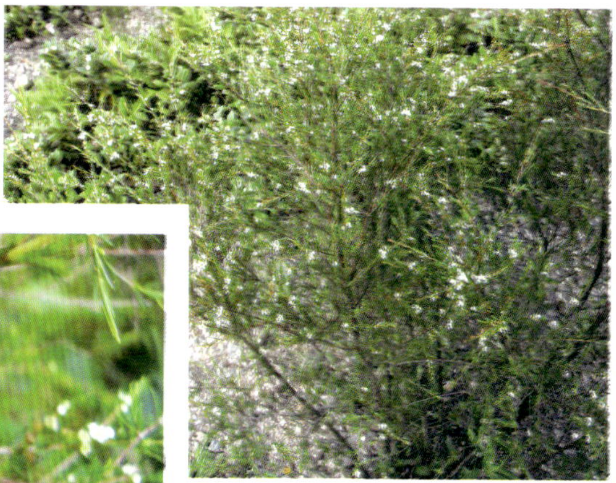

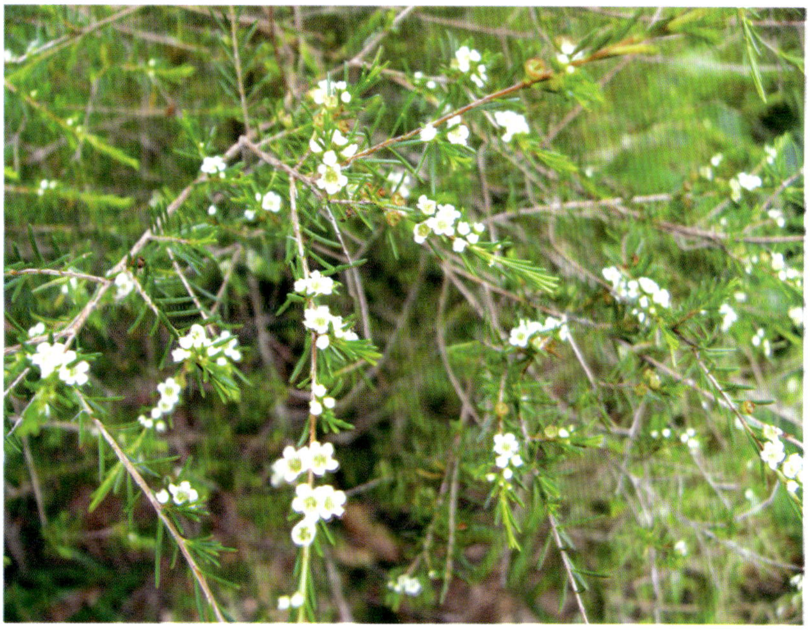

# 096.旱莲草 Hanliancao

【植 物 名】鳢肠

【别　　名】莲草、黑墨草、白花蟛蜞菊、水葵花、野菊花。

【药材基源】为菊科 Compositae 植物鳢肠 Eclipta prostrata L. 的地上部分。

【形态特征】一年生草本，高 10～60cm，全株被白色糙伏毛。茎直立或倾卧，着土后节上易生根。叶对生，叶柄极短或近无柄；叶片披针形，椭圆状披针形或条状披针形，长 3～10cm，宽 0.5～2.5cm，基部楔形，全缘或稍有细锯齿，两面均被白色粗毛。茎叶折搓后渐呈蓝黑色。头状花序有梗，腋生或顶生，直径约 9mm；总苞绿色，2 层，每层有总苞片 5～6 枚；花杂性；外围 1～2 层为舌状花，舌片小，狭线形，全缘或 2 浅裂，白色，雌性，多数发育；中央为筒状花，花冠筒顶端 4 裂，裂片卵形，黄绿色，两性，全育。筒状花发育的瘦果较短粗，三棱形，舌状花发育的瘦果扁四棱形，均黄黑色，表面有瘤状突起；无冠毛。花期：7～9 月；果期 9～10 月。

【生境分布】生于路旁、湿地、沟边或田间。分布于海南各地。

【采收加工】采收全株后去根，除净泥沙晒干或阴干即可。

【化学成分】旱莲草含烟碱约 0.08%，皂苷约 1.3%，蛋白质约 26.5%。另含 α－三联噻吩，三联噻吩甲醇，α－甲酰三联噻吩 及 5－（丁烯－3－炔－1－基）2，2′－二联噻吩等。此外，尚含鞣质，苦味质及异黄酮苷类。叶含蟛蜞菊内酯，去甲蟛蜞菊内酯及去甲蟛蜞菊内酯葡萄糖苷。

【抗癌药理】本品能提高淋巴细胞转化率，提高机体免疫能力。

【性味功能】味甘、酸，性寒。有养阴益肾，凉血止血的功能。

【抗癌应用】⑴用于邪火炽盛、肝阴耗损的肝癌，症见发热，心烦，鼻衄，齿龈出血，身发斑疹等，常与白茅根、生地、生地榆、大黄等配合应用。

⑵用于郁火旺盛、肾水不足、肾阴亏损的肾癌，膀胱肿瘤，症见尿血，排尿不畅，腰膝酸软等，常与粉萆薢、知母、黄柏、生地、小蓟炭等配合应用。

⑶用于癌肿患者经化疗、放疗后，出现头晕目眩，潮热盗汗，五心烦热，口渴少津，白细胞减少等，常与生地、黄芪、麦冬、天花粉等配合应用。

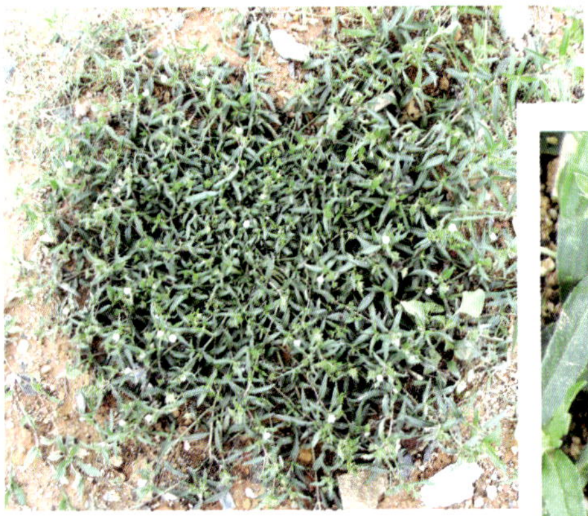

Eclipta prostrata L.

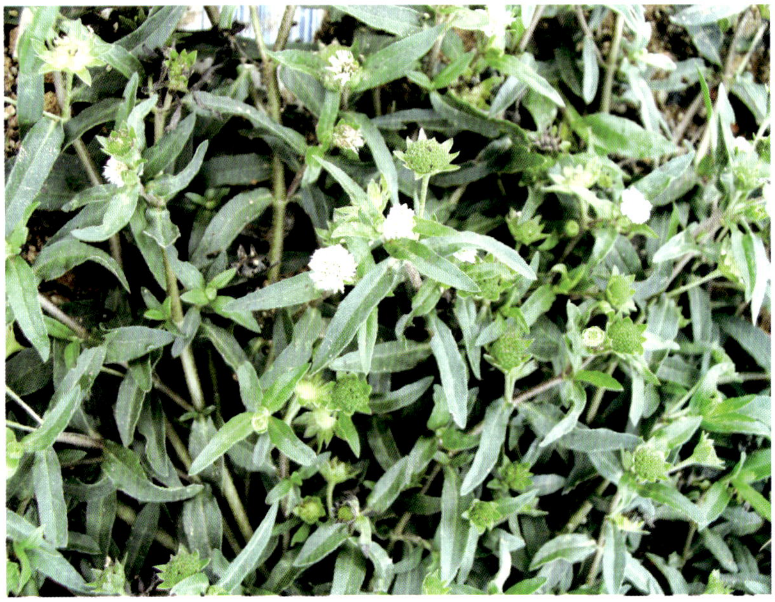

# 097.杠板归 Gangbangui

【植 物 名】杠板归

【别　　名】河白草、蛇倒退、梨头刺、蛇不过。

【药材基源】为蓼科Polygonaceae植物杠板归Polygonum perfoliatum L.的地上部分。

【形态特征】一年生攀援草本。茎红褐色，茎有棱，棱及叶柄有倒生钩刺。叶片近三角形，盾状着生，长4～6cm，下部宽3～6cm，顶端尖，基部近心形或截形，背面沿叶脉疏生钩刺；托叶鞘叶状草质，近圆形，穿茎。花序短穗状；苞片圆形；花淡红色或白色，花被5深裂，裂片结果时增大，肉质，变为深蓝色；雄蕊8枚；花柱3裂。瘦果球形，黑色，有光泽，包于花被内。花期：6～8月；果期：9～10月。

【生境分布】生于山谷灌木丛中和水沟边，分布于海南各地。

【采收加工】夏季开花时采割，晒干。

【化学成分】杠板归地上部分含靛苷、水蓼素、β－香豆酸、阿魏酸、香草酸、原儿茶酸、咖啡酸等。

【抗癌药理】本品对多种动物移植性肿瘤有抑制作用。体外试验有抗癌活性。对放疗及化疗引起的白细胞减少有防治作用。

【性味功能】味酸，性微寒。有利水消肿，清热解毒，止咳的功能。

【抗癌应用】⑴乳腺癌　杠板归、白花蛇舌草、土牛膝各30g，水煎2次，早、晚分服，每日1剂，连服1～2个月，能使肿痛缓解，癌块消除。

⑵睾丸胚胎癌　杠板归、棉花根各30g，橘核15g，乌药9g水煎服，每日1剂。继续服至炎肿消失，结核缩小并平复。

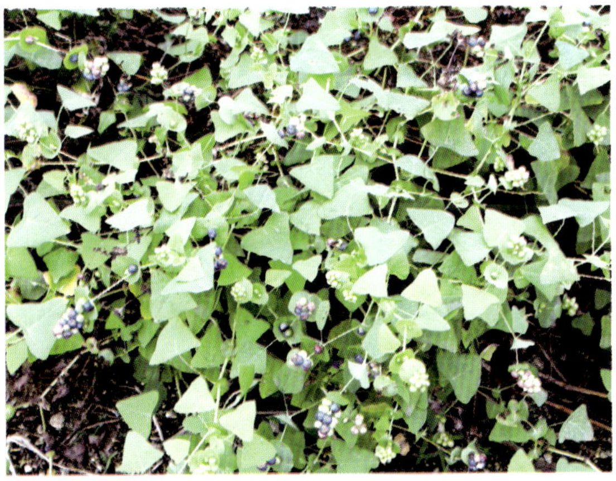

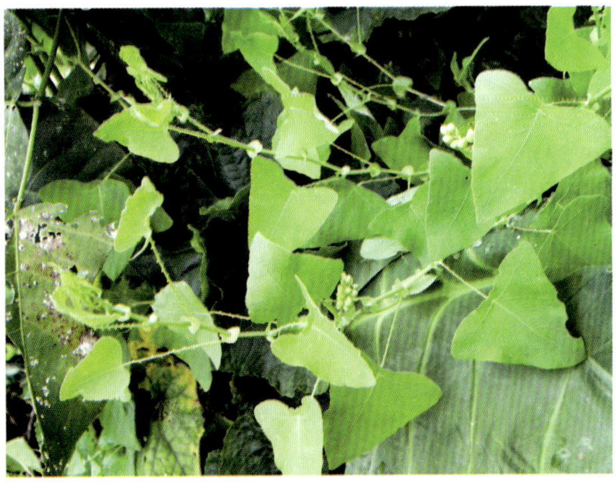

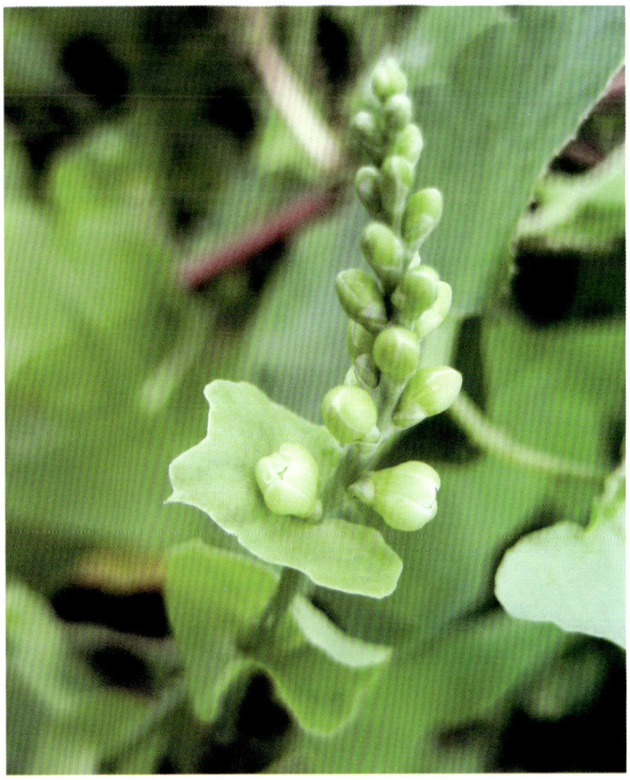

Polygonum perfoliatum L.

# 098.沉香 Chenxiang

【植 物 名】白木香

【别 名】土沉香、沉水香、海南沉香、蜜香。

【药材基源】为瑞香科 Thymelacaceae 植物白木香 Aquilaria sinensis (Lour.) Gilg. 含有树脂的木材

【形态特征】常绿乔木，幼枝有疏柔毛。叶互生，革质，有光泽，卵形、倒卵形或椭圆形，先端短渐尖，基部宽楔形。伞形花序顶生或腋生；花黄绿色，芳香；花萼浅钟状，裂片5个，两面均有短柔毛；花瓣10枚，鳞片状，有毛；雄蕊10枚，1轮；雌蕊子房上位，2室，每室1胚珠。蒴果木质，长2.5～3cm，被灰黄色短柔毛。基部有宿存花萼。种子基部有长约2cm的尾状附属物。花期：4～5月；果期7～8月。

【生境分布】常生山地或丘陵地的树林中。海南各地广泛栽培，少量野生。

【采收加工】全年可采，割取凝结树脂的树干或树头，剔除白木及朽木，阴干。

【化学成分】沉香含挥发油，主为沉香螺醇、白木香酸和白木香醛。

【抗癌药理】在体内显抗肿瘤的治疗作用。

【性味功能】味辛、苦，性微温。有行气止痛，温中止呕，纳气平喘的功能。

【抗癌应用】⑴舌癌　沉香、乳香、没药、血竭、珍珠、朱砂、雄黄、葶苈、冰片各9g，硼砂15g，蟾酥、麝香、熊胆、牛黄各1g，研匀，每服1g，含咽，每日3次。另用适量局部外敷，直于痊愈。

⑵贲门癌　沉香曲、延胡索、太子参、生大黄（后下）各12g，姜半夏、姜竹菇、丁香、木香、川楝子各9g，生鸡内金、五灵脂、蒲黄、大蓟、小蓟各6g，黄连、砂仁、白蔻仁各3g，煅瓦楞30g水煎服，每日1剂。能使胀痛、呕血等缓减，梗阻消除，进食顺利。

⑶食管癌　沉香曲、急性子、蜣螂、半夏、竹菇、旋复花、川楝子各12g，木香、丁香、石斛、北沙参、麦冬、天冬、当归、豆蔻、厚朴各9g，代赭石、仙鹤草各30g，水煎服。能使吞咽顺利，病灶稳定，精神和体力明显改善。

⑷肺癌　沉香（磨汁）1g，橘核、橘红各9g，生地、玄参各12g，七叶一枝花、芙蓉花、百部、麦冬、海藻、昆布、生牡蛎各15g，白花蛇舌草、白茅根、夏枯草、铺地锦、薏苡仁各30g，水煎服。能顺气消痰，使自觉症状基本消失，继续服至痰检癌细胞阴性。

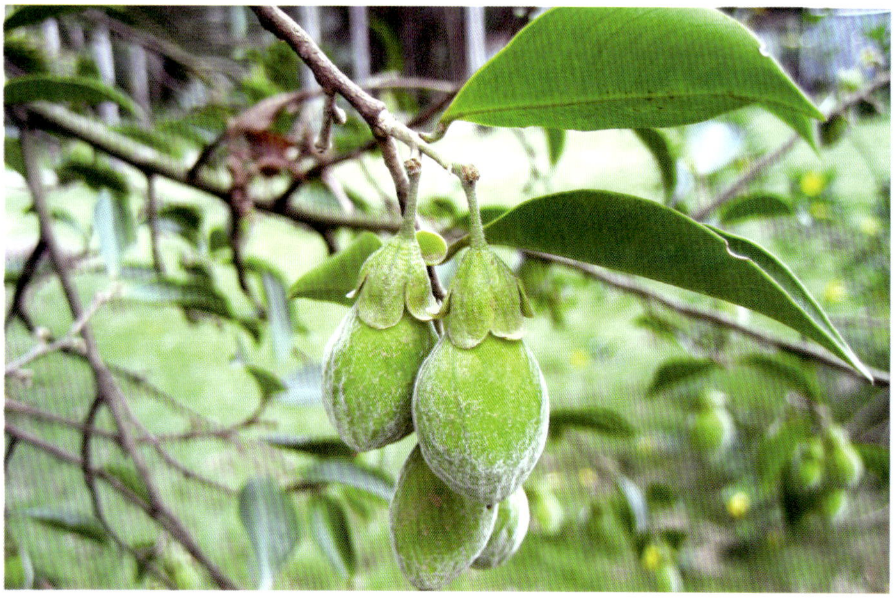

Aquilaria sinensis (Lour.) Gilg.

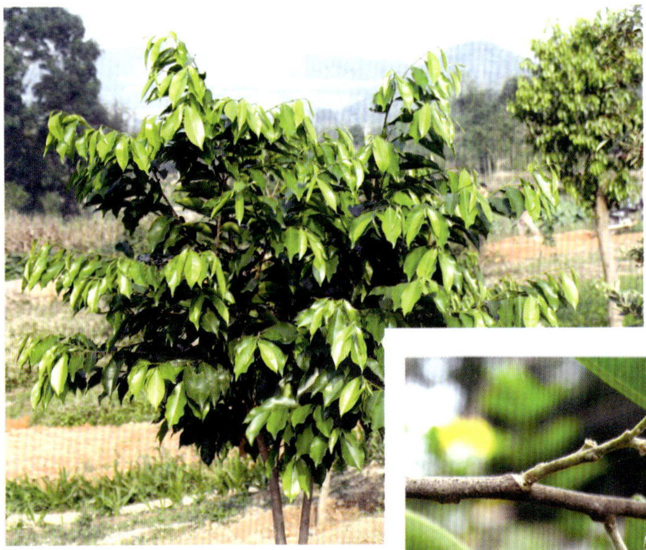

Aquilaria sinensis (Lour.) Gilg.

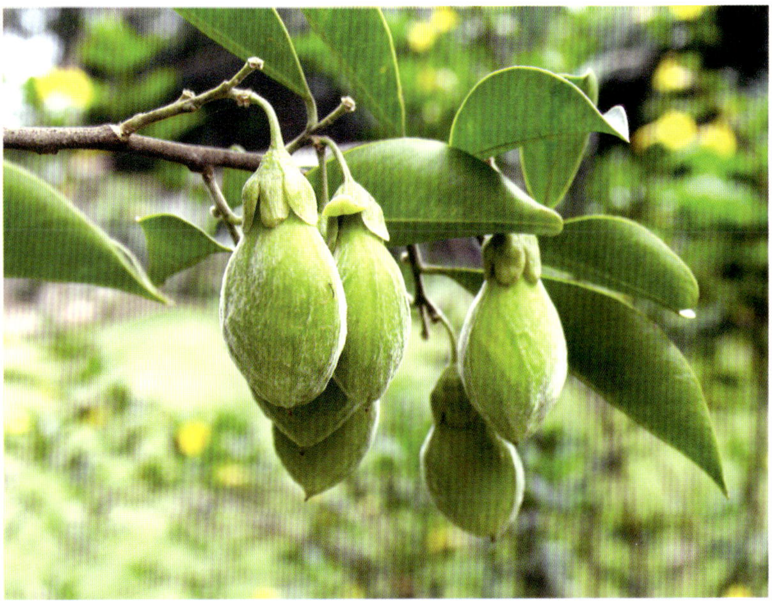

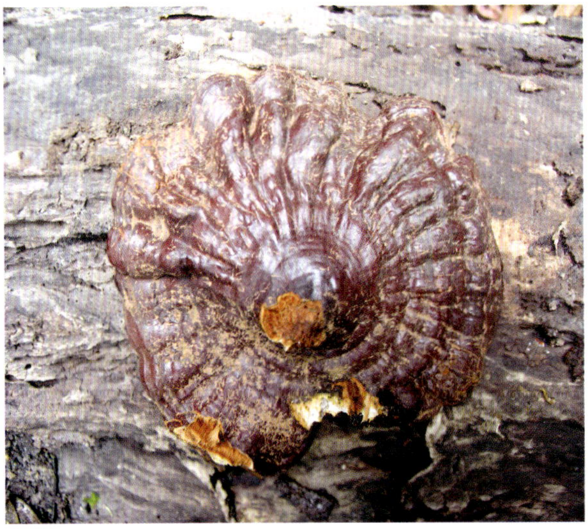

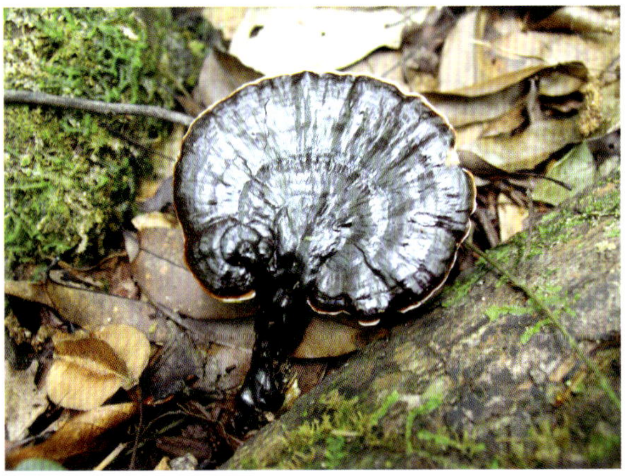

Ganoderma lucidum (Leyss.ex Fr.) Karst.

Ganoderma japonicum (Fr.) Lloyd.

# 099.灵芝 Lingzhi

【植 物 名】灵芝

【别　　名】三秀、茵、芝、灵芝草、木灵芝、菌灵芝。

【药材基源】为多孔菌科Polyporaceae真菌赤芝Ganoderma lucidum(Leyss. ex Fr.)Karst.或紫芝Ganoderma japonicum (Fr.) Lloyd.等的子实体。

【形态特征】赤芝：子实体有菌柄，菌柄侧生或偏生于菌盖的一侧，近圆柱形，红褐色至紫褐色，具皮壳，硬而有漆样光泽；菌盖木栓质，肾形或半圆形，罕见近圆形，宽12～20cm，厚可达2cm；菌面皮壳状，红褐色，具漆样光泽，有同心环棱和辐射状皱纹，边缘平截。菌肉近白色至淡褐色；菌管单层，管口圆形。孢子宽椭圆形，一端平截，双层壁，内壁有小刺，褐色，外壁光滑，无色。

紫芝：子实体1年生，有柄，木拴质。菌盖近匙形、半圆形、近圆形或不规则形，4～25×5～30cm，厚0.6～3.5cm，表面深紫红色、紫黑褐色到黑色，有似漆样光泽，有明显或不明显的同心环沟纵皱，边缘薄或钝；菌肉呈均匀褐色到深褐色，厚0.5～2cm，有环纹；菌管长0.5～1.5cm，褐色至深褐色；孔面灰白色，后为淡褐色、褐色到深褐色；管口近圆形，每mm5～6个。菌柄侧生或偏生，往往有假中生，长5～15cm，粗0.7～2cm，有强光泽。皮壳构造呈典型的拟子实层型，淡褐色到褐色，组成菌丝棍棒状，顶端膨大部通常宽4～4.5μm。菌丝系统三体型；生殖菌丝透明，壁薄，直径2.5～3.5μm；骨架菌丝淡褐色到褐色，厚壁到实心，树状分枝或呈针状，骨架干直径3.5～5.5μm，分枝末端形成鞭毛状无色缠绕菌丝；缠绕菌丝厚壁，分枝，直径1.8～2.2μm。担孢子卵圆形，顶端脐突或少数平截，双层壁，外壁无色透明，平滑、内壁淡褐色，有显著小刺，91～2.5μm×6.5～8μm。

【生境分布】生于腐木或腐木桩上，亦有人工栽培。分布于琼中、白沙、乐东、五指山等地。

【采收加工】全年采收，采后晒干。

【化学成分】紫芝：含多糖、麦角甾醇、真菌溶菌酶、酸性蛋白酶、苯甲酸、多种氨基酸、有机锗等。赤芝：含多糖、麦角甾醇、硬脂酸、丁内铵盐、多种氨基酸及有机锗等。

【抗癌药理】灵芝含有多种有效成份，其中最主要的是菌类“高分子多糖体”，该成份具免疫调节功能，服用后易被人体正常细胞吸收，以增强抗癌疗效。长期给药，还可以抑制药物过敏反应，增强人体重要器官组织功能，调整或改善人体肾上腺皮质功能，以提升抵抗外来的致病邪毒的效用。

【性味功能】性温，味淡。有滋养强壮的功能.

【抗癌应用】⑴癌症　紫芝菌核15～20g，加250ml水煎服，每日3次。

⑵食管癌　①灵芝10g，沙虫40g，虾螟蛆27g，马勃7g，西牛黄4.5g，麝香2.5g。共为细末，温开水送下，每日3次，每次1.2～1.8g。②灵芝40g，放在猪胃中，或和猪胃一起水煎，一次喝完。

⑶肺癌　①铁包金、穿破石各50g，紫草、灵芝各15g，水煎服，每日1剂。②丹参、黄芪、薏苡仁、芦根、白花蛇舌草各30g，当归、茯苓、冬瓜仁、生地、桔梗、半枝莲、卷柏各15g，白术20g，砂仁、灵芝、黄芩、白果、枳壳、重楼、生甘草各10g，龙胆草6g。水煎服，隔天1剂。

# 100.芦荟 Luhui

【植 物 名】库拉索芦荟

【别　　名】卢会、讷会、象胆、奴会、劳伟。

【药材基源】为百合科 Liliaceae 植物库拉索芦荟 Aloe vera L. 的液汁经浓缩的干燥品。

【形态特征】多年生肉质草本。茎极短。叶簇生于茎顶，近于直立，肥厚多汗；叶片呈狭披针形，长 15～36cm，宽 2～6cm，先端长渐尖，基部宽阔，粉绿色，边缘有刺状小齿。花茎高 60～90cm，单生或稍分枝；总状花序疏散，位于花序下部的花下垂，长约 2.5cm，黄色或有赤色斑点；花被管状，先端 6 裂，裂片稍外弯；雄蕊 6 枚，花药“丁”字着生；雌蕊 1 枚，3 室，每室有多数胚珠。蒴果，三角形，室背开裂。花期：2～3 月。

【生境分布】海南各地广泛栽培。

【采收加工】全年可采。从叶片基部割取，将断面向下，排列在木槽上，使液汁流入容器内。用铜锅急火熬炼至稠膏状，冷却凝固即成。

【化学成分】库拉索芦荟叶的新鲜汁液含芦荟大黄素苷、对香豆酸，少量 α - 葡萄糖、一种戊醛糖、蛋白质及许多草酸钙的结晶。库拉索芦荟另含异芦荟苷，芦荟大黄素，芦荟糖苷 A、B、高那特芦荟苷。尚含 β - 芦荟苷，芦荟素经高温处理(160～165℃)时形成，为非结晶性物质。此外，含树脂约 12%，为芦荟树脂鞣酚与桂皮酸所结全的酯；并含微量挥发油等。

【抗癌药理】本品提取液对移植性小鼠肉瘤 S180 及艾氏腹水癌均有抑制作用。

【性味功能】味苦，性寒。有清热，通便，杀虫，燥湿涤痰的功能。

【抗癌应用】⑴肺癌　芦荟、生地、熟地、川贝、麦冬、茯苓、猪苓、紫贝齿、泽兰、首乌、龙骨各 12g，当归、白芍、女贞子、丁香、白术、神曲、麦芽、山楂、鸡内金、阿胶（烊兑）、玳瑁各 9g，人参、砂仁各 6g，朱砂、琥珀、甘草各 3g，牡蛎、禹余粮各 30g 水煎服，每日 1 剂。服 1 周后，调换服：半枝莲、楤木各 30g 水煎服，每日 1 剂。如此每周调换，全程 4 周后，自觉症状消失，再 9～10 周后，X 线肺部复查阴影可全部恢复。

⑵白血病　芦荟、大黄、青黛各 15g，木香 9g 共研细末，炼蜜和丸，每丸重 6g，每服 1 丸，每日 3 次。平均 5 个月可使症状缓解。宜于慢性粒细胞性白血病。

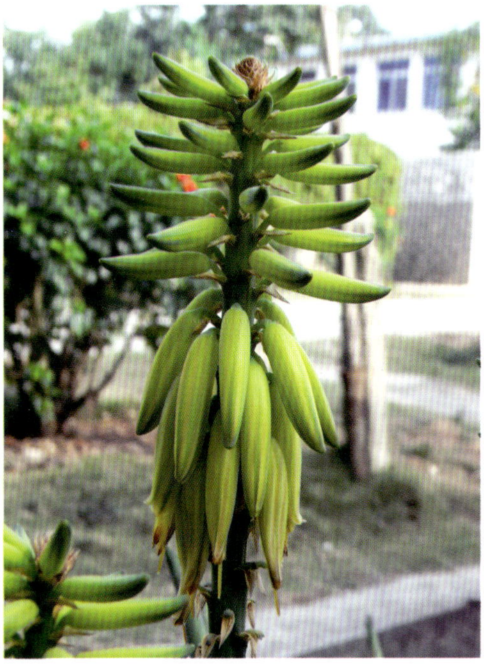

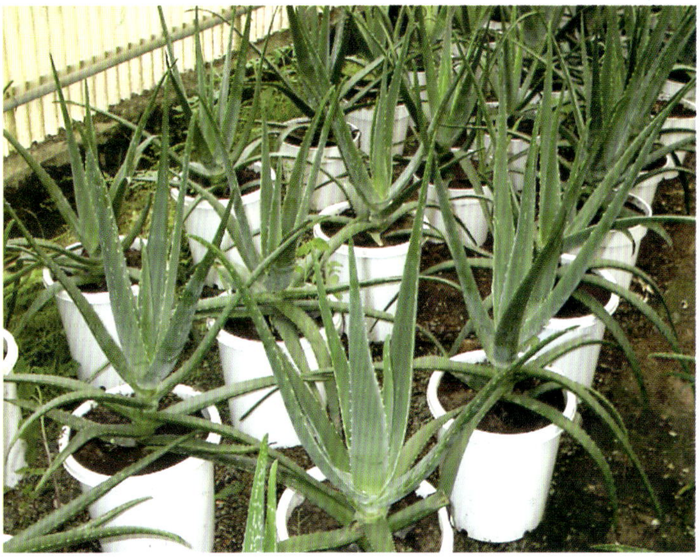

Aloe vera L.

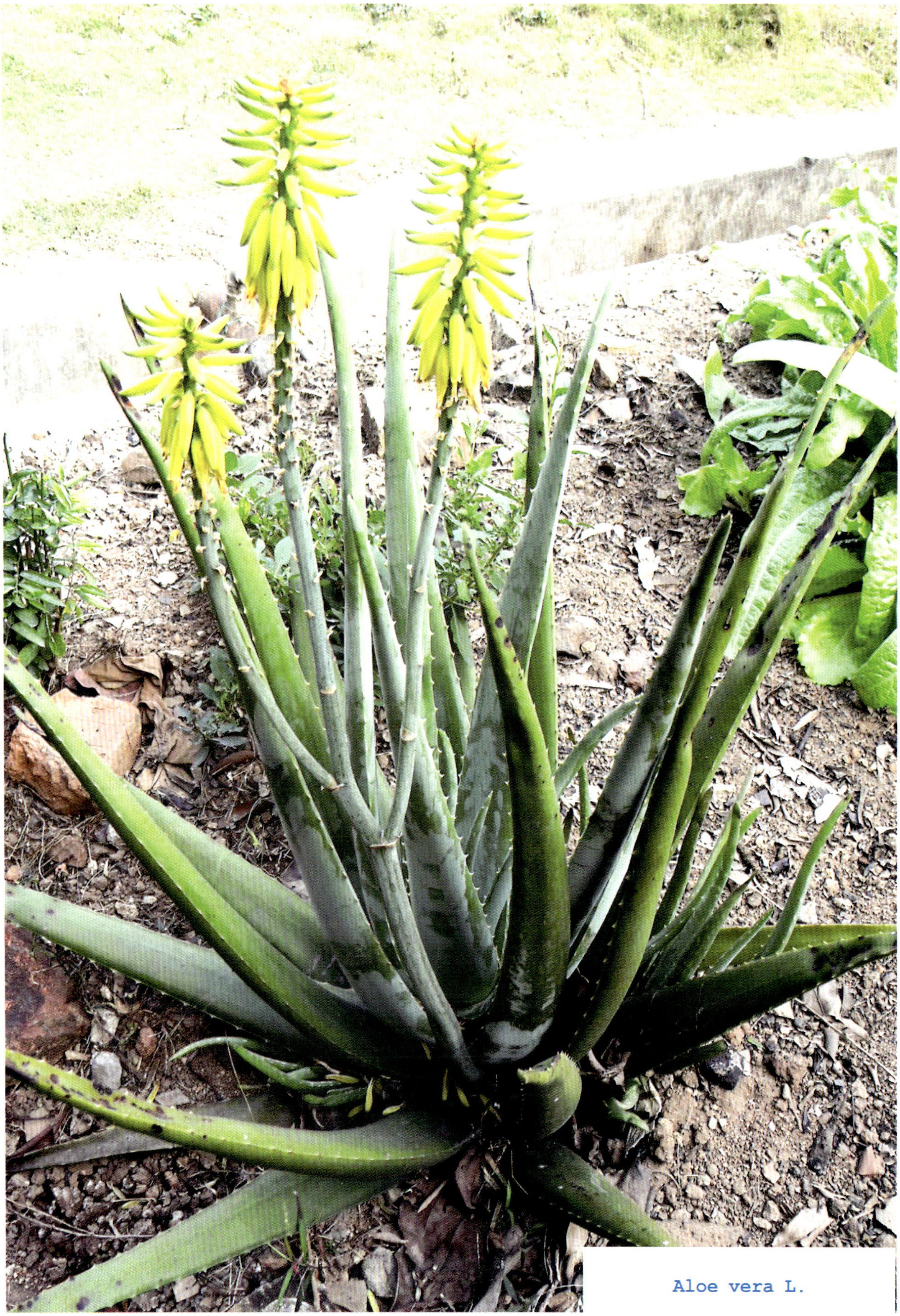

Aloe vera L.

# 101.苍耳子 Cangerzi

【植 物 名】苍耳

【别　　名】葈耳实、牛虱子、胡寝子、苍郎种、棉螳螂、饿虱子。

【药材基源】为菊科 Compositae 植物苍耳 Xanthium sibiricum Patrin. 带总苞的果实。

【形态特征】苍耳幼苗粗壮，紫红色，子叶匙形，光滑无毛，基部抱茎。成株茎直立，粗壮，高50～100cm。多分枝。叶互生，倒卵形或心脏形。浅裂，边缘有不规则的粗大锯齿。头状花序腋生或顶生，聚成花束。花单性，雌雄同株，瘦果包于总苞内。总苞坚硬，先端具 2 个硬刺，表面密生钩刺。内含 2 个瘦果，椭圆形，扁平，表面具纵棱，无冠毛。花期：2～4 月。

【生境分布】生于山坡、草地、路旁。分布于海南各地。

【采收加工】秋季果实成熟时采摘，晒干，除去杂质。

【化学成分】苍耳果实含苍耳子苷 1.2%、树脂 3.3%，以及脂肪油、生物碱、维生素 C 和色素等。种仁尚含氢醌、有毒成分毒蛋白，还含苍术苷、羧基苍术苷等。

【抗癌药理】本品有抗癌作用，苍耳根的水或甲醇提取物能延长接种艾氏腹水癌小鼠的寿命。苍耳根的甲醇提取物对艾氏腹水癌和肉瘤 S180 有抑制作用。

【性味功能】味甘，性温，有毒。有散风，止痛，祛湿，宣肺通鼻，杀虫的功能。

【抗癌应用】⑴鼻咽癌　苍耳子、辛夷、生地、黄柏各 15g，白芷 9g，细辛 3g，葱白、刺梧桐、寄生各 30g，猪鼻 1 个水煎服，隔日 1 剂。能使鼻塞通顺，咽喉部肿物消退。

⑵颅内肿瘤　苍耳子 12g，七叶一枝花 12g，远志肉 48g，石菖蒲 6g。水煎，每日 1 剂，分 3 次服。

⑶骨癌　苍耳子、龙葵、蜀羊泉、构骨根各 30g，蛇莓、猪殃殃、土茯苓各 15g 水煎 2 次分服。可抑制生长。

⑷脑癌　苍耳子、铁帚、米仁根各 30g，七叶一枝花、蛇六谷（先煎）各 15g，钩藤、全蝎各 9g，水煎服。可结合放射治疗。能使头痛等颅内增高引起的症状消失，精神活动逐渐恢复 。

⑸神经系统恶性肿瘤　天南星、生半夏各 30g，苍草、白蒺藜各 15g。加生姜适量，水煎服，日 1 剂。

⑹脑瘤　①鱼耳汤：火鱼草 50g，苍耳草 50g，薏苡仁 50g，蛇六谷 30g，蚤休 30g，钩藤 12g。头痛加全蝎、僵蚕、石决明；呕吐加姜半夏、旋复花、代赭石；视物不清加决明子、墨旱莲。治疗脑瘤有一定疗效。②龙葵、蛇莓、白英各 45-60g，蛇六谷、蚤休、贯众各 30g 苍耳草 45g。

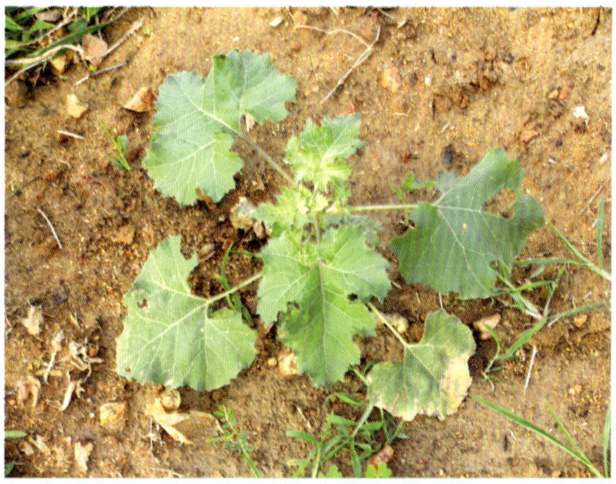

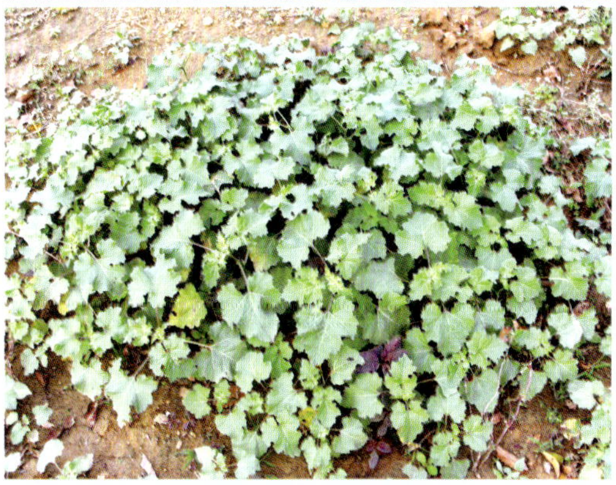

Xanthium sibiricum Patrin.

# 102.苏木 Sumu

【植　物　名】苏木

【别　　名】苏方木、红柴、赤木。

【药材基源】为豆科Leguminosae植物苏木Caesalpinia sappan L.的干燥心材。

【形态特征】落叶小乔木或灌木，高5～10m，枝幼时被细柔毛，有稀疏短刺，皮孔凸出圆形。叶互生为二回双数羽状复叶；有锥刺状托叶，叶轴有棘刺，羽片9～12对，小叶10～15对，小叶片长圆形，长1.5～2cm，尖端圆或微凹，基部偏斜，全缘有腺点；无柄。圆锥花序顶生 或腋生，宽大，花黄色花瓣5片，4片圆形等大，最下面一片较小；雄蕊10枚，分离。荚果扁斜状倒卵形，顶端有喙，厚革质，红棕色。花期：5～10月；果期：7月至翌年3月。

【生境分布】生于林中较湿润的地方，海南各地有栽培。

【采收加工】全年可采伐。砍取树龄5年以上的树干或粗大枝干，削去外皮及白色边材，选取红色心材，截为长段，晒干。

【化学成分】苏木含无色的原色素一巴西苏木素约2%。另含挥发油，油中主成分为d-水芹烯、罗勒烯、鞣质等。

【抗癌药理】本品有抗癌作用，苍耳根的水或甲醇提取物能延长接种艾氏腹水癌小鼠的寿命。苍耳根的甲醇提取物对艾氏腹水癌和肉瘤S180有抑制作用。

【性味功能】味甘、咸，性平。有行血祛淤，消肿止痛的能。

【抗癌应用】⑴子宫颈癌、卵巢癌　苏木、菝葜、土茯苓、莪术、苦参各15g，水煎服。⑵子宫颈癌　苏木10g，斑庄根、小红参各30g，香附、马鞭草各15g，水煎服，每日1剂。⑶白血病　苏木、人参、白术各10g，远志20g，天龙2条，陈皮5g，水煎服。

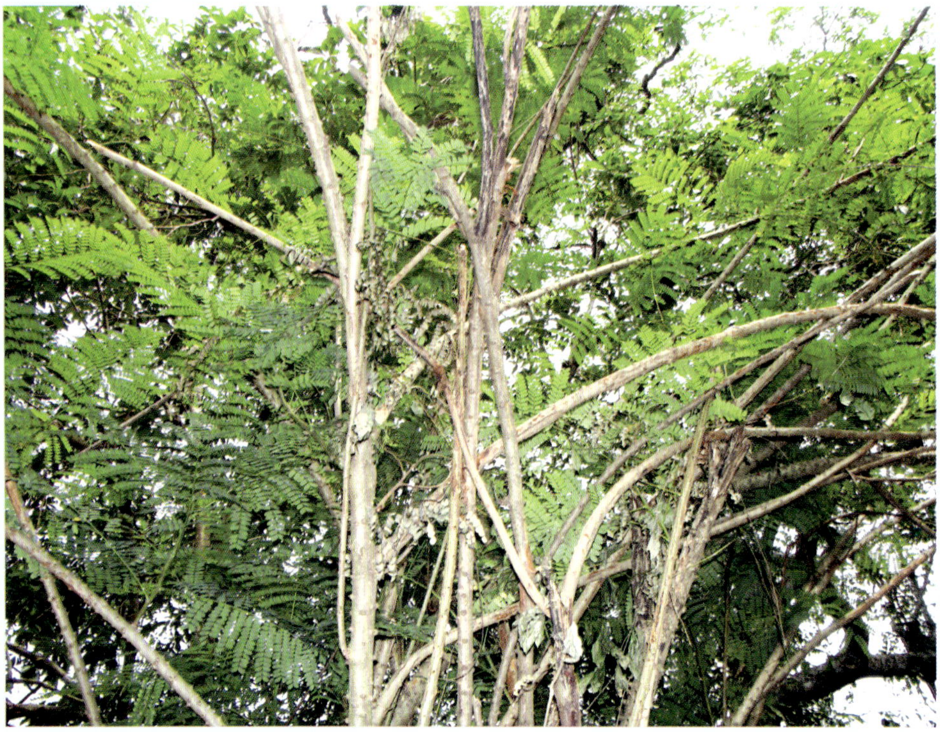

Caesalpinia sappan L.

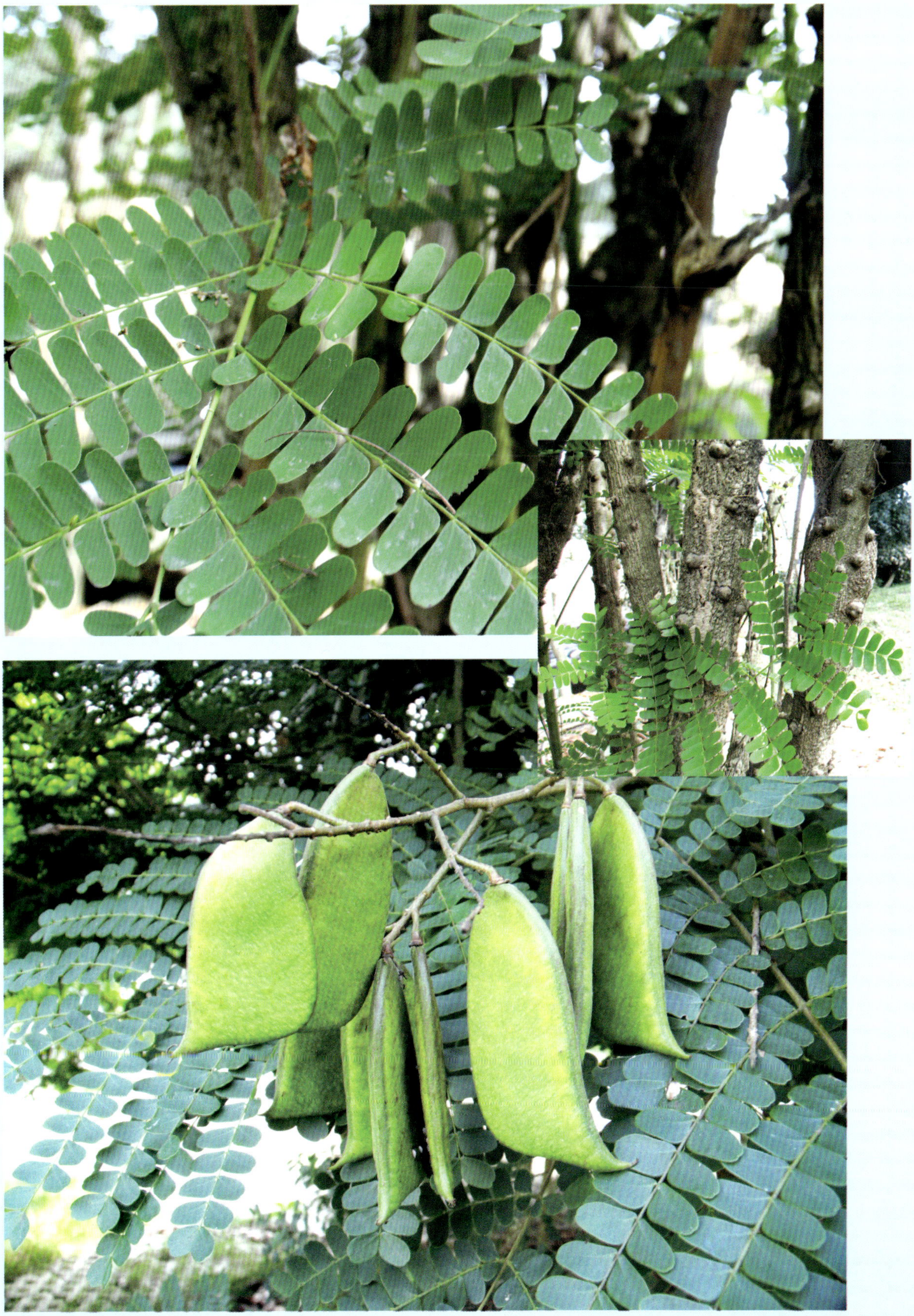

Caesalpinia sappan L.

# 103.苏铁 Sutie

【植 物 名】苏铁

【别　　名】铁树、凤尾蕉、避火蕉。

【药材基源】为苏铁科 Cycadaceae 植物苏铁 Cycas revoluta Thunb. 的叶、根、花和种子。

【形态特征】常绿小乔木。通常 1～3 m，直立；茎干圆柱形，多单生，有极明显叶痕。叶多数，外弯，聚生于平顶，羽状复叶 0.5～2m，小叶多数，革质，线状披针形，先端渐夹而锐，边缘背卷，上面秃净。下面背疏毛，中部的小叶长达 10cm，越至下部越短，基部直片退化为锐刺。花单性，雌雄异株，雄花序圆形，长达 45cm，由多数紧贴的覆瓦状排列楔形的构成被褐色毡毛，蓖状深裂，其下侧着生 3～5 个胚珠。种子倒卵圆形，长 2～4cm，角质，棕赤色。花期：夏秋。

【生境分布】海南全岛广泛栽培。

【采收加工】叶、根：四季可采。花：夏季采收。种子：秋、冬季采收，晒干。

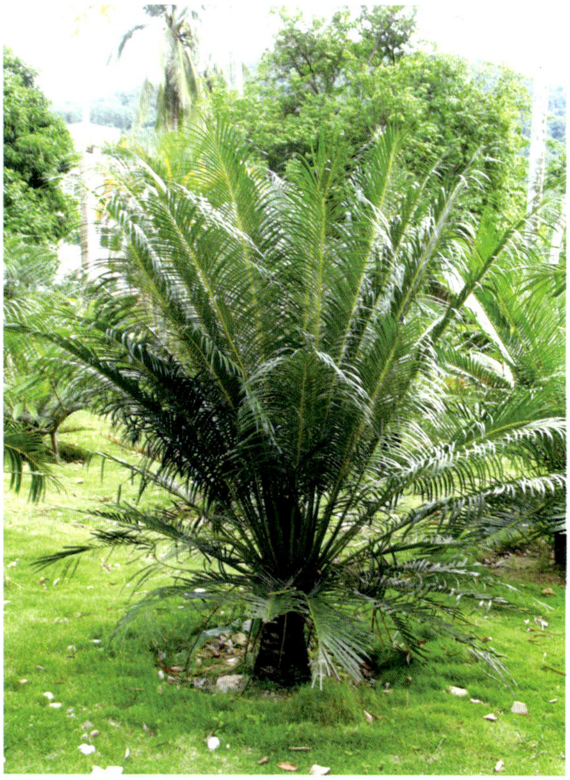

Cycas revoluta Thunb.

【化学成分】苏铁含佳味酚、β－芸香糖苷、穗花杉双黄酮、罗汗松双黄酮甲，5′，7，7′，4′，4－六羟基（2′，8′）双黄酮、β－谷甾醇、胡萝卜苷和棕榈酸等。

【抗癌药理】本品药敏试验对胃癌细胞较敏感。苏铁叶热水浸出物对人子宫颈癌 JTC26 抑制率为 50～70%。动物试验证明苏铁苷对多种肿瘤都有抑制作用。

【性味功能】味甘、淡，平。有小毒。叶：有收敛止血，解毒止痛的功能。根：有祛风活络，补肾的功能。花：有理气止痛，益肾固精的功能。种子：有平肝，降血压的功能。

【抗癌应用】⑴食管癌　苏铁叶、白花蛇舌草各 30g，白茅根、半枝莲各 15g 水煎，加红糖 60g，分 3 次服。能使梗阻症状缓解。

⑵宫颈癌　苏铁鲜叶 120g，红枣 12 枚水煎服。宜于宫颈鳞状上皮癌。能使阴道出血停止，尿频消失，症状好转。

⑶子宫体癌　苏铁叶 30g，墓头回、茺蔚子各 15g，三棱、莪术、制香附各 9g　水煎 2 次分服。继续服用能使瘀血、白带等消除，癌肿缩小。

⑷肝癌　苏铁叶、半枝莲各 30g，白花蛇舌草、炙鳖甲各 15g 水煎服。能使肿块软缩，延长生存期。

⑸胃癌　苏铁叶、茯苓、藤梨根各 30g，枸橘李、薏苡仁各 15g，鸡内金 10g 水煎服，每日 1 剂。能使瘀胀缓解，症灶逐渐消除。

⑹肺癌　苏铁叶、半枝莲、藤梨根各 30g，蜀羊泉、鱼腥草各 15g，百部 12g 水煎 2 次分服，每日 1 剂。能使咳喘，咯血停止，病灶消除。

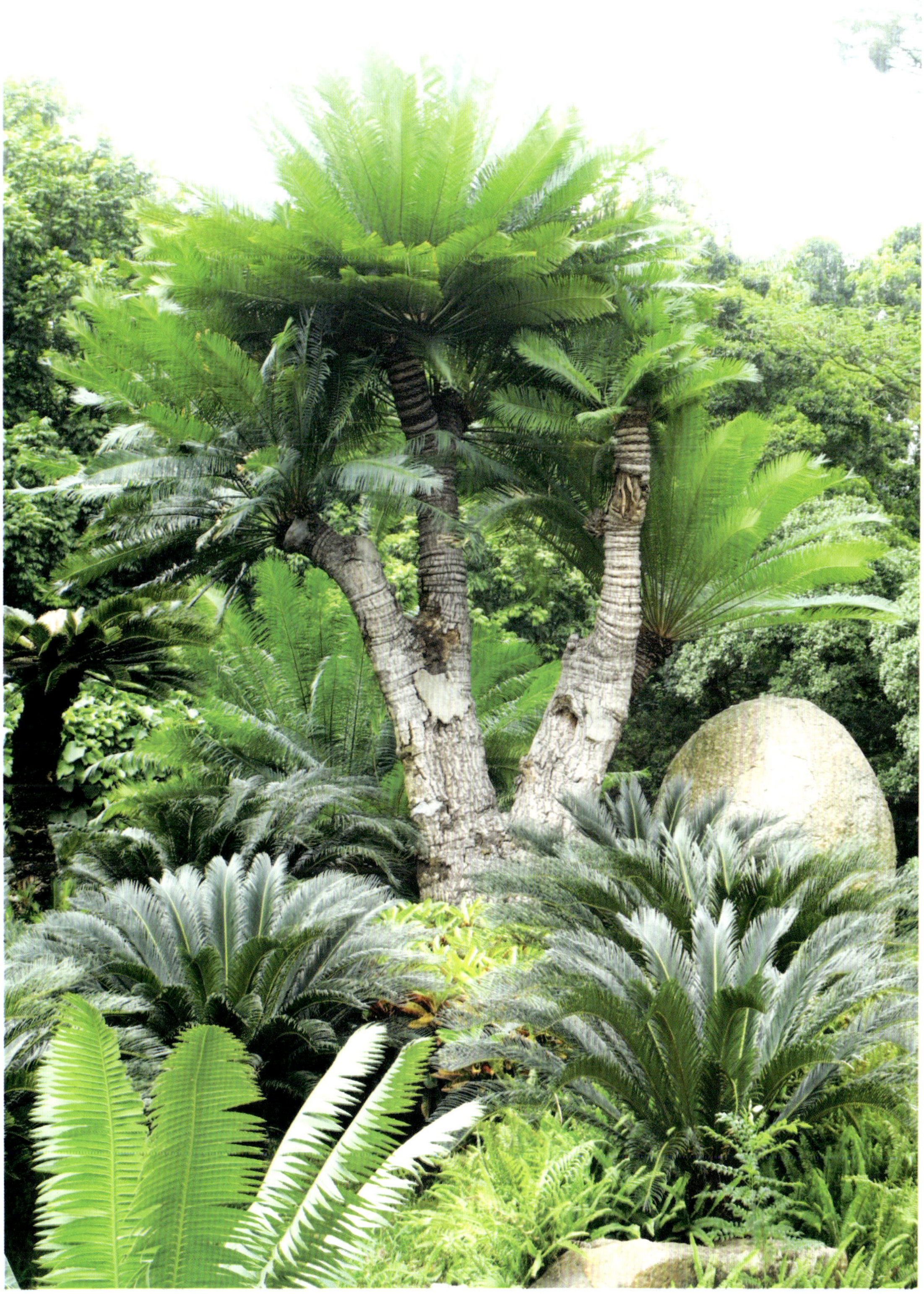

Cycas revoluta Thunb.

# 104.诃子 Hezi

【植 物 名】诃子

【别　　名】诃黎勒、诃黎、随风子。

【药材基源】为使君子科 Combretaceae 植物诃子 Terminalia chebula Retz. 的干燥成熟果实。

【形态特征】为落叶乔木，新枝绿色，白褐色短柔毛。单叶互生或近对生，革质，椭圆形或卵形，全缘，叶基两边各有 1 枚腺体。圆锥花序鼎盛，有数个穗状花序组成；花小，两性，无柄，淡黄色；萼杯状，5 裂，长约 2mm，裂片三角形，内面被毛；无花瓣，雄蕊 10 枚，着生于萼管上；子房 1 室，下位，长圆形，长约 2mm，胚珠 2 颗，倒垂于室顶。核果，倒卵形或椭圆形，无毛，干时有 5 纵棱，呈黑褐色；种子 1 枚。花期：5～6 月；果期：翌年 1～2 月。

【生境分布】生于疏林中或成片生长。儋州、海口、万宁等地栽培。

【采收加工】秋末冬初果实成熟时采摘，日晒夜露，直至足干。晒时不要翻动，否则变黑，起泡。影响商品外观。

【化学成分】诃子果实含诃子鞣质红 30～40%，去核果肉较全果鞣质为高，嫩的果实较成熟的果实含鞣质多。其主要成分为诃子酸、诃黎勒酸，并含鞣云实素、原诃子酸、没食子酰葡萄糖、鞣花酸及没食子酸等。

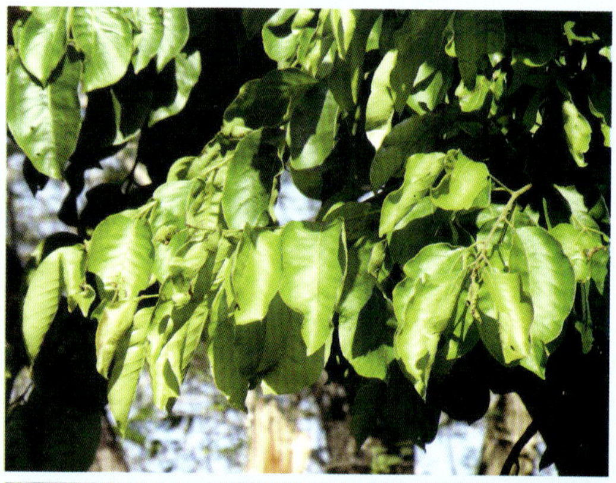

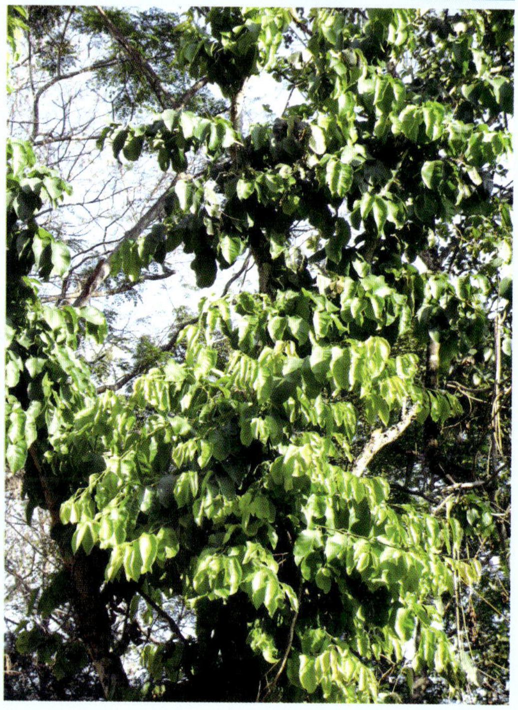

【抗癌药理】经诃子水煎液处理后的小鼠恶生肿瘤细胞，接种于小鼠体内，丧失其生长能力；本品对小鼠艾氏腹水癌，中国小鼠腹水肉瘤；梭形细胞肉瘤的生长，具有抑制作用；对瘤 S180. EC 有抑制作用。

【性味功能】味苦、酸、涩，性平。有涩肠止泻，敛肺，下气利咽的功能。

【抗癌应用】⑴胃癌　诃子、白术、黄芪、红参、茯苓各 9g，甘草、干姜各 3g，丁香 2g 水煎服。能使临闲症状消失，饮食好转。

⑵直肠癌　诃子、苦参、大蓟各 9g，半枝莲、白花蛇舌草各 30g 水煎服，每日 1 剂。能使肿瘤缩小，症状改善。

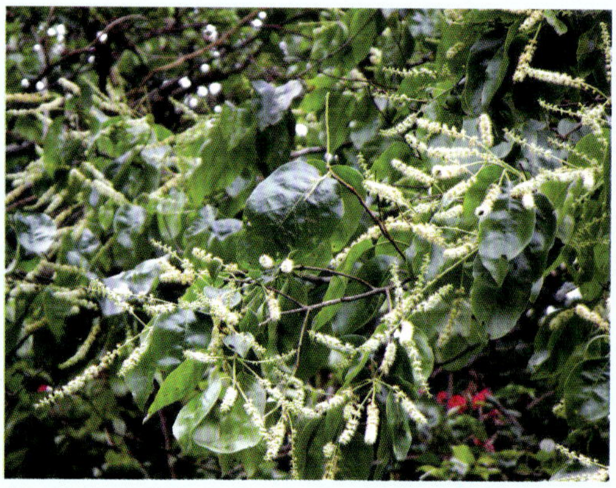

# 105. 赤楠 Chinan

【植 物 名】赤楠蒲桃

【别　　名】山乌珠、细叶紫陵树、细子莲、瓜子木、假黄杨。

【药材基源】为桃金娘科 Myrtaceae 植物赤楠蒲桃 Syzygium buxifolium Hook. et Arn. 的根或根皮。

【形态特征】灌木，高 1 ～6 m 。茎多分枝；树皮茶褐色；小枝四方形。叶革质，对生，偶有 3 片轮生，倒卵形或阔卵形，长 1～3cm，宽 0.5～3cm，先端钝，基部楔形，全缘，羽状侧脉细小，下面隆起，无毛，具散生腺点，叶具短柄。聚伞花序顶生或腋生，长 2～4.5cm；花白色；萼倒圆锥形，裂片 4 枚，短而钝；花瓣 4 枚，分离；雄蕊多数.浆果卵圆形，径 6～10mm，成熟时紫黑色，顶端冠以宿存萼檐；内有种子 1 颗。花期：5～6 月；果期 9～10 月。

【生境分布】生于山坡疏林，灌木丛和峡谷小溪旁。分布于琼中、东方、乐东、保亭、万宁等地。

【采收加工】开花前采收，去净须根和泥沙，晒干。

【化学成分】赤楠根或根皮含蒲桃碱、油树脂、生物碱等。

【抗癌药理】赤楠蒲桃叶的甲醇提取物有很强的细胞毒性，对 A549HCT、K13RPMI、TE671 等有多种癌细胞株均有抑制作用。

【性味功能】味甘、性平。有健脾利湿，平喘，散瘀消肿的功能。

【抗癌应用】⑴癌性水肿　赤楠根皮 50g，水煎服。

⑵白血病　赤楠叶、柴胡各 30g，黄芩 20g，山豆根 15g，六神丸 20 粒(送服)，水煎服。

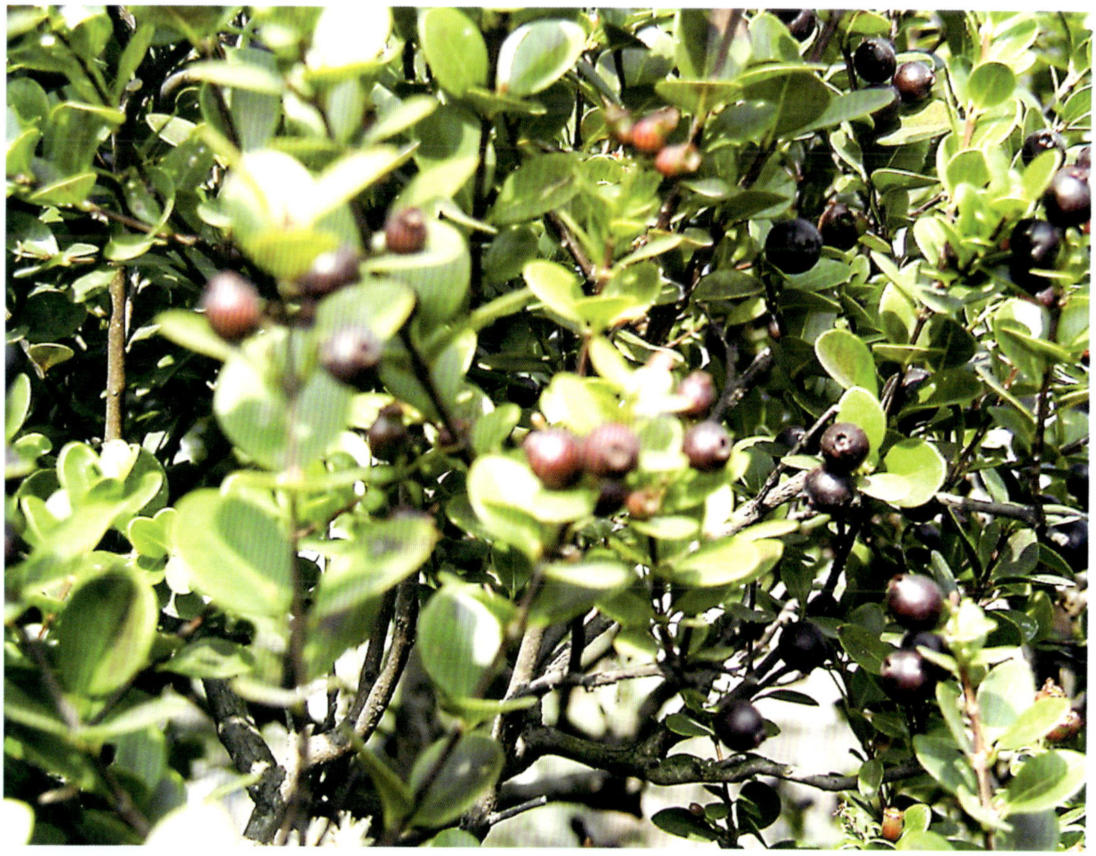

Syzygium buxifolium Hook.et Arn.

# 106.走马胎 Zoumatai

【植 物 名】走马胎

【别　　名】大发药、血枫、走马藤、山猪药、大叶紫金牛。

【药材基源】为紫金牛科Myrsinaceae植物走马胎Ardisia gigantifolia Stapf.的根、全株和叶。

【形态特征】走马胎为常绿、直立灌木，通常高1～3 m；根粗壮，外皮黄棕色，内皮黄色。叶通常集生于枝顶，互生，纸质，阔椭圆形或长椭圆形，长20～45cm，宽8～20cm，顶端渐尖，基部渐狭而成一短柄，边缘有整齐的细锯齿，背面通常紫红色，有时淡绿色。春夏开花。圆锥花序顶生，长20～30cm；花白色或淡紫红色；萼5裂，裂片近三角形，长约1.5mm；花冠5深裂，裂片卵状长圆形，长3～4mm；雄蕊5枚，着生于花冠裂片的基部并与其对生；子房上位，花柱线形。果球形，成熟时红色，具细长的柄。花期：4月；果期：10～12月。

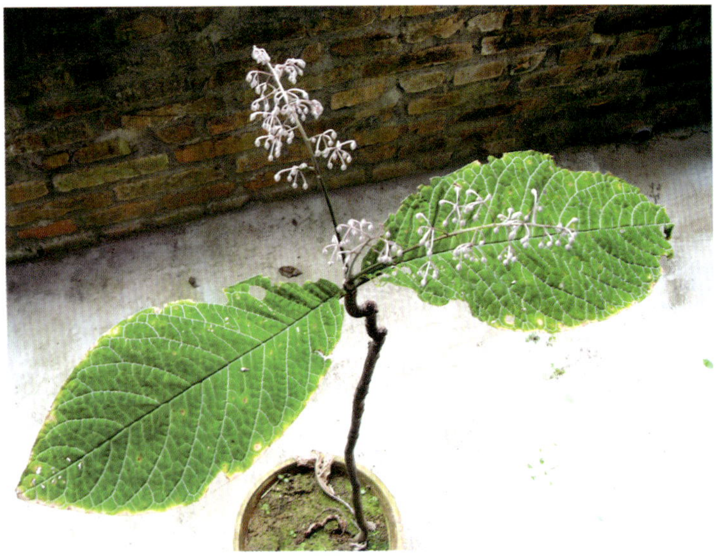

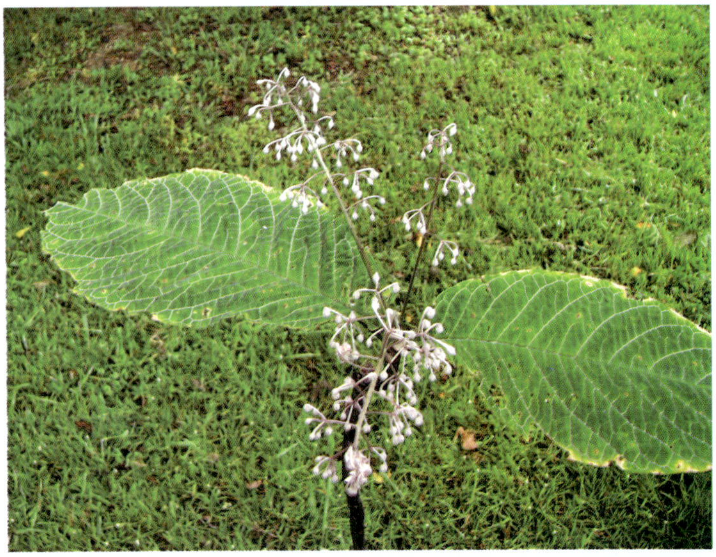

Ardisia gigantifolia Stapf.

【生境分布】生于沟谷、溪边或林荫潮湿地。分布于保亭、地。

【采收加工】全年可采，以秋季采者质佳。挖取根部，除去须根及泥土，洗净，晒干。

【化学成分】尚不明确。

【抗癌药理】体外试验结果表明具有抗肿瘤活性。

【性味功能】味辛、苦，性平。有祛风活血，强壮筋骨，散瘀消肿的功能。

【抗癌应用】(1)鼻咽癌　走马胎、蛇泡勒、丹参、钩藤各30g，铁包金、老鼠勒、入地金件、白蒺藜、七星剑、穿破石、山慈姑各15g，大枣（去核）60g，水煎为消汤，每日1剂，分3次服。继续服用能使癌肿缩小，枯萎脱落。

(2)食管癌　走马胎、茅莓各30g，玄参、瓜蒌皮各15g，麦冬、赤芍各12g，桃仁、连翘、贝母、蜂房各9g，马勃6g，红花5g，大黄3g，白矾（冲）1g水，用3碗水煎至1碗，多次分服，每日1剂。能散瘀解毒，使病灶消失，吞咽顺利，病情明显改善。

# 107.鸡矢藤 Jishiteng

【植 物 名】鸡矢藤

【别　　名】鸡屎藤、牛皮冻、臭藤、斑鸡饭、臭狗藤、清风藤。

【药材基源】为茜草科 Rubiaceae 植物鸡矢藤 Paederia scandens (Lour.)Merr. 的干燥带叶茎枝。

【形态特征】为柔弱多枝藤本；茎长 3～5 m，无毛或近无毛。叶对生，薄纸质，形状和大小变异很大，通常为宽卵形至披针形，有时近长圆形，长 5～10cm 或过之，顶端短尖至渐尖，基部阔楔形、近圆钝至浅心形，全缘，两面无毛或下面被短柔毛，有时下面脉腋被簇毛；叶柄长 1.5～7cm；托叶三角形，长 2～3mm。花夏季开放，淡紫色或紫色，组成腋生聚伞花序，常多个聚伞花序再结成顶生、带叶的大型圆锥状花序；萼管陀螺形，长约 1～1.2mm，裂片长达 1mm；花冠外面被粉状柔毛，里面被绒毛，冠管长 7～10mm，裂片长约 2mm；花丝不等长。果球形，直径 5～7mm，成熟时桔黄色，有光泽；分核无翅，灰黑色。花期：夏季。

【生境分布】常见于村边和路旁，缠绕于灌木上。分布于海南各地。

【采收加工】夏、秋二季采割地上部分，阴干。

【化学成分】鸡矢藤含猪殃殃苷、鸡矢藤苷、鸡矢藤次苷及鸡矢藤苷酸、去乙酰猪殃殃苷、γ－谷甾醇、熊果苷及挥发油等。

【抗癌药理】体外试验证明具有抗肿瘤活性。

【性味功能】味辛、甘、酸，性平。有除湿、消食、祛风、止痛的功能。

【抗癌应用】癌变前期巨大皮角症鸡矢藤 25g，夏枯草 30g，京三棱、莪术各 15g，地骨皮、白鲜皮、水槿皮各 50g，水煎熏洗，每日 1 次，每次 20～30min。

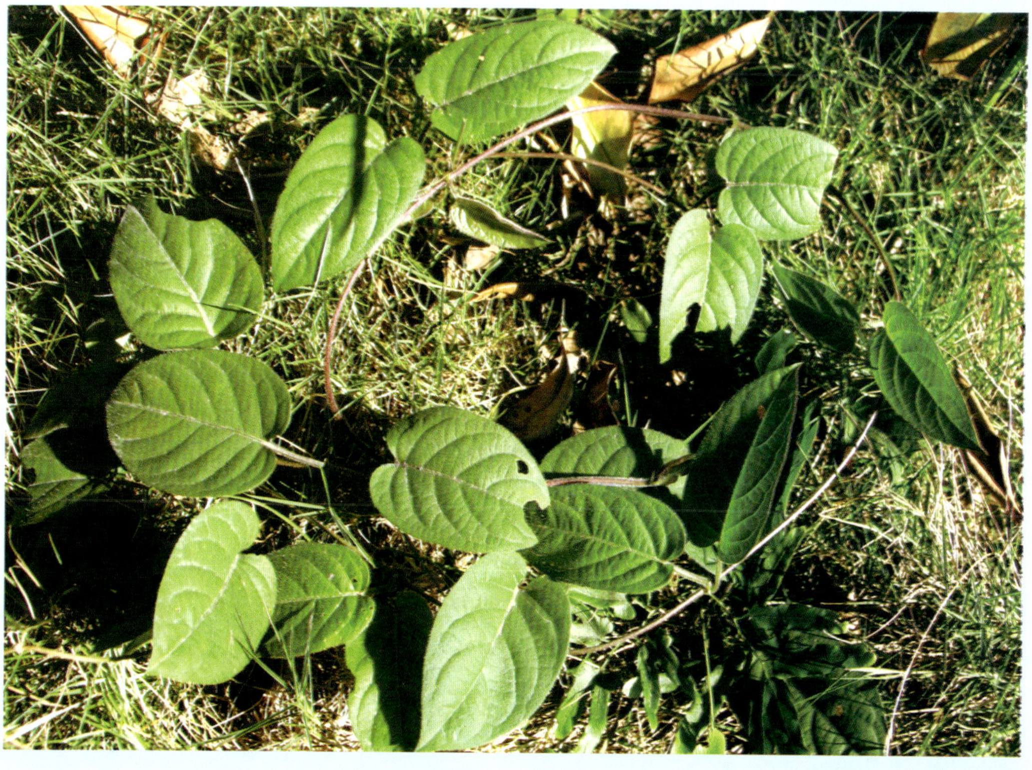

Paederia scandens (Lour.)Merr.

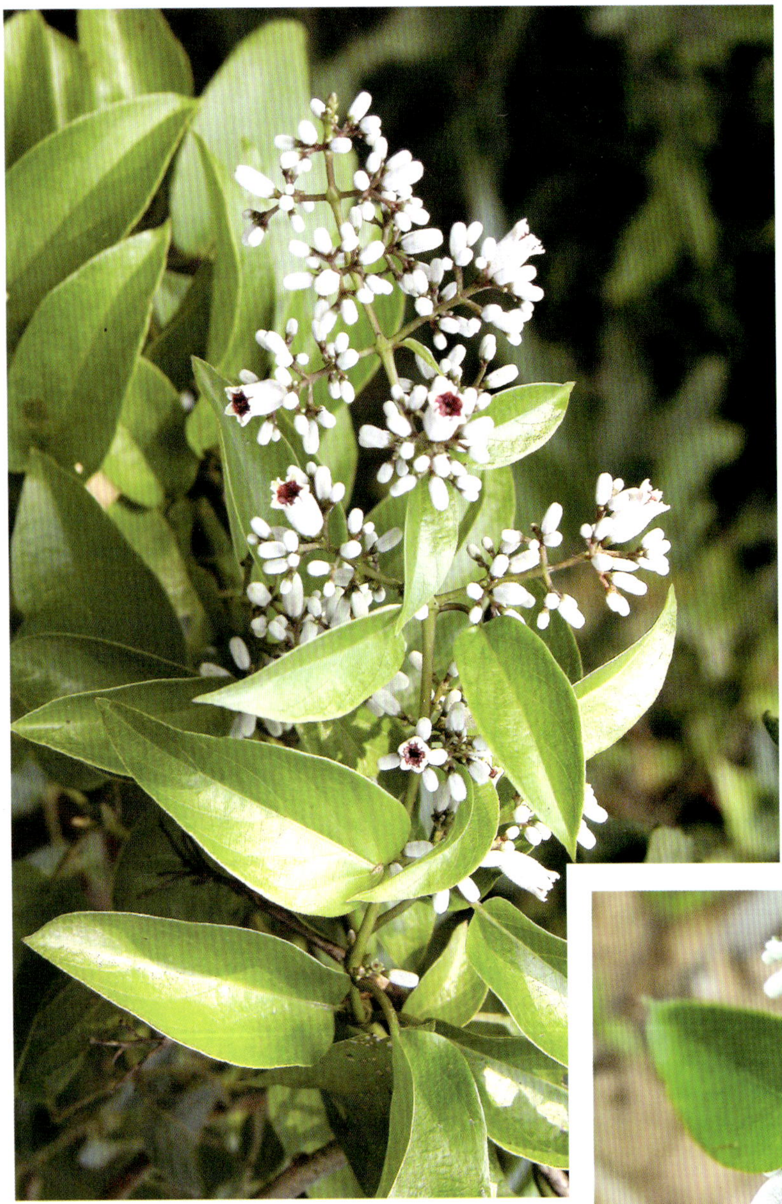

Paederia scandens (Lour.)Merr.

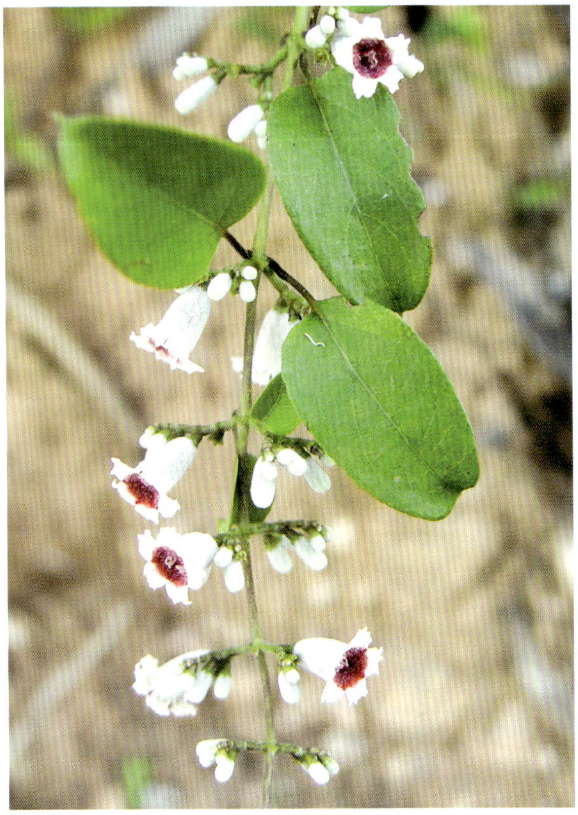

Paederia scandens (Lour.)Merr.

# 108.鸡血藤 Jixueteng

【植 物 名】亮叶鸡血藤

【别　　名】血节藤、血藤、血筋藤。

【药材基源】为豆科 Leguninosae 植物亮叶鸡血藤 Millettia nitida Benth. 的干燥藤茎。

【形态特征】高大、攀援灌木。根粗，嫩枝被锈色绒毛，渐变无毛。小叶 5 片，纸质，披针形或有时为卵形，长 5～11cm，宽 2～3cm，顶端渐尖，基部圆形或钝形，两面无毛，光亮，网脉很明显；小叶柄短；小托叶钝状。圆锥花序顶生；粗壮，长 10～20cm；总轴和开展的分枝均被细毛；花密集，单生，长约 2cm；花梗和萼均密被细毛，旗瓣极外反，背面白色，被细毛，腹面青紫色，近基部有 2 枚胼胝状附属物；雄蕊 2 组。荚果线状长椭圆形，扁平，长 10～15cm，宽 1.5～2cm，被绒毛，易开裂，果瓣木质；种子 4～5 枚。花期：5 月。

【生境分布】生于林中、灌丛中或山谷林中。分布于海南各地。

【采收加工】砍下藤茎，除去细枝，斩成斜片或截成长段，晒干。

【化学成分】鸡血藤茎藤部分含有多种异黄酮、二氢黄酮、查耳酮、拟雌内酯类、三萜类和甾醇等成分。

【抗癌药理】体外实验，本品剂量 500 μ g/mg，对人子宫颈癌 JTC26 抑制率为 94.4%。

【性味功能】味苦、微甘，性温。有补血，活血，舒筋通络的功能。

【抗癌应用】⑴胃癌　生黄芪、太子参、鸡血藤各 30g，白术、茯苓各 10g，枸杞子、女贞子、菟丝子各 15g，水煎服，每日 1 剂。

⑵食管癌　鸡血藤 60g，山慈菇、红花、石菖蒲各 30g，儿茶 15g，制成浸膏，口服，每次 3g，每日 3 次。

⑶白血病 ①鸡血藤 30g，水煎服，每日 1 剂，长期服用。②鸡血藤、白芨、生地榆各 30g，阿胶 3g（烊冲），丹参 15g，水煎服。

⑷治疗皮肤癌变前期巨大皮角症　鸡血藤皮、白鲜皮、土槿皮各 50g，水煎熏洗，每次 20～30min，每日 1 次。

⑸肝癌　穿山甲末 100g，乳香 20g，没药 20g，鸡矢藤挥发油 0.5ml，冰片少许，乙醇 500ml，制法：取乳香，没药浸入乙醇溶液中 20d 备用，穿山甲末 100g，喷入乳香，没药液 70ml，然后烘干，加入鸡矢藤挥金如发油少许冰片，再用食用醋调成稠糊状，用法：外敷脐部，24h 换药 1 次。

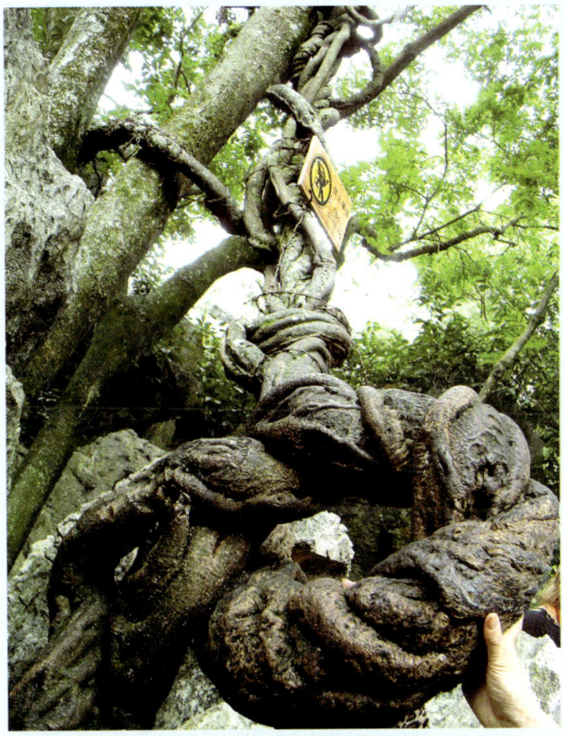

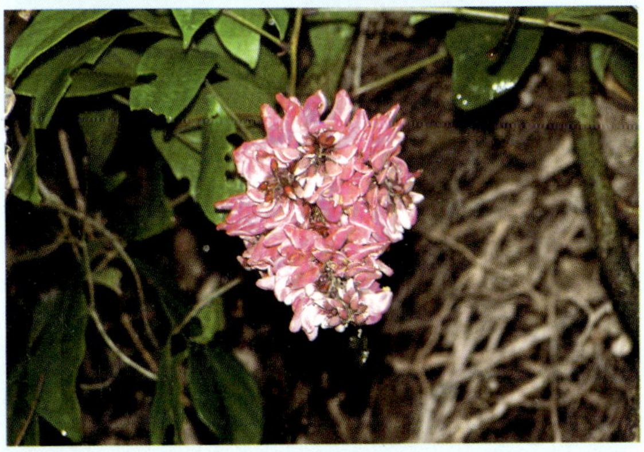

Millettia nitida Benth.

# 109.麦冬 Maidong

【植 物 名】沿阶草

【别　　名】麦门冬

【药材基源】为百合科Liliaceae植物沿阶草Ophiopogon japonicus (L.f.)Ker Gxwl.的干燥块根。

【形态特征】沿阶草为多年生草本，须根较粗，中部或末端常膨大成肉质、纺锤形或椭圆形的块根，地上茎缺或极短，地下茎横走、细长，节上有膜质的鞘。叶簇生于基部，狭线形，禾叶状，长10～50cm，宽1.5～3.5mm，有脉3～7条。花夏秋开放，白色或淡紫色，数至十余朵排成顶生的总状花序，花葶长6～15cm，远比叶短；花柄长3～4mm，中部或中部之上具关节；花被片6，披针形，长约5mm，不开展，稍下垂；雄蕊6枚，着生于花被片基部，花丝短，分离；子房半下位，3室，每室有2颗直立 倒生的胚珠，花柱粗短，圆锥状，柱头不明显的3裂。果浆果球形，成熟时蓝黑色。花期：秋冬季。

【生境分布】生于溪边，密林或疏林下和灌丛中，亦常见栽培。海南各地有分布。

【采收加工】夏季采挖。除去地上部分、抖去泥土，洗净，曝晒3～4d后堆置通风处使其回潮，除去须根，晒至足干。

【化学成分】麦冬块根含甾体皂苷、β－谷甾醇及沿阶草苷甲、乙、丙、丁。

【抗癌药理】本品在体内能促进免疫系统和酶系统的功能并显抗肿瘤的治疗作用。

【性味功能】味甘、微苦，性微寒。有败毒抗癌、养阴润燥、清热除烦，润肺止咳、清心的功能。

【抗癌应用】⑴肺癌　麦冬、百部、芙蓉花、生牡蛎、昆布、海藻、七叶一枝花各15g，生地、玄参各12g橘红、橘核各9g，白花蛇舌草、白茅根、地锦草、薏苡仁、夏枯草各30g水煎3次分服，日1剂。能使自觉症状缓解，X线复查阴影消失。宜于有炎性症状者。

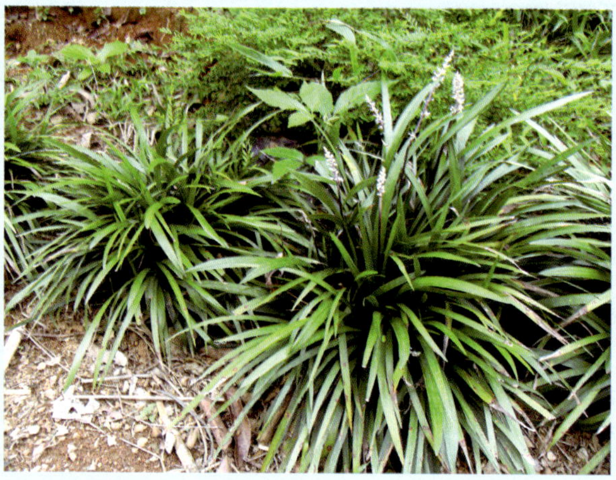

Ophiopogon japonicus (L.f.)Ker Gxwl.

⑵声带癌　麦冬、蛇莓、黄毛耳草各15g，开全锁、小石韦各12g，龙葵、蜀羊泉各30g水煎服。能使气急咳嗽等症状缓解，肿痛消失，声音恢复。可结合放射治疗。⑶鼻咽癌　麦冬、沙参、半枝莲、蜀羊泉各15g，辛夷、苍耳子、连翘、蒲公英、夏枯草各12g，白芷、川芎、黄芩各3g，牡蛎30g 水煎，木鳖粉0.3g，全蝎粉1.5g，冲服。能使头痛鼻塞、颈部肿块消失，宜于早期。

⑷食管癌　麦冬、蜀羊泉、石见穿、枸杞子各15g，全瓜蒌、海浮石各12g，黄药子、急性子、刺猬皮、炒陈皮、丹参、远志、天花粉、旱莲草各9g，苦参、紫草、薤白各6g，水煎服，日1剂。能使吞咽困难解除，X光摄片可见食道扩张病情明显好转。

⑸胃癌　麦冬、赭石各15g，人参、半夏、当归、天冬、知母各9g，柿霜6g水煎3次分服，能使干哕、胀痛及肿块逐渐消失，饮食限转。

⑹白血病　麦冬、半枝莲各15g，太子参、石斛、生地、板蓝根、天花粉各12g，白术、黄精、首乌、熟地各9g水煎服。能使症状缓解，肝脾肿块软缩。宜于急性及淋巴肉瘤白血病有咽干、发热等症状者，并可控制感染，提高抗病能力。

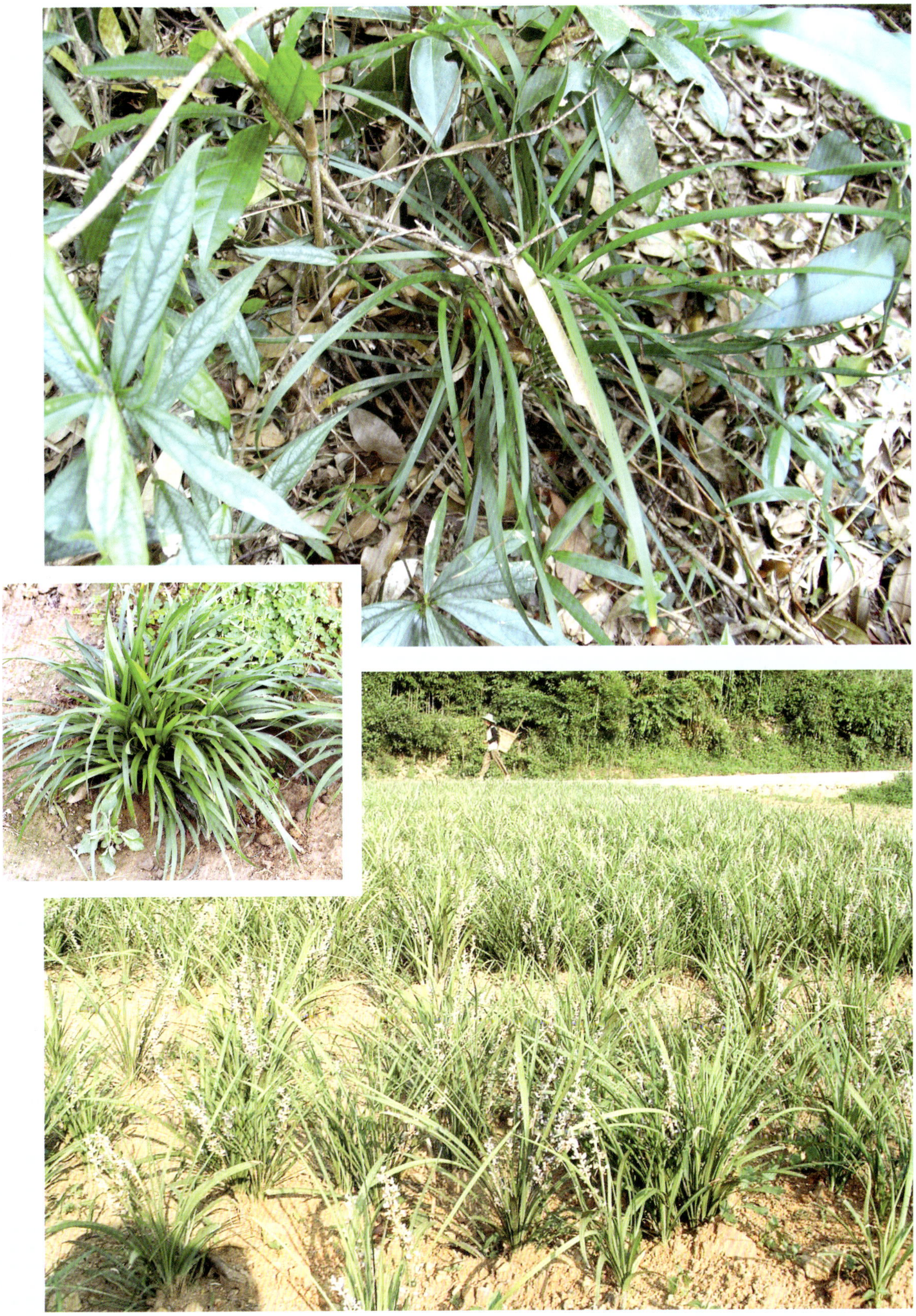

Ophiopogon japonicus (L.f.)Ker Gxwl.

# 110.佩兰 Peilan

【植 物 名】兰草

【别　　名】香佩兰、省头草。

【药材基源】为菊科 Compositae 植物兰草 EuPatorium fortunei Turcz. 的干燥地上部分。

【形态特征】多年生草本，高 30～100cm。根茎横走。茎圆柱形，常紫绿色，无毛或有短柔毛。叶互生，下部叶常枯萎；中部叶较大，常 3 全裂或深裂，中裂片长椭圆形或长椭圆状披针形，长 5～12cm，宽 2.5～4.5cm，先端渐尖，边缘有粗糙齿或不规则细齿，两面无毛或沿脉有疏毛，无腺点，叶柄长约 1cm；上部叶较小。头状花序排成复伞房状；总苞钟状，总苞片 2～3 层，紫红色；管状花 4～6 朵，白色或带淡红色，两性。瘦果圆柱形，具 5 棱，无毛及腺点。花期：7～11 月；果期：9～12 月。

【生境分布】生于中低海拔林地中。分布于海南各地。

【采收加工】夏、秋二季分两次采割，除去杂质，晒干。

【化学成分】佩兰全草含挥发油，主要分为对－伞花烃、麝香草甲醚、橙醇乙酯，另含宁德洛非碱；叶、花尚含蒲公英甾醇棕榈酸等。

【抗癌药理】兰草的乙醇提取物对肿瘤细胞有极强的抑制作用，对小鼠肉瘤 S180 抑制率达到了 82%；兰草的热水浸出物对人子宫颈癌细胞 JTC26 抑制率为 80% 以上。同科植物大麻叶泽兰中的泽兰苦碱对小鼠 Lewis 肺癌诃纤维肉瘤 F1025 有抑制作用。

【性味功能】味辛，性平。有发表去湿、和中化浊的功能。

【抗癌应用】(1)各种癌症　佩兰花或叶子 10g，加水 200ml 煎服。

(2)食道癌、贲门癌梗塞　佩兰、粉防己、半夏各 12g，降香 24g，乌梅 15g，陈皮 9g，炮山甲 4.5g，水煎服。

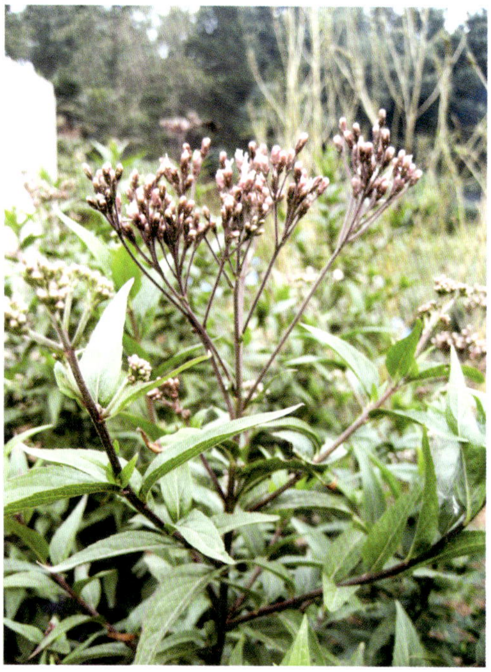

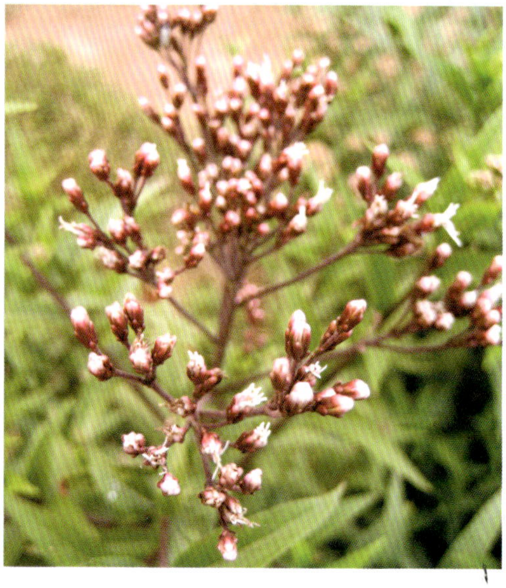

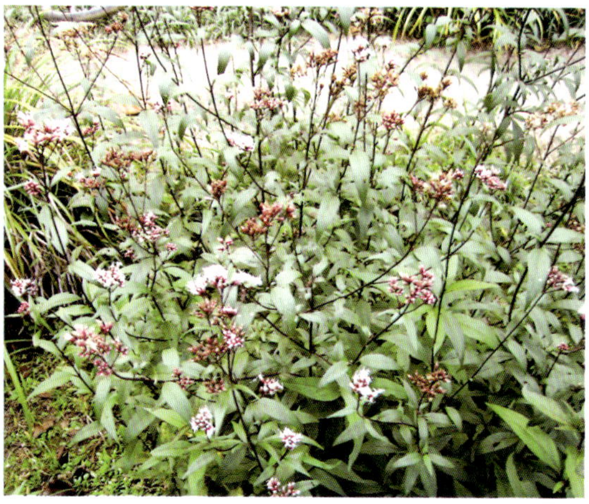

EuPatorium fortunei Turcz.

# 111.刺果番荔枝 Ciguofanlizhi

【植 物 名】刺果番荔枝

【别　　名】红毛榴莲。

【药材基源】为番荔枝科Annonaceae植物刺果番荔枝Annona muricata L.的枝叶、根、树皮、种子。

【形态特征】常绿乔木，高达8m，树皮粗糙。叶纸质至革质，倒卵状长圆形，顶端急尖或钝，基部宽楔形或近圆形，表面翠绿色而有光泽，背面浅绿色，两面均无毛。花蕾卵圆形；花淡黄色；萼片卵状椭圆形，顶端急尖至钝；内轮花瓣稍薄，卵状椭圆形，覆瓦状排列。果卵圆形，深绿色，幼时有下弯的刺，刺随后逐渐脱落而残存有小突体，果肉微酸多汁，白色。种子多数，肾形，棕黄色。花期：4～7月；果期：7月至翌年3月。

【生境分布】原产热带美洲。现儋州等地栽培。

【采收加工】茎叶全年可采。割取带叶嫩茎枝，切段，晒干。根：秋、冬季采收，晒干备用。果实成熟时采收。

【化学成分】刺果番荔枝中除含有去乙酰紫玉盘素、gigantetrocinA、gigantetrocinB、annonacin、、annonacinA、、Annonacin－10－one、10，13－trans－13，14－erythro－Densicomacin、、10，13－trans－13，14-threo－Densicomacin和Gigantecin、Muricatalin、

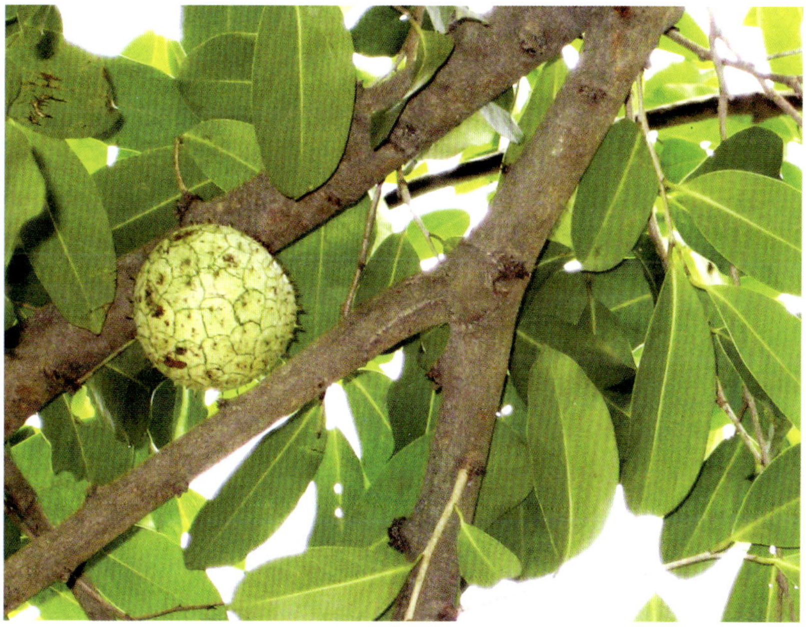

Annona muricata L.

uricatalicin、Annonacin B、MuricatinA和MuricatinB等番荔枝内酯，网状番荔枝碱、衡州乌药碱、考雷明、芒籽宁、斯潜法灵、anomurine和anomuricine、鹅掌楸酮碱、N－P－香豆酰胺等生物碱类物质，亦含多氧环己烯、苯乙烯吡喃酮、黄酮类物质。

【抗癌药理】cis－annonacin可抑制细菌性根癌肿瘤和对人体硬肿瘤细胞系的毒性。其中有选择性的对结肠腺癌细胞系的杀灭效果，是亚德里亚酶素的10000倍。Corossolone对人类鼻咽表皮癌B细胞株呈现细胞毒活性。此外其它番荔枝内酯和生物碱均呈现细胞毒活性。

【性味功能】味甘酸，性微寒。有祛风活络，止痛的功能。

【抗癌应用】临床尚未应用。

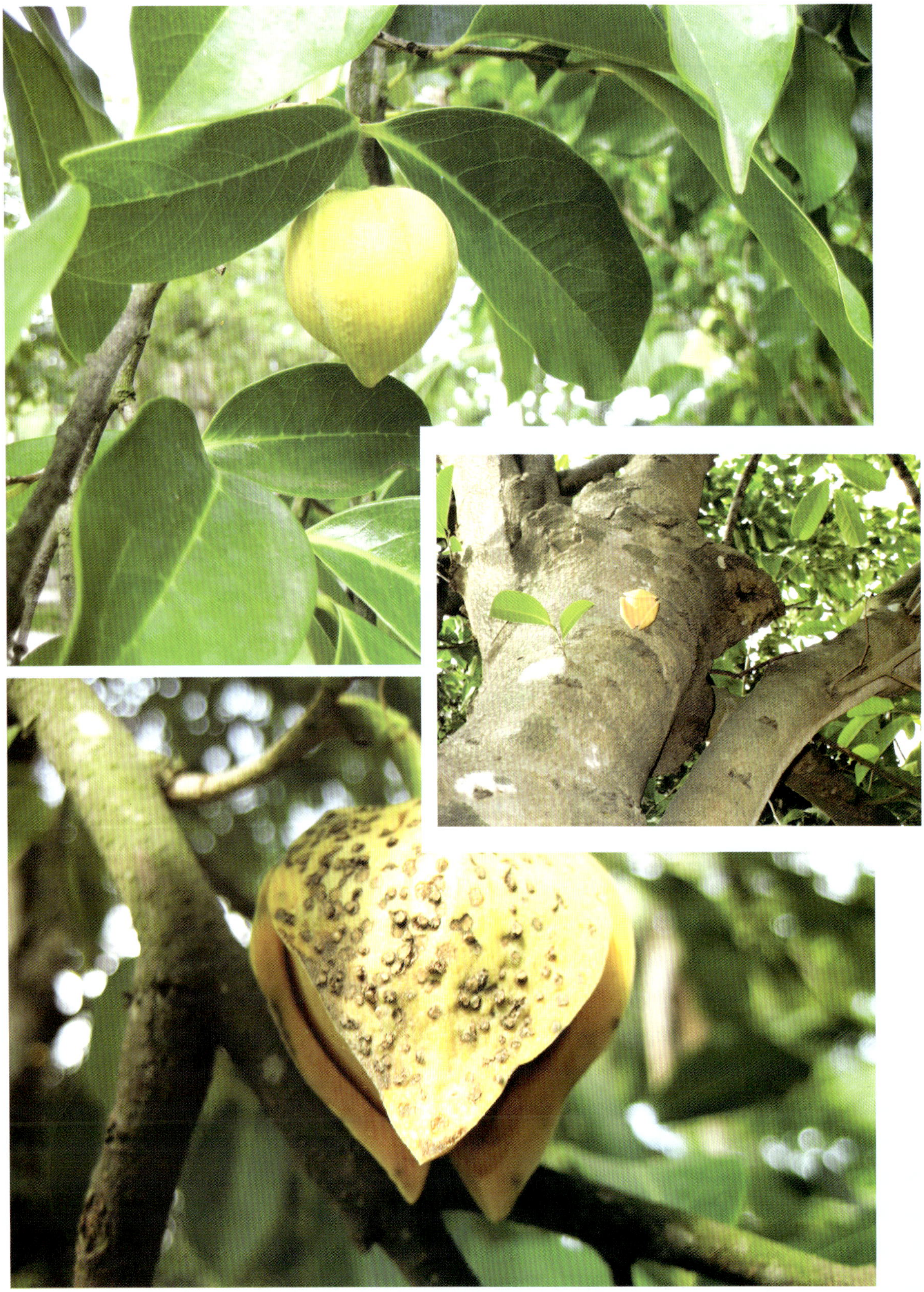

Annona muricata L.

# 112.卷柏 Juanbai

【植 物 名】卷柏

【别　　名】还魂草、万年青、佛手草、老虎爪。

【药材基源】为卷柏科 Selaginellaceae 植物卷柏 Selaginella tamariscina (Beauv.) Spring. 的全草。

【形态特征】草本，植物呈莲座状，高 5～15cm 或稍过之，主茎短或稍长，直立，下生许多须根；分枝直立，丛生，扇状，二或三回羽状分枝，干时卷曲如拳状，吸水后复展开。叶小，2 行排列于一平面上，2 型，侧脉近平展，披针状钻形，长约 3mm，下面有龙骨，顶端有长芒，远轴一侧有阔的膜质边檐，全缘，近轴一侧的膜质边檐很狭，有微锯齿，中叶 2 行，斜贴于分枝上，卵状披针形，长约 2mm。两侧不对称，顶端有长芒，边缘有微锯齿。孢子囊穗生枝顶，有 4 棱，孢子叶三角形，有阔的膜质边檐，有锯齿，顶端长芒状，腋间着生一肾形孢子囊，大孢子囊含 1～4 个大孢子，小孢子囊含多数小如粉尘的孢子。

【生境分布】生于岩石上。分布于白沙、琼中、昌江、五指山等地。

【采收加工】全年可采。拔取全株，洗净，除去须根.晒干。

【化学成分】卷柏全草含芹菜素、扁柏双黄酮、异柳杉素及穗花杉双黄酮。

【抗癌药理】本品全草的热水提取物，用总细胞容积法测定，对小鼠肉瘤 S180 抑制率为 61.2%，乙醇提取物的抑制率为 18.6%；本品体内试验小鼠艾氏腹水癌 EAC 有一定抑制作用，并能延长移植肿瘤动物的寿命。

【性味功能】味辛，性平。有散瘀止痛，活血通经的功能。

【抗癌应用】⑴鼻咽癌　卷柏 30～60g（鲜品 90～120g），加猪精肉 50～100g，清水 6～8 碗，煎至 1 碗半，1～2 次服，每日 1 剂，一般以 15～20 日为 1 疗程，用药量可酌情增减。

⑵肝癌　卷柏、石上穿、岗捻根各 30g，穿山甲、茯苓、白花蛇舌草各 9g，海蛆 3g，水煎服 。

⑶各种癌症　卷柏 60g 白花蛇舌草 30g，水煎服，每日 1 剂。

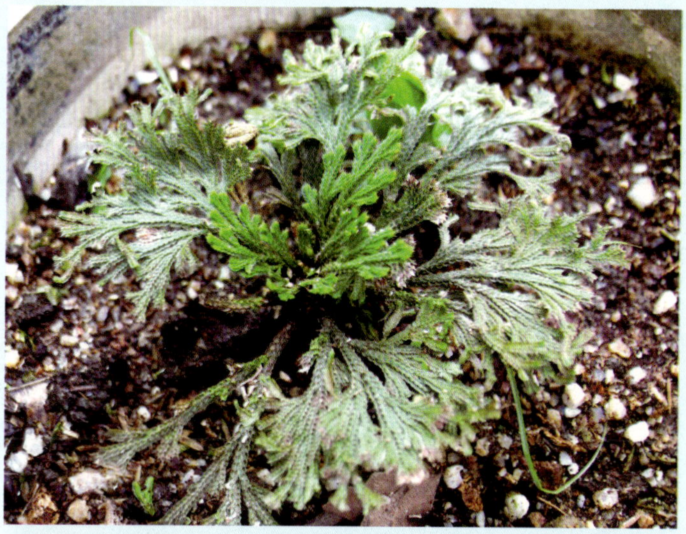

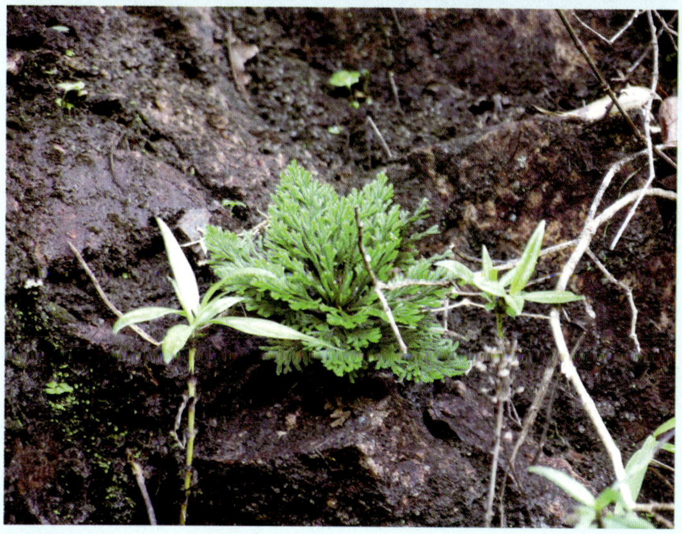

Selaginella tamariscina (Beauv.) Spring.

# 113.垂盆草 Chuipencao

【植 物 名】垂盆草

【别　　名】石指甲、狗牙齿、鼠牙半支。

【药材基源】为景天科Crassulaceae 植物垂盆草 Sedum sarmentosum Bunge.的全草

【形态特征】为多年生、肉质草本，高10～30cm。无毛；不育枝纤细，匍匐生长，节上生根。叶3片轮生，倒披针形或狭长圆形，长1.5～2.8cm，宽3～8mm，顶端短尖，基部狭而有距。花夏季开放，黄色，组成顶生、分枝的聚伞花序；花少而稀疏，无花梗；萼片5枚，披针形至长圆形，长3.5～5mm，常不等长，顶端钝；花瓣5片，披针形至椭圆形，长5～8mm，顶端渐尖，有短尖头；雄蕊10枚，2轮，较花瓣短，花药狭卵形；心皮5枚，长卵形，长5～6mm，基部稍合生，顶端渐尖成一个长花柱；鳞片小，近方形，上部较宽而微凹。种子卵圆形，长约0.5mm，表面有细乳头状突起。聚合蓇葖果5枚，花期：7月。

【生境分布】生于中低海拔林地中。分布于海南各地。

【采收加工】夏季采收，连根拔起，去净，在开水中烫过捞起，晒干，或鲜用。

【化学成分】垂盆草含消旋甲基异石榴硷，二氢异石榴硷，垂盆草苷、左旋天冬酰胺、糖类、黄酮类，三萜类等。

【抗癌药理】本品对小鼠肉瘤S37有抑制作用，体外试验对癌细胞生长有抑制作用。动物实验证明，具有明显降低丙氨酸转氨酶（ALT）及降酶作用。

【性味功能】味甘、性凉。有清利湿热，利水消肿的功能。

【抗癌应用】⑴肝癌　垂盆草、半枝莲、生瓦楞、石燕各30g，漏芦、薏苡仁各15g，当归、丹参、红花各9g，八月札、白芍、陈皮各6g，水煎3次分服，每日1剂。能使症状消除，肝肿缩小。

⑵白血病　垂盆草、猪殃殃各30g，羊蹄、狗舌草、紫草、生地、黄精各15g，当归、丹参、赤芍各9g，川芎甘草各6g，水煎2次分服。能使临床症状完全或部分缓解。宜于急性各型。

⑶肺癌　垂盆草、白英各30g，水煎服，每日1剂。坚持服用，能使病情好转，临床症状基本消失，病灶逐渐缩小。

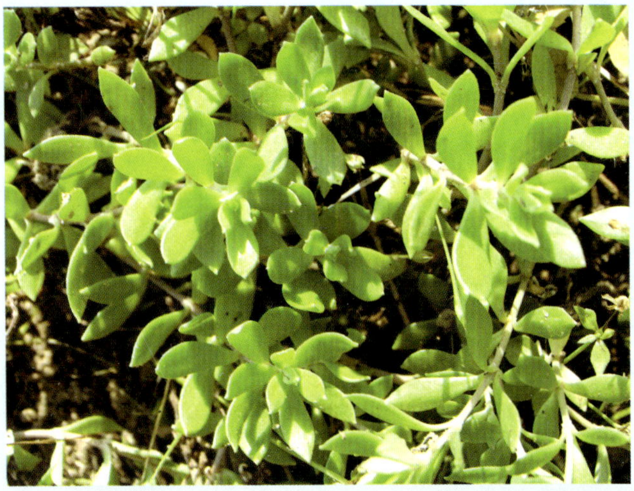

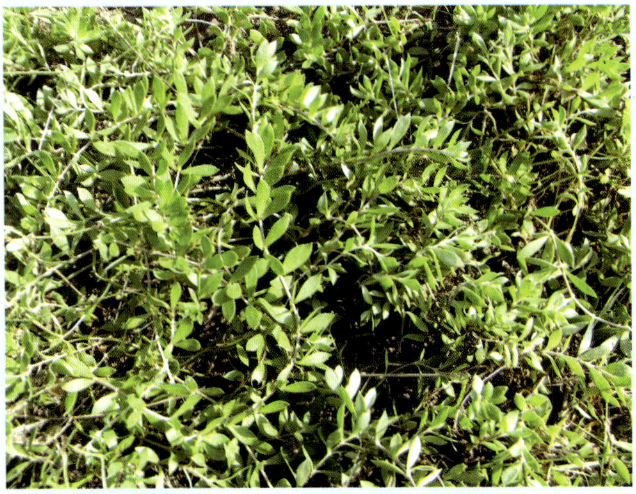

Sedum Sarmentosum Bunge.

⑷鼻咽癌　鲜垂盆草适量　捣烂局部外敷，每日1～2次。另取灯心草捣碎口含，同时用野乔麦、汉防己、土牛膝各30g均用鲜品，煎服。继续用至鼻咽部肿物消失，症状近期痊愈。

# 114.抱树莲 Baoshulian

【植 物 名】抱树莲

【别　　名】抱石莲、瓜子菜、飞莲草、巧根藤。

【药材基源】为水龙骨科Polypodiaceae植物抱树莲Drymoglossum piloselloides (L.) Presl.的全草。

【形态特征】多年生草本，高2～12cm，根状茎细长，横走，密倍鳞毛。叶疏生，营养叶有短柄，叶片倒披针形或带状，叶脉不显；孢子囊群带状，宽2.5mm粗厚，生长于叶片中上部叶缘处。孢子两面型，有粗疣突或刺状突起，隔丝星芒状。

【生境分布】生于疏阴的树干上。分布于定安、陵水。

【化学成分】抱树莲含黄酮、生物碱。

【抗癌药理】临床使用对肿瘤有抑制作用。

【性味功能】味甘淡，性微凉。有清热，利湿，解毒，杀虫的功能。

【抗癌应用】⑴乳腺癌　抱树莲30g，水煎服，同时以鲜草捣烂敷患处。

⑵肺癌　抱树莲、野荞麦根各30g，天葵、石豆兰各15g，水煎服。

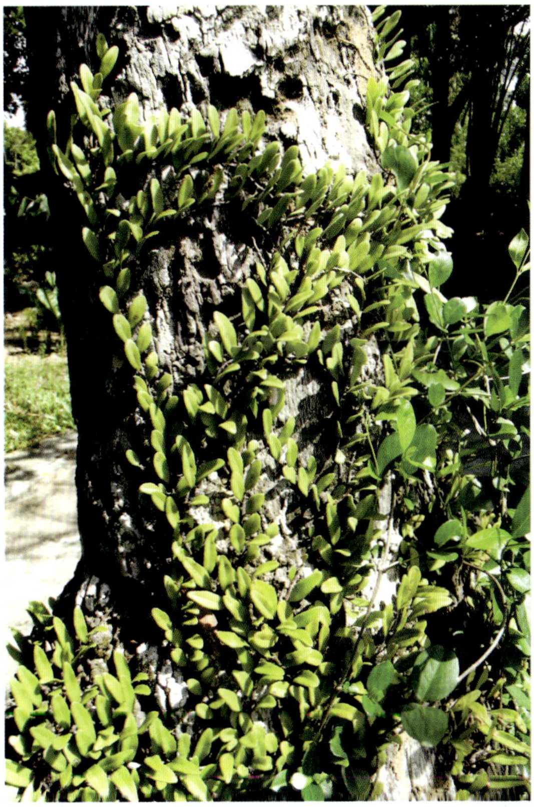

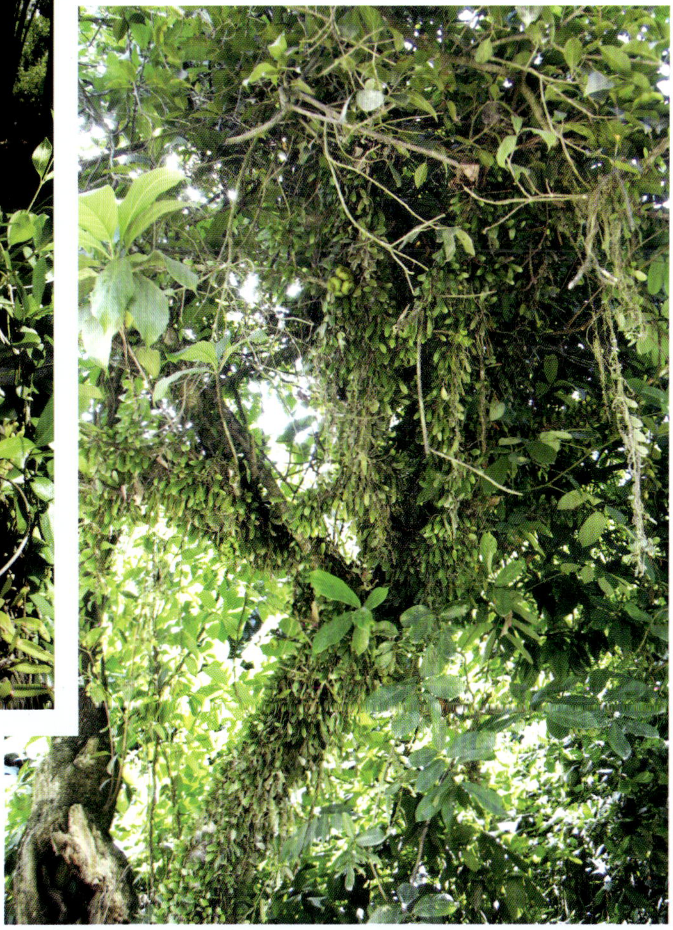

Drymoglossum piIoselloides (L.) Presl.

# 115.狗牙花 Gouyahua

【植 物 名】狗牙花

【别　　名】白狗花、狮子花、豆腐花。

【药材基源】为夹竹桃科 Apocynaceae 植物狗牙花 Ervatamia divaricata (L.) Burlk. cv.Gouyahua 的叶。

【形态特征】常绿小灌木，直立，多分枝，茎枝秃净，高 6 ～9 m，有白色的乳汁。叶对生，每对中的 1 枚常较小，椭圆状卵形至矩圆形，先端渐尖，基部楔尖，光亮，全缘，长 6～11cm，宽 1.5～4cm，花白色，高脚碟状，重瓣，边缘有皱纹，直径达 5cm，着生在新梢顶部，含苞时，状如栀子，花芳香；聚伞花序腋生；花期：5～11 月。

【生境分布】生于半阴，肥沃排水良好的酸性土壤中。分布于海南各地。

【采收加工】夏季枝叶繁茂、未抽花蕾时采摘，除去杂质，晒干。

【化学成分】狗牙花地上部分的乙醇提取物中可分离到 8 个化合物和 1 个混碱，经光谱法分别鉴定为：19S-hydroxy-tacamine(1)、19S-hydroxy-16-epitacamine(2)、17-demethoxy-corynoxineB (3)、17-demethoxy-hydrocorynoxine B(4)、ervatamine(5)、tabernaemontanine(6)、新穿心莲内酯(7)和 β-谷甾醇(8)；混碱系由 19，20-dehydroervatamine 和 20-epi-ervatamine 组成。

【抗癌药理】狗牙花的甲醇提取物有良好的抗小鼠 B16 黑色素瘤的活性。

【性味功能】味苦、辛，性凉。有清热解毒，散瘀痈肿的功能。

【抗癌应用】(1)腹腔癌症　狗牙花根茎 2g～20g，水煎服，或加适量蜂蜜同煎服用。

(2)胃癌疼痛　狗牙花根 15g，白术 20g，木香 10g，天龙 2 条，水煎服。

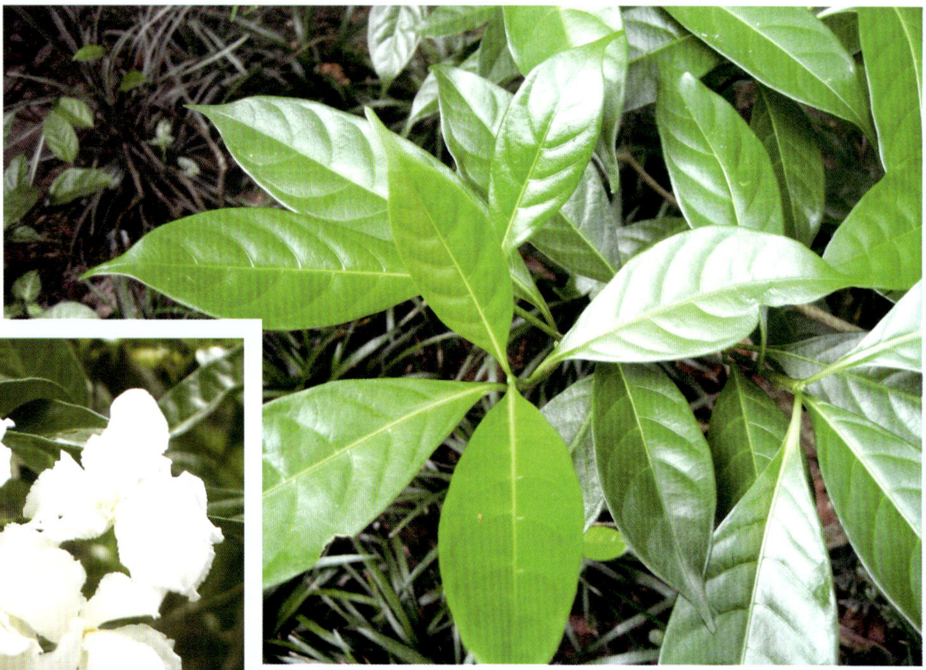

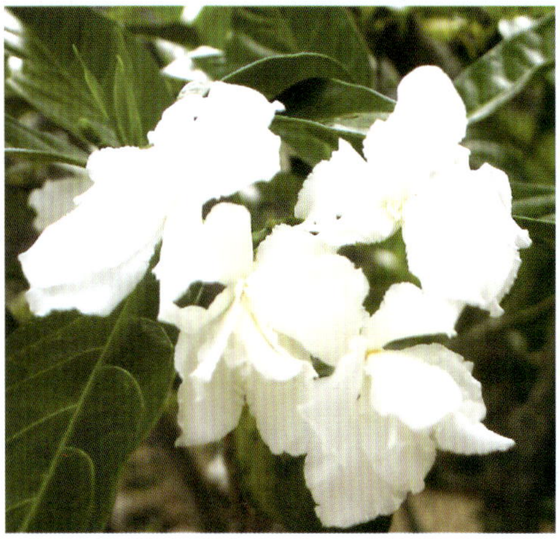

Ervatamia divaricata (L.) Burlk. cv.Gouyahua

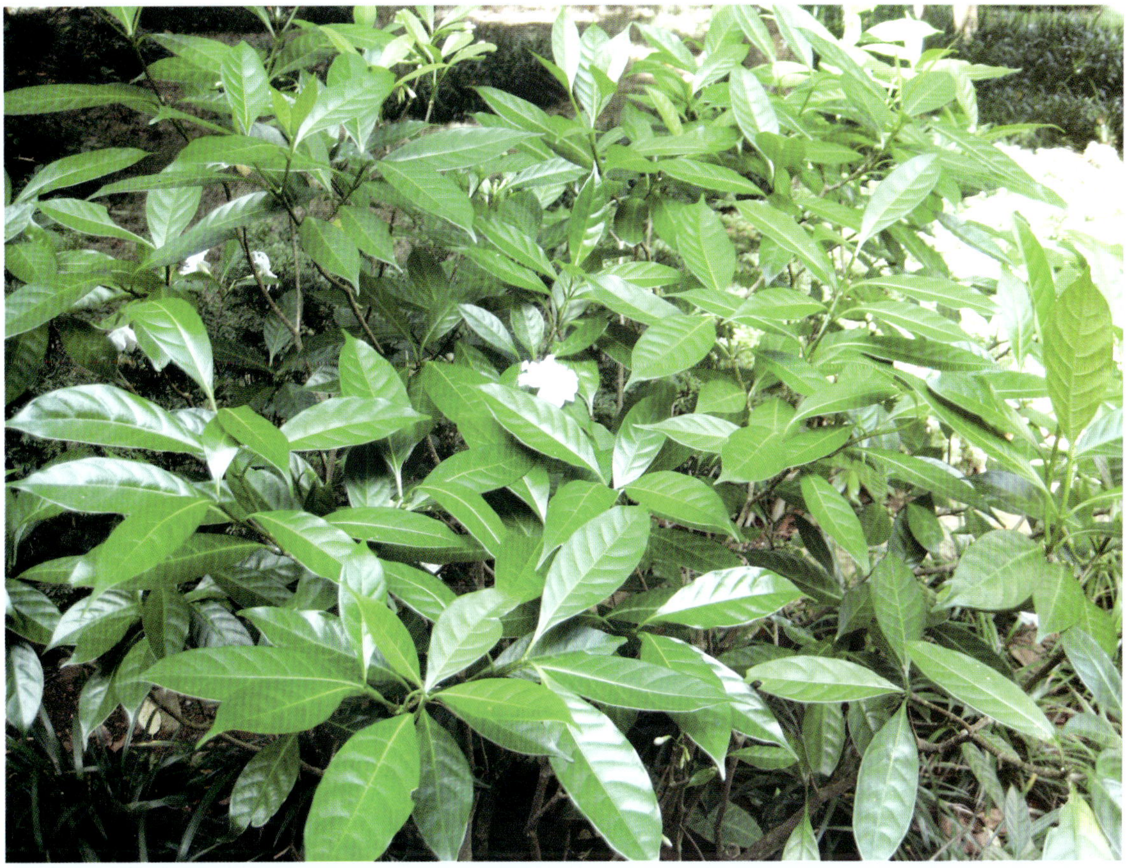

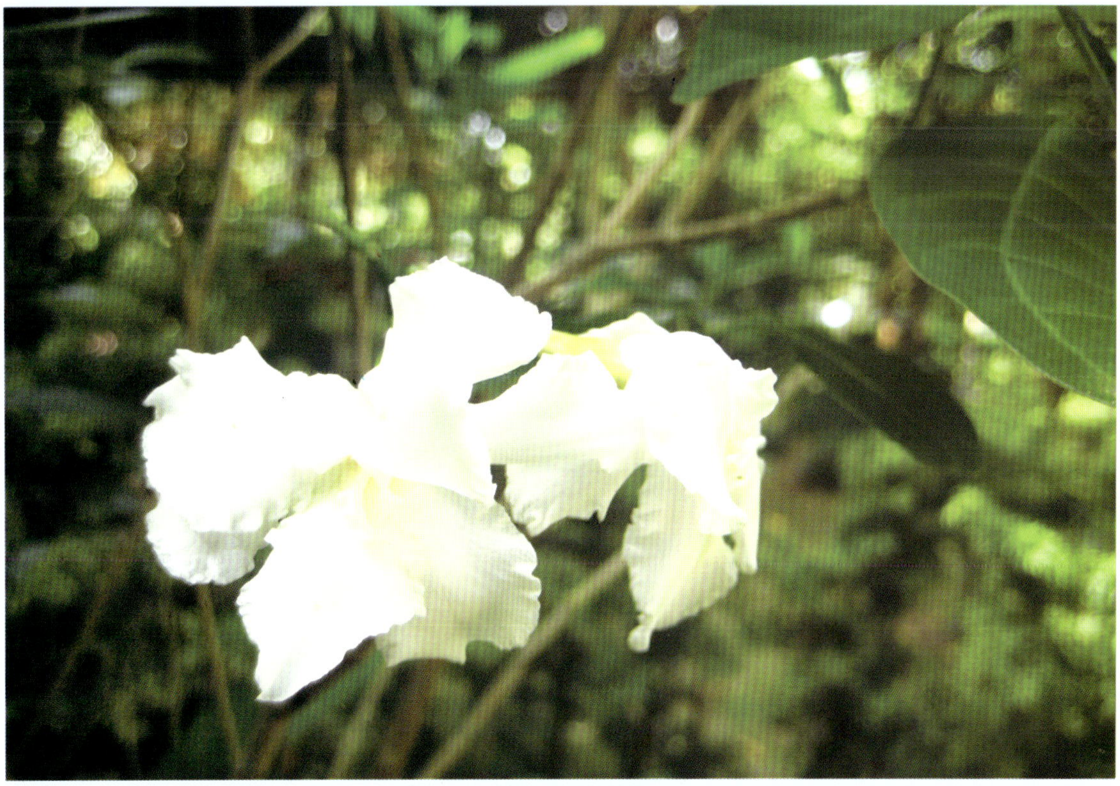

Ervatamia divaricata (L.) Burlk. cv.Gouyahua

# 116.狗肝菜 Gougancai

【植 物 名】狗肝菜

【别 名】本铃羊、猪肝菜、青蛇、假米针、假红蓝、九头狮子草。

【药材基源】为爵床科 Acanthaceae 植物狗肝菜 Dicliptera chinensis (L.) Nees. 的干燥地上部分。

【形态特征】为一年生或二年生草本，高达 1m 余；茎基部外倾，具 6 钝棱和同数的浅纵沟，常膝曲状弯拐，近无毛或于明显肿胀的节部被疏柔毛。叶对生，有柄，叶片薄纸质，卵形或阔卵形，长 2.5～7cm 或过之，宽 1.5～4cm，顶端渐尖或短渐尖，基部阔楔形，全缘，两面无毛或下面中脉上被疏柔毛。花秋冬开放，花序腋生和顶生，由 3～4 个头状聚伞花序组成，聚伞花序有花几朵，但通常仅 1 朵发育；总苞状苞片 2 枚，一大一小，长 6～10mm，顶端具凸尖，被柔毛；萼小、深 5 裂，长约 3～4mm；花冠粉红色，长 10～12mm 或稍过之，被柔毛，檐部二唇形；雄蕊 2 枚，生喉部，药室 2 个，卵形，一上一下，均无距。翅果卵形，长约 6mm，开裂时胎座连同珠柄钩自蒴底弹起。花期：冬季。

【生境分布】生于村边、路旁或疏林下。分布于海南各地。

【采收加工】夏、秋二季采收。割取地上部分，洗净，晒干。

【化学成分】狗肝菜含有有机酸、氨基酸、糖。

【抗癌药理】本品对多种肿瘤均具有一定的治疗效果。

【性味功能】味甘、淡，性凉。有清热，解毒，凉血，生津，利尿的功能。

【抗癌应用】(1)子宫癌、食道癌　狗肝菜 30g，四叶葎、地捻各 60g，水煎服。

(2)淋巴结肿大　狗肝菜、铺地锦各 90g，大茶药根、狼毒、假菊花根各 60g，了哥王、吸脓膏 30g，鸡骨香 15g，调成药膏涂贴。

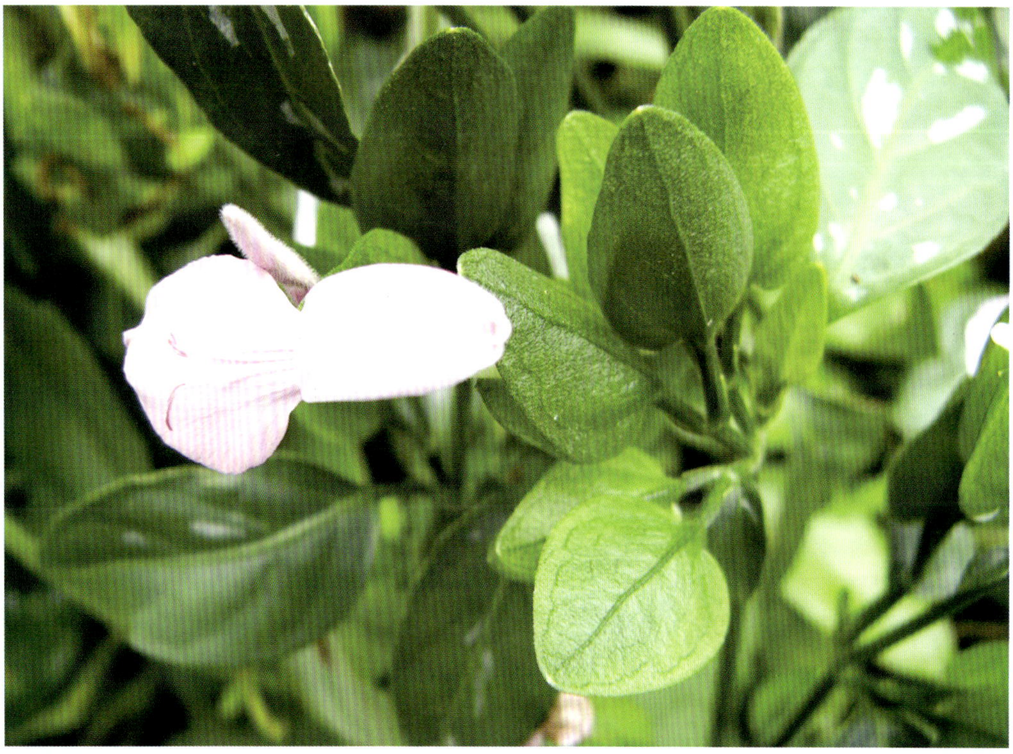

Dicliptera chinensis (L.) Nees.

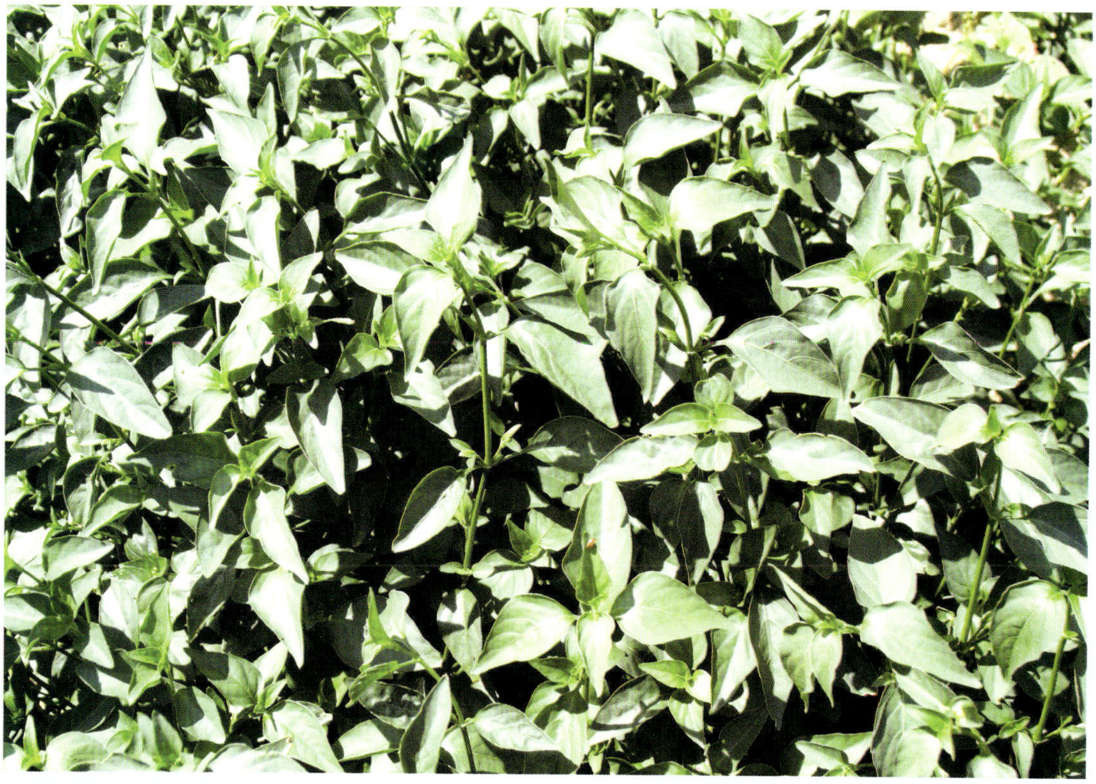

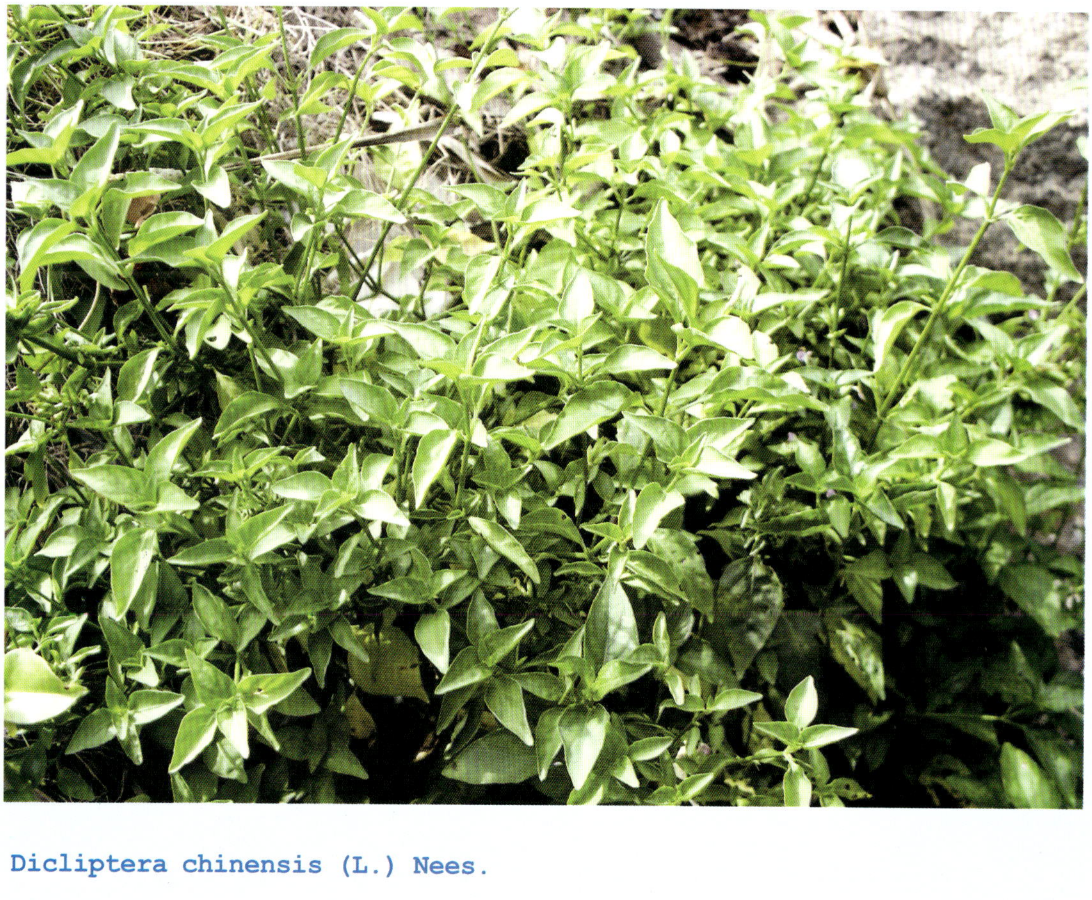

Dicliptera chinensis (L.) Nees.

# 117.笋苋菜 Lexiancai

【植 物 名】刺苋

【别　　名】刺苋菜、野刺花、百刺花、筋苋菜、刺米酒、野簕菜。

【药材基源】为苋科 Amaranthaceae 植物刺苋 Amaranthus spinosus L.的根或全草。

【形态特征】一年生草本，高20～100cm。茎直立，多分枝，具绿色纵条纹，近无毛或稍有微柔毛。叶片卵状披针形或菱状卵形，先端钝，基部楔形，全缘，无毛或被微柔毛。叶柄近无毛，在叶柄旁有2刺。圆锥花序腋生及顶生，花单性或杂性，有时下部穗状花序全为雄花；苞片在花簇及顶生穗基部者变成尖锐直刺；在上部者狭披针形；花被片绿色，顶端急尖，具凸尖，边缘透明。胞果矩圆形，与花被片近等长，盖裂或不开裂。种子近球形，黑色。花、果期7～11月。

【生境分布】生于撂荒农田、路边、田边。分布于海南各地。

【采收加工】夏、秋采挖，晒干备用。

【化学成分】笋苋菜叶、茎含α－菠菜甾醇、三十一烷；根含α－菠菜甾醇、混合皂苷，其中分离得皂苷元有齐墩果酸，糖部分为D-葡萄糖和D-葡萄糖醛酸。又报道叶含微量氢氰酸。根含黄酮苷、氨基酸、有机酸及糖类。

【抗癌药理】本品体内试验证明具有抗肿瘤活性。

【性味功能】味甘、淡，性凉。有清热利湿，解毒，凉血，止血消肿的功能。

【抗癌应用】⑴子宫颈癌、肠癌　笋苋菜30～60g，水煎服。

⑵瘰疬　鲜笋苋菜60～90g，水煎调酒服。

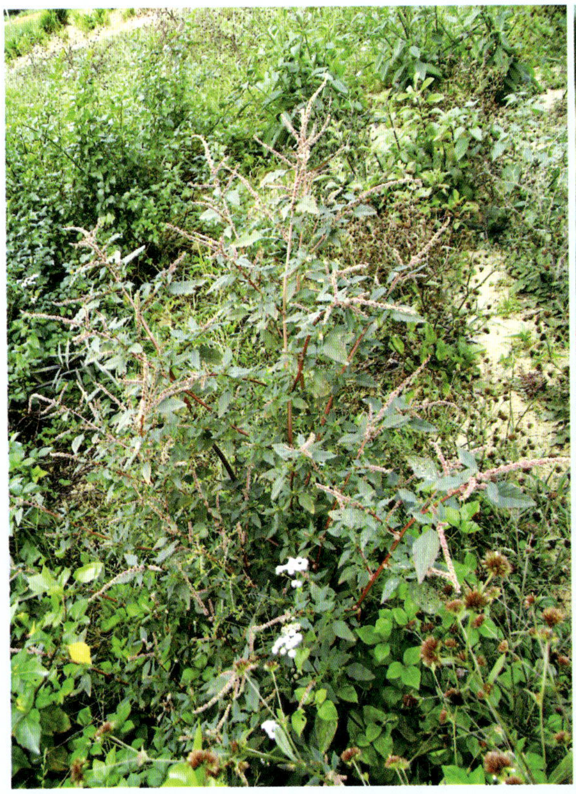

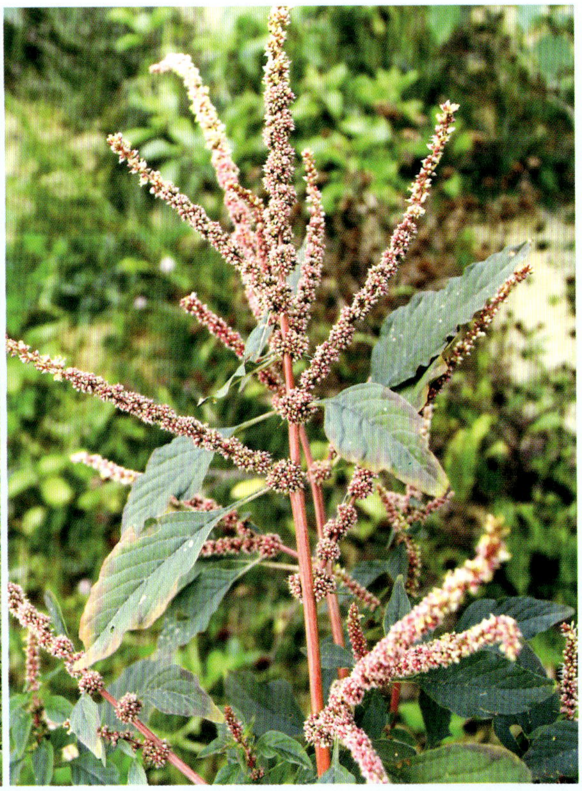

Amaranthus spinosus L.

# 118.罗裙带 Luoqundai

【植 物 名】文殊兰

【别　　名】万年青、秦琼剑、十八学士。

【药材基源】为石蒜科 Amaryllidaceae 植物文殊兰 Crinum asiaticum L.var.sinicum (Herb.)Bake 的叶及鳞茎。

【形态特征】多年生粗大草本，具直径约 10～15cm 的鳞茎。叶多枚丛生，带状披针形，长可达 1m，宽 7～15cm，边缘波状。夏季开花。花葶直立，约与叶等高或更高；伞形花序有花 10～20 余朵，佛焰苞长约 10cm，分裂至基部，花梗长约 2cm；花白色，芳香，花被高脚碟状，管纤细，长 4～10cm；裂片 6 枚，线形，长 5～9cm；雄蕊 6 枚，着生于花被管喉部，花丝上部淡紫色；子房球形。蒴果近球形，直径约 5cm，通常有 1 颗种子，不规则开裂。花期：夏季。

【生境分布】生于海滩或河旁沙土地。分布于文昌、琼海、万宁、三亚、乐东、儋州等市县。

【采收加工】夏、秋季采收，割取叶片，晒干。

【化学成分】罗裙带全草含生物碱，主要为石蒜碱，多花水仙碱，并含有氨基酸。

【抗癌药理】本品所含成分石蒜碱对小鼠腹水淋巴瘤、肉瘤 37 和大鼠淋巴肉瘤、肝细胞瘤有显着抑制作用；对 Hela 细胞肉瘤 -180，艾氏腹水癌、腹水肝癌亦有抑制作用。

【性味功能】味辛、有毒、性凉。有清火，解毒，散瘀，消肿的功能。

【抗癌应用】鲜罗裙带鳞茎，捣烂外敷癌肿患处。

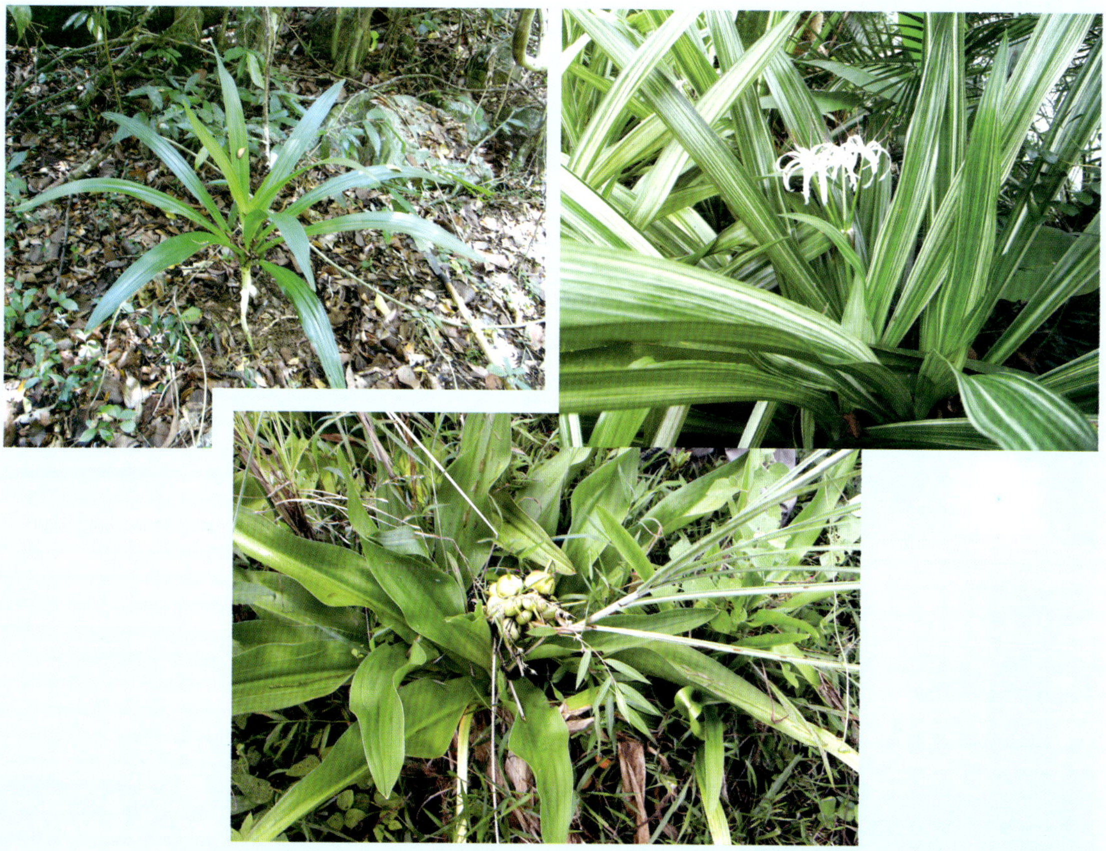

Crinum asiaticum L.var.sinicum (Herb.)Bake

# 119.苦瓜 Kugua

【植 物 名】苦瓜

【别　　名】锦荔枝、癞葡萄、癞瓜、凉瓜。

【药材基源】本品为葫芦科Cucurbitaceae植物苦瓜Momordica charantia L.成熟果实。

【形态特征】一年生攀沿草本植物。茎为蔓生，五棱、浓绿色，被茸毛。花单生，雌雄同株异花。植株一般先发生雄花，后发生雌花。雄花花萼钟形。雌花具5片花瓣，子房下位，花瓣黄色，花柄长，花柄中部也有一绿色苞片，雌蕊柱头5～6裂。雄花、雌花开放时间在上午8～9时。苦瓜果实为浆果，表面有许多瘤状突起，可分为散密瘤和长直瘤，两种瘤状突起互相隔开，有的品种密瘤多或全是密瘤，有的品种全是直瘤。果实的形状有纺锤形、短圆锥形、长圆锥形、棒形等。嫩果表皮有浓绿色、绿色、黄绿色与绿白色，成熟时呈橙黄色，果肉开裂。苦瓜种子为盾形，黄色或淡黄，成熟前种子外为海绵状绿白色组织包裹，成熟后包裹物成为鲜工色的肉质组织，味甜可食用。种子的种壳较硬而厚，上有花纹。花期：春秋季。

【生境分布】海南各地栽培。

【采收加工】选取青绿色鲜苦瓜，切成约1cm厚片块，晒干。

【化学成分】鲜叶含苦瓜素。果实含苦瓜苷。尚含5-羟基胺和多种氨基酸。种子含脂肪油31%，尚含苦瓜素、蛋白质、蚕豆苷、海藻糖、苦瓜子苷A、苦瓜子苷B等。

【抗癌药理】从苦瓜中提取出来的蛋白质成分，有提高人体免疫功能和抗癌作用。将苦瓜蛋白质注入已患有淋巴癌的小鼠体内，能明显延长小鼠生存期。从苦瓜的种子里分得苦瓜子苷A对肉瘤S180的DNA和RNA合成有明显抑制作用的。苦瓜汁中含有一种类似奎宁的蛋白质，能刺激免疫细胞，对患淋巴癌和白血病的小鼠有治疗作用。苦瓜种子中的苦瓜素在50ug/ml浓度时，可完全抑制人的舌癌、喉癌、口腔癌、鼻咽癌细胞及大鼠肝细胞癌H35、小鼠黑色素瘤B16、人绒膜癌JAr的生长。从苦瓜种子里提取的一种胰蛋白酶抑制剂，可抑制肿瘤细胞所分泌的蛋白酶，阻止恶性肿瘤的生长。

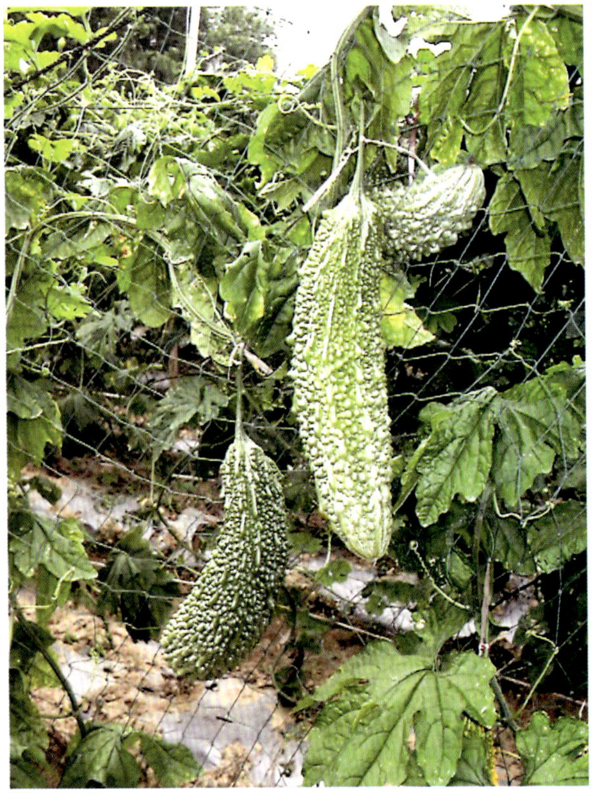

Momordica charantia L.

【性味功能】味甘、性寒。有清热解毒的功能。

【抗癌应用】⑴鼻咽癌、口腔癌、舌癌、喉癌　苦瓜子30g，水煎服。

⑵癌性烦热　新鲜苦瓜150g，水煎服；或新鲜苦瓜条，配蒜、香菜、西红柿酱食用。

⑶胃癌疼痛　苦瓜煅为末，不拘量，开水送服。

⑷大肠癌腹泻　苦瓜大者1个，去瓤，捣烂绞汁，每次半杯沸水冲服，每日2次。

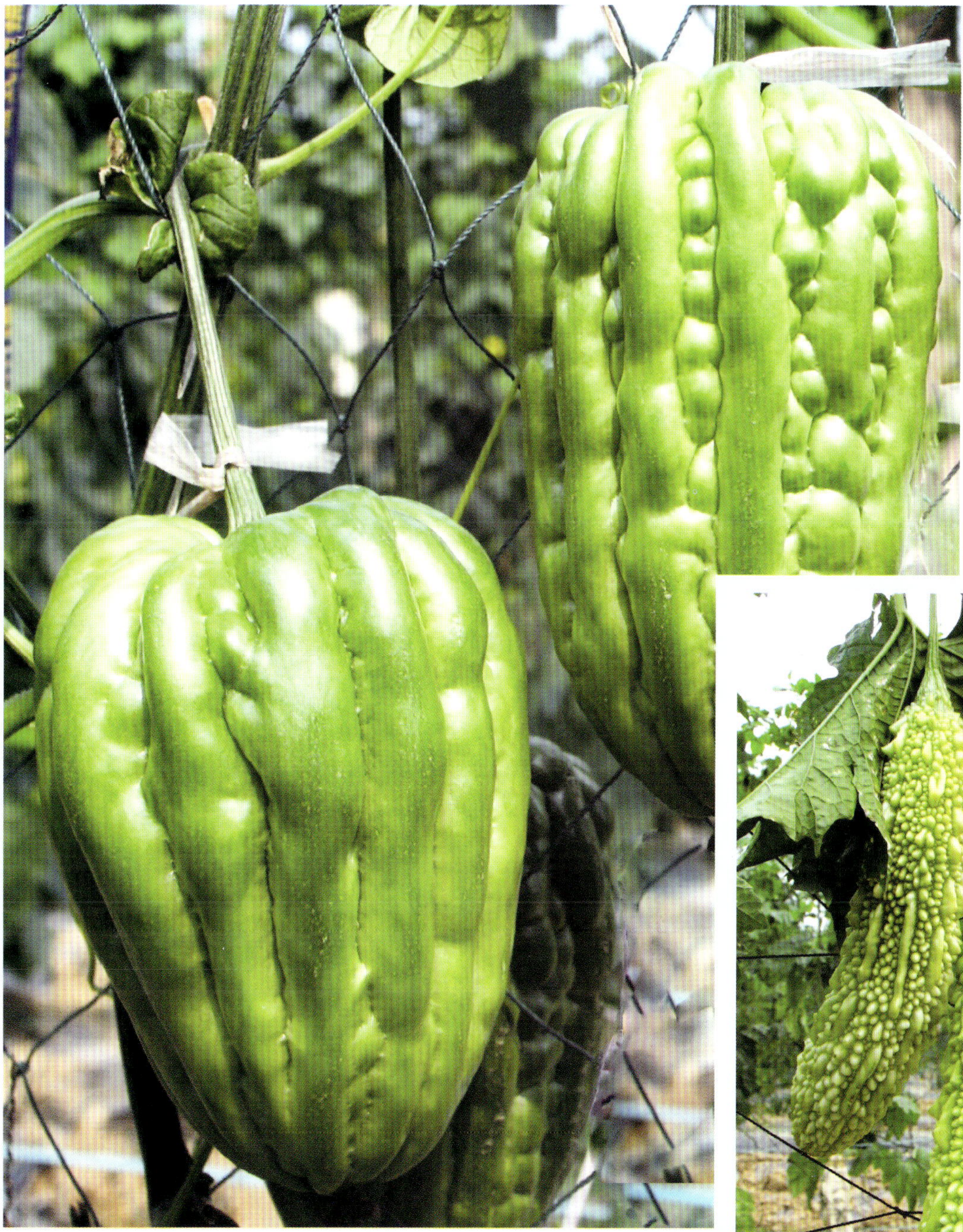

Momordica charantia L.

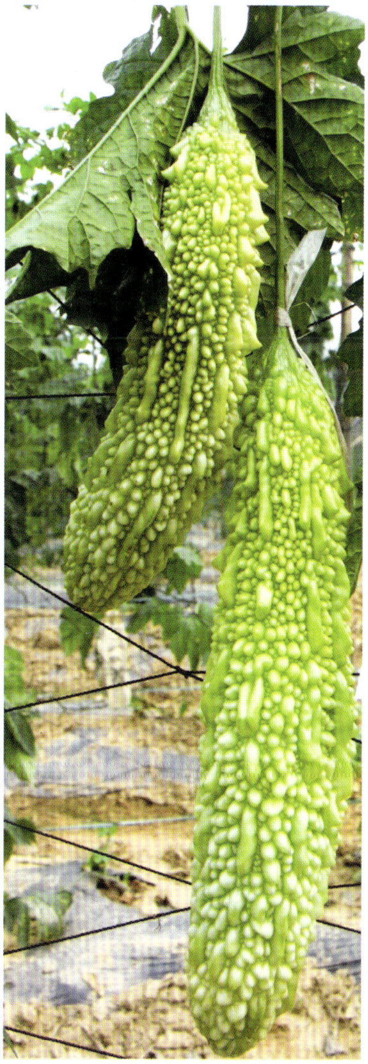

Momordica charantia L.

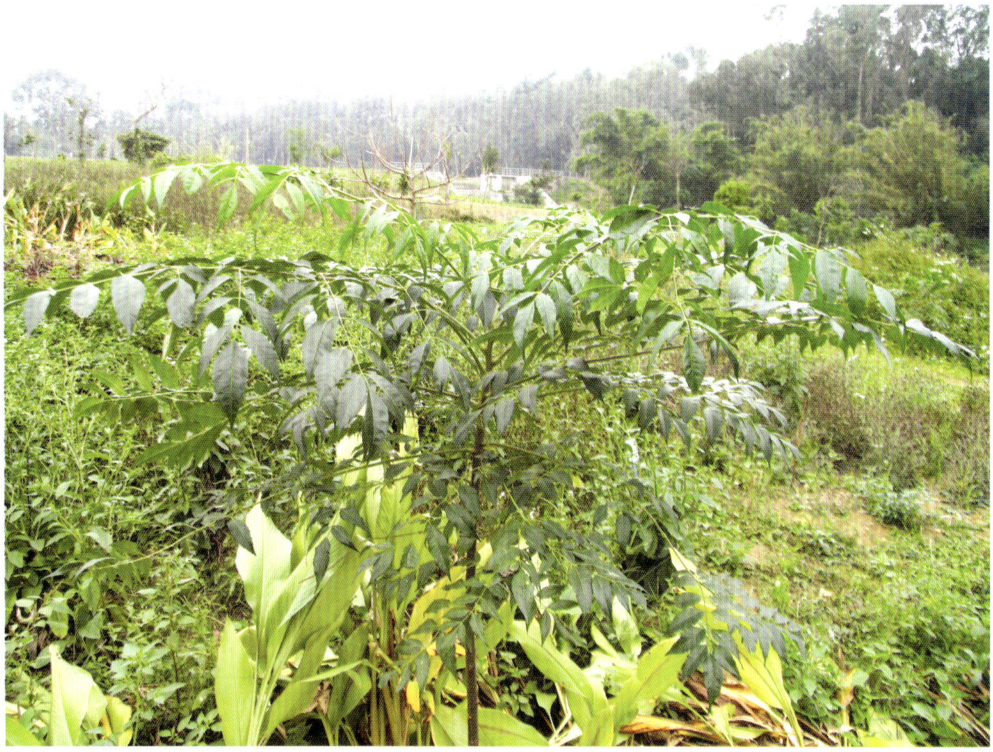

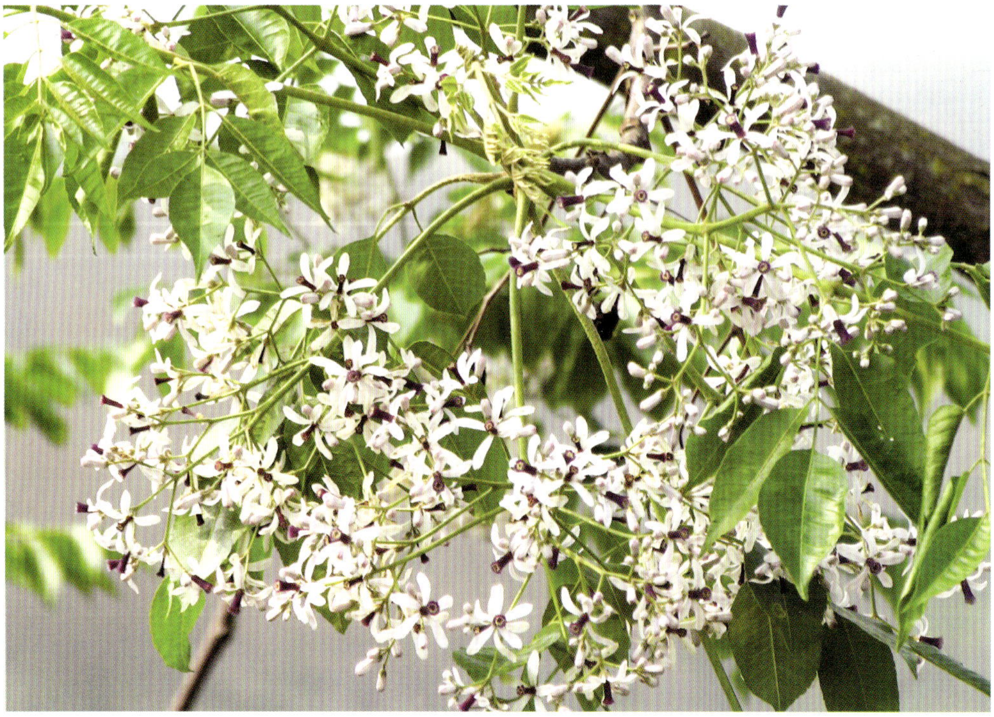

Melia azedarach L.

# 122.茅莓 Maomei

【植 物 名】茅莓

【别　　名】红梅消、蛇泡勒、薜秧麋。

【药材基源】为蔷薇科 Rosaceae 植物茅莓 Rubus parvifolius L. 的全草和根。

【形态特征】落叶小灌木，高 40～100cm。枝条倾斜，有短毛和倒生皮刺。叶互生，复叶，叶柄长 5～12cm，小叶通常 3，偶见 5，上面深绿色，贴生稀疏白色硬毛，下面密生白色短绒毛，顶生小叶有较长小叶柄，小叶片宽菱形至宽倒卵形，长 2.5～5cm，常有小裂，先端钝尖，基部阔楔形，边缘具不整齐锯齿，侧生小叶有极短小叶柄，小叶片较小，椭圆形，宽倒卵形至楔状圆形，先端圆钝，基部宽楔形；叶柄叶轴有柔毛及小刺；托叶针状，附着于叶柄基部。聚伞花序合成伞房状，顶生枝端和叶腋，总轴和花梗密生灰色柔毛和细刺，基部具线形小苞片；花小，径 6～9mm；花萼 5 裂，宿存，裂片卵状披针形，有绒毛，向外反卷；花瓣宽倒卵形，直立或内曲，较萼片略长，紫红色或粉红色；雄蕊多数；心皮多数，离生，着生于突起的花托上。聚合果球形，成熟时红色。花期：5～6 月；果期 7～8 月。

【生境分布】生于山坡、路旁、荒地灌丛和草丛中。分布于澄迈、儋州等地。

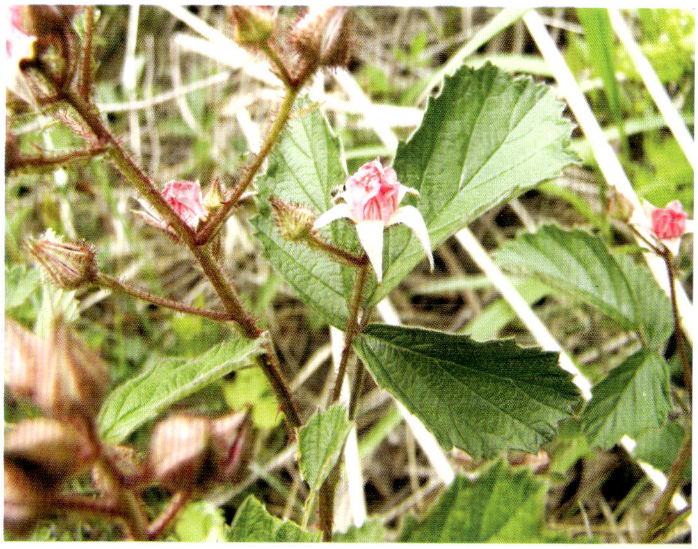

Rubus parvifolius L.

【采收加工】全年可采挖，以秋、冬采者质佳。挖取根部，除去须根及泥沙，趁鲜时斩成短段，晒干。

【化学成分】茅莓含黄酮苷、糖类及鞣质等。

【抗癌药理】在体内显抗肿瘤的治疗作用。

【性味功能】味苦，性凉。有清热凉血、散结、止痛、利尿、消肿的功能。

【抗癌应用】⑴肝癌　茅莓鲜草 90g，茵陈 60g，走马胎、龙胆草、冬瓜仁、泽泻各 30g，川楝子 15g，土鳖、三棱各 12g，当归、马勃、蜂房各 9g，水煎 2 次分服。每次冲服守宫末 1.5g。继续服用能使发热尿赤、胸腹胀痛等症状消失，肝脾肿大软缩，延长生存期。

⑵肺癌　茅莓根、老鼠勒、铁包金、入地金牛、白茅根各 60g，土鳖、赤芍、红花、桃仁各 12g，蜂房 6g，蜈蚣 10 条，水煎服。用 12 碗水煎至 2 碗，分 2 次服，每日 1 剂。能止血祛痰，使咯血胸痛、咳痰难排等症状消失，胸片复查，癌灶逐渐缩小。

⑶鼻咽癌　茅莓根 60g，七星剑、假蒟叶各 30g，加水浓煎成 100ml，过滤去渣，为消癌水，只得用滴鼻，每次 3～6 滴，每日 3 次。同时用：茅莓根、丹参、茜草、蒺藜、七星剑、穿破石各 15g，水煎 3 次分服，为消癌汤。能清热解毒，使用权鼻寒畅通，癌肿缩小枯萎。

⑷食管癌　茅莓根 30g，走马胎、玄参、瓜蒌皮各 15g，麦冬、赤芍各 12g，连翘、浙贝、桃仁、蜂房各 9g，马勃、红花各 6g，大黄 3g，白矾（冲）2g，水煎 2 次分服。能消肿解毒，消除阻梗，使吞咽顺利，病灶逐渐消失。

# 123.贯众 Guanzhong

【植 物 名】乌毛蕨

【别　　名】龙船蕨、贯众炭、山蕨貓、蜈蚣樹、赤蕨仔、歡貓心等。

【药材基源】为乌毛蕨科Blechnaceae植物乌毛蕨Blechnum orientale L.干燥根状茎及叶柄残基。

【形态特征】常绿多年生草本蕨类，高100～280cm。根状茎粗短，直立，全体密生线形褐色鳞片，鳞片长12～17mm，宽1～2mm。叶丛生；叶柄坚硬，有纵沟和疣状气囊体，基部以上无鳞片，长60cm或更长；叶片草质，轮廓为大型披针形，长30～190cm，宽25～40cm，1次羽状复叶，顶片与最近的侧羽片贴生；羽片多数，无柄，斜展，互生，全缘，条状披针形，中部羽片长15～30cm，宽1～2cm，下部数对骤然缩短或成耳片；侧脉细密平行，分叉或单一，囊群线形，沿主脉两侧着生成连续的平行线；囊群盖线形。

【生境分布】生于较湿润的水沟旁、坑穴边缘及密林下。分布于昌江、陵水、保亭、儋州、东方、临高等地。

【采收加工】全年可采。挖取根状茎，削去叶柄及须根，洗净，晒干；或趁鲜时斩成块片晒干。

【化学成分】贯众根茎含绿原酸等。

【抗癌药理】本品提取物对多种移植性动物瘤有抑制作用。研究表明，贯众B是抗肿瘤的有效部分。贯众提取物腹腔注射80～100mL/kg，对U14宫颈癌，S180肉瘤，B22脑瘤和ARS腹水型有抑制作用。贯众B腹腔注射56mg/kg，对ARS腹水型疗效比较显著。荷瘤小鼠生命延长率达167.8%以上，有部分小鼠不长腹水，长期存活。腹腔注射60～80mL/kg，对U14宫颈癌，Lewis肺癌，MA737乳癌也有效.口服130mg/kg，对MA737乳癌有抑制作用。

【性味功能】味苦，性凉。有小毒。有清热解毒，凉血，止血的功能。

【抗癌应用】⑴宫颈癌　贯众、脐带、山豆根、黄柏各30g，白花蛇舌草60g，制成浸膏，干燥，研细，每服3g，每日3次。能使阴道流血停止，白带腥臭等改善，局部病灶消失。

⑵脑瘤　苍耳草、贯众各30g，蒲黄根、七叶一枝花各15g，同煎，滤取清汁，饮服。

⑶中枢神经恶性肿瘤　蛇六谷、蛇果草各30g，半边莲、半枝莲、夏枯草、天葵子、七叶一枝花、贯众、菝葜各15g。每日1剂，水煎服。

⑷甲状腺癌　贯众、魔芋（先煎2h）、苍耳草各30g，海藻、玄参、蒲草根各15g，生牡蛎（末）60g，水煎2次，早、晚分服。继续服用，能消坚肿，改善压迫症状。可在综合疗法中运用。⑸绒毛膜癌　贯众（炒炭）、鱼腥草、薏苡仁、赤小豆、冬瓜仁各30g，黄芪、白及、败酱草各15g，茜草、阿胶珠、当归、党参各9g，甘草6g　水煎服，连服4月余，阴道流血停止，子宫恢复正常，尿妊娠试验转为阴性。

⑹结肠癌　贯众、山豆根、白茅根各30g，槐耳24g，蚤休15g，香附12g，蓖麻子（捣碎）6g　藤梨根60g　水煎2次分服。能使腹痛便血及肠梗阻症状等缓解，肿块缩小，病情好转。

⑺直肠癌　贯众（炒炭）、半枝莲、白英各30g，红藤、八月札。夏枯草、金刚刺、海藻、瓜蒌仁、血余炭各15g，党参、赤芍、木香、地鳖虫各9g，水煎3次分服。逐渐脓血消失，大便通畅，肿瘤明显缩小，饮食正常。

⑻颅内肿瘤　贯众、魔芋（先煎）各30g，七叶一枝花15g，水煎服，日1剂，同时以鲜金剪刀根适量，加小量食盐，捣烂，熟肿瘤患处，24～36h弃去。局部如有水泡，可用消毒针挑破，涂少许红汞，一般外敷，1次即得。内服药连续服，头痛、抽搐等症状消失，神志逐渐恢复，占位性病变缩小，颅内压力缓解。

# 124.金不换 Jinbuhuan

【植 物 名】海南地不容

【别　　名】山乌龟，地胆，金线吊。

【药材基源】为防己科Menispermaceae植物海南地不容Stephania hainanensis H.S.Lo et Y. Tsoong.的块根。

【形态特征】草质藤本。枝稍粗壮，无毛。枝、叶有淡黄色或白色液汁。叶薄纸质，三角状近圆形，顶端钝至短渐尖，基部近截平，全缘或波状，有时有波状裂片，两面无毛。复伞形聚伞花序腋生或生于稍肉质的短枝上，雄花序伞埂5～7条，雄花萼片6枚，倒卵状菱形，中部以下骤狭成爪，上部边缘反折，背面被短柔毛；花瓣3片，肉质，阔楔形，呈镊合状排列；雌花序伞埂短，雌花萼片1枚，椭圆卵形，花瓣2片，近圆形。核果倒卵形。花期：夏季；果期：秋季。

【生境分布】生于大山石缝、峭壁、乱石堆的半阴处或溪边及丛林中。分布于琼中、五指山、保亭、白沙、乐东。

【采收加工】秋、冬季采挖，除去泥土、粗皮，切成约5 mm的薄片，晒干。

【化学成分】金不换含轮环藤碱、西法安生、千金藤素、汉防己碱等。

【抗癌药理】本品所含成分轮环藤碱和西法安生均有抗癌作用，轮环藤碱对HELA人体癌细胞油细胞毒作用，体内实验证明，对艾式腹水癌、肉瘤S180均有效。能抑制癌细胞中的DNA合成，还用于防治癌症放疗、化疗所致的白细胞减少。

【性味功能】味苦、辛，性寒，有小毒。有清热解毒，散瘀止痛的功能。

【抗癌应用】防治癌症放化疗所导致的白细胞减少症状，金不换适量，研末冲服，每次0.6g每日1次。

Stephania hainanensis H.S.Lo et Y. Tsoong.

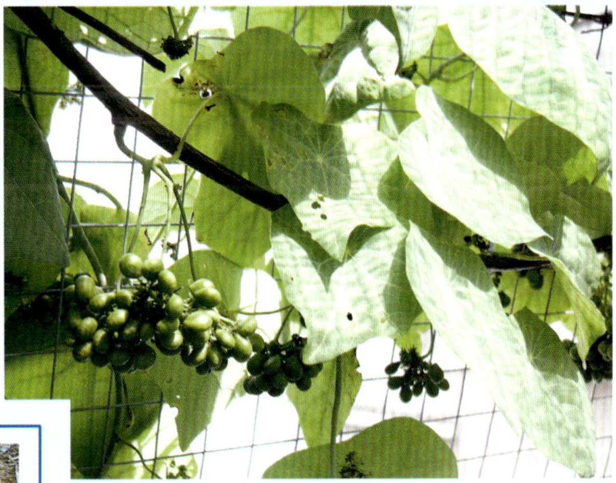

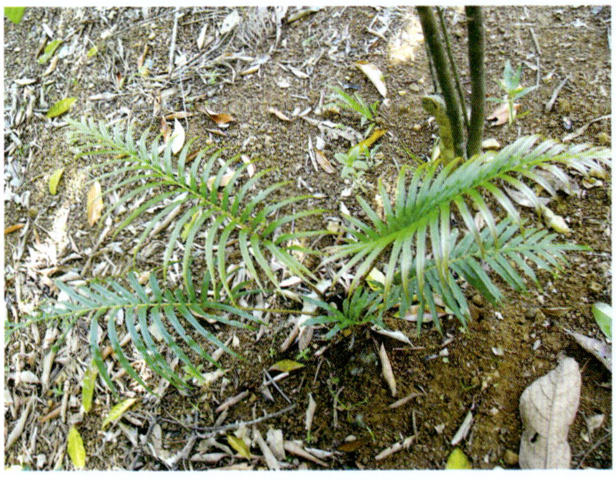

Blechnum orientale L.

# 127.鱼腥草 Yuxingcao

【植 物 名】蕺菜
【别　　名】岑草、紫蕺、菹子、臭猪巢、猪鼻孔等。
【药材基源】为三白草科 Saururaceae 蕺菜 Houttuynia cordata Thunb. 的干燥全草。
【形态特征】多年生草本，高 30～50cm，全株有腥臭味；茎上部直立，常呈紫红色，下部匍匐，节上轮生小根。叶互生，薄纸质，有腺点，背面尤甚，卵形或阔卵形，长 4～10cm，宽 2.5～6cm，基部心形，全缘，背面常紫红色；掌状叶脉 5～7 条；叶柄长 1～3.5cm，无毛；托叶膜质长 1～2.5cm，下部与叶柄合生成鞘。花小，夏季开，无花被，排成与叶对生、长约 2cm 的穗状花序；总苞片 4 片，生于总花梗之顶，白色，花瓣状，长 1～2cm；雄蕊 3 枚，花丝长，下部与子房合生；雌蕊由 3 个合生心皮所组成。蒴果近球形，直径 2～3mm，顶端开裂。花期：5～6 月；果期 10～11 月。
【生境分布】生于沟边、溪旁或林下湿润地。分布于乐东、保亭、白沙、儋州等地。
【采收加工】夏季茎叶茂盛、花穗多时采收。拔取全草，除去杂质，晒干。
【化学成分】鱼腥草全草含挥发油 0.0049%，油中含抗菌成分鱼腥草素、甲基正壬基酮、月桂烯、月桂醛、癸醛、癸酸。尚含氯化钾、硫酸钾、蕺菜碱。花穗、果穗含异槲皮苷。
【抗癌药理】噬菌体试验证明，本品有抗噬菌体作用，提示有抑癌作用。并能提高机体的免疫能力。
【性味功能】味辛，性微寒。有清热，解毒，利尿消肿的功能。
【抗癌应用】⑴治原发性肺癌：鱼腥草 30g，瓜蒌皮 15g，八月札 15g，生苡仁 30g，石上柏油 30g，白花蛇舌草 30g，石见穿 30g，石豆根 15g，夏枯草 15g，生牡蛎 30g，赤芍 12g，龙葵 15g。水煎服。
⑵治癌性腹水：鱼腥草 30g，赤小豆 90g。水煎服，每日 1 剂。

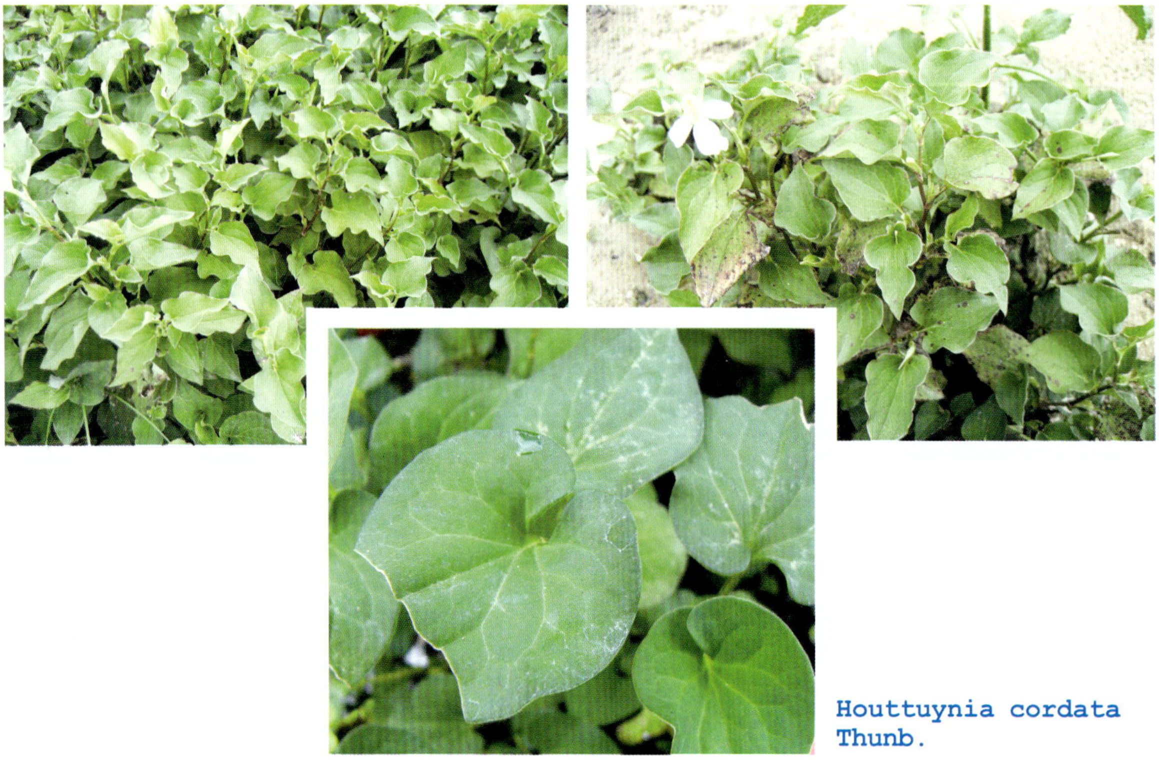

Houttuynia cordata Thunb.

# 128.南蛇藤 Nansheteng

【植 物 名】南蛇藤

【别　　名】山风、黄藤、降龙草。

【药材基源】为卫矛科Celastraceae植物南蛇藤Celastrus orbiculatus Thunb.的根、茎、叶、果。

【形态特征】藤本，长达12m。小枝圆柱形，无毛，有多数皮孔，髓坚实，白色。冬芽小，卵圆形，长1～3mm。叶形变化较大，近圆形至倒卵形或长圆状倒卵形，长3～10cm，宽3～7cm，顶端尖或突尖，基部楔形至近圆形，边缘有细钝锯齿，叶柄长达2cm。聚伞花序腋生或在枝端成圆锥状而与叶对生；花黄绿色，雌雄异株，偶有同株的。蒴果近球形，棕黄色，直径约0.8～1cm，花柱宿存；种子包有红色、肉质假种皮。入秋后叶变红色。花期：5～6月，果熟期9～10月。

【生境分布】生于山沟灌木丛中，分布于白沙、保亭。

【采收加工】8～12月采收，洗净泥土，切片，晒干。

【化学成分】南蛇藤主要含有β－二氢沉香呋喃倍半萜和生物碱，此外还有三萜类、黄酮类、有机酸类、多元醇类、甾体类及鞣质，其中萜类、生物碱、黄酮类含量较高。

【抗癌药理】Chang等通过筛选发现南蛇藤素和扁蒴藤素作用于人类的非小细胞肺癌(A549)、乳腺癌(MCF7)、结肠癌(HCT8)、鼻咽癌及其耐药株 (KB、KB-VIN)、神经胶质瘤(U-87-MG)、前列腺癌(PC3)、卵巢癌(1A9、PTX10)等细胞株时，具有显着的细胞毒活性。实验结果表明南蛇藤素有可能通过抑制TOPO II实现其诱导细胞凋亡作用。

【性味功能】性辛温、有小毒。有活血、行气、消肿、解毒的功能。

【抗癌应用】临床尚未应用。

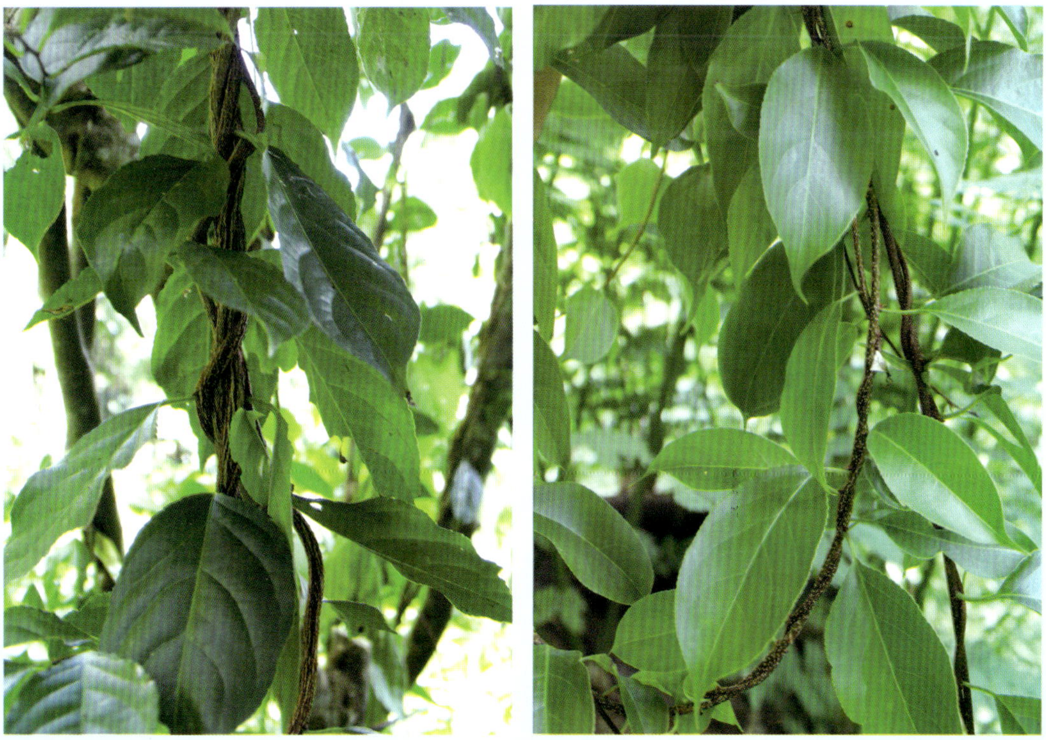

Celastrus orbiculatus Thunb.

# 129.姜黄 Jianghuang

【植 物 名】姜黄

【别　　名】黄姜、毛姜黄、宝鼎香、黄丝郁金。

【药材基源】为姜科 Zingiberaceae 植物姜黄 Curcuma domestica Valet. 的干燥根状茎。

【形态特征】多年生草本。叶长椭圆形，2列，长20～40cm，宽6～15cm，先端渐尖，基部渐狭成柄。花茎由叶鞘内抽出，穗状花序圆柱状；上部苞片粉红色，下部的绿色，内含数花；花萼绿白色，具3钝齿；花冠漏斗形，喉部密生柔毛，裂片3枚，上面1片较大，长圆形，略成兜状；唇瓣长圆形，3浅圆裂，黄色；药隔基部有距。蒴果膜质，球形。花期：8～11月。

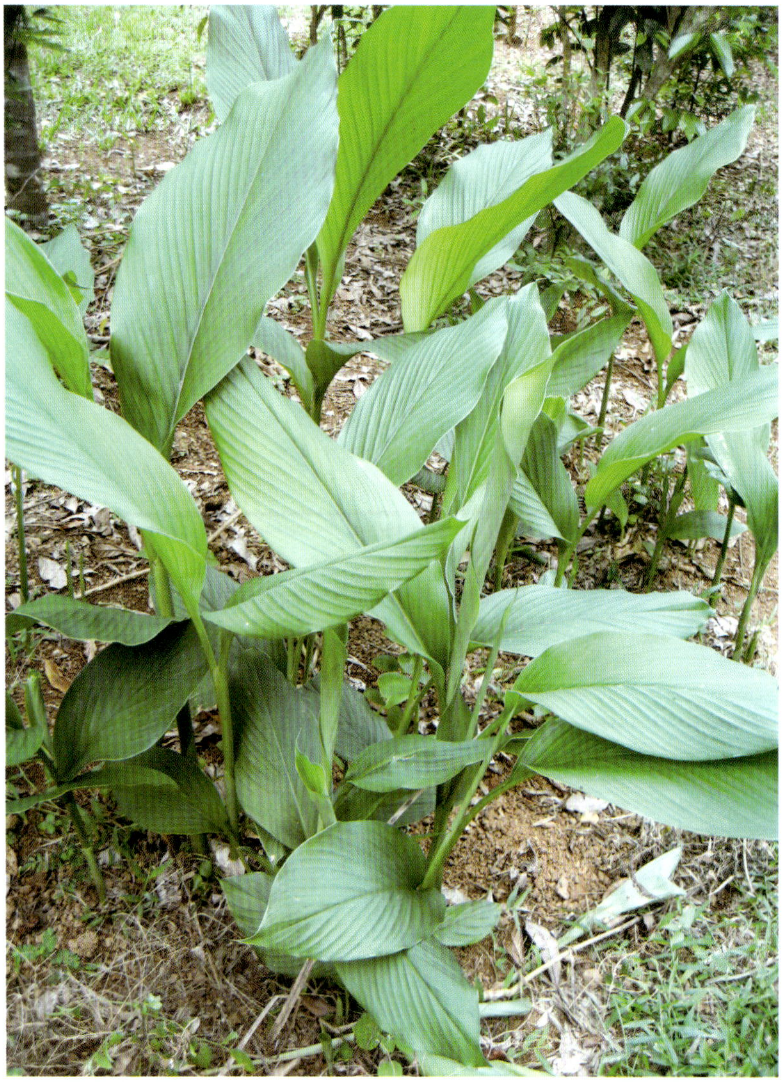

Curcuma domestica Valet.

【生境分布】海南各地广泛栽培。

【采收加工】冬季茎叶枯萎时采收。挖出根状茎，洗净，煮或蒸至透心，晒干，除去须根。

【化学成分】姜黄根状茎含姜黄素约0.3%、挥发油约1～5%，油中主要成分为姜黄酮及二氢姜黄酮50%，姜烯20%，d-α-水芹烯1%、桉油精1%等。此外，尚含有淀粉30～40%，少量脂肪油。

【抗癌药理】姜黄素可诱导肿瘤细胞凋亡，抑制肿瘤细胞增殖。对小鼠肉瘤180、动物移植瘤有抑制作用。

【性味功能】味苦、辛，性温。有破血，行气，通经，止痛的功能。

【抗癌应用】⑴用于气滞气郁、寒湿凝聚、瘀毒内阻的消化道肿瘤，症见胸闷不舒，胃脘疼痛，胁下痞块胀满等，常与枳壳、白术、陈皮、玄胡、合欢皮等配合应用。

⑵用于气滞湿阻、瘀血凝滞的肿瘤骨转移，症见肢体酸痛，麻木，关节不利等，常与牛膝、乳香、没药、羌活、防己等配合应用。

# 130.威灵仙 Weilingxian

【植 物 名】铁脚威灵仙

【别　　名】铁扫帚、青龙须、能消、葳灵仙、灵仙

【药材基源】为毛茛科 Ranunculaceae 植物铁脚威灵仙 Clematis chinensis Osbeck Dagbok Ostind. 的干燥根及根茎。

【形态特征】藤本，高 3～10 m，植物体干时变黑。根多数丛生，长圆柱形，黑褐色。茎幼时被白色细柔毛，老时脱落。叶对生，羽状复叶，小叶 5，罕为 3，稍革质，狭卵形或三角状卵形，长 3～7cm，宽 1.5～3.6cm，先端钝或渐尖，基部圆形或阔楔形，全缘，主脉 3 条，上面沿叶脉有细毛。圆锥花序顶生或腋生；总苞片窄线形，长 5～7mm，密生细白毛；花直径约 1.5cm；萼片 4，有时 5，花瓣状，长圆状倒卵形，长约 6.5mm，白色或绿白色，外侧被白色柔毛，内侧光滑无毛；雄蕊多数，不等长，花丝扁平；心皮多数，离生，子房及花柱上密生白毛。瘦果狭卵形，扁平，长约 3～4mm，略被细短毛，花柱宿存，延长成白色羽毛状，长 2～4cm。花期：9 月。

【生境分布】生于低海拔地区，分布于昌江、儋州等低海拔地区。

【采收加工】全年可采挖，以秋季采者质佳，除去地上茎及泥土，晒干。

【化学成分】威灵仙全株含原白头翁素。其中根约含 0.25%，叶约含 0.2%；茎约含 0.12%. 此外根含白头翁醇、甾醇、糖、皂苷、内酯、酚类、氨基酸等。其叶含内酯、酚类、三萜、氨基酸、有机酸等。

【抗癌药理】本品有抑制细胞分裂作用，对一些肺部鳞癌、未分化癌及恶性黑色素瘤有效，但对肺部腺癌无效。

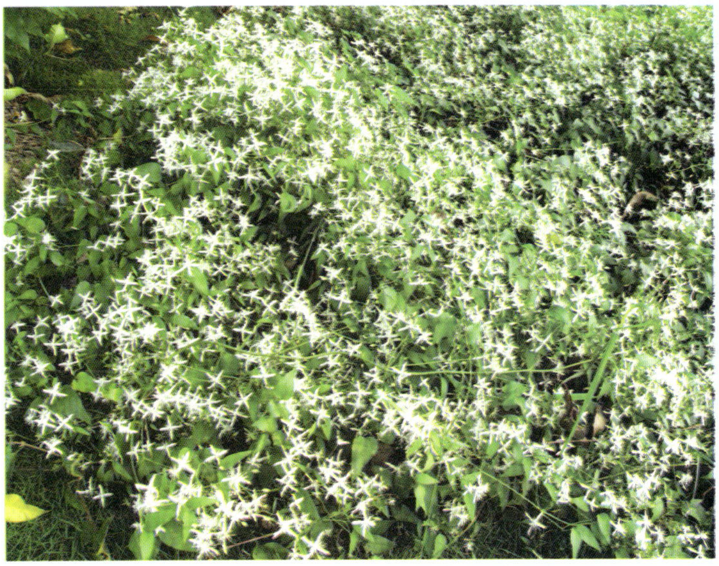

Clematis chinensis Osbeck Dagbok Ostind.

【性味功能】味辛、咸，性温。有祛风湿，通经络，消痰涎，散癖积等功能。

【抗癌应用】(1)食管癌　威灵仙 60g，板蓝根、猫眼草各 30g，制南星 9g，人工牛黄 6g，硇砂 3g 制成浸膏干粉。每服 1.5g，每日服 4 次，温开水送。能使吞咽顺利，症状缓解，继续服药迄钡餐摄影，癌肿基本消失。

(2)胃癌　威灵仙、蜀羊泉、龙葵各 30g，半枝莲、盲肠草、石见穿各 15g，水煎 2 次分服。能使胀痛、呕吐等症状消失，病灶明显改善。

(3)肛管癌　威灵仙、菝葜、黄毛耳草各 30g，白英、金银花、薏苡仁、何首乌各 15g，党参 12g，闹羊花 6g，藤梨根 60g　共研细末，炼蜜和丸、丸重 9g，每服 1 丸，每日服 3 次。能使肠道梗阻畅通，肿通消除，大便正常。亦治直肠癌。

(4)肝癌　威灵仙、石见穿、丹参、夏枯草各 30g，七叶一枝花、延胡索、香附、党参、马鞭草、虎杖各 15g，鹅不食草 9g，守宫 5 条，水煎 2 次分服，每日 1 剂。同时用鲜蛤蟆皮外敷肝肿大处。继续应用，能使肝区疼痛及自觉症状明显减轻，肝肿大缩小，食欲增加。

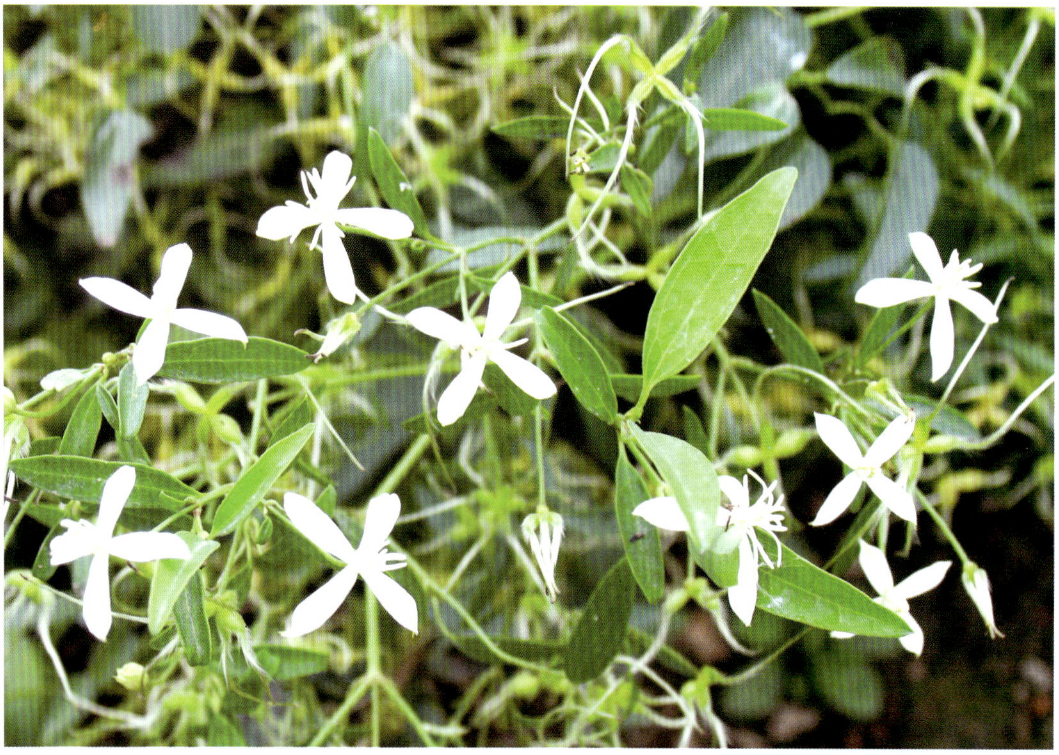

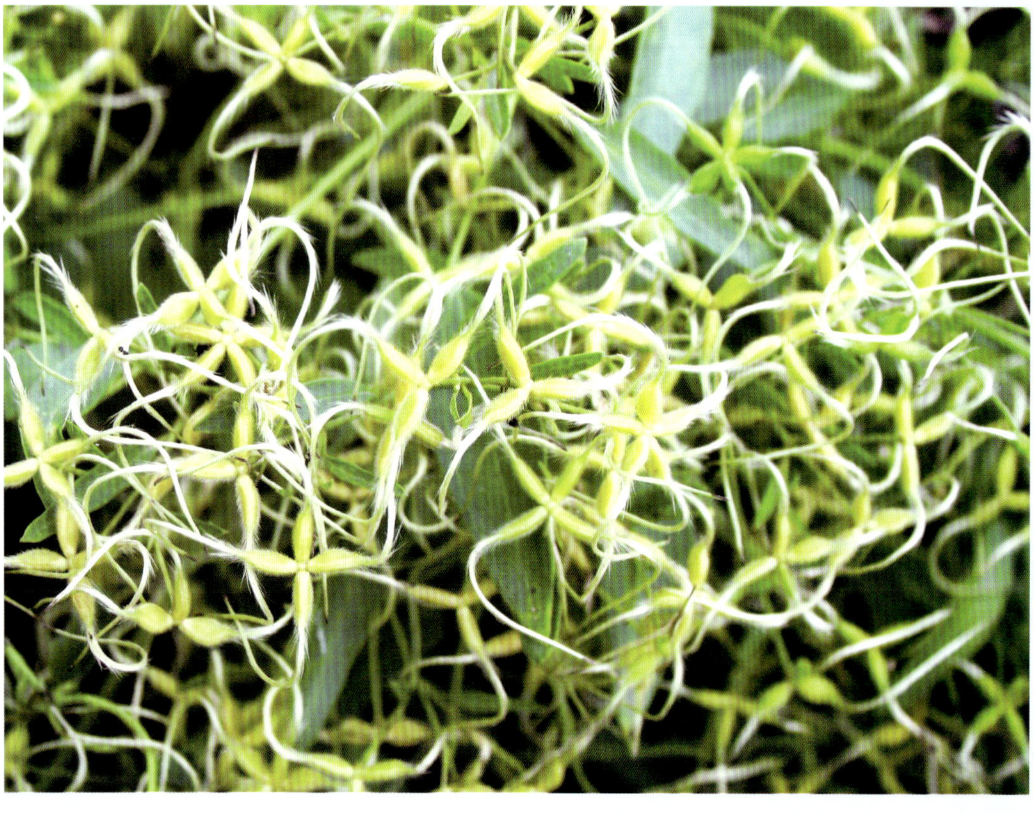

Clematis chinensis Osbeck Dagbok Ostind.

# 131.急性子 Jixingzi

【植　物　名】凤仙花

【别　　名】急性子、早珍珠、金凤花、小桃红、染指甲草、菊婢等。

【药材基源】为凤仙花科 Balsaminaceae 植物凤仙花 Impatiens balsamina L. 的种子。

【形态特征】一年生肉质草本，高 60～80cm。茎直立，肉质，圆柱形，上部分枝，下部节常膨大，呈紫红色，多汁。单叶互生，披针形，基部楔形，长 5～15cm，宽 1.2～2.5cm，边缘有细齿；叶柄两侧有腺体。花两性，腋生，有粉红色、紫色、白色或杂色；单瓣或重瓣；花梗下垂。蒴果被柔毛，椭圆形，尖头，成熟时果裂成 5 瓣，急剧旋转，弹出种子。种子扁圆形，少数略有棱角，表面棕褐色。花期：夏秋季。

【生境分布】海南各地通常为栽培，亦常见逸为野生。

【采收加工】秋季采收尚未开裂的成熟果实，晒干，打下种子，除去果皮及杂质。

【化学成分】急性子含皂苷、脂肪油，油中含凤仙甾醇、α－菠菜甾醇、β－谷甾醇。还含多聚糖、槲皮素、山奈素等。

【抗癌药理】本品有抑制细胞分裂作用，对一些肺部鳞癌、未分化癌及恶性黑色素瘤有效，但对肺部腺癌无效。

【性味功能】味微苦，性温。有小毒。有软坚，消食，活血通经的功能。

【抗癌应用】⑴食管癌　急性子、石见穿、半枝莲各 30g，硇砂（兑、）1g，红枣 10 枚，水煎服。能使吞咽顺利，癌肿消退。

⑵胃癌　急性子、海浮石、花蕊石（煅）各 9g，代赭石（煅）6g，海螵蛸 30g 共研细末，水泛为急性子丸，如绿豆大，每服 16 丸，早、晚饭前各服 1 次，用黄药子、半枝莲各 30g，煎汤分送，每日 1 剂。迄肿痛消除，胃壁柔软，饮食好转。

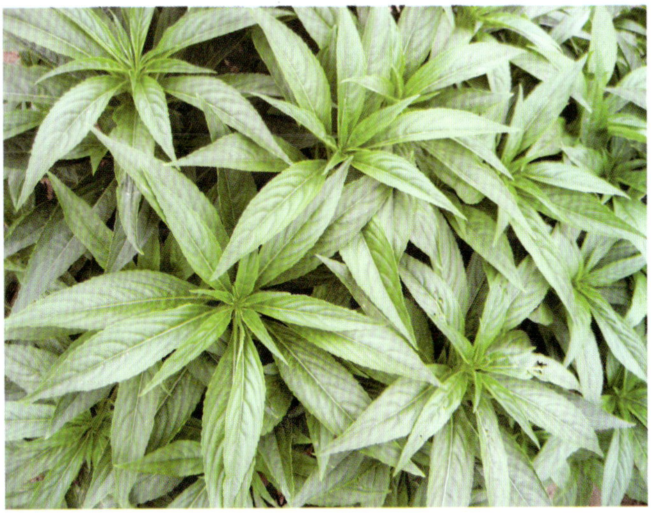

Impatiens balsamina L.

⑶肝癌　急性子、生水蛭、紫草、茵陈、柴胡黄药子、白药子、玄明粉、大黄、半边莲、半枝莲、三棱各 18g，莪术、金银花、党参、藤梨根、鳖甲、丹参、夏枯草各 12g，三七、山甲各 6g，白花蛇舌草、牵牛子、鸡内金各 30g 共研细末，炼蜜和丸，丸重 9g，每服 2 丸，日 3 次。另局部用：水蛭、绿矾各 30g，马钱子、五倍子、全蝎、蜈蚣各 45g，明矾 60g，乳香，没药各 75g，大黄、铅丹各 90g，石膏、冰片、夏枯草各 120g，紫草、甘遂各 150g，牵牛子 180g，青黛 270g 共研匀（除乳香、冰片、铅丹外），纳入茶油 1000g，熬至焦黑，去渣，加入铅丹，熬至滴水成珠，待至半冷，入乳香、冰片、搅匀，制成膏药，过液，去火气，外敷肿块，1 周换药 1 次。内服外敷，迄症状缓解，肿块消退。能延长生存期。

⑷乳腺癌　急性子 24g，蜂房 21g，阿魏、五灵脂各 15g，狼毒（炙）9g，红娘（糯米炒）4.5g，全蝎、僵蚕、木鳖子、威灵仙各 30g，山慈姑 50g 共研细末，水泛为软坚丸，芥子大。每服 1.5g，每日 2 次，温开水送。继续服至肿核软缩、消退。

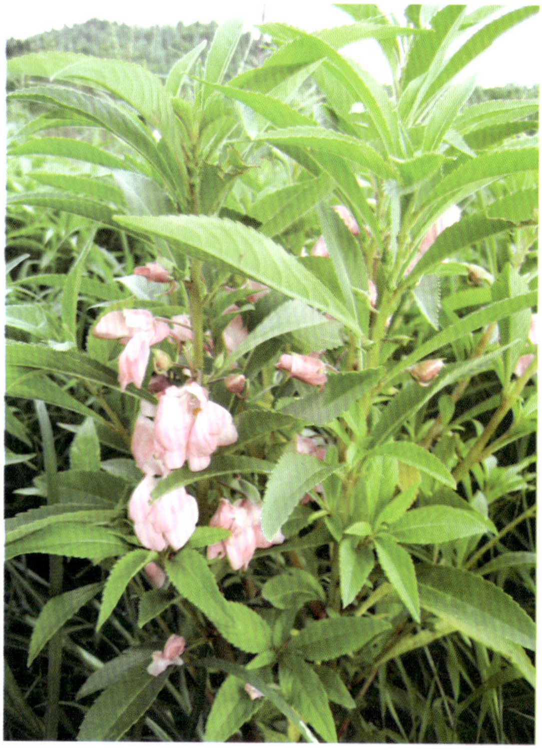

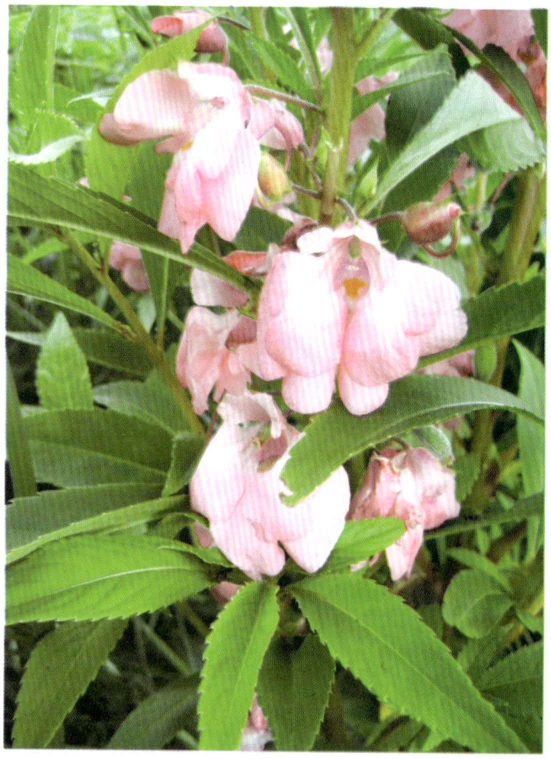

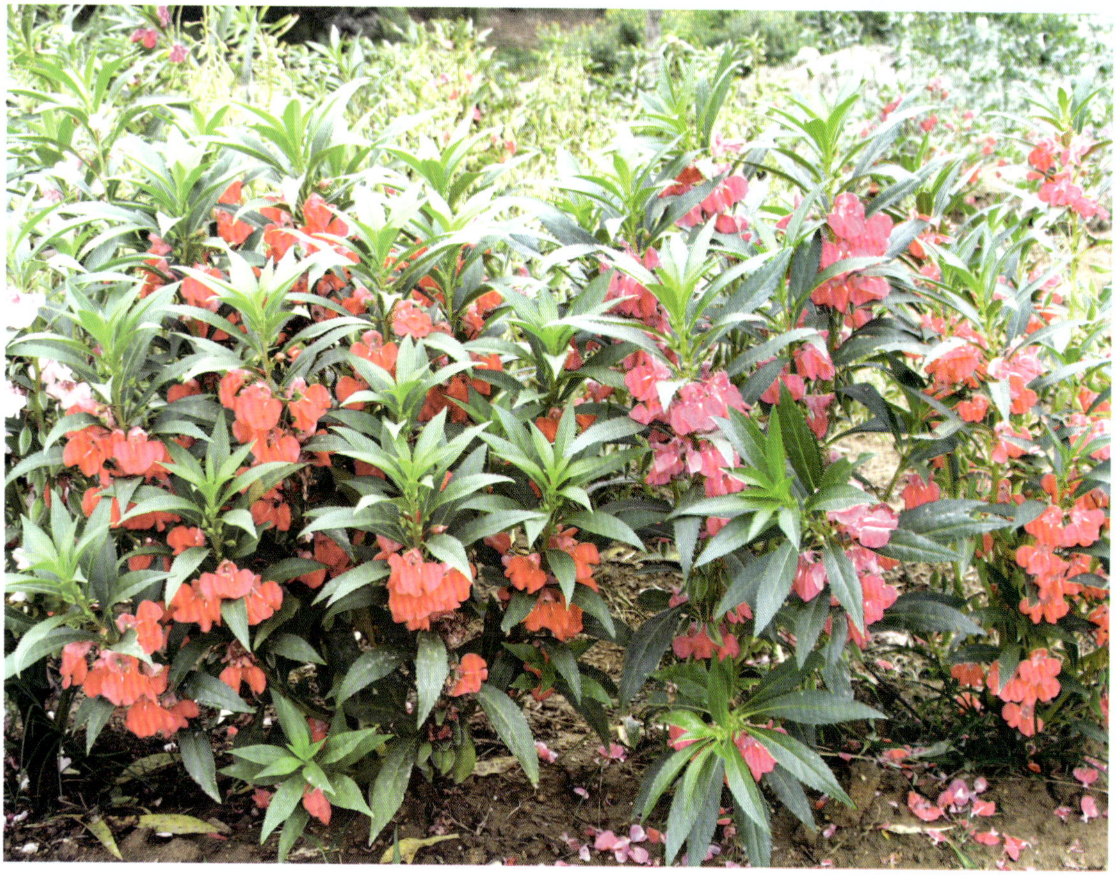

Impatiens balsamina L.

# 132. 枸杞 Gouqi

【植 物 名】枸杞

【别　　名】枸杞菜、枸牙菜。

【药材基源】为茄科 Solanaceae 植物枸杞 Lycium chinense Mill. 的果实。

【形态特征】枸杞株高可达100cm以上。为落叶小灌木，茎青绿色，无刺或偶有小软刺。叶互生，宽大卵形，质地柔软，绿色。花为合瓣花，1－4朵簇生于叶腋，花冠漏斗状，淡紫色，有缘毛，花萼钟状，浆果卵形或长椭圆形，鲜红色，种子细小，扁平肾形。花期：6月；果期：7～10月。

【生境分布】生于中低海拔林地中。分布于海南各地。

【采收加工】夏、秋二季果实呈橙红色时采收，晾至皮皱后，再曝晒至外皮干硬、果肉柔软，除去果梗，或热风低温烘干，除去果梗。

【化学成分】枸杞果实含甜菜碱、胡萝卜素、烟酸、维生素B1、B2、C，果皮含酸浆红素等。另含多种游离氨基酸、脂肪酸。

【抗癌药理】枸杞子和枸杞叶对人乳腺癌细胞KATO 枰笙赴忻飨缘囊种谱饔茫涔匀斯卑夂 ela 细胞有抑制作用，枸杞子对小鼠S180实体瘤的瘤重抑制作用明显。对子宫癌TC-26细胞进行实验结　果表明，枸杞子、枸杞叶、枸杞根对子宫癌TC-26细胞有强的抑制作用。

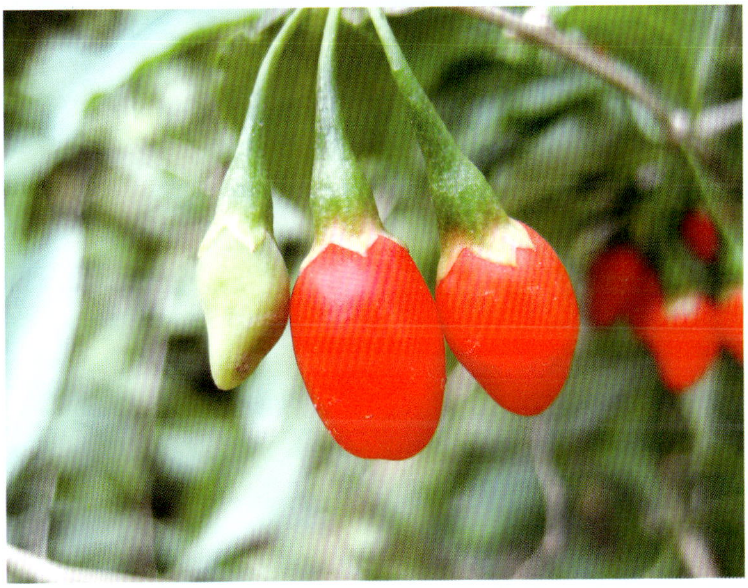

Lycium chinense Mill.

【性味功能】味甘，性平。有败毒抗癌、养血明目、滋阴益精的功能。

【抗癌应用】(1)肝癌　枸杞、八月札、干蟾皮各15g，丹参、赤芍、皂角刺、橘叶、瓜蒌皮、大舌草各30g水煎2次分服。可使肝区疼痛等症状明显减轻，贫血改善，肝肿缩小。

(2)白血病　枸杞、熟地、炙首乌、炙龟板、玉竹、桑椹子、旱莲草、鸡血藤各15g，当归、黄精、阿胶（烊、兑）、紫河车（研末、冲）各9g，猪殃殃、炙鳖甲各30g水煎2次，早、晚分服。能使贫血、口渴等症状缓解，肝脾缩小，延长生存期。

(3)乳腺癌　枸杞、熟地、贝母各15g，山茱萸、山药、茯苓、炙甘草各9g，半枝莲30g 水煎2次分服。宜于有眩晕、血虚等症状者。能使肿块软缩，病情好转。

(4)食道癌　枸杞、石见穿、蜀羊泉各18g，全瓜蒌、海浮石各12g，丹参、刺猬皮、急性子、黄药子、天花粉、大远志、麦冬、旱莲草各9g，紫草、苦参各6g，薤白、五灵脂（炒）各6g，水煎2次分服，每日1剂。服1周后，可使吞咽顺利，症状改善。继续服用，迄钡餐检查，食管恢复正常。

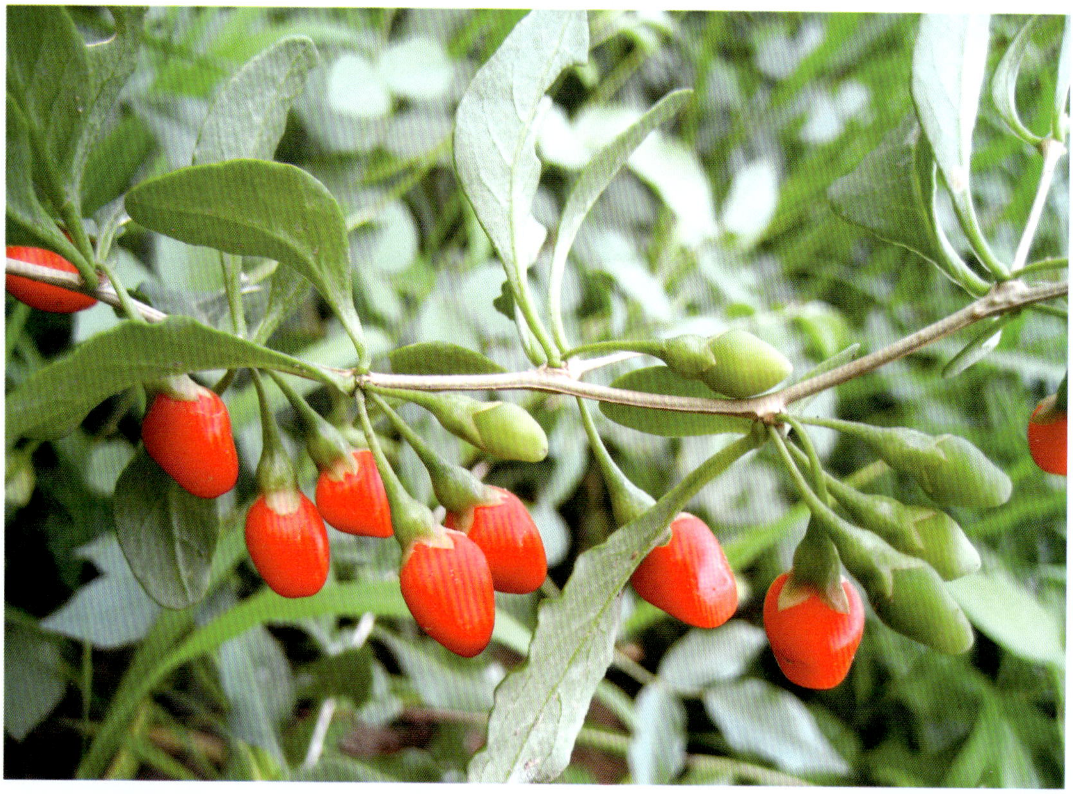

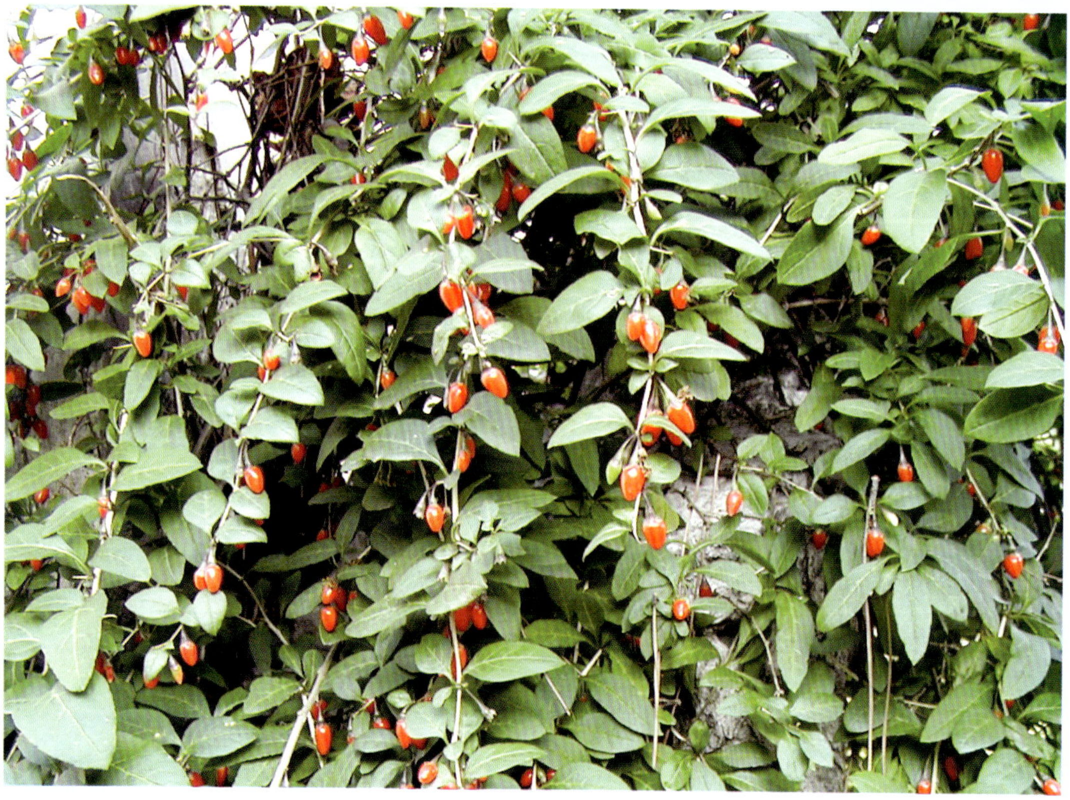

Lycium chinense Mill.

# 133.栀子 Zhizi

【植 物 名】栀子

【别　　名】林兰、木丹、越桃。

【药材基源】为茜草科Rubiaceae植物栀子Gardenia jasminoides Ellis.的根、叶、果实。

【形态特征】常绿灌木，高0.5～1.5m，很少呈小乔木状，高达3m或更高；小枝圆柱形，嫩部被短柔毛；叶对生或3叶轮生，薄革质，通常长圆状披针形、长圆状倒卵形或椭圆形，长3～25cm，宽1.5～8cm，顶端渐尖，常钝头，基部楔尖，全缘，通常两面无毛；侧脉每边8～15条；托叶膜质，鞘状。花春夏间开放，白色，硕大，芳香，常单朵顶生；萼管倒圆锥状，长8～25mm，有纵棱，檐部管状，顶部5～8裂，裂片线状披针形，长10～30mm；花冠高脚碟状，长约5～9cm，檐部5～8裂，盛开时直径5～8cm；雄蕊与花冠裂片同数，生喉部，花药线形，伸出。果实卵形，球形，椭圆形或长圆形，长1.5～7cm，有5～9条狭翅状纵棱，顶冠以5～8片增大的宿萼裂片。花期：夏秋间；果期：9～12月。

【生境分布】常生于山野或水沟边，海南广泛栽培。

【采收加工】果实成熟时采收，除去果梗及杂质，略蒸或置沸水中略烫，取出，晒干。

【化学成分】栀子花含有三萜成分，栀子花酸A、B和没食子酸。另外，还含有碳水化合物、蛋白质、粗纤维及多种生素。

【抗癌药理】本品热水提取物对小鼠腹水型肉瘤S180微有抑制作用。本品所含熊果酸对体外肝癌细胞培养具有比较显着的抑制率，能延长荷艾氏腹水癌小鼠的生命。

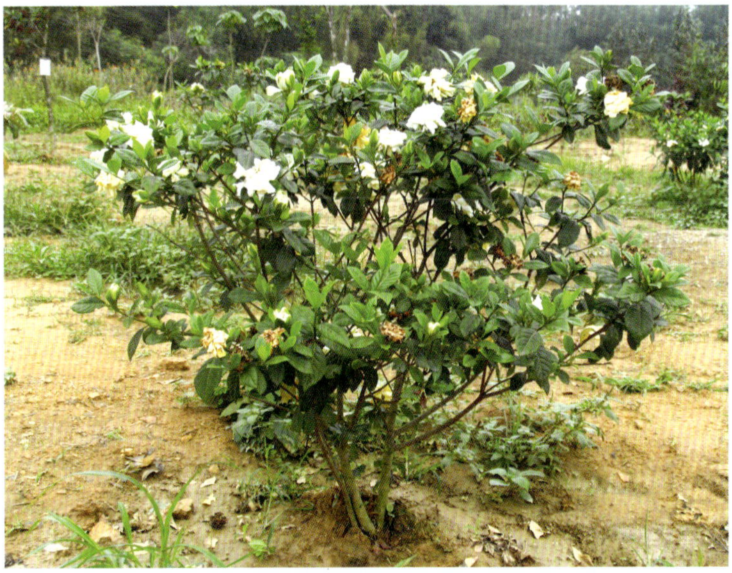

Gardenia jasminoides Ellis.

【性味功能】性寒，味甘苦；有清肺止咳，凉血止血的功能。

【抗癌应用】⑴肝癌　栀子、板蓝根、天花粉各12g，苦参、丹皮、赤芍、玄参各9g，大黄6g，龙胆草、黄连各4.5g，茵陈、生地各15g 水煎2次，早、晚分服，每次冲服人工牛黄0.6g。能使不规则发热、肌肤黄染、消化道出血、胁胀腹痛等症状缓解，肝脾肿大软缩。

⑵胰腺癌　栀子9g，蟾皮4.5g，大黄6g（后下），铁树叶、丹参、金钱草各15g，半枝莲、龙葵各30g，水煎服，每日1剂。另用：荠菜45g，佛甲草30g煎汤当茶饮。继续服用2～3个月能使疼痛发热、全身黄染、大便白色等症状减轻，小便增多，上腹部肿物消减，食欲增加。

⑶宫颈癌　栀子、重楼、龙胆草各12g，大黄、甘草、赤芍各6g，黄芪、丹皮各9g，铁树叶、半枝连、败酱油草各15g 水煎2次，早、晚分服，每日1剂。能使白带腥臭、阴道出血等渐止；妇科复查，局部病灶消失，宫颈光滑。

⑷白血病　栀子、当归、黄柏、黄芩、龙胆草各30g，芦荟、青黛、大黄各15g，木香9g共研细末，炼蜜为丸，丸重9g，每服1丸，每日3次，逐渐增加至每服2丸。能使慢性粒细胞性白血病各种症状完全缓解，缓解期最短1个月，最长1个以上，平均5个月，病程短者疗效更好。

⑸唇癌　栀子、僵蚕、藿香、甘草各9g，蜈蚣、全蝎各6g，生石膏、防风各12g水煎3次分服，每日1剂。另外用蟾酥饼：蟾酥1.5g，麝香0.3g，樟脑3g，朱砂、巴豆霜各6g，轻粉9g，乳香、没药、雄黄各15g共为细末，用陈醋调匀，润敷癌瘤处。可结合放射治疗，直至癌瘤消除。

⑹胃癌　郁金、杷子、半夏各9g，佛手、黄连各3g，旋复花（包）、枳壳（炒）各6g，北沙参、丹参、全瓜蒌、代赭石各15g，芦根、石打穿各30g水煎服。继续服用，能使火郁烦闷、呕吐胀痛、板硬拒按、大便干黑等症状缓解，病灶消减，恢复饮食。

⑺肺癌　栀子（炒）、生地、麦冬、百部、北沙参、王不留行、地榆各12g，五味子3g，徐长卿、蒲公英各15g，紫草根、石打穿各30g 水煎2次分服，每次送服复方斑蝥片1片（每片含斑蝥0.015g，木能、车前子各0.027g，滑石0.03g）。连续服用，坚持治疗，每3个月胸片复查1次，病灶能逐渐缩小，两年后症状可基本消失。

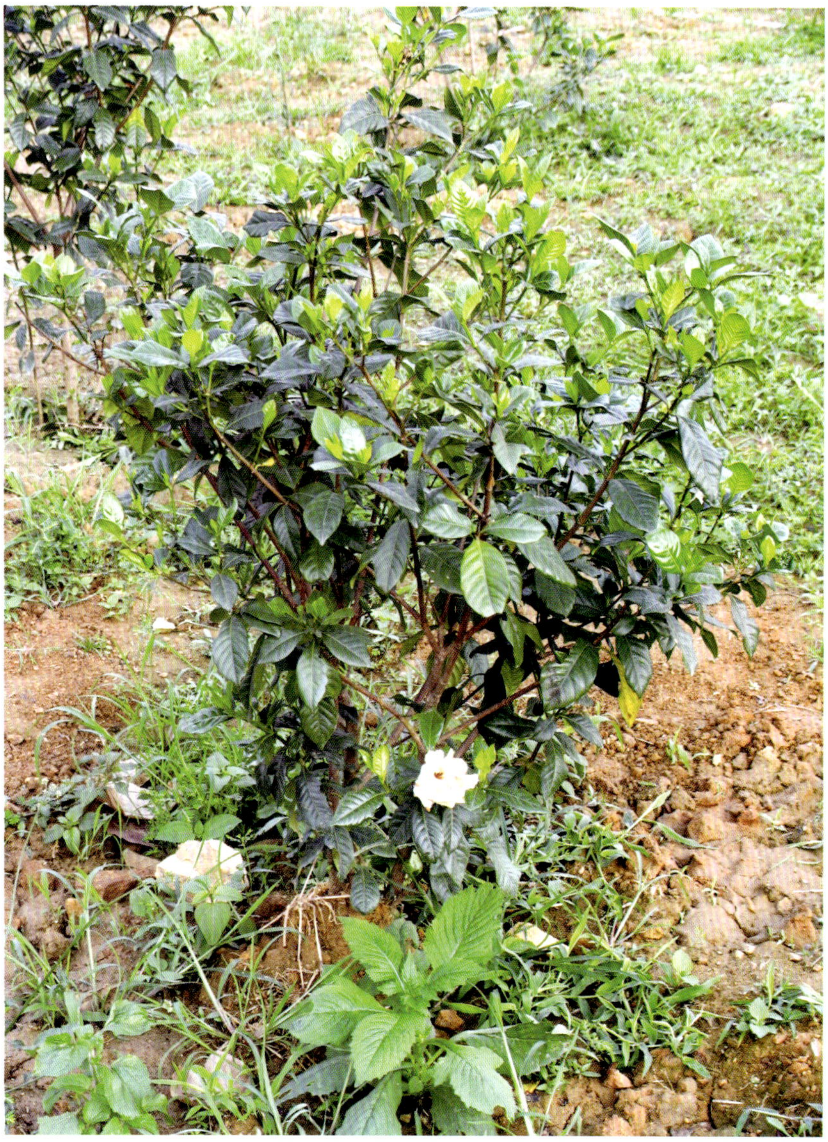

Gardenia jasminoides Ellis.

# 134. 砂仁 Sharen

【植 物 名】阳春砂仁、海南砂仁

【别　　名】阳春砂、春砂仁、海南砂等。

【药材基源】为姜科 Zingiberaceae 植物阳春砂仁 Amomum villosum Lour.、海南砂仁 A longiligulare T.L.Wu 干燥成熟果实。

【形态特征】阳春砂仁：多年生常绿草本，高达 1.5m。地上茎直立，无分枝。叶排为 2 列，无柄；叶片窄长圆形或条状披针形，长 14～40cm，宽 2～5cm，全缘，羽状平行脉；叶鞘抱茎。穗状花序成疏松的球形，具花 8～12 朵；花萼筒状，先端 3 浅裂，花冠管细长，先端 3 裂，白色蒴果椭圆形，成熟时红棕色，有肉刺。种子多数，芳香。花期：3～6 月；果期：6～9 月。

海南砂仁：多年生草本，高 1～1.5m；具匍匐根茎。叶片线状披针形，长 20～30cm，宽 2.5～5cm，先端长尾尖，基部渐狭，两面无毛；叶舌披针形，长 2～4.5cm，膜质，无毛。总花梗长 1～3cm；苞片披针形，褐色；小苞片包卷住萼管；花萼白色，顶端 3 齿裂；花冠管较萼管略长；唇瓣圆匙形，白色，顶端具突出、2 裂的黄色小尖头，中脉隆起，紫色；雄蕊长约 1cm，药隔附属体 3 裂。蒴果卵圆形，长 1.5～2.2cm，宽 0.8～1.2cm，被片状、分裂的短柔刺；种子紫褐色，被淡棕色膜质假种皮。花期：4～6 月；果期：6～9 月。

【生境分布】生于山谷林下阴湿地。海南各地广泛栽培。

【采收加工】7～8 月间果实成熟时采收，低温烘干。临用时取种子捣碎；果皮亦入药。

【化学成分】砂仁含淡黄色挥发油，油中含乙酸龙脑酯、樟脑、樟烯、柠檬烯、β－蒎烯、苦橙油醇等；另含黄酮类成分。

【抗癌药理】体外试验证明本品对癌细胞的生长有一定的抑制作用.

【性味功能】味辛，性温。化湿开胃，温脾止泻，理气安胎。

【抗癌应用】⑴乳腺癌　砂仁塞入蟾蜍口中填满，用泥固封蟾蜍，炭火烘煅，去泥，研细，每次服 3g。若将蟾蜍散 5～10g，薜荔果 30g，放入鸭肚或鲫鱼肚中沸煮至熟，去药食肉，效果更佳。

⑵癌性疼痛　砂仁、乳香各 15g，冰片 30g，共捣碎放入 500ml 酒中，密封浸泡 2 日后备用。将澄清液装入小瓶中，用时用棉签蘸药液涂抹于患处，稍微干后再涂抹 3～4 次。

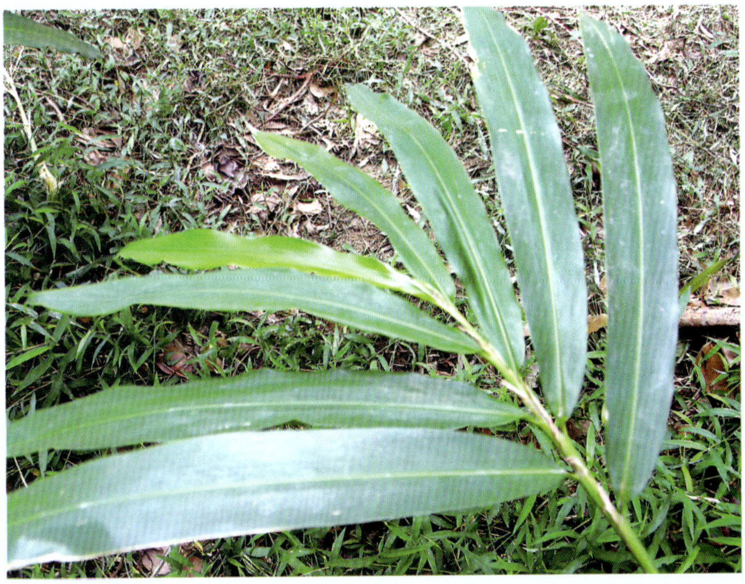

A longiligulare T.L.Wu

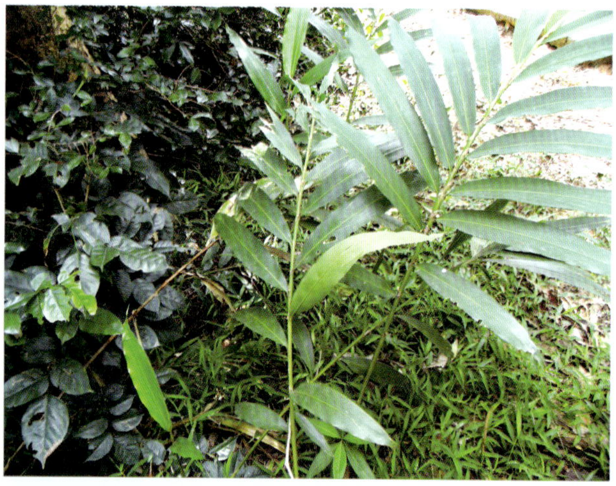

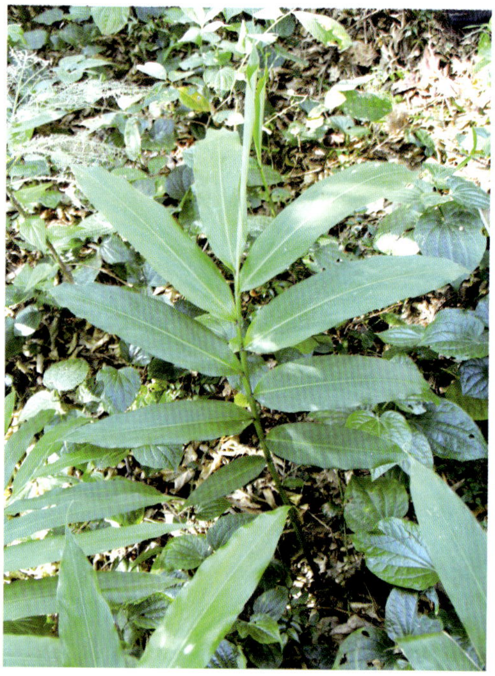

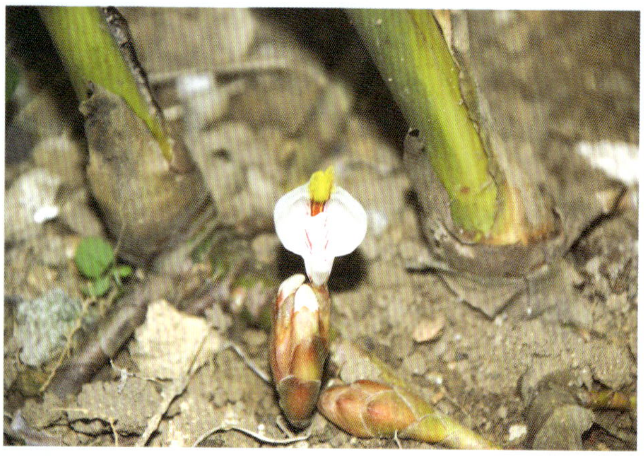

A longiligulare T.L.Wu

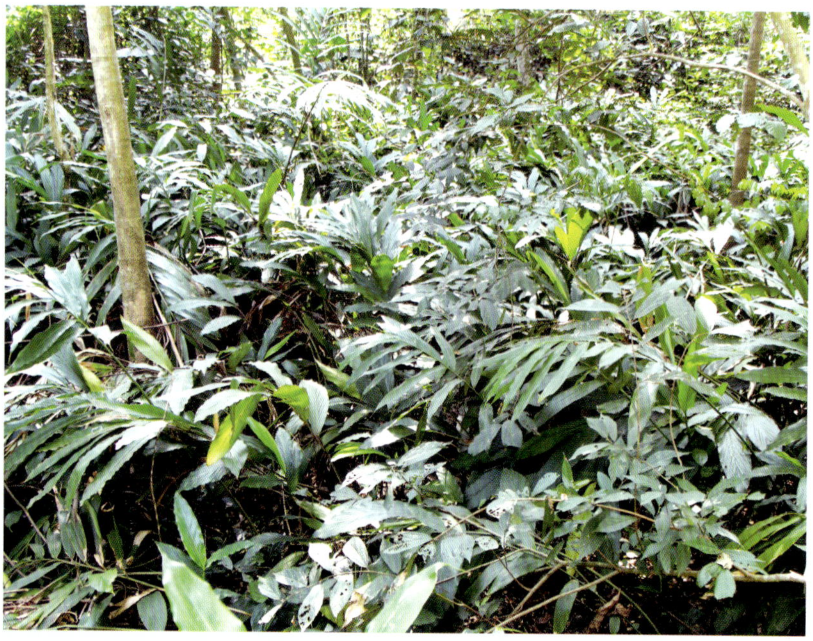

Amomum villosum Lour.

# 135.秋枫 Qiufeng

【植 物 名】重阳木

【别　　名】三叶红、红桐、加冬、水加、碰风、茄冬。

【药材基源】为大戟科 Euphorbiaceae 植物重阳木 Bischoffia javanica Bl. 的叶。

【形态特征】常绿或半落叶大乔木，株高可达 40m。三出复叶，有长 8～20cm 的总叶柄；小叶片革质，卵形倒卵形长椭圆形椭圆状卵形或稀有披针形，顶端急尖或短尾状渐尖，基部钝圆，边缘有浅圆锯齿，两面光滑无毛。雄圆锥花序长 8～13cm，被微柔毛或无毛；雄毛宽 2～2.5mm，花萼膜质，被稀疏的短柔毛，退化雌蕊小，被短柔毛；雌花的萼片长圆状卵形，外面被稀疏的短柔毛，有白色的膜质边缘，子房光滑无毛。果球形，直径 6～10mm，褐色或淡红色；种子长 5mm。花果期：全年。

【生境分布】分布于海南各地。

【采收加工】全年采收，叶采下晒干。

【化学成分】秋枫的叶含 β - 谷甾醇、无羁萜醇及黄酮类、香豆精等。

【抗癌药理】体外实验具抗癌活性。

【性味功能】味辛、苦，性温。有消炎、解热的功能

【抗癌应用】(1)胃癌　秋枫 90g，猪肥肉 60g 炖服，每日 1 剂。连服 30 剂为 1 疗程。能使炎肿、疼痛、梗阻等症状逐渐消除，饮食好转、宜于早、中期。亦治贲门癌。

(2)食管癌　秋枫 60g，白毛藤、桃寄生、苦杏仁、水剑草鹿御草各 15g，水煎 3 次分服，每日 1 剂、白糖冲服。2 周为 1 疗程，可连续 10 个疗程以上，能使症状消减，癌肿好转，吞咽顺利。

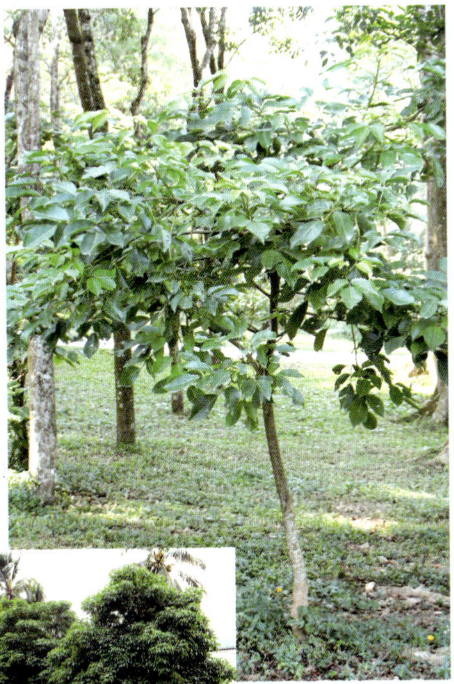

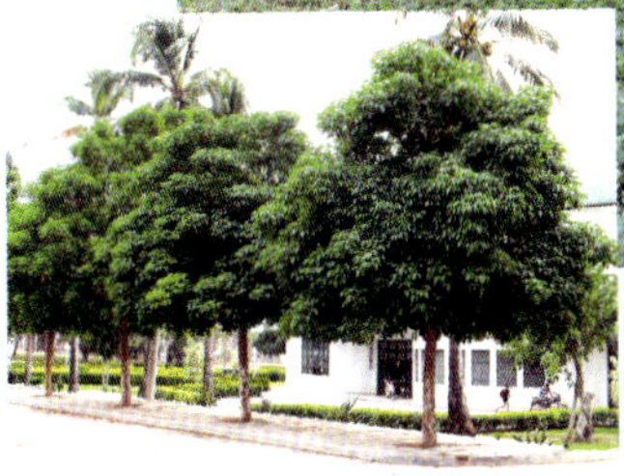

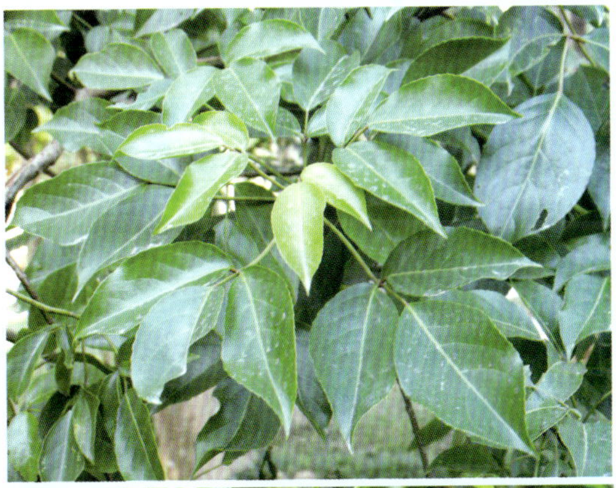

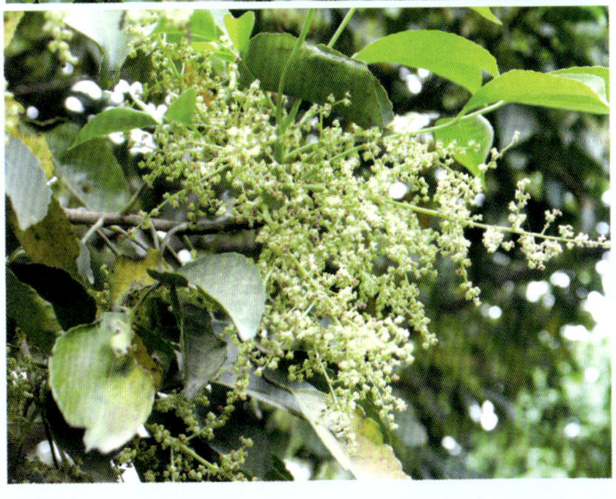

Bischoffia javanica Bl.

# 136.穿心莲 Chuanxinlian

【植 物 名】穿心莲

【别　　名】榄核莲、苦胆草、斩蛇剑、四方莲、金香草、印度草等。

【药材基源】为爵床科 Acanthaceae 植物穿心莲 Andrographis Paniculata (Burm. f.)Nees. 的干燥地上部分。

【形态特征】一年生直立草本。高40～80cm。除花外全株无毛；枝方柱形，棱角明显。叶对生，柔软纸质，披针形或狭披针形，长通常2～8cm，阔0.5～2.5cm或过之，顶端渐尖，基部楔尖，全缘；侧脉每边3～5条。花夏秋季开放，白色或微染紫色，排成顶生或腋生的总状花序，此等花序复结成大型、顶生、带叶的圆锥花序，总轴常多少曲折状，纤细；花梗长3～6mm；花萼深5裂，裂片线形或线状披针形，长约1.5mm，被腺毛；花冠长约1～1.2cm，檐部二唇形，上唇外曲，齿状2裂，下唇近直立，3裂，裂片近卵形；雄蕊伸出，花丝被一列柔毛，花药2室。蒴果，线状长圆形，压扁，长约1.5cm，每室有种于3至多数。花期：5～9月；果期7～10月。

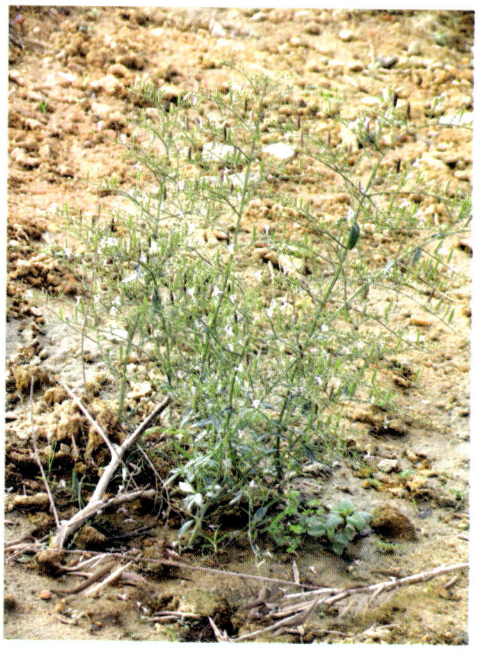

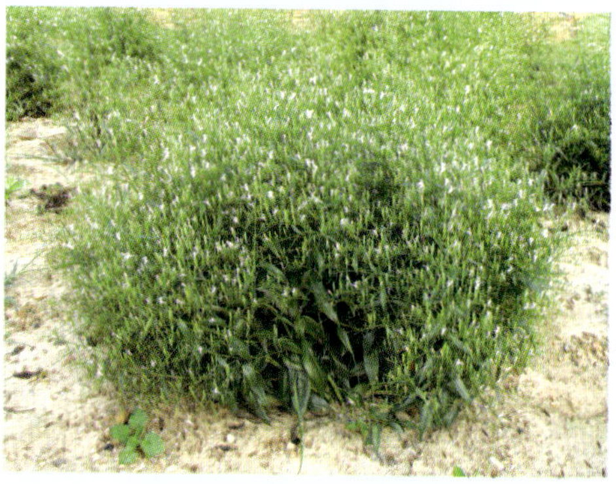

Andrographis Paniculata(Burm. f.)Nees.

【生境分布】海南各地栽培，少量逸为野生。

【商品规格】以叶多，深绿色，不带花枝，干净无杂质者为佳。

【采收加工】花未开放时采收。割取地上部分，洗净，晒干。

【化学成分】穿心莲叶含穿心莲内酯、新穿心莲内酯、脱氧穿心莲内酯、高穿心莲内酯、穿心莲烷、空心莲酮、穿心莲蜡、穿心莲甾醇、β-谷甾醇-D-葡萄糖苷等。

【抗癌药理】脱水穿心莲内脂琥珀酸半脂对W256移植性肿瘤有一定抑制作用。脱水穿心莲内脂二琥珀酸半脂氢钾制成氨酸复盐。对肿瘤细胞的生长有抑制作用，且随剂量的增加，作用增强。同时发现穿心莲对培养的癌细胞H-TDR掺入有抑制作用，证明此药对乳腺癌细胞DNA合成可能有抑制作用。

【性味功能】味苦，性寒，无毒。有清热解毒，凉血消肿的功能。

【抗癌应用】⑴肺癌　山芝麻10g，穿心莲、白花蛇舌草各30g，蟾蜍1只，壁虎1条。共研细末为丸，每丸重10g，每次1丸，每日3次，连服80d为1疗程。

⑵肠癌、胃癌、鼻咽癌、食管癌、肝癌、舌癌、乳腺癌、甲状腺癌等，白花蛇舌草60g，穿心莲60g，金牛根60g，枝花头60g，急性子15g，水蛭15g，徐长卿3g，韩信草30g，蟾蜍16个，壁虎16个，蜈蚣16条。以上各药共研细末，用猪胆汁调成糊状，再加荸荠粉适量，泛制成丸，如绿豆大小，即得，口服，每次10g，每日3次。

# 137.穿破石 Chuanposhi

【植　物　名】葨芝

【别　　　名】黄蛇、饭团簕、构棘、黄桑勒、黄桑木、簕路子。

【药材基源】为桑科Moraceae植物葨芝Cudrania cochinchinensis (Lour.) kudo et Masamune.的根和根皮。

【形态特征】常绿直立或攀援灌木，高2～4m，全株有白色乳汁。根长而粗壮，圆柱形，外皮金黄色或橙红色，极薄，易剥落，故俗称“黄龙退壳”。枝有粗壮、伸直或略弯曲的棘刺，刺长5～10mm。叶互生，叶柄长5～10mm；叶片革质，倒卵状椭圆形或椭圆形，长3～9cm，宽1.5～2.8cm，先端钝或短渐尖，基部楔形，全缘，侧脉8～10对。头状花序单生或成对腋生，具短柄，被柔毛；花单性，雌雄异株；雄花序直径6mm，花被片3～5枚，有毛；雌花序球状，结果时增大，直径1.8cm，雌花花被片4枚，顶端厚，有绒毛。聚花果肉质，球形，直径达5cm，灰绿色，熟时橙红色，被毛。瘦果包围于肉质花被和苞片中。花期：4～5月；果期9～10月。

【生境分布】生于山坡、溪边，灌丛中。分布于海南各地。

【采收加工】全年均可采挖。挖取根部，除须根，洗净，切片或斩成块，晒干。

【化学成分】穿破石含有一种抗菌的有效成分为构棘酮。根中含黄酮苷、酚类、氨基酸、有机酸、糖类。木心含桑色素，大花藜芦酚，羟基大花藜芦酚；此外，尚含β－谷甾醇、豆甾醇、菜油甾醇、氨基酸、有机酸、糖类等。

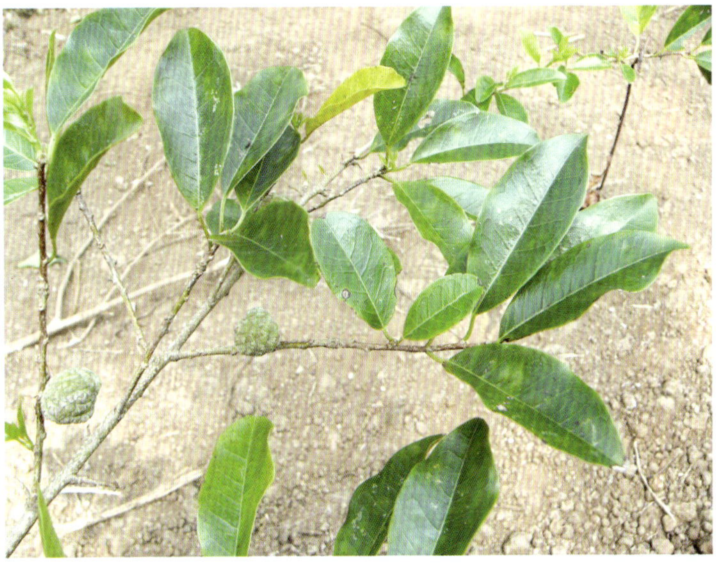

Cudrania cochinchinensis (Lour.) kudo et Masamune.

【抗癌药理】动物实验证明对肉瘤S180，艾式腹水癌、子宫颈癌等有抑制作用。体外对食管癌细胞株有细胞毒作用。

【性味功能】味甘、微苦，性凉。有祛风利湿、活血通经、败毒抗癌、化淤退肿、消炎止痛的功能。

【抗癌应用】⑴淋巴肉瘤　穿破石、猪殃殃各30g，龙葵、白花蛇舌草各15g，水煎2次分服。结合化疗。可使肿瘤缩小，症状逐渐消退。

⑵肝癌　穿破石、野牡丹根、九头狮子草各30g，郁金、鸡眼草、向日葵根、夏枯草各15g，百两金9g，水煎为攻癌汤，分3次服，每日1剂。连服40～60剂，能使肿块软化，疼痛缓和。

⑶鼻咽癌　穿破石、茅莓、走马胎、丹参、钩藤各30g，老鼠筋、铁包金、入地金、茜草根、白蒺藜、七星剑、山慈姑各15g，大枣60g水煎为消癌汤，3次分服，每日1剂。可使肿瘤缩小、枯萎。

⑷绒毛膜癌　穿破石、半枝莲各30g，蒲葵子、八月札各15g，加水浓煎内服。药渣再煎服1次，10d为1疗程。可并用化疗。亦治恶性葡萄胎肺转移。

# 138.络石藤 Luoshiteng

【植 物 名】络石

【别　　名】白花藤、爬墙虎、石龙藤、耐冬、云丹。

【药材基源】为夹竹桃科 Apocynaceae 植物络石 Trachelospermum jasminoides (Lindl.) Lem. 的干燥带叶藤茎。

【形态特征】常绿攀援藤本；具乳汁。老枝生气根，嫩枝绿色被灰色柔毛。枝条攀援树上或墙壁上不生气根。叶对生。聚伞花序腋生或顶生；花萼 5 深裂，反卷，花冠白色，高脚碟状，花冠筒中部膨大，花冠 5 裂，开入时向右作旋转状而平展；雄蕊 5 枚，着生于花冠中部，花药连合围绕于柱头；子房上位，心皮 2 个，离生。蓇葖果双生，沿腹缝线开裂，种子顶端有白色细绒毛 1 束。花期：4～5 月；果期 8～10 月。

【生境分布】生于山野、荒地，常攀援附生在石上、墙上或其它植物上，亦有栽培在庭园中作观赏用。分布于琼山、海口等。

【采收加工】冬季至次春采收。割取藤茎，除去杂质，晒干。

【化学成分】络石的干燥带叶藤茎含牛蒡子苷、络石苷、罗汉松脂素苷、去甲络石苷、橡胶肌醇、β－香树脂醇乙酯、羽扇豆醇乙酯以及β－香树脂醇和羽扇豆醇的不饱和脂肪酸脂、β－谷甾醇及豆甾醇、木脂素、黄酮类化合物。

【抗癌药理】具有显著的抗癌、防癌活性。

【性味功能】味苦，性微寒。有祛风通络，凉血消肿的功能。

【抗癌应用】尚未得到临床应用。

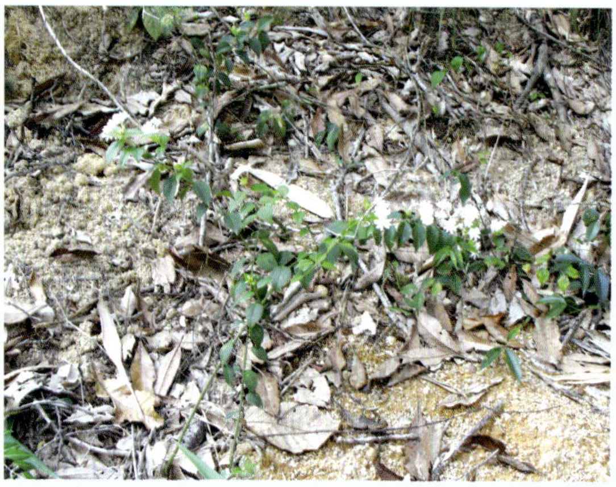

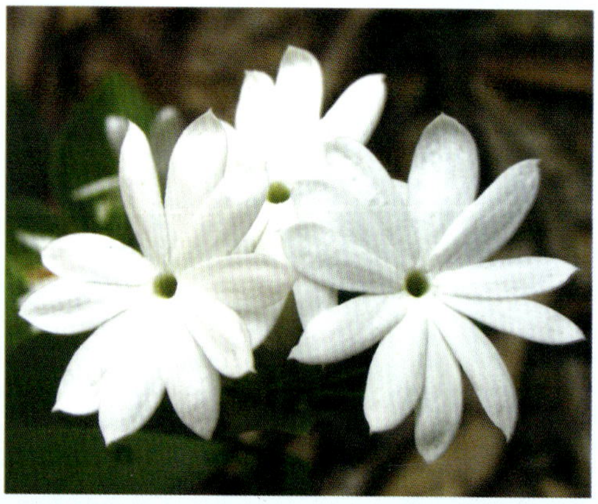

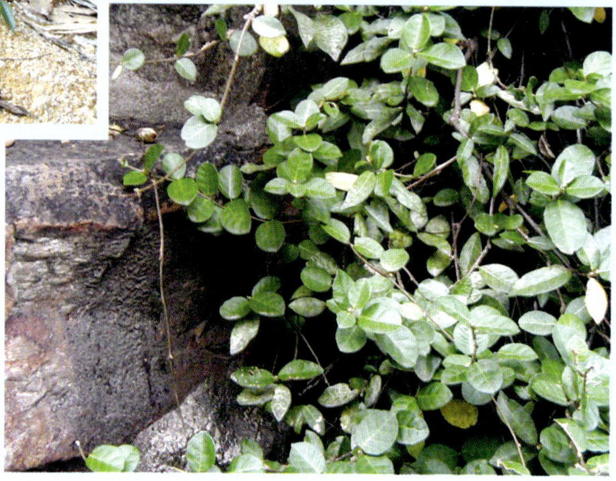

Trachelospermum jasminoides (Lindl.) Lem.

# 139. 美登木 Meidengmu

【植　物　名】美登木

【别　　　名】刺仔木、咬眼刺

【药材基源】为植物卫矛科 Celastraceae 美登木 Maytenus hookeri Loes.的茎杆。

【形态特征】喜荫无刺灌木，无刺，高达 4 m；小枝无长、短枝的区别。叶互生，宽椭圆形或倒卵形，长 10～20cm，先端短渐尖或急尖，基部渐窄，边缘有极浅疏齿，叶脉两面突起；叶柄长 5～10mm。圆锥聚伞状圆锥花序 2～7 枝丛生，常无明显总花梗，每花序有 3 至多花；花白绿色，茎 3～4mm；雄蕊 5 枚，生于花盘下。蒴果倒卵形，长约 1cm，直径约 8mm，2～3 室；种子室 1～2 枚，长卵形，棕色，基部有浅杯状淡黄色假种皮。

【生境分布】生于热带雨林山谷及密林内，儋州、万宁等地有栽培。

【采收加工】开花前收取叶片，去杂质、晒干。

【化学成分】美登木的叶含美登木素、卫矛醇、琥珀酸、丁香酸、3 一羟基曲酸及黑麦内酯等。

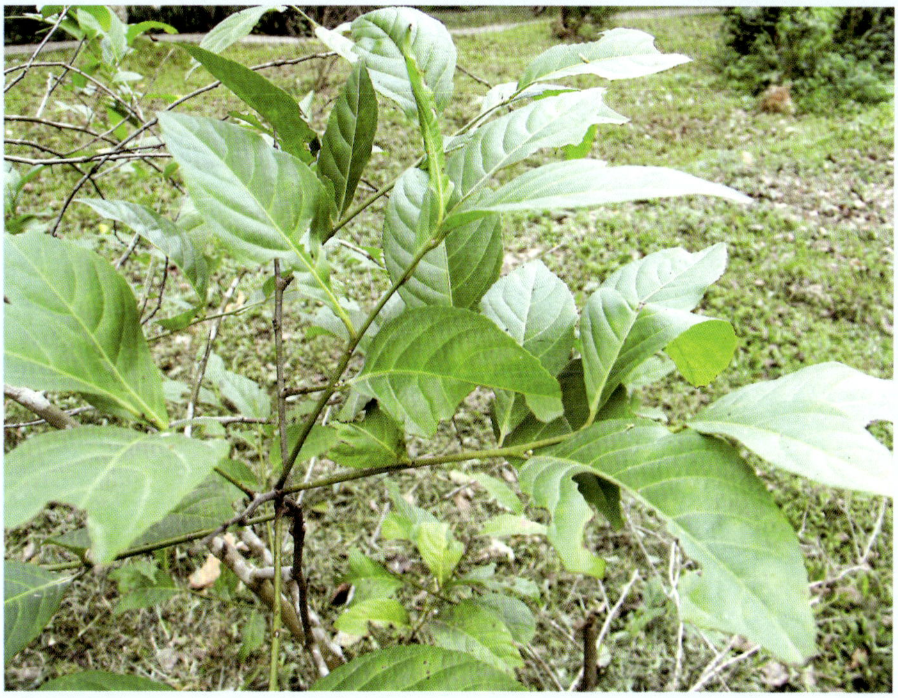

Maytenus hookeri Loes.

【抗癌药理】经体外实验对人鼻咽癌 KB 细胞有较强的抗癌活性。美登木素并有直接杀死癌细胞的作用。卫矛醇对小鼠白血病 L1210、小鼠肉瘤 S180、艾氏腹水癌、大鼠瓦克癌 W256、吉田肉瘤、吉田腹水癌等动物肿瘤均有显着的治疗作用；对小鼠或脑室膜细胞瘤的作用尤为突出，明显延长小鼠存活期。其毒副作用能显着抑制骨髓造血功能，使血红蛋白降低，红白细胞减少，对消化系统有退行性病变及肝肾功能不良。

【性味功能】味苦、辛，性寒。有温通行滞、破血祛瘀、行气止痛的功能。

【抗癌应用】⑴肝癌　美登木 60g，半枝莲、白英、白花蛇舌草各 30g，水煎 3 次分服，每日 1 剂。能使症状好转，肿块缩小，超声波。同位素扫描和甲胎蛋白检测均转阴性，延长生存期。

⑵白血病　美登木片（甲醇提取物每片含 20mg）每次服 2～4 片，每日 3 次。如无副反应，可适当增量。继续服用，能使症状完全缓解。宜于慢性粒细胞性白血病。

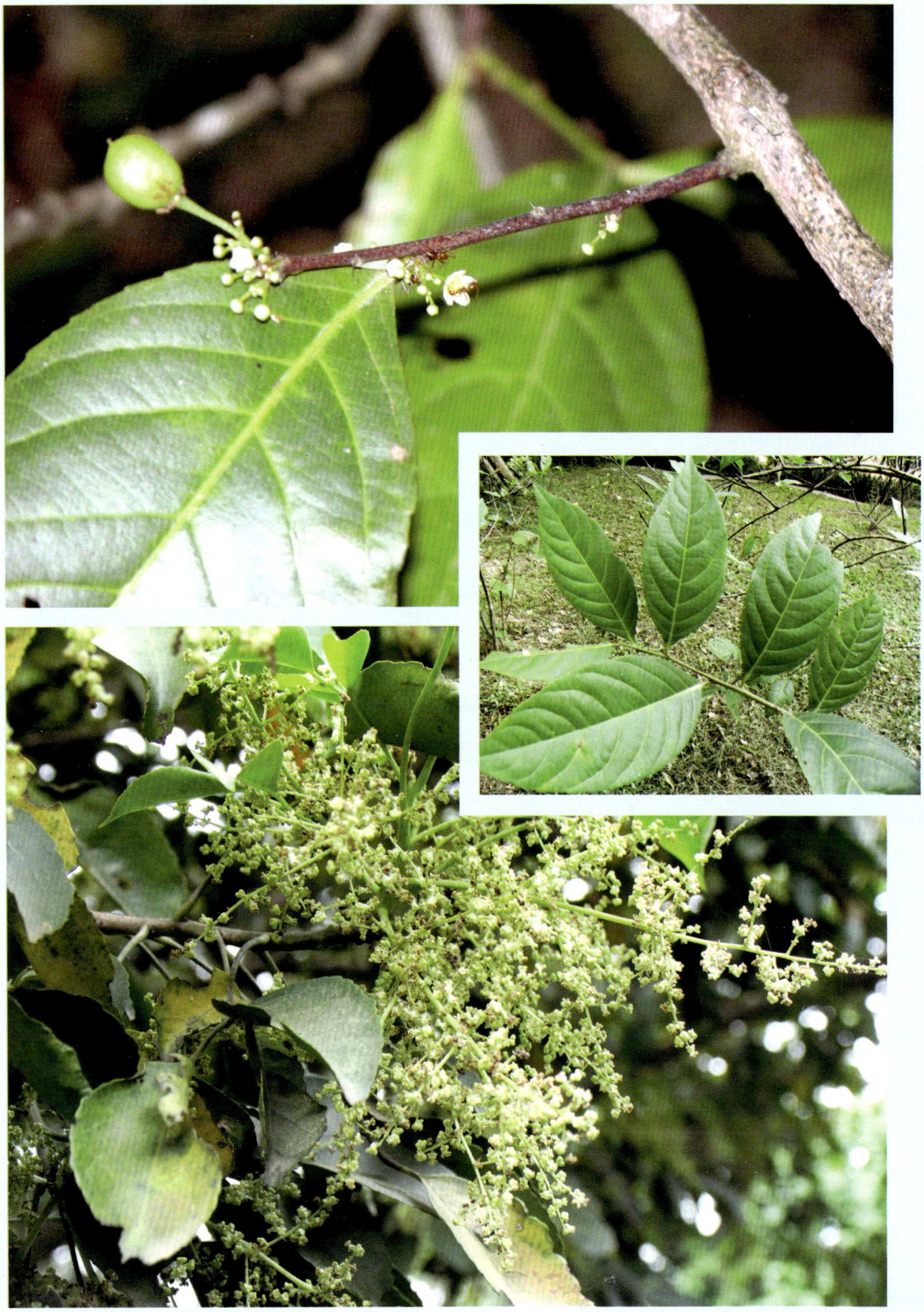

Maytenus hookeri Loes.

# 140.胆木 Danmu

【植 物 名】乌檀

【别　　名】黄羊木、山熊胆、熊胆树。

【药材基源】为茜草科 Rubiaceae 植物乌檀 Nauclea officinalis Pierre ex Pitard. 的叶、枝、树皮、根、茎。

【形态特征】常绿大乔木，高达 20 m。树干具板状基部，有时有气根；树皮淡绿灰色，光滑，浅纵裂或龟裂，有时具瘤状体；小枝灰褐色，有白色圆形皮孔；顶芽椭圆形或倒卵圆形，扁平。叶厚纸质或近革质，倒卵形或椭圆形，长 10～18cm，宽 6～10cm，先端骤尖或短尖，基部渐狭或楔形，两面无毛，侧脉 5～7 对，脉腋窝无毛；叶柄长 0.8～1.5cm，粗壮而无毛；托叶倒卵形或倒卵状长圆形，无毛。总花梗 1～3 枚；头状花序不计花冠直径 8～12mm；小苞片存在；萼管上部有苍白色短柔毛，花萼裂片密被苍白色柔毛，长 3.5～4.5mm；花冠狭漏斗形或高脚碟状，花冠管外面无毛，花冠裂片 5 个，长圆形，无毛；花柱伸出；果序直径 20mm；小蒴果被短柔毛，顶部有宿存萼裂片。花果期 9～12 月。

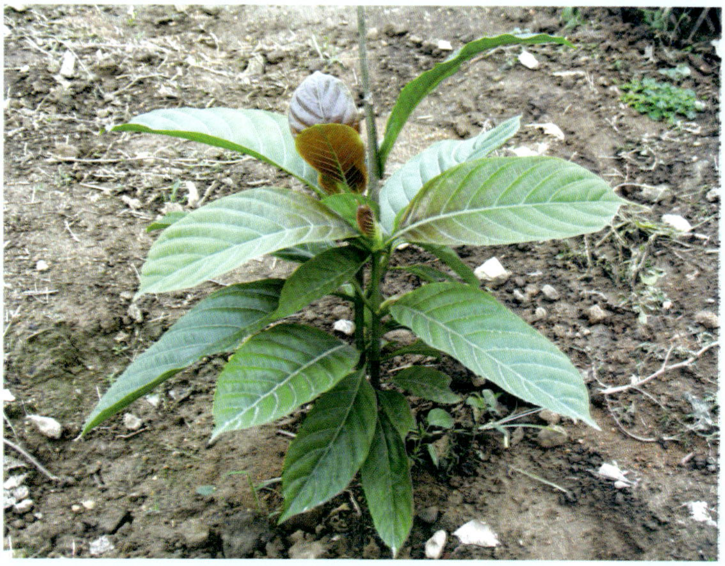

Nauclea officinalis Pierre ex Pitard.

【生境分布】生于山地密林中的沟谷和湿润坡地。分布于五指山、琼中、陵水、保亭等地，并大量栽培 。

【采收加工】全年均采可采收。取树干、大枝和根，砍成块片，晒干。

【化学成分】乌檀枝叶中分离得到 1 个甾醇类、3 个三萜类、2 个酚类和 1 个生物碱类化合物. 通过光谱分析，分别鉴定为豆甾 -4- 烯 -3- 酮、铁冬青酸、常春藤皂苷元、3- 羰基奎诺瓦酸、2，5- 二甲氧基苯甲酸、3，4，5- 三甲氧基苯甲酸和 Strictosamide。

【抗癌药理】乌檀中提取到的粗制生物碱具有显着的生物活性。粗制生物碱组
分对人体膀胱癌 T-24 细胞系列，体外实验呈现显着的生长抑制作用。乌檀粗制生物碱对小鼠角蛋白细胞 MK 系列也显示了抗癌殖活性。

【性味功能】味苦、性寒；有清热消肿，利湿解毒的功能。

【抗癌应用】膀胱癌　乌檀树皮、乌檀茎叶各 30g，蜂蜜 100g，马齿苋 15g，水煎剂，每日 1 剂。

# 141.胜红蓟 Shenghongji

【植 物 名】藿香蓟

【别　　名】咸虾花、白花草、猫屎草、脓泡草、白毛苦、毛射香、胜红药等。

【药材基源】为菊科 Compositae 植物藿香蓟 Ageratum conyzoides L. 的全草。

【形态特征】一年生草本，高 30～70cm。茎直立，有分枝，疏被白色短粗毛。单叶对生；叶柄长 7～26mm；叶片宽卵圆形，长 2～6cm，宽 2～5.5cm，先端钝，基部钝或稍带浅心形，边缘具圆齿，中脉在下面凸起。夏季开淡蓝色或白色花，头状花序排列成稠密的伞房状，顶生或腋生；总苞钟状；苞片 2～3 列，披针形，先端长渐尖，背部具细毛；花全部管状；聚药雄蕊 5 枚；雌蕊位于中央，伸花冠外。瘦果柱状，具 5 棱，黑色，顶端具 5 片膜片状冠毛，上部芒状，基部通常具细齿。花期：全年。

【生境分布】生于草丛、田地边、山坡上。分布于海南各地。

【采收加工】夏、秋季采收，洗净，鲜用或晒干备用。

【化学成分】胜红蓟含黄酮苷、氨基酸、有机酸、挥发油等。

【抗癌药理】临床使用对肿瘤有一定的抑制作用。

【性味功能】味辛、微苦，性凉。有祛风、清热、止痛、止血、排石的功能。

【抗癌应用】子宫癌、胃癌　胜红蓟、金纽扣、旱莲草、夜香牛各 30g。捣烂汁，加麻风树流汁 15mL，饭后服，早晚各 1 次。

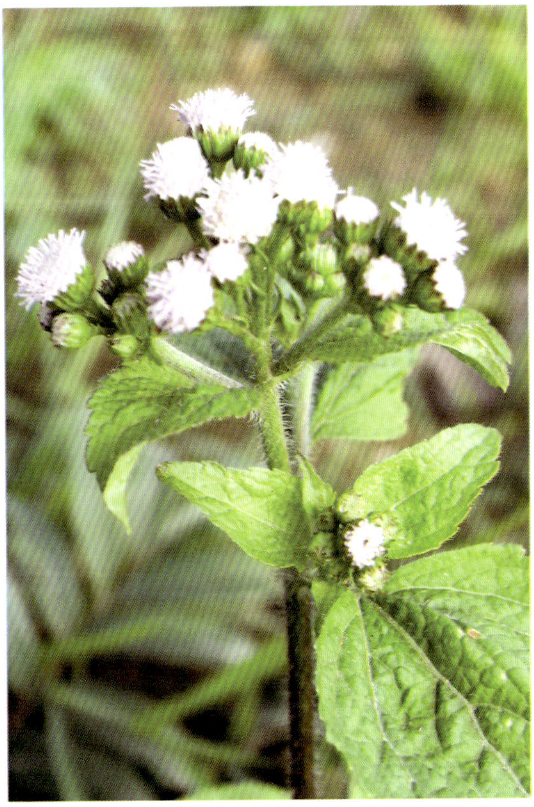
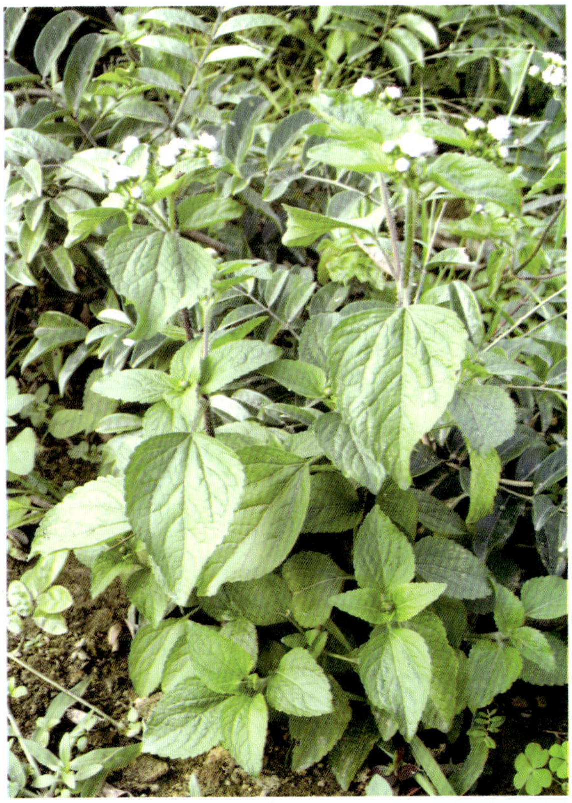

Ageratum conyzoides L.

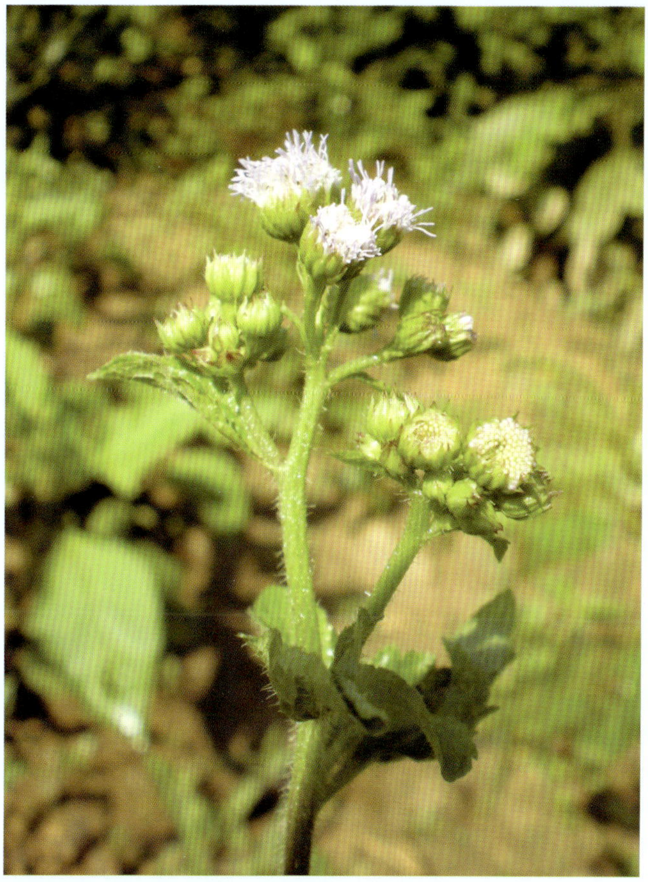

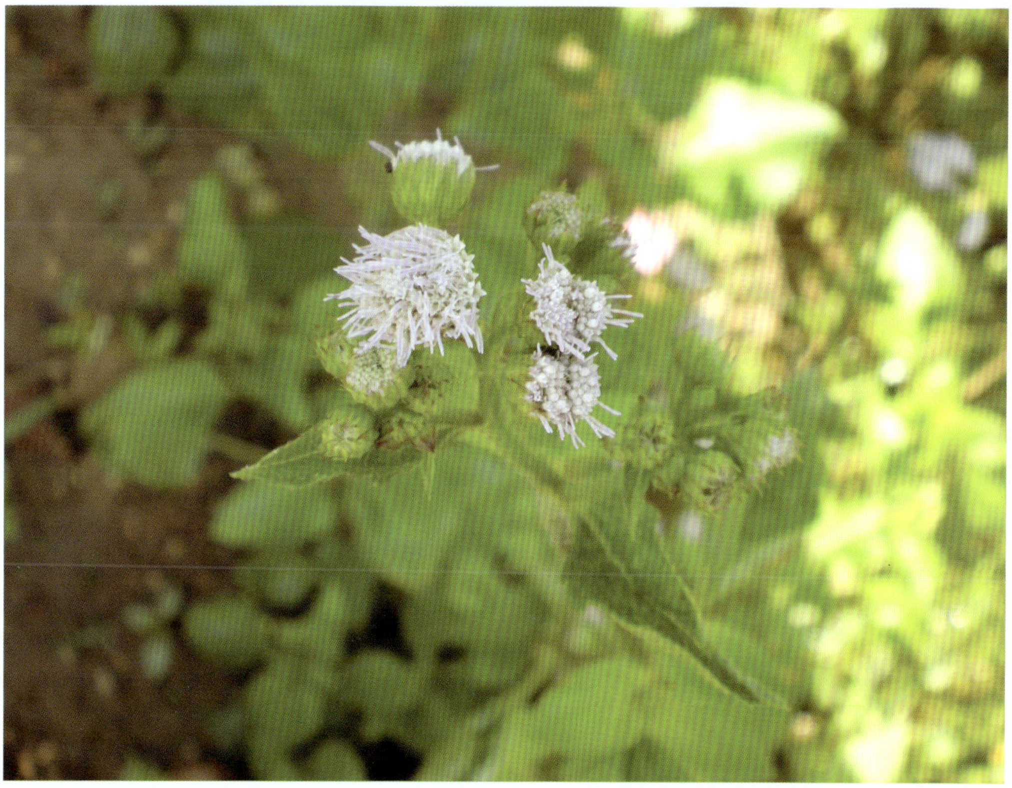

Ageratum conyzoides L.

# 142.茜草 Qiancao

【植 物 名】茜草

【别　　名】地血、牛蔓、血见愁、活血丹、红龙须根、九龙根等。

【药材基源】为茜草科 Rubiaceae 植物茜草 Rubia cordifolia L. 的根及根茎。

【形态特征】多年生攀援草本，长 1 ～3 m 。支根数条或数十条，细长，外皮黄赤色。茎方形，有 4 棱，棱上有倒生刺。叶四片轮生，有长柄，叶片卵状心形或狭卵形，长 1.5～6cm，宽 1～4cm，先端渐尖，基部心脏形或圆形，全缘，叶脉 3～5，自基部射出，叶柄和叶下面中肋上均有到刺。聚伞花序圆锥状，腋生或顶生，花小，花萼不明显，花冠五裂，裂片卵圆形或卵状披针形，基部联合，淡黄色，雄蕊 5 枚，着生于花冠筒喉内，花丝较短，子房下位，2 室，花柱上有 2 裂，柱头头状。浆果小球形，肉质，红色转黑色。花期：7～9 月；果期 9～10 月。

【生境分布】生于草坡灌丛，沟边灌丛中。分布于保亭、琼中、白沙、儋州、定安等地。

【采收加工】春、秋二季采挖根部，除去泥沙，晒干。

【化学成分】茜草的根含紫茜素，茜素，伪紫茜素，茜草色素等。

【抗癌药理】本品中提取抗癌活性较强的成分，茜草根中提出一种环状肽（RA），治疗小鼠白血病，腹水癌，大肠癌，肺癌，防止癌转移，效果近似长春新碱，丝裂霉素C，阿霉素，而对正常细胞损伤小。

【性味功能】味苦、微辛，性寒。有凉血止血、散淤通经、消炎退肿的功能。

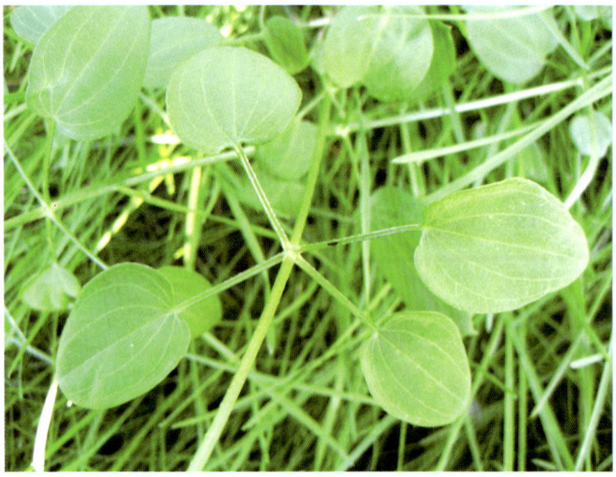

Rubia cordifolia L.

【抗癌应用】⑴肝癌　茜草、当归、丹参、红花各 9g，八月札、白芍、陈皮各 6g，薏苡仁、漏芦各 15g，半枝莲、石燕、生瓦楞各 30g，水煎 2 次服。能缓和症状，软化肿块，有消淤疏肝、散结软坚之功 。

⑵宫颈癌　茜草、蚤休、墓头回、丹皮、黄柏、龙胆、生薏苡各 9g，土茯苓 15g，蜀羊泉、半枝莲、白花蛇舌草各 30g，水煎 2 次分服，每次冲服三七粉 2g。能使带下夹血。瘀阻腹痛等症状基本消失，病情好转。

⑶绒毛膜癌　茜草、山慈姑、当归、党参、阿胶（烊化兑服）各 9g，黄芪、白及、败酱草各 15g，鱼腥草、薏苡仁、赤小豆、冬瓜仁各 30g，甘草 6g，水煎 2 次分服，每日 1 剂。继续服至阴道流血停止，青蛙试验连续 3 次阴性。

⑷肺癌　茜草、象贝、半夏、橘叶、党参各 9g，茅根、苡仁各 30g，蜂房 15g，陈皮、桔梗、生甘草各 4g，水煎 2 次分服。能使痰多咳血、胸痛气急等症状好转，肿块、结节缩小或消失。

⑸鼻咽癌　茜草、七星剑、老鼠筋、铁包金、两面针、蒺藜、穿坏石、山慈姑各 15g，红梅消、丹参、钩藤、走马胎各 30g，红枣 60g 水煎 3 次分服。能使脓血分泌物减少，肿物缩小渐至枯萎 。

⑹白血病　茜草、七叶一枝花、山豆根、凤尾草各 9g，射干、当归各 6g，生甘草 4g，党参 15g，黄芪、紫草各 30g，水煎送服牛黄 0.5g。另：茜草、仙鹤草、凤尾草各 15g，鹿含草、银花各 30g，煎汤代茶。宜于急性白血病。能获完全缓解，结合化疗则效果更佳。

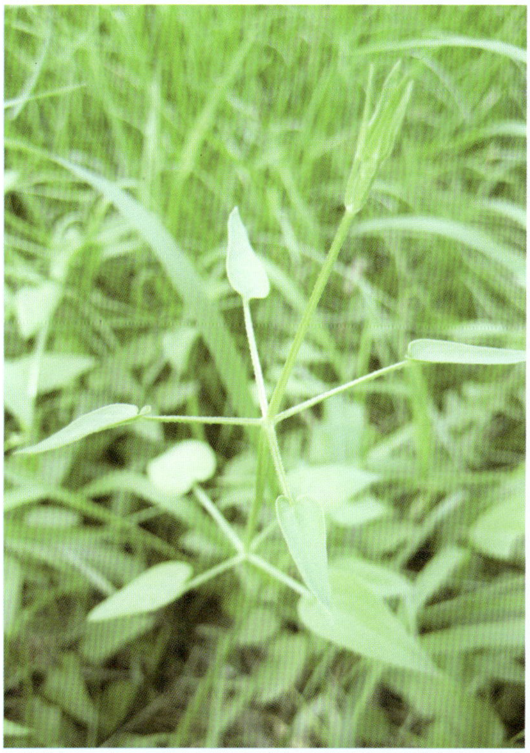

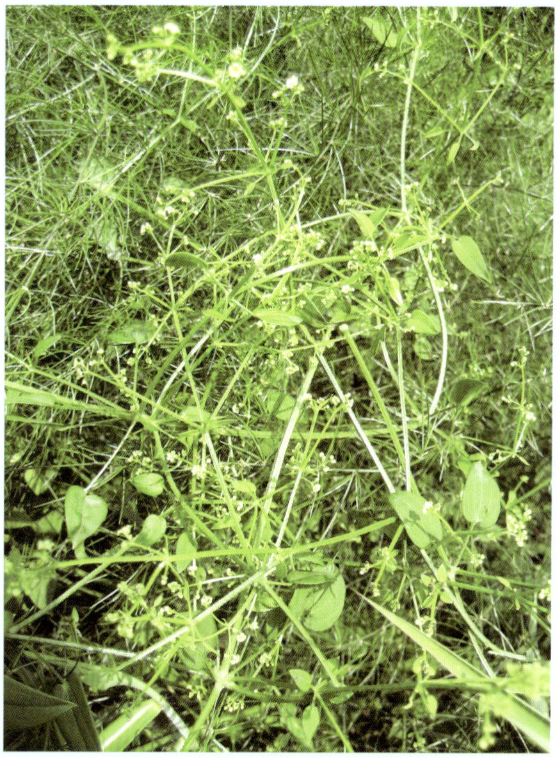

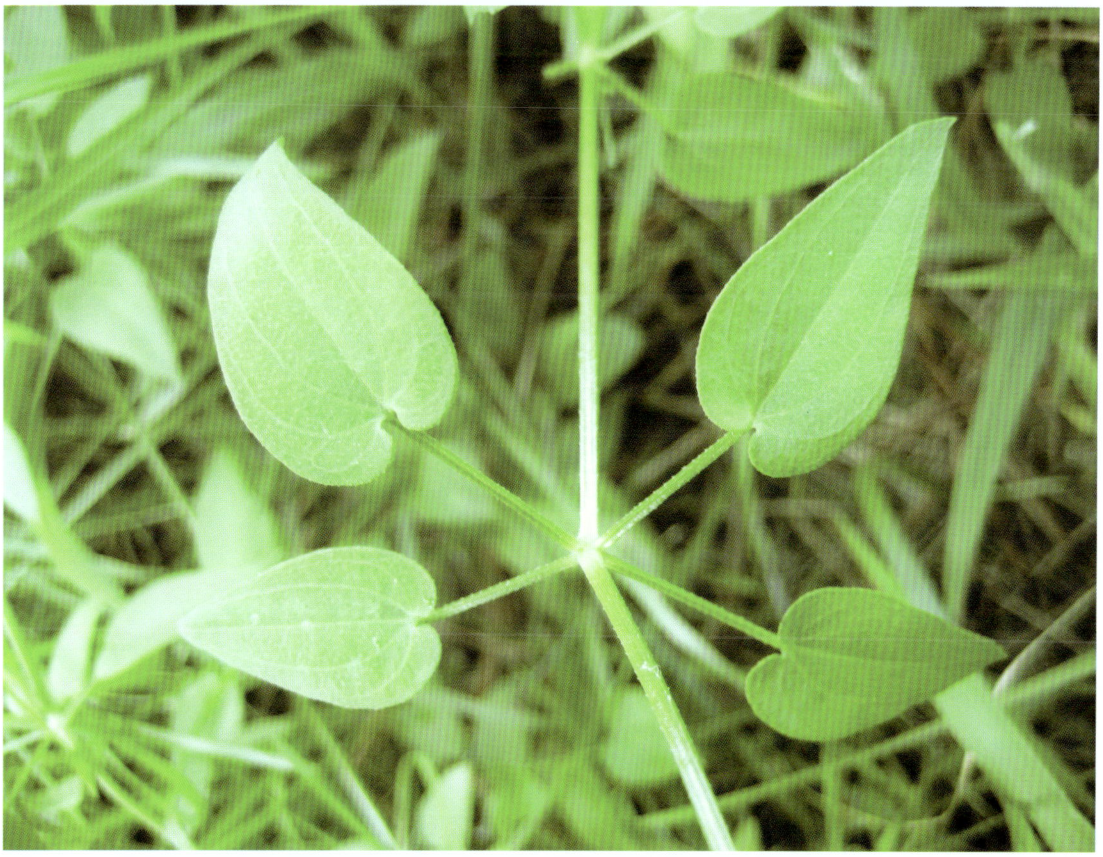

Rubia cordifolia L.

# 143.草豆蔻 Caodoukou

【植 物 名】草豆蔻

【别　　名】草蔻、草扣仁、偶子。

【药材基源】为姜科Zingiberaceae植物草豆蔻Alpinia katsumadai Hayata.的干燥成熟种子团。

【形态特征】多年生草本，株高达3m。叶2列，叶片线状披针形，长50～60cm，顶端具短尖头，基部两边不对称，两面无毛或背面被疏毛，叶柄长1.5～2cm；叶舌外被粗毛。总状花序顶生，直立，长约20cm，花序轴密生粗毛；花梗长3～5mm，苞片扩大，内卷，稍程圆筒形，长3～3.5cm，顶端3裂，外面中部以下被硬毛，向上渐无毛；花萼锥状圆筒形，长2.2cm，一侧开裂至1.2cm处，外被长硬毛，顶端边缘具不规则的细齿裂；花冠管长8mm，钟形，外无毛，内面密生长柔毛，裂片3，近直立，倒卵状长圆形，长2.5cm，宽1cm，具缘毛；唇瓣三角状卵形，长3.5～4cm，黄色而具有从中央向边缘放射的紫色条纹；顶端钝，2裂；花药长12mm，顶端2裂，花丝带状。蒴果球形，直径约3cm，成熟时杏黄色；种子聚生成种子团。花期：春季。

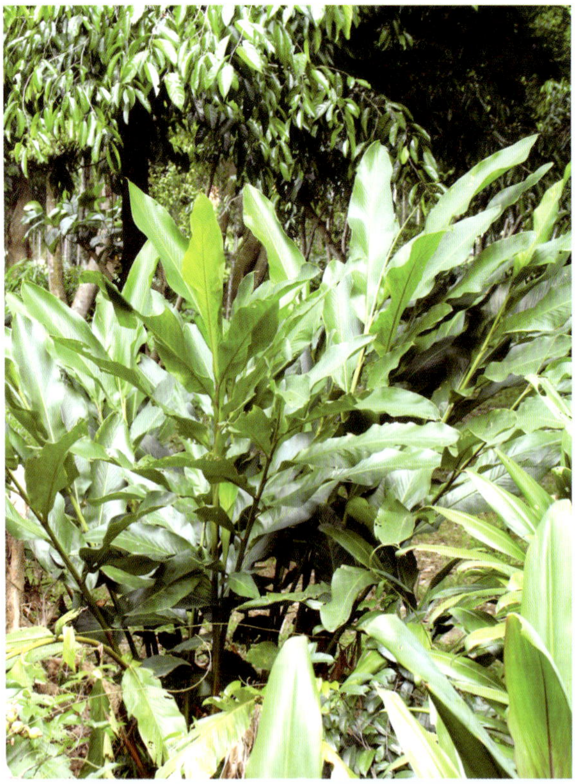

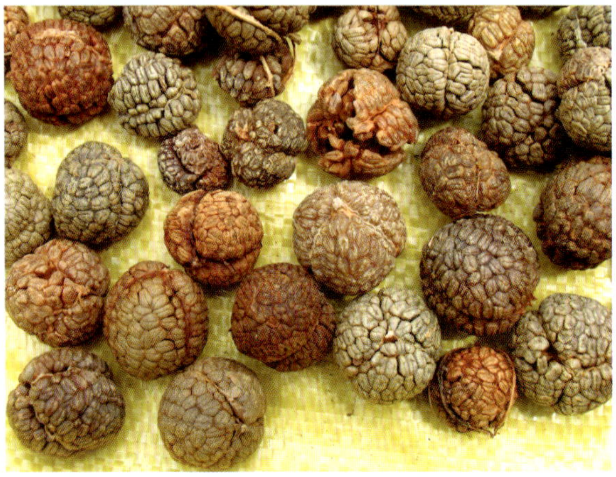

Alpinia katsumadai Hayata.

【生境分布】生于山地林中、溪边灌丛中。海南各地栽培。

【采收加工】夏、秋季果实黄绿色时采收，用沸水略煮，除去果皮，取种子团晒干。

【化学成分】草豆蔻含挥发油，油中含桉油精、a-蛇麻烯、反-麝子油醇等，并含豆蔻素、山姜素和皂苷。

【抗癌药理】具有一定的抗肿瘤作用。

【性味功能】味辛、性温。归脾、胃经。有燥湿健脾，温中散寒，行气化湿，止吐的功能。

【抗癌应用】食管癌　草豆蔻9g，硇砂2.7g，海藻、昆布各15g，乌梅3个，白花蛇舌草120g，半枝莲60g。每日1剂，水煎2次分服。

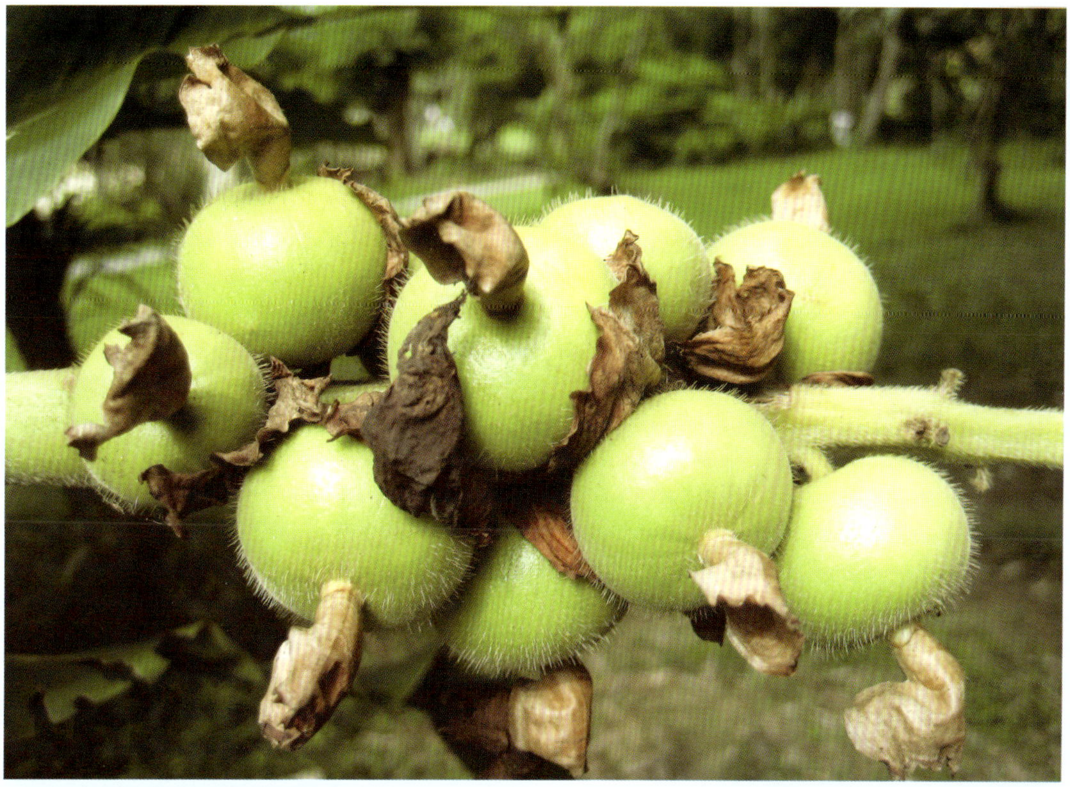

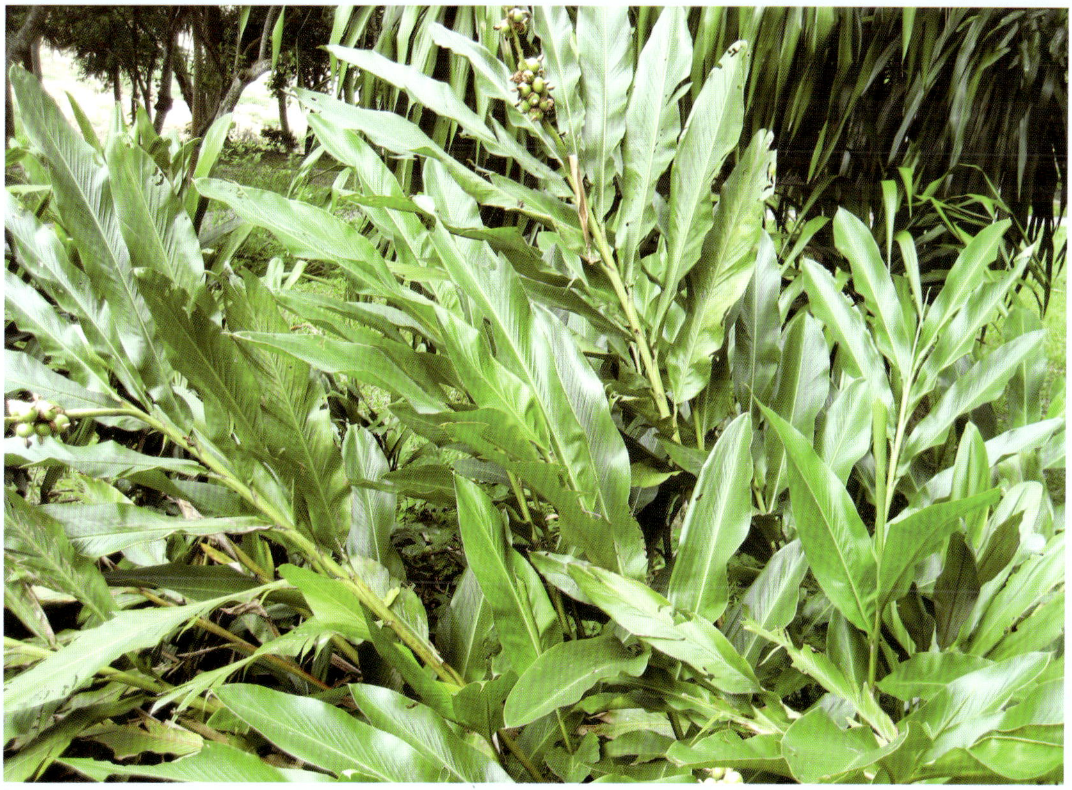

Alpinia katsumadai Hayata.

# 144.香附 Xiangfu

【植 物 名】莎草

【别　　名】雀头香、莎草根、香附子、雷公头、三棱草根、苦羌头等。

【药材基源】为莎草科Cyperaceae植物莎草Cyperus rotundus L.的根茎。

【形态特征】多年生草本。匍匐根茎细长，部分肥厚成纺锤形或椭圆形块茎。茎直立，三棱形，叶从生于茎基部，叶鞘闭合抱于茎上，叶片长线形，长20～60cm，宽0.2～0.5cm。复穗状花序，顶生，3～10个排列成伞状，花深茶褐色，下有叶状苞片2～3枚，颖2列，排列紧密，每颖着生1花，雄蕊3枚，柱头3裂，呈丝状。小坚果长圆倒卵形，具3棱。花期：6～8月；果期：7～11月。

【生境分布】生于山坡草地、耕地、路边及水边、沙地等处。分布于海南全岛。

【采收加工】春、秋季挖取块茎，洗净泥土，燎去须根及鳞叶，置沸水中稍煮或蒸透后，晒干。

【化学成分】莎草的根茎含葡萄糖、果糖、淀粉、挥发油等。根部含有抑制某些真菌发育的物质。

【抗癌药理】在体内显抗肿瘤作用。

【性味功能】味辛微苦甘，性平。有理气解郁，止痛调经的功能。

【抗癌应用】⑴肝癌　香附、七叶一枝花、虎杖、马鞭草各15g，鹅不食草4g，石见穿、丹参、夏枯草各30g，守宫5条水煎2次分服，每日1剂。同时用鲜蛤蟆皮外敷腹部包块。继续3个月后肝区疼痛明显减轻，肿块缩小，食欲增加。

⑵宫颈癌　香附、生白芍各9g，当归6g，白术、茯苓、昆布、海藻各4.5g，柴胡、全蝎各3g，蜈蚣2条，水煎服，隔每日1剂。另局部外敷：黄柏15g，轻粉、雄黄各3g，冰片0.3g，麝香0.15g，蜈蚣2条　共研细粉，用适量放在大棉球中间送入穹窿部，使有药部分紧贴宫颈癌灶处，每天上药1次，月经期停用。病情好转，减少至每2～3日上药1次，直到活检转阴。

⑶宫体腺癌　香附、益母草、当归、丹参各15g，川芎、丹皮、陈皮各9g，茴香6g，艾叶3g　水煎3次分服，每日1剂。能使疼痛及血性分泌物减少，病情好转。

⑷绒毛膜癌　香附15g，当归，阿胶（烊、兑）。参党各9g，茯苓、郁金、蒲黄（炒）、生甘草各6g，五灵脂（炒）3g，血余炭2g，薏苡仁30g水煎2次分服。每日1剂。能使出血停止，疼痛好转。继续服用迄尿妊娠试验转为阴性。

⑸乳腺癌　香附、贝母各15g，白术、党参、茯苓、熟地、当归各12g，川芎、桔梗各9g，陈皮、甘草各6g，半枝莲30g，生姜3片，大枣5枚　水煎2次分服，每日1剂。连续服用至肿块消失，病情好转。

⑹胃癌　制香附、柴胡各15g，白芍、枳壳、川芎、生甘草各9g，半枝莲30g，水煎2次，早、晚分服，每日1剂。能疏肝理脾，解郁散滞，使疼痛等症状逐渐消除，肿块缩小至不能触及，饮食好转。

⑺结肠癌　香附、龙葵、藤梨根、蜀羊泉、半枝莲，白花蛇舌草、蛇毒、半边莲、野葡萄根、野杨梅根、白茅根、延胡索、木香、枳壳、郁金各30g，蛤蟆皮15只，黄酒5000g 加水3000ml，煎成2000ml，每日服50ml，加白糖适量溶化服。继续饮用可使疼痛、腹部不适及血性粘液等逐渐减少，包块软缩或消失，病情明显好转。亦宜于直肠癌。

⑻十二指肠癌　香附、海螵蛸各15g、延胡索、五灵脂各9g，川楝子、黄连各6g，木香3g，半枝莲30g　水煎2次分服。能使胀痛、血便等症状缓减，梗阻解除，打开进食信道。可结合其它疗法综合治疗。

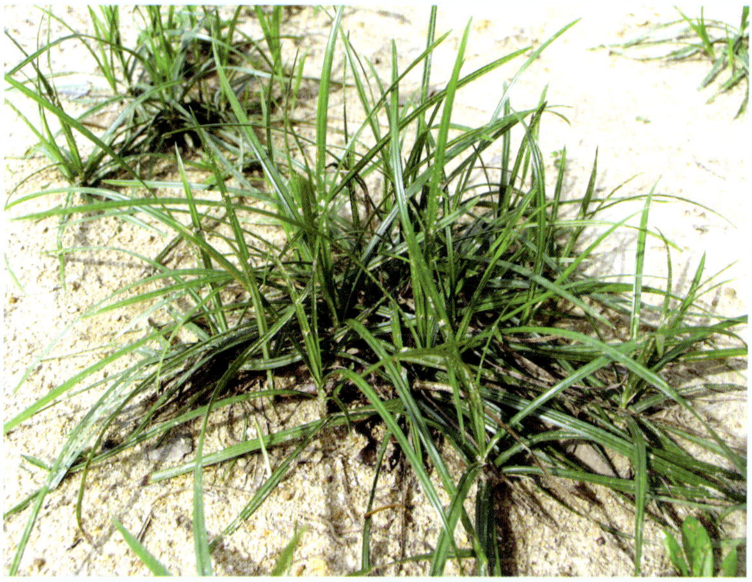

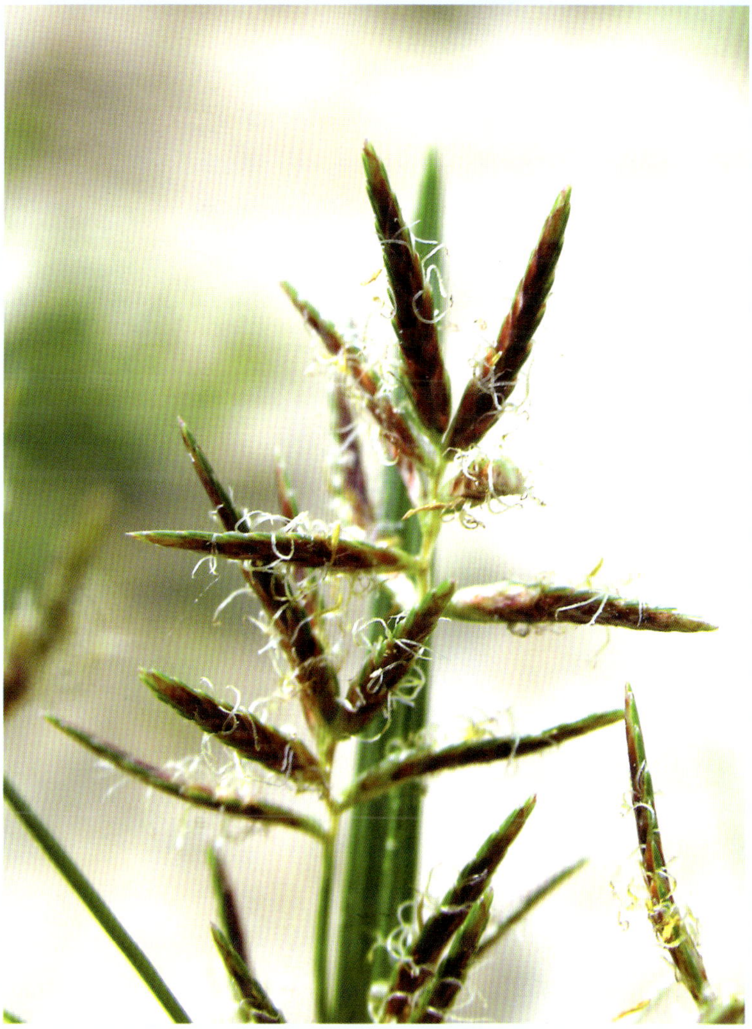

Cyperus rotundus L.

# 145.香蕉 Xiangjiao

【植 物 名】香蕉

【别　　名】甘蕉、马蕉、香芽蕉。

【药材基源】为芭蕉科植物甘蕉Musa paradisiaca L.var.sapientum O.Ktze.的果实。

【形态特征】多年生、大型、粗壮、灌木状草本，高3～7m。须根多而粗。假茎粗大，叶巨大，长圆形，上举，向外展，长1.5～3m，宽40～60cm，亮绿色；叶柄长30cm以上。穗状花序下垂，长60～130cm；苞片紫红色，披针形或卵状披针形，长15～30cm或更长，脱落；雄花：花被管黄白色，长4～5cm，外列的花被裂片披针形，长1.2cm，宽5mm，顶端背面有3mm的小尖头，内列的花被裂片长9mm，宽2mm；离生的1片花被片近圆形，长宽约2.5mm，顶端有三角形小尖头；雄蕊长4.8mm，花丝扁平，花柱长4.5mm。果序有7～8段至数十段的果束组成；果黄绿色，长圆形，微弯，长10～20cm，略具3棱，熟时黄色，无种子。花期：夏秋。

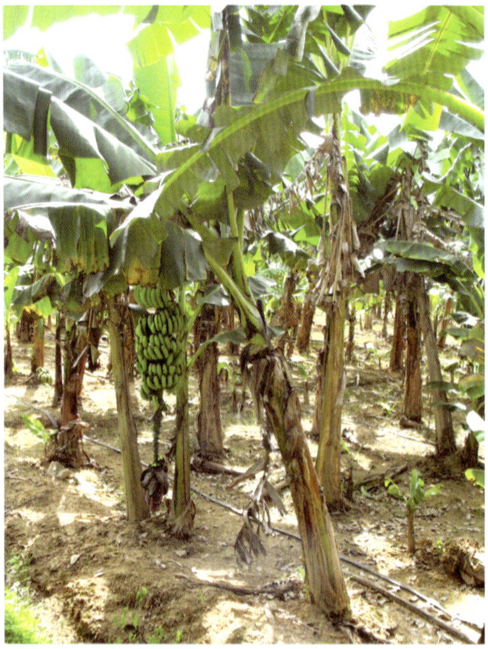

【生境分布】海南各地栽培。

【采收加工】秋冬季采收。

【化学成分】香蕉果实含淀粉、蛋白质、脂肪、糖分、灰分、维生素A、B、C、E等。并含少量5-羟色胺、去甲肾上腺素和二羟基苯乙胺。叶含少量鞣质及纤维素11.55%。

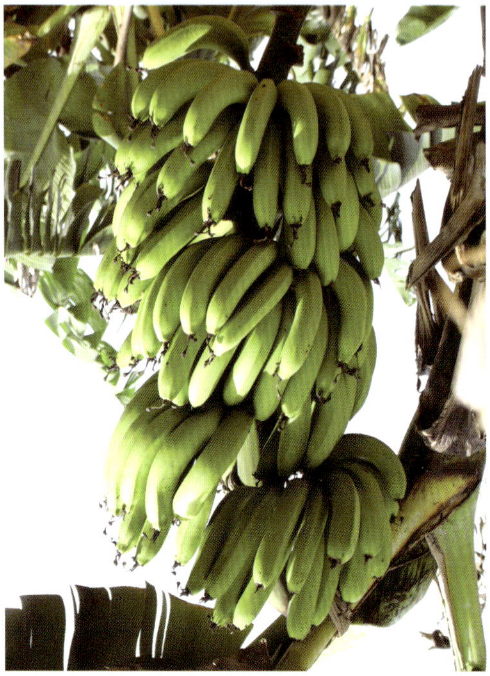

【抗癌药理】本品中富含有抗氧化作用的镁。提取液对黄曲霉素B1，4-硝基喹啉-N-氧化物、苯并芘三种致癌物有抑制其致癌作用。

【性味功能】味甘，性寒。有清热，润肠，解毒的功能。

【抗癌应用】肠癌及放疗后引发的便秘　每日清晨空腹吃香蕉1～2根。

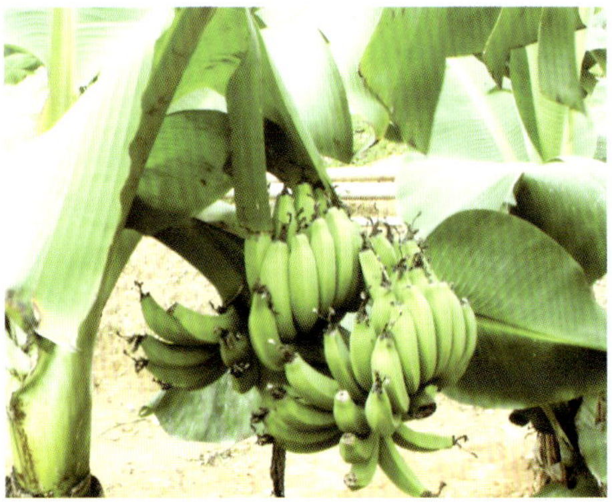

Musa paradisiaca L.var.
sapientum O.Ktze.

# 146.鬼针草 Guizhencao

【植 物 名】鬼针草

【别　　名】针人草、一包针、鬼针、铁钓竿、山苦楝。

【药材基源】为菊科 Compositae 植物鬼针草 Bidens bipinnaa L. 和三叶鬼针草 Bidens pilosa L. 的全草。

【形态特征】鬼针草：一年生草本，茎直立，多分枝，多少被毛，高 30～100cm。叶具柄，有 3 多分枝，茎四棱形，无毛或于上部分枝略具细毛。上部多分枝，略带淡紫色。中、下部叶对生，长 11～19cm，2 回羽状深裂，裂片披针形或卵状披针形，先端见或渐尖，边缘具不规则的细尖齿哐钝齿，两面略具短毛，有长柄；上部叶互生，较小，羽状分裂。无状花序直径约 6～10mm，有梗，长 1.8～8.5cm；总苞杯状，苞片线状椭圆形，先端尖或钝被有细短毛；花托托片椭圆形，先端钝，长 4～12mm，花杂性，边缘舌状花黄色，通常有 1～3 朵不发育；中央管状花黄色，两性，全育，长约 4.5mm，裂片 5 枚；雄蕊 5 枚，聚药；雄蕊 1 枚，柱头两裂。瘦果长线形，体部长 12～18mm，宽约 1mm，具 3～4 棱，有短毛；顶端冠毛芒状，3～4 枚，长 2～5mm。 花期：8～9 月；果期 9～11 月。三叶鬼针草：一年生草本，高高 30～100cm。中部叶对生，3 深裂或羽状分裂，裂片卵形或卵状椭圆形，顶端尖或渐尖，基部近圆形，边缘有锯齿或分裂；上部叶对生或互生，3 裂或不裂。头状花序直径约 8mm；总苞基部被细软毛，外层总苞片 7～8 枚，匙形，绿色，边缘具细软毛；舌状花白色或黄色，有数个不发育；筒状花黄色，长约 4.5mm，裂片 5 枚。瘦果条形，具 4 棱，稍有硬毛；冠毛芒状，3～4 枚。

【生境分布】生于山坡、路旁、田园、荒地。分布于海南全岛。

【采收加工】夏季开花时采收，切段，晒干。

【化学成分】鬼针草全草含生物碱、鞣质、皂苷、黄酮苷。茎叶含挥发油、鞣质、苦味质、胆碱等。果实含油 27.3%.

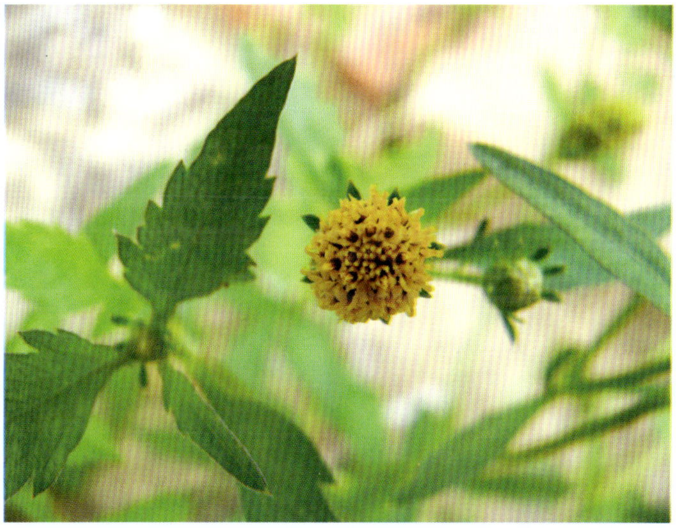

Bidens bipinnaa L.

【抗癌药理】本品对食管癌有较好的治疗作用 。

【性味功能】味苦，平，无毒。有清热，解毒，散瘀，消肿，祛风活血的功能。

【抗癌应用】⑴皮肤癌　两面针 50g，地胆头、鬼针草各 30g，穿心莲、银花各 15g，下山虎 30g。日 1 剂，水煎服，另用百草霜加肥皂水适量调成糊状外敷，每日 3 次。

⑵低分化腺癌　旋覆花、蒲黄、五灵脂、三棱、炒枳壳各 10g，知母 12g，黄药子、怀牛膝各 15g，云苓 20g，焦山楂、淡大云各 24g，代赭石粉、山药、鬼针草各 30g，浓煎。频频饮服，每 2 日 1 剂。

⑶胃癌　旋覆花、蒲黄、五灵脂、三棱、炒枳壳各 10g，知母 12g，黄药子、怀牛膝各 15g，云苓 20g，焦山楂、淡大云各 24g，代赭石粉、山药、鬼针草各 30g，浓煎，频饮，每 2 日 1 剂。

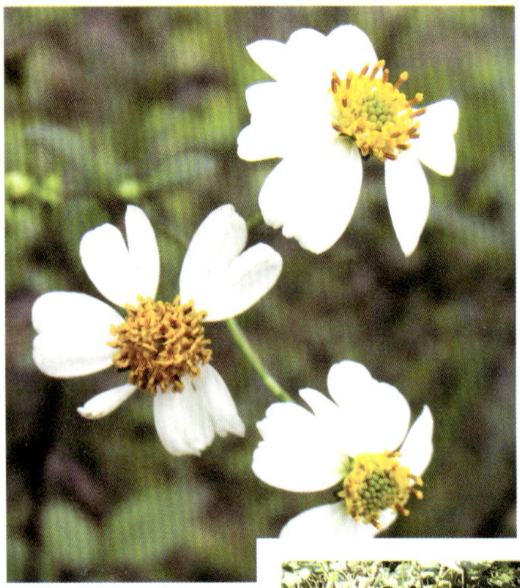

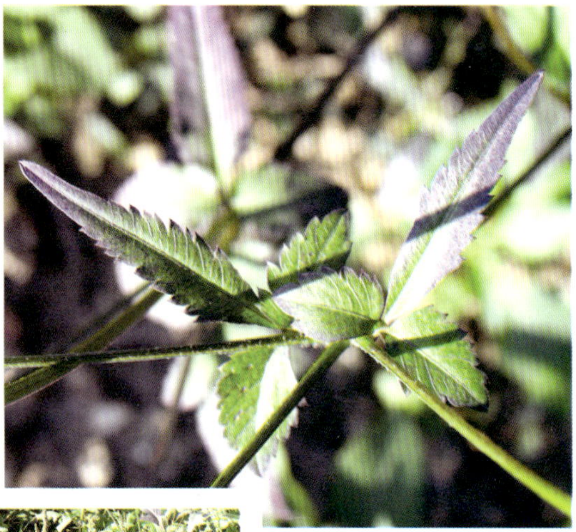

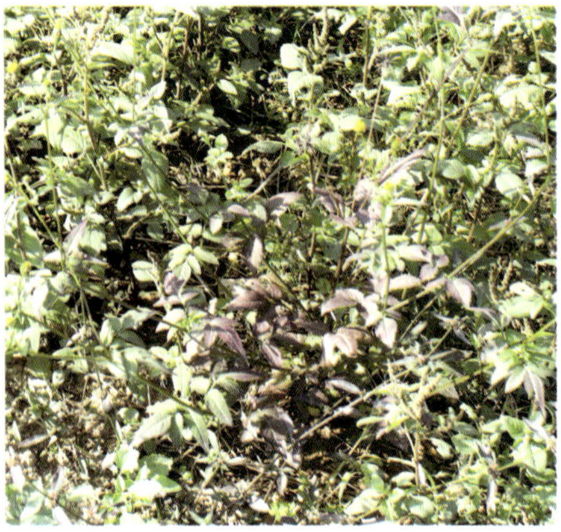

Bidens bipinnaa L.

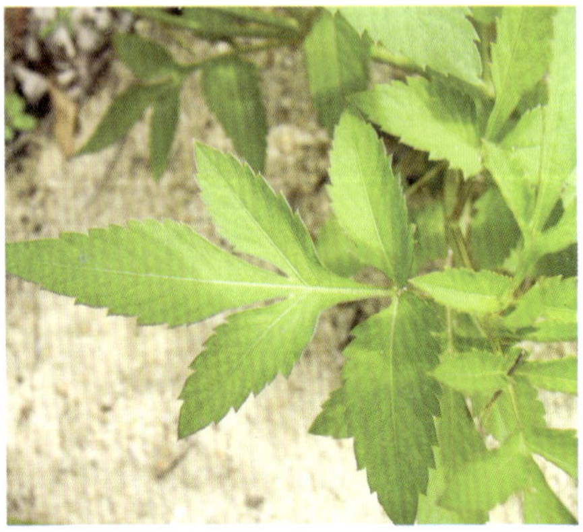

Bidens pilosa L.

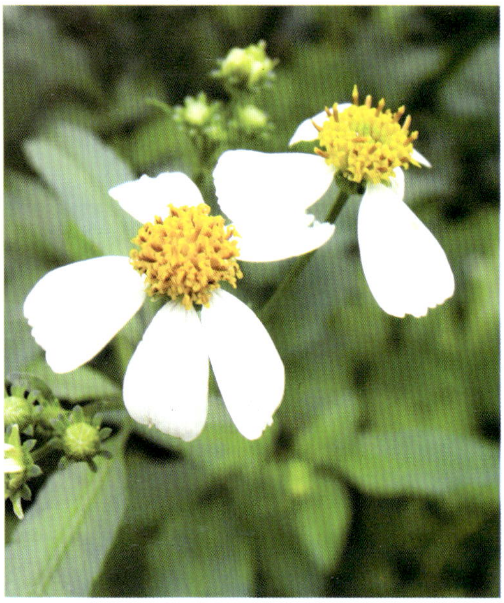

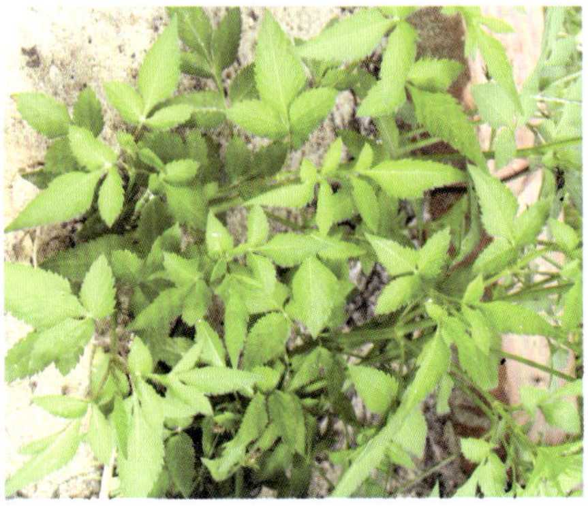

# 147.鸦胆子 Yadanzi

【植 物 名】鸦胆子

【别　　名】老鸦胆、鸭蛋子、雅旦子。

【药材基源】为苦木科Simaroubaceae植物鸦胆子Brucea javanica (L.)Merr.的成熟果实。

【形态特征】灌木或小乔木，高通常1.5～3m；小枝上有明显的叶脱落后的疤痕，被黄色柔毛。叶互生，为奇数羽状复叶，长20～35cm或过之；小叶5～11片，卵形或卵状披针形，长5～10cm或过之，顶端渐尖，基部阔楔尖，侧生小叶常略偏斜，边缘有粗锯齿，两面被柔毛。花夏季开放，单性，暗紫色，直径1.5～2mm，组成腋生、狭而长的圆锥花序；萼极小，被短柔毛；花瓣线状匙形；雄花中的雄蕊伸出；雌蕊由4个分离心片组成。成熟心皮核果状，长卵形，长6～8mm，成熟时黑色，无毛，干时有网纹。花期：夏季；果期：6～10月。

【生境分布】生于草地、灌丛及路旁向阳处。海南各地有分布。

【采收加工】果实成热采收，除去杂质，晒干。

【化学成分】鸦胆子含鸦胆子苦素A、B、C、D、E、F、G、H、鸦胆子苦醇，鸦胆子苷A、B、鸦胆子碱，鸦胆子酸等。

【抗癌药理】水煎剂与醇制剂在培养管中对Hela细胞（病人宫颈癌培养成为稳定的细胞株）有细胞毒作用；能使癌细胞核固缩、细胞发生退行性变性与坏死。

【性味功能】味苦，性寒；有小毒。有清热解毒，截疟，止痢，腐蚀赘疣的功能。

【抗癌应用】⑴宫颈癌　鸦胆子、生马钱子各21g，砒石4g，轻粉6g，生附子40g，雄黄、青黛、硼砂、硇砂各60g，乌梅90g，赭石120g，共研细末，水泛为丸，制成100丸，每服半丸，早、晚各服1次，温开水送。同时外用：鸦胆子、生马钱子、生附子、轻粉各5g，砒石、硇砂各6g，雄黄、青黛各9g，乌梅炭15g，麝香3g，冰片1.5g，共研细末，用棉球蘸此药散，紧贴宫颈癌肿处。48h取出，换药一次至癌肿组织坏死脱落，有新鲜肉芽时改用：黄连、黄芩、黄柏、紫草各15g，硼砂、枯矾各30g，冰片3g，共研细末，用带线棉球蘸为药散，紧贴宫颈病变处。24h抽出棉球，换药1次，促使愈合，获近期痊愈。

⑵乳头状瘤　鸦胆子（去壳）适量　捣烂外敷。隔日换药，可使瘤组织坏死，脱落痊愈。亦可用鸦胆子榨油外搽。乳头状瘤好发生于喉头、外耳道及阴茎龟头部。亦宜于血管瘤、乳腺癌、骨瘤与软骨瘤。

⑶阴茎癌　鸦胆子9g，硇砂、雄黄各12g，生附子、生马钱子各6g，百蕊草15g，枯矾30g，共研细末。先将局部包皮环切，解除包茎暴露癌瘤后，即以此散均匀撒布于癌肿处，以凡士林纱布固定，每日换药。直至癌肿消失，涂片或火检癌细胞阴性后，用：血竭、白及各9g，枯矾、象皮各15g，共研细末，每日敷，促其愈合。可获近期痊愈。

⑷直肠癌　10%鸦胆子注射液，肌肉注射，每次2ml，每日2次，可隔日应用，15次为1疗程。或用20%鸦胆子注射液，每次4ml，加温水10ml作保留灌汤，用一般导尿管，注入瘤体上方，每晚1次，15次为1疗程，直至临床治愈。制作方法：鸦胆子，研碎，加水煎2次，合并煎液，浓煎后加醇处理，过滤，回收乙醇，浓缩，加注射用水，稀释至10%或20%，分装成2ml安瓿，消毒后应用。

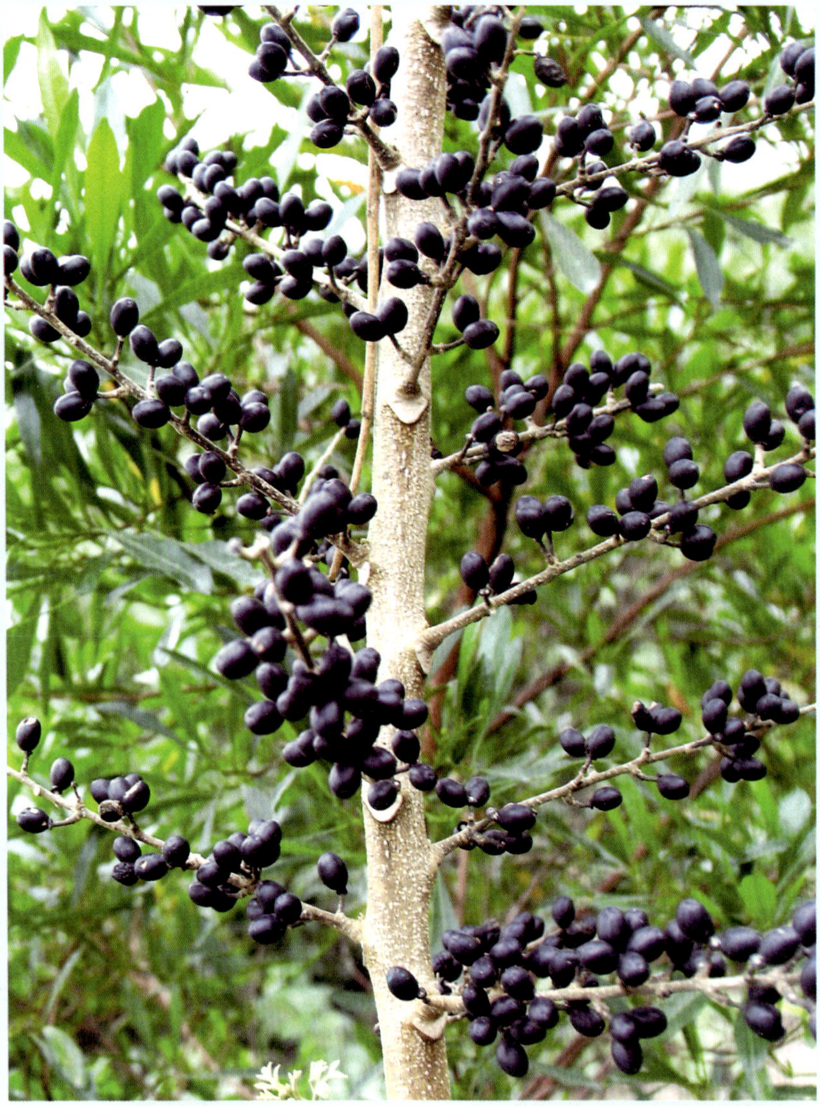

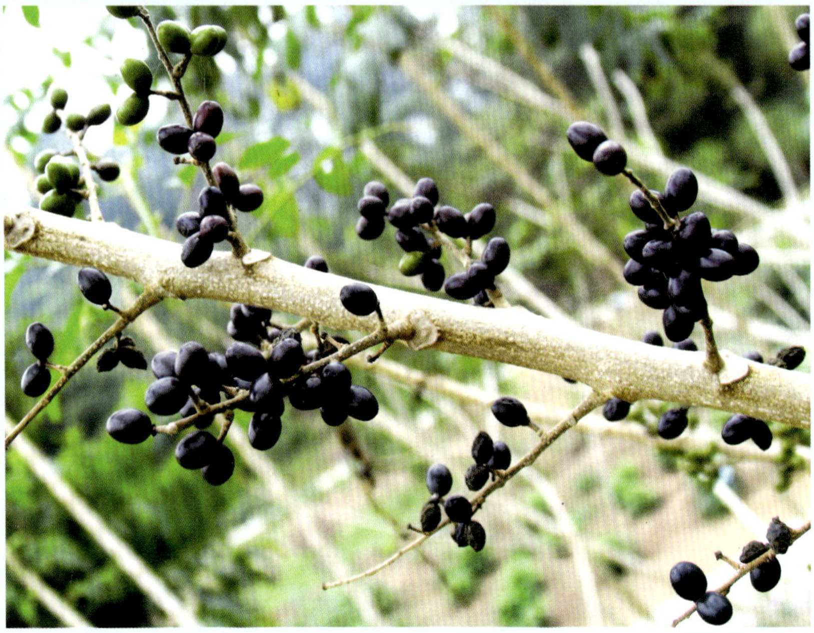

Brucea javanica (L.)Merr.

# 148.凌霄花 Lingxiaohua

【植 物 名】凌霄

【别　　名】紫葳花、杜灵霄花、洛阳花、接骨木、上树蜈蚣花、碎骨风等。

【药材基源】为紫葳科 Bignoniaceae 植物凌霄 Campsis grandiflora (Thunb.) K. Schum. 的花。

【形态特征】落叶木质藤本，高达 10 m。茎绿色、灰棕或灰白色，具红色或灰白色皮孔，老茎具棱状网状裂纹，节处常有气生根。奇数羽状复叶对生，小叶 5～11 枚，卵形至卵状披针形，长 3.5～11cm，宽 1.5～6.5cm，先端长尖，基部稍不对称，边缘具 7～19 个锯齿，两面无毛，两小叶柄间有无色或淡紫色毛茸。三出聚伞花序集成稀疏顶生圆锥花丛；花萼筒钟形，绿色，长 2.4～3cm，有 5 条突起的纵脉，质较薄，上部五裂至中部，萼齿披针形；花冠漏斗状，外面橙黄色，内面橙红色，长 6.5～8cm，直径 6～10cm；雄蕊 4 枚，2 强，花丝细长；子房上位，长圆形，2 室，胚珠多数，基部有花盘，花柱 1 枚，细长，伸出花冠处，柱头 2 裂。蒴果长形如豆荚，长 10～23cm，有柄，顶端钝，基部狭细，室背开裂成 2 瓣，果瓣由隔膜分开；种子多数，扁平，两端有翅。花期：6～8 月；果期 7～11 月。

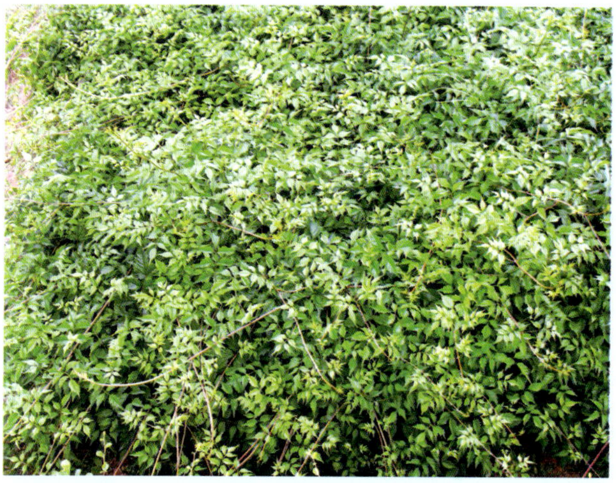

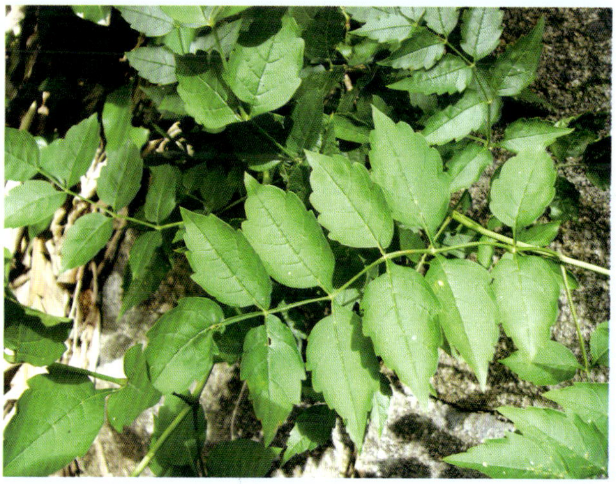

Campsis grandiflora (Thunb.) K.Schum.

【生境分布】生于山谷、小河边、疏林下，攀援于树上或石壁上；海南常见栽培。

【采收加工】夏、秋二季花盛开时采摘，晒干。

【化学成分】凌霄花含黄酮类及挥发油等。

【抗癌药理】本品具有活血化瘀之功效，对癌症有一定的作用，近年用于癌症临床效果较好。

【性味功能】味甘、酸，性寒。有行血去瘀，凉血祛风的功能。

【抗癌应用】⑴肝癌①莪术 6g，醋柴胡 6g，茵陈 30g，生鳖甲 30g，鸡血藤 30g，何首乌 30g，抽葫芦 30g，生黄芪 15g，阿胶 15g，当归 9g，半夏 9g，赤芍 9g，白芍 9g，川楝子 9g，川朴 9g，凌霄花 9g，广木香 4.5g，水煎服，每日 1 剂。②太子参 15g，白术 12g，茯苓 15g，凌霄花 12g，八月札 10g，水红花子 10g，天花粉 12g，鳖甲 15g，枸杞子 15g，莪术 15g，桃仁 2g，天冬 15g，青山楂 10g，枳壳 10g，川朴 10g，白花蛇舌草 30g，水煎服，每日 1 剂。

⑵卵巢癌　凌霄花 7.5g，硇砂、桃仁、玄胡索、红花、当归、官桂各 3g，红娘子 11 个，血竭、紫河车、赤芍药、山栀子仁、没药、地骨皮、五加皮、牡丹皮、甘草各 60g，上为细末，每服 6g，空腹时用温酒送下。

# 149.射干 Shegan

【植 物 名】射干

【别　　名】乌扇、黄远、草姜、鬼扇、铁扁担、剪刀股等。

【药材基源】为鸢尾科 Iridaceae 植物射干 Belamcanda chinensis (L.) DC.的根茎。

【形态特征】多年生直立、丛生草本，高 50～100cm；叶两列，剑形，长 30～60cm，宽 2～4cm，多脉，基部套折。花序顶生，二或三歧分枝；佛焰苞状苞片卵形至卵状披针形，长约 1cm，内有花数朵，但只 1～2 朵同时开放；花橙色而有红色斑点，直径 3～4cm，易凋萎；花被裂片长圆形，顶端钝圆而基部狭窄，长 2～2.5cm，宽约 7mm；子房倒卵状长圆形，长约 6mm，花柱长约 1.8cm，基部线形，中部以上渐扩大略呈喇叭状。蒴果长约 2～2.5cm；种子球形，直径约 5mm，黑色，有光泽。花期：初秋。

【生境分布】生于旷野、草丛中。分布于琼山、琼海等地。

【采收加工】春季刚发芽或秋季茎叶枯萎时采挖，除去茎苗及须根，晒干。亦有趁鲜时切成薄片，晒干。

【化学成分】射干根茎中含异黄酮苷、野鸢尾苷、其苷元为野鸢尾黄素、射干苷，此外尚含次野鸢尾黄素、射干酮、香荚兰乙酮和芒果素等。

【抗癌药理】本品对小鼠肉瘤 S180、宫颈癌 U14、小白鼠淋巴肉瘤 1 号腹水型(L1)均有抑制作用。

【性味功能】味苦，性寒，有毒。有解毒利咽，清热化痰，散热消结的功能。

【抗癌应用】⑴肺癌　射干、山慈姑、杏仁、薤白、昆布、葶苈子、竹沥、半夏各 9g，百部 12g，全瓜蒌、桑白皮、苡仁、海藻、海浮石。鱼腥草各 15g，水煎 3 次分服，每日 1 剂。连续 1 年，能使久咳脓痰、胸闷气喘、发热胸水等临床症状缓解，胸片复查，病灶渐兼缩小。

⑵咽喉癌　射干 9g，肉桂 2g，山豆根、薄荼、荆芥穗、甘草各 6g，金银花、蒲公英各 15g，半枝莲 60g 水煎服，每日 1 剂。同时用射干适量醋磨涂搽。连续应用能使颈部肿块逐渐缩小，刺激性咳嗽、呼吸困难、咽下疼痛等症状缓解。

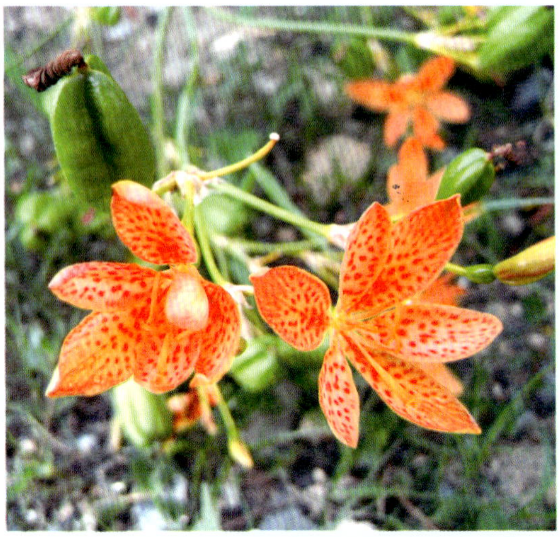

Belamcanda chinensis (L.) DC.

⑶鼻咽癌　鲜射干 60g 水煎服，每日 1 剂。同时用适量捣敷患处。连续应用。可使癌肿及结节逐渐消失，阻寒性耳鸣、听力减退及头痛等缓解，鼻腔呼吸通顺。淋巴肉瘤 射干、连翘、夏枯草各 30g，共为末，炼蜜和丸，丸重 6g，每服 1 丸，日 3 服，饭后温开水送服。同时局部用：射干、七叶一枝花 各用鲜品适量捣敷肿块，能使压迫症状缓争，肿块及淋巴结缩小，体温下降，全身状态好转。

⑷白血病　射干、山豆根、茜草各 9g，生马钱子 1g，当归、生甘草各 6g，七叶一枝花、凤尾草各 12g，党参 15g，紫草、黄芪各 30g，水煎 2 次，早、晚分服，每次各冲服牛黄 0.3g。适当配合化疗及支持疗法。能使临应酬症状完全缓解，延长生存期。宜于急性粒细胞性白血病。

⑸硬腭癌　射干、山慈姑、杏仁、甘草各 15g，木鳖子、升麻、大黄各 6g 研末，炼蜜和为射干丸，如小弹子大，每日 1 丸，含化徐咽。能使异常分泌物减少，肿瘤缩小。

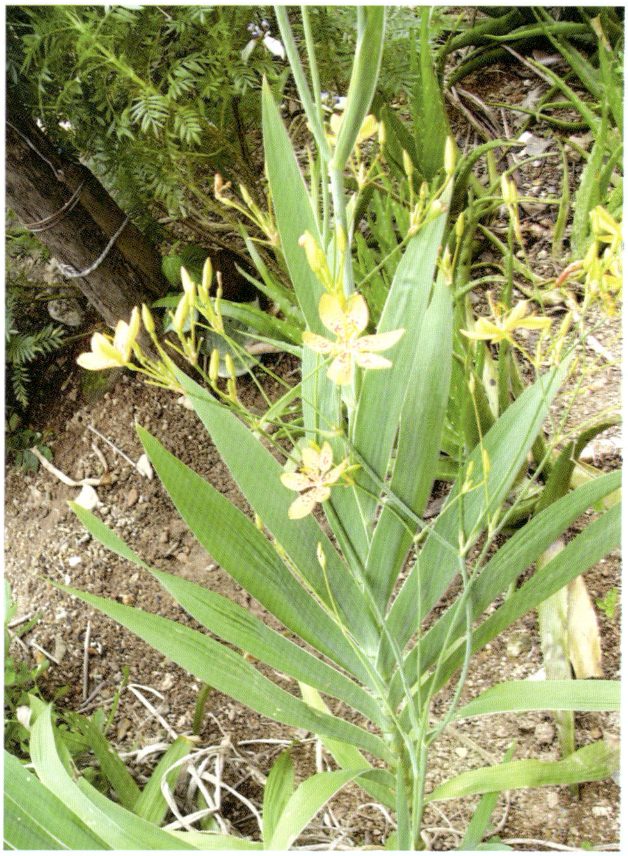

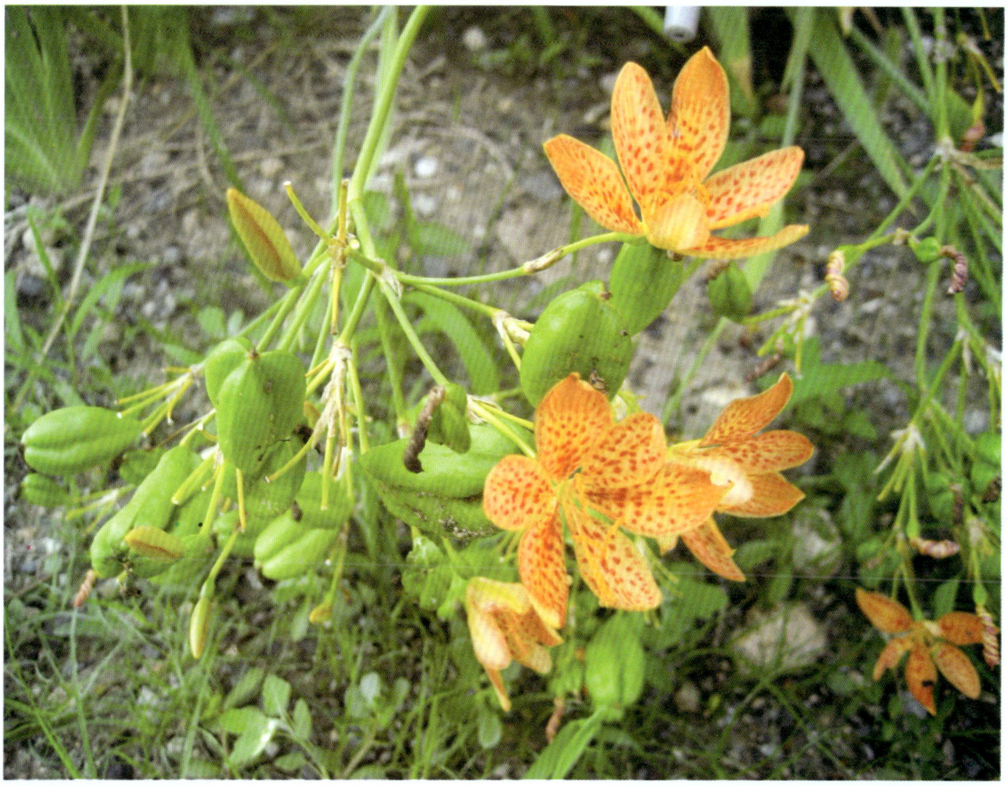

Belamcanda chinensis (L.) DC.

# 150.桂枝 Guizhi

【植 物 名】肉桂

【别　　名】柳桂、桂。

【药材基源】为樟科 lauraceae 植物肉桂 Cinnamomum cassia Presl.的干燥嫩枝。

【形态特征】常绿乔木。高12～17m。树皮灰褐色，幼枝略呈四棱，被褐色短茸毛，全株有香气。叶对生或近对生，革质，长椭圆形或近广披针形，长8～16cm，宽3～6cm，全缘，上面绿色，平滑而有光泽，下面粉绿色，微披柔毛，三出脉于下面隆起，细脉横向平行。圆锥花序被短毛；花少，两性，黄绿色；花托肉质。浆果椭圆形，直径9mm，熟时黑紫色，基部有浅杯状宿花被。花期：6～7月；果期至次年2～3月。

【生境分布】海南各地栽培。

【采收加工】春、夏季采收，晒干、捆扎成把，或趁鲜切成薄片，晒干。

【化学成分】肉桂（桂枝）含桂皮醛、香豆精、β－谷甾醇、原儿茶酸等。

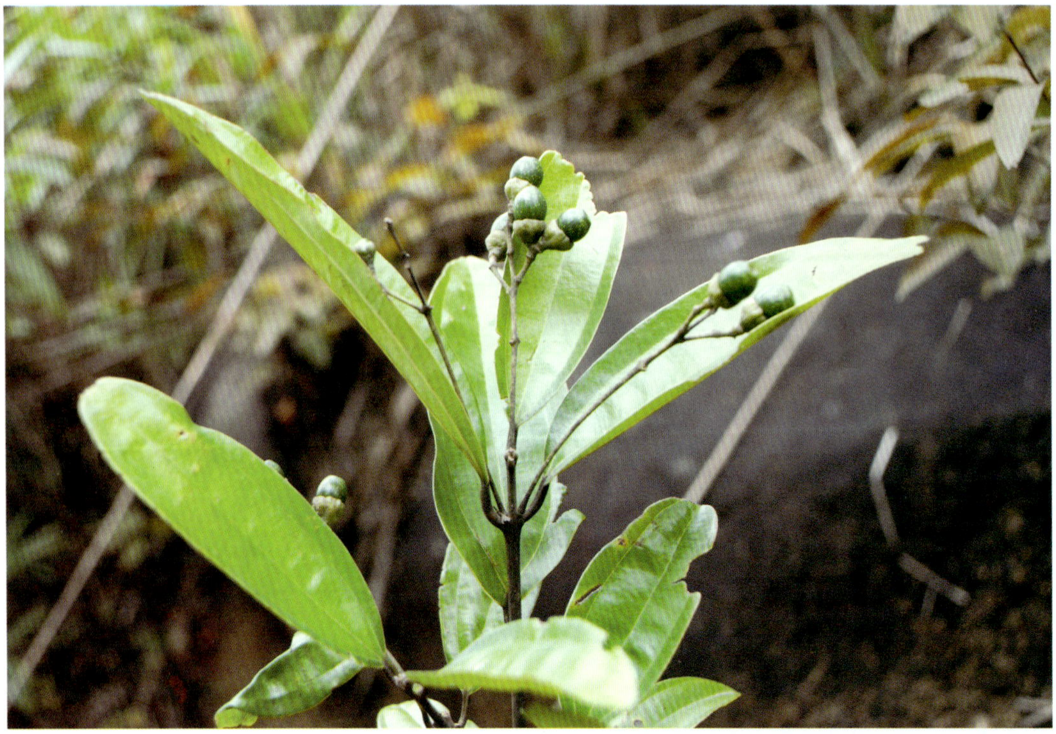

Cinnamomum cassia Presl.

【抗癌药理】桂皮醛有抗肿瘤作用，对SV40病毒引起的肿瘤抑制作用显著，体外筛选桂枝对肿瘤细胞有抑制作用，其在食管内的抑制作用较强。

【性味功能】味甘、性辛。有发汗解肌，温通经脉，助阳化气，平冲降气的功能。

【抗癌应用】对子宫颈癌、卵巢癌、甲状腺癌、腹腔癌、子宫肌瘤、鼻咽癌均有效，桂枝、茯苓、牡丹皮、桃仁、芍药各10～15g，水煎服。或诸药炼蜜和丸，如兔屎大，口服，每次1丸，每日3次，饭前服，不见效可加至3丸。

# 151.桑寄生 Sangjisheng

【植 物 名】红花寄生

【别　　名】寓木、宛童、桑上寄生、寄屑、寄生草、蠹心宝等。

【药材基源】为桑寄生科 Loranthaceae 植物红花寄生 Loranthus parasiticus (L.) Merr.的枝叶。

【形态特征】常绿寄生小灌木。叶互生或近对生，革质，卵圆形或椭圆形，先端钝圆，长 3～8cm，宽 2.5～5cm。花两性，紫红色 1～3 朵聚生于叶腋，被红褐色星状柔毛；具小苞片；花萼近球形，花冠狭管状，稍弯曲，外面密被红褐色星状毛，外具小疣状突起。花期：4～9 月；果期 9～10 月。

【生境分布】常生于平原或低丘的疏林中，寄生于桑科，茶科，山毛榉科，芸香科，豆科等 29 科 50 余种植物上。分布于定安、琼中、陵水、保亭三亚等地。

【采收加工】常年可采，采后切段，用沸水蒸或稍烫后晒干。

【化学成分】桑寄生的茎、叶含齐墩果酸，β－香树脂醇，内消旋肌醇，黄酮类化合物，含槲皮素及扁蓄苷。

【抗癌药理】本品对膀胱癌、鼻咽癌、骨肉瘤、胃肠道肿瘤等有治疗作用，提高人体免疫功能。

【性味功能】味苦甘，性平。有补肝肾，强筋骨，除风湿，通经络，益血，安胎的功能。

【抗癌应用】(1)鼻咽癌　鲜桑寄生 90g，葱白 30g，辛夷、苍耳子、黄柏、生地各 15g，白芷 9g，桑寄生各 30g 与其它药一同切碎，加猪鼻 1 个，水煎 3 次分服，隔每日 1 剂。同时外用：葱白、皂角各 2 个，鲜鹅不食草 9g，捣烂绞汁后加麝香 0.2g，滴鼻。迄鼻塞通顺，吞咽无梗阻感，鼻分英、白英、龙葵、紫草各 15g，全瓜蒌、穿山甲、留行子各 12g，橘叶、陈皮、山慈姑、土贝母各 9g 切碎，水煎服，并用全蝎 1.5g，橘核 15g，研细冲服，每日 1 剂。迄肿块缩减，溃疡修复。可结合手术切除。

(2)宫颈癌　桑寄生 30g，水蛭、虻虫、制乳香、制没药、黄连各 60g，蜂房、全蝎、黄柏各 90g，牡丹皮 120g，龙胆草 150g 上药除桑寄生煎水外，余共研细末，即用此水泛制为愈黄丹，雄黄末 3g 为衣，每日 3g，分 2 次吞服。外用宫颈散：麝香 1g，蛇床子 3.5g，血竭 7.5g，没药 9g，乳香、儿茶、冰片、硼砂、硇砂各 10.5g，雄黄、钟乳石各 13.2g，铅丹 46.5g，白矾 585g，共研末，用适量涂敷宫颈，每周 2 次。迄宫颈光滑，临床症状消失。

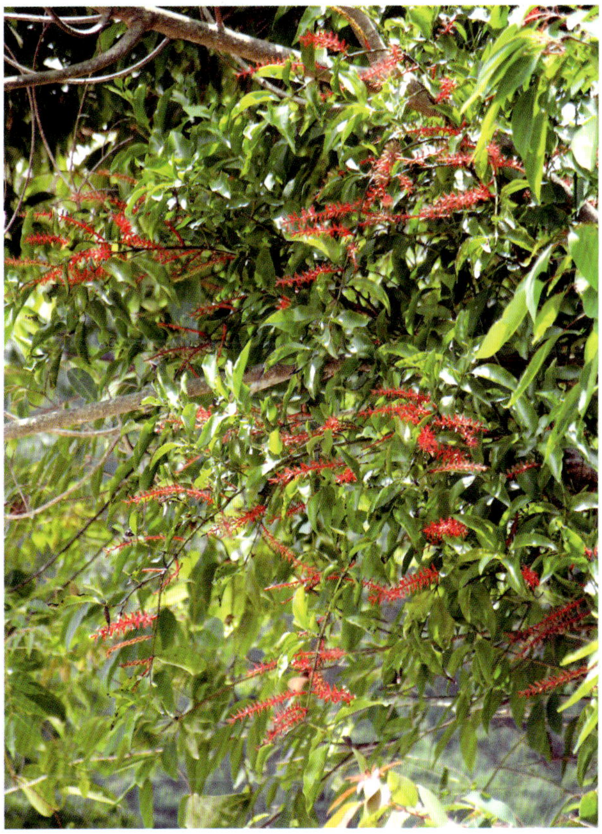

Loranthus parasiticus (L.) Merr.

(3)卵巢癌　桑寄生、鳖甲、龙葵、白英各 30g，蛇莓、蒲包草各 15g，半枝莲 60g 切碎，水煎 3 次分服，每日 1 剂。能使囊肿缩小，水液消除。实质性肿瘤可结合手术切除。

# 152.海芋 Haiyu

【植 物 名】海芋

【别　　名】痕芋头、野芋头、老虎芋、朴芋头、天合芋、姑婆芋等。

【药材基源】为天南星科 Araceae 植物海芋 Alocasia odora (Roxb.) C.Koch. 的根状茎。

【形态特征】多年生草本。根茎肉质粗壮，圆柱状，外皮黑褐色。地上茎高 1～2m，最高达 5m，直径 10～30cm，具残留叶痕，成环状节纹，基部长出不定芽。叶极大，叶柄长达 1m 以上，下部粗大抱茎；叶片箭状卵形，长和宽常在 60cm 以上，先端短尖，基部心状箭形，上面深绿色，稍光亮，下面绿色，边缘浅波状，侧脉 8～12 对，斜生。花序柄 2～3，丛生，圆柱形，长 10～50cm；佛焰苞管部长圆卵形或卵形，长 3～5cm，径约 4cm，上部黄绿色，舟状长圆形，长 10～20cm，展开宽 4～8cm，先端急尖；肉穗花序短于佛焰苞；顶端附属器圆锥状，长 3～5cm，径 1～2cm，先端钝，中部不育雄花部分长 3～6cm，绿白色，渐狭过渡为能育雄花部分，长 3～7cm，淡黄色；不育雄花扁平，顶端六角形；下部雌花部分圆柱形，长 2～4cm，白色，子房棱柱状，1 室，胚珠少数，基底胎座，柱头盘状。浆果红色，卵圆形，长 8～10mm，径 5～7mm，种子 1～2。花期：4～5 月；果期 6～7 月。

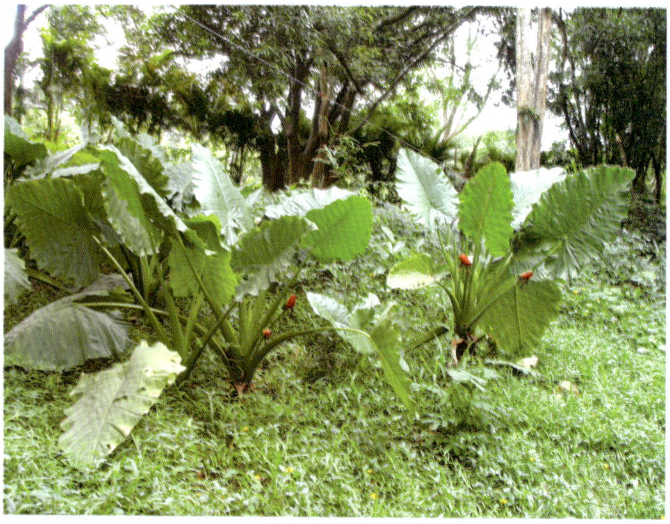

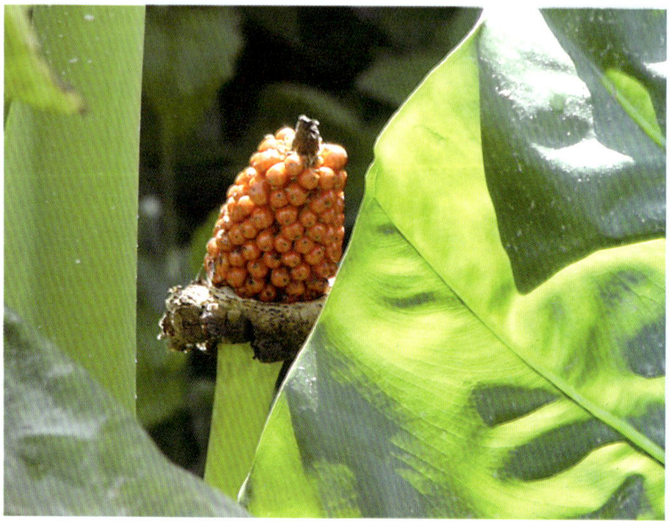

Alocasia odora (Roxb.) C.Koch.

【生境分布】生于村边附近肥沃地，水沟边或山谷林下阴湿地。分布于海南全省。

【采收加工】全年均可采收。挖出根状茎，除去鳞片及须根，洗净，切片，晒干。

【化学成分】海芋的根状茎含结晶性的海芋素，另含植物甾醇、葡萄糖、果糖、β-谷甾醇和β-谷甾醇-D-葡萄糖苷等。

【抗癌药理】本品对鼻咽癌咽喉部放射性粘膜炎有较好的治疗作用。

【性味功能】味辛，性寒，有大毒。有杀虫、解毒，祛风，理气的功能。

【抗癌应用】鼻咽癌　鲜海芋 120～150g 去皮，以布袋包裹，吊离锅底，加水 6～8 碗，文火蒸 2h 以上蒸至 1 碗，口服 1d1 次。

# 153.海金沙 Haijinsha

【植 物 名】海金沙

【别　　名】铁蜈蚣、蛤蟆藤、铁线藤。

【药材基源】为海金沙科 Lygodiaceae 植物海金沙 Lygodium japonicum (Thunb.)Sw. 的成熟孢子。

【形态特征】攀援植物，长 1～4 m。叶轴能无限生长，细长而缠绕；羽片多数，对生于叶轴上的短距上，相隔 9～11cm 左右，二回羽状，羽片柄长约 1.5cm，有狭翅，被短柔毛；不育羽片三角形，长宽均约 10～12cm，一回小羽片 2～4 对，互生，卵圆形，长 4～8cm；二回小羽片 2～3 对，掌状 3 裂，裂片短而阔，边缘有不规则的圆齿，能育羽片卵状三角形，长宽均约 10～20cm，一回小羽片 4～5 对，长圆状披针形，二回小羽片卵状三角形，羽状深裂，边缘生有流苏状、黑褐色的孢子囊穗，其长 2～4mm，由两行并生的孢子囊组成；孢子囊藏于叶边的一个反拆小瓣内，梨形，横生短柄上，环带位于小头；孢子四面型，有疣状突点。

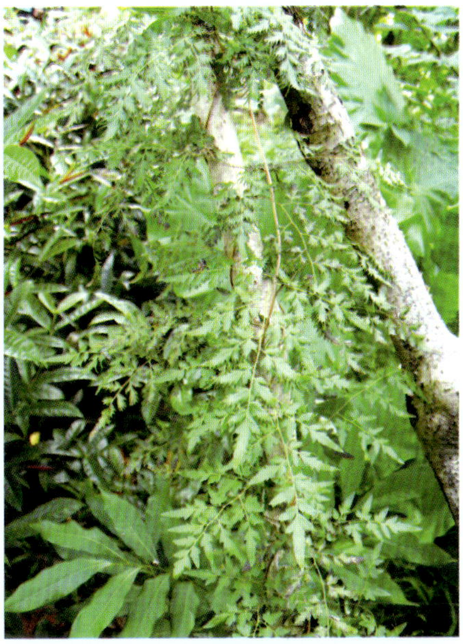

【生境分布】喜生于向阳的林缘和山坡灌丛中。分布于海南全岛 。

【采收加工】秋季孢子成熟时割取全草，将其铺平摊放在垫有塑料薄膜的地面上晒干，打下孢子，除去茎叶。

【化学成分】海金沙孢子含脂肪油、海金沙素。

【抗癌药理】本品能调节机体的免疫系统功能。

【性味功能】味甘淡，性寒。有清热解毒，利水通淋的功能。

【抗癌应用】⑴肝癌　斑蝥 2 个，海金沙 40g，水煎分几次服用。服此药同时也可配合外敷法。

⑵膀胱癌　扁蓄 30g，瞿麦 30g，黄柏 10g，栀子 10g，乌药 10g，大小蓟各 30g，木通 10g，茅根 30g，龙葵 30g，白术 10g，土茯苓 30g，白英 30g，蛇莓 15g，海金沙 15g，水煎服，每日 1 剂，分 2 次服。

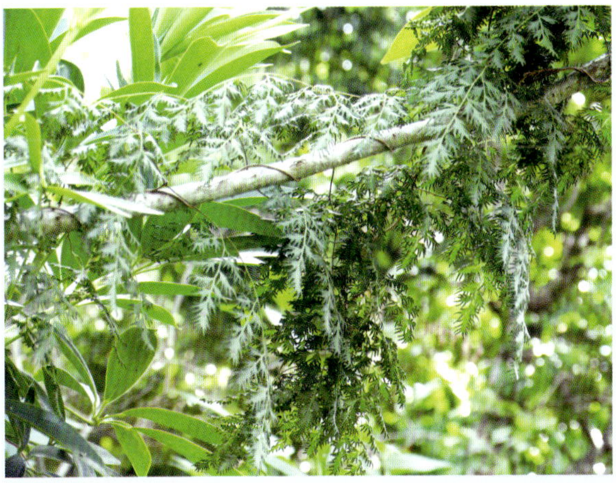

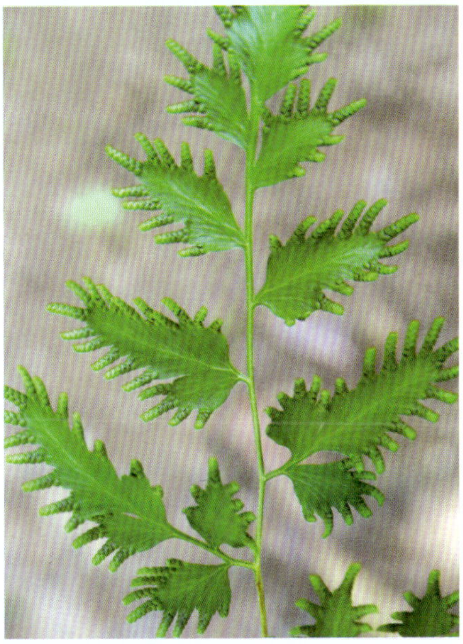

Lygodium japonicum (Thunb.) Sw.

# 154.海南粗榧 Hainancufei

【植 物 名】薄叶三尖杉

【别　　名】红壳松、薄叶蓖子杉。

【药材基源】为粗榧科 Cephalotaxaceae 植物薄叶三尖杉 Cephalotaxus hainanensis L. 的树皮、枝叶和果实。

【形态特征】常绿乔木，树干通直，高 20～25m，胸径可达 60～110cm；树皮通常浅褐色或褐色，稀红紫色，裂成片状脱落。枝基部有宿存芽鳞，髓心中部具 1 树脂道。叶交互对生，两列，线形，质地较薄，中上部向上侧微弯或直，长 2～4cm，宽 2.5～3.3mm，先端急尖或渐尖，基部圆截形或圆形，几无柄，两面中脉隆起，上面绿色，下面有两条白色气孔带。雌雄异株，偶有同株；雄球花 6～8 聚生，圆球状，腋生，直径 6～9mm，总梗长约 4～5mm，雌球 花具长梗，生于小枝基部苞腋，稀顶生，有数对交互对生的苞片，每苞腋着生 2 胚珠，胚珠生于球托之上，通常 2～8 个发育。种子簇生于梗端，翌年成熟，下垂，全部包于肉质假种皮中，倒卵状椭圆形、椭圆形或倒卵圆卵形，微扁，长 2.2～3.2cm，顶端有突尖，成熟时种皮常呈红色。花期：3～4 月；种子 10～11 月成熟。

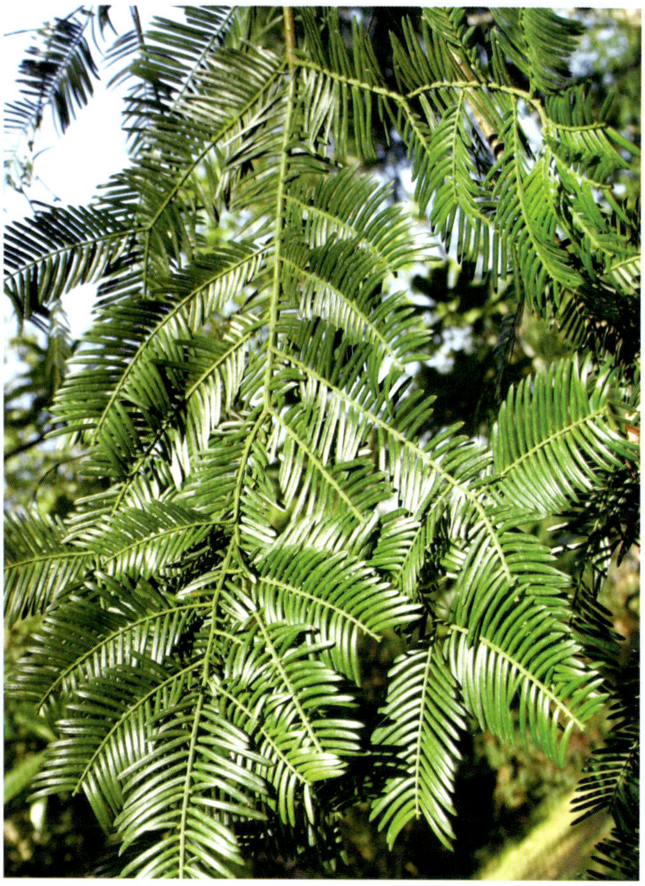

Cephalotaxus hainanensis L.

【生境分布】生于海拔 700～1200m 山地雨林或季雨林区的沟谷、溪涧旁或山坡。分布于尖峰岭、坝王岭、五指山等地，少量栽培。

【采收加工】全年采收树皮，晒干，生用。秋季采摘种子，生用或炒熟用。

【化学成分】海南粗榧含粗榧碱、三尖杉酯碱、高三尖杉酯碱、海南粗榧新碱、表三尖杉碱、粗榧内酯等化学成分。

【抗癌药理】三尖杉酯碱及高三尖杉酯碱在体外能抑制多种肿瘤细胞的生长，在体内对小鼠白血病 L1210 及 P388、实体瘤 Lewis 肺癌及 S180 有显著的治疗作用，并能诱导人早幼粒白血病 HL-60 细胞分化。海南粗榧新碱是从海南粗榧中发现的 17 种生物碱之一，动物试验证明有微弱的抗肿瘤活性。

【性味功能】味咸，性温。有软坚散结的功能。

【抗癌应用】恶性葡萄胎　粗榧碱 200～400mg 加在 5%的葡萄糖液 250～500ml 中，静脉点滴，每日 1 次，总量为 6～10g；局部病灶注射粗榧碱 50mg/ 次，每日或隔日 1 次，10 次左右为 1 疗程。

白血病三尖杉酯碱和高三尖杉酯碱已广泛用于急性非淋巴细胞白血病等的治疗。

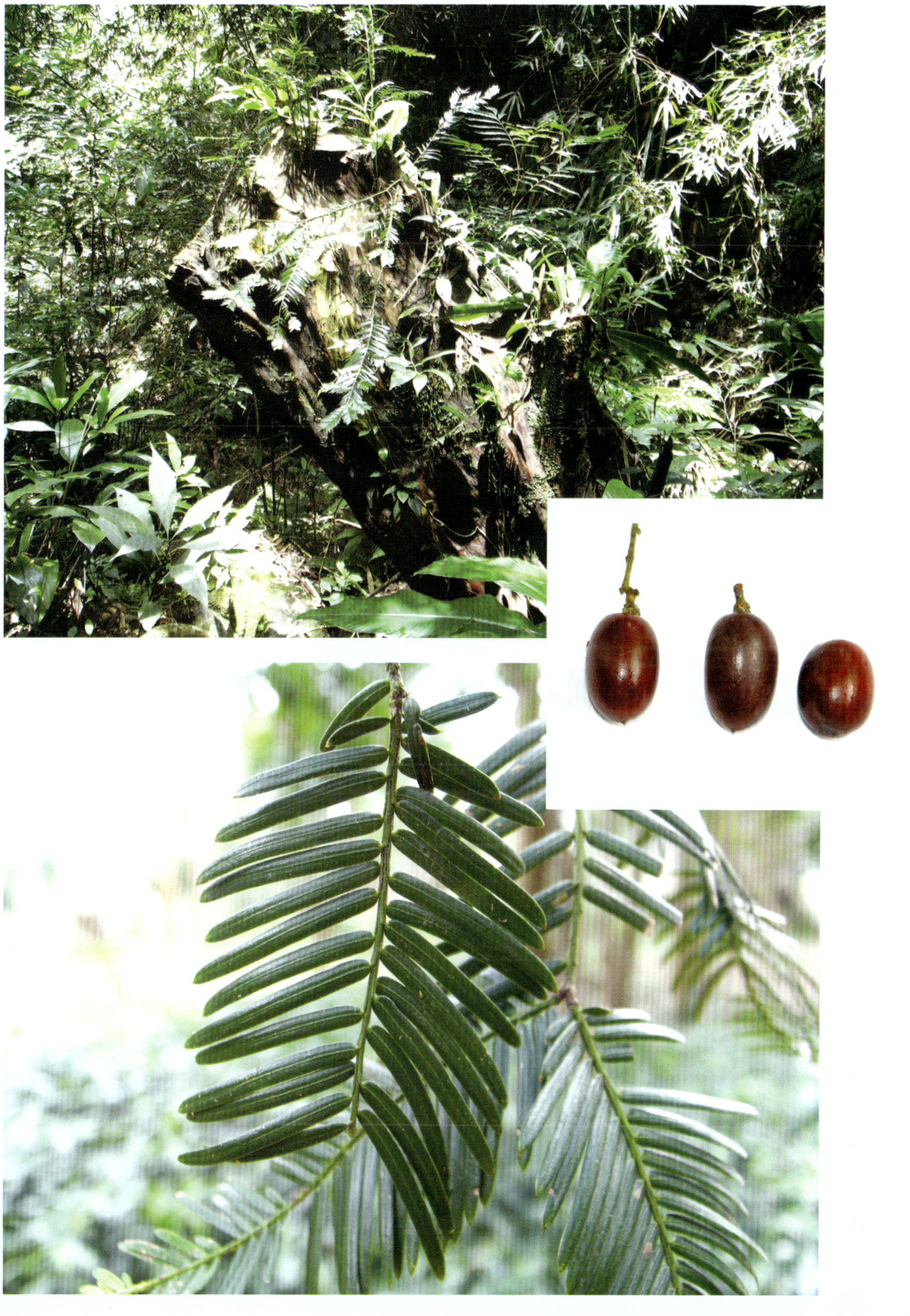

Cephalotaxus hainanensis L.

# 155.益母草 Yimucao

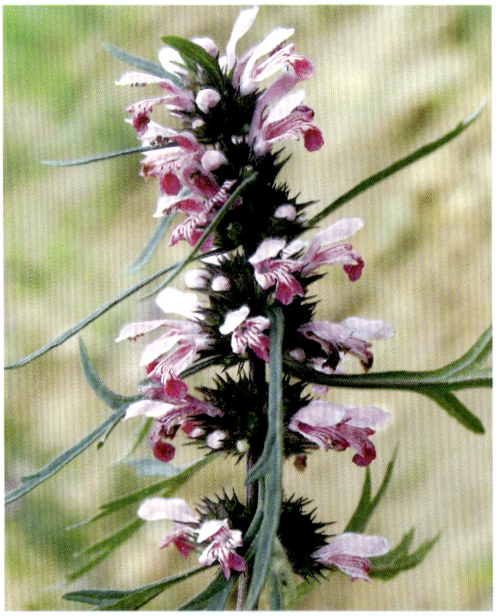

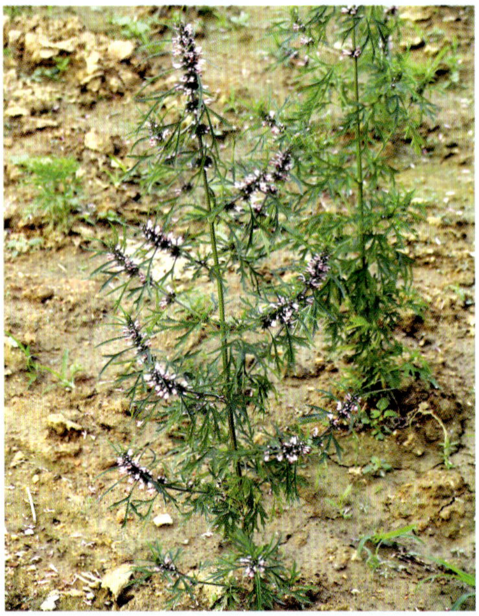

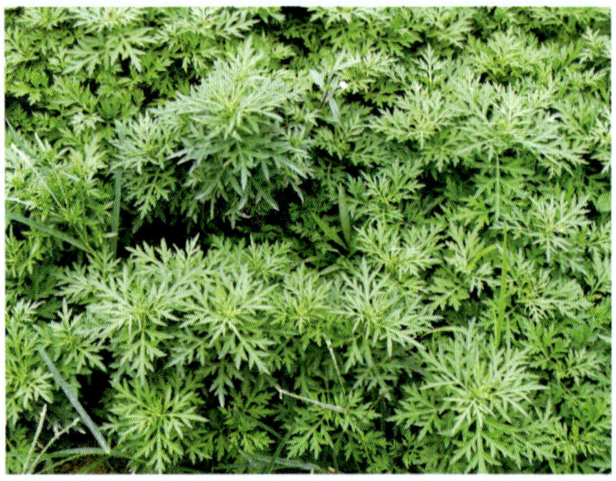

【植 物 名】益母草

【别　　名】艾草、假青麻草、大样益母草、九塔花、山麻、红花艾等。

【药材基源】为唇形科Labiatae植物益母草Leonurus heterophyllus Sweet.的地上部分。

【形态特征】一年生或二年生草本，茎直立，高0.3～1.2m，具钝四棱，微具槽，有倒向糙伏毛，多分枝。叶腹面具糙伏毛，背面具疏柔毛及腺点。叶轮廓变化较大，茎下部的叶轮廓卵形，通常长2.5～6cm，宽1.5～4cm，基部宽楔形，掌状3裂，裂片呈长圆状菱形至卵圆形，裂片上再分裂；叶柄长2～3cm；茎中部的叶轮廓为菱形，较小，通常分裂成3个或偶有多个长圆状线形的裂片；叶柄长0.5～2cm；花序最上部的叶最小，近于无柄，线形或线状披针形，全缘或具疏齿。轮伞花序组成长的穗状花序；花无梗；花萼桶状钟形，连齿长6～8mm，外面被贴生微柔毛，内面离基部1/3以上具微柔毛，具5齿，下唇2齿靠合而较长，三角形；花冠粉红色至淡紫红色，外面被柔毛，内面离基1/3处有斜向不明显鳞状毛环，在后方毛环稍中断；雄蕊4枚，前2枚较长，花药卵圆形，2室。花期：6～9月；果期：9～10月。

【生境分布】生于路边、荒地。野生于海南各地，少量栽培。

【采收加工】茎叶生长茂盛、花刚开放时割取地上部分，阴干或晒干。

【化学成分】益母草全草含益母草碱、水苏碱、芸香苷、延胡索酸，另含母草碱甲、乙等；花含益母草定碱。

【抗癌药理】本品热水浸出物对小鼠肉瘤S180有较高大抗癌活性，也可以抑制小鼠前期乳腺癌的形成。

【性味功能】性微寒，味苦、辛。有活血调经，利尿消肿的功能。

【抗癌应用】(1)子宫癌　益母草茎叶15g，加水300ml，煎服，每日1剂，分3次服完。

(2)乳腺癌　益母草切碎，取2500g，水煎浓液，频频洗之。

Leonurus heterophyllus Sweet.

# 156.益智仁 Yizhiren

【植 物 名】益智

【别　　名】益智子、摘艼子。

【药材基源】为姜科 Zingiberaceae 植物益智 Alpinia oxyphylla Miq. 的干燥成熟的果实。

【形态特征】多年生草本植物，株高 1～3m；茎丛生；根茎短。叶 2 列，叶片披针形，长 25～35cm，顶端尾尖，基部近圆形，边缘具脱落性小刚毛；叶柄短；叶舌膜质，2 裂，长 1～2cm。3～5 月开花。总状花序顶生，花蕾时全部包藏于一帽状总苞中；小花梗长 1～2mm；花冠白色，裂片 3 枚，花冠管长 8～10mm，唇瓣倒卵形，长约 2cm，白色而具红色脉纹，先端边缘皱波状；雄蕊 1 枚。蒴果球形(干时纺锤形)，直径约 1cm，成熟时棕色，果皮上有 13～20 条显著的纵条纹；种子不规则扁圆形，被淡黄色假种皮，芳香。花期：早春。

【生境分布】生长于阴湿林下，海南广泛栽培，少量野生。

【采收加工】夏季采摘成熟果实，除去果梗，晒或焙干。

【化学成分】益智仁含挥发油 1～2%，油中含桉油精 55% 以及姜烯、姜醇等。

【抗癌药理】体外试验表明本品对肿瘤细胞有抑制作用。水提取物对移植于小鼠腹腔内的腹水型肉瘤 S180 细胞增长有中等强度的抑制作用。

【性味功能】味辛，性温，无毒。有温脾，暖肾，固气，涩精的功能。

【抗癌应用】胃癌、肠癌：益智仁 12g，干姜、白术、砂仁、陈皮各 10g，山药、党参各 15g，黄芪 30g，水煎服，每日 1 剂，连服 10～20 剂。

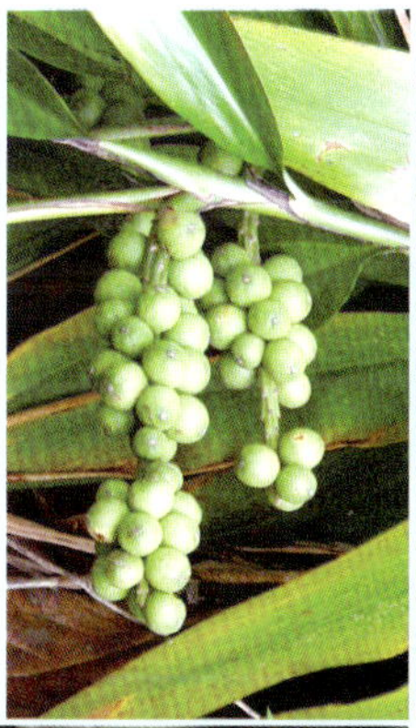
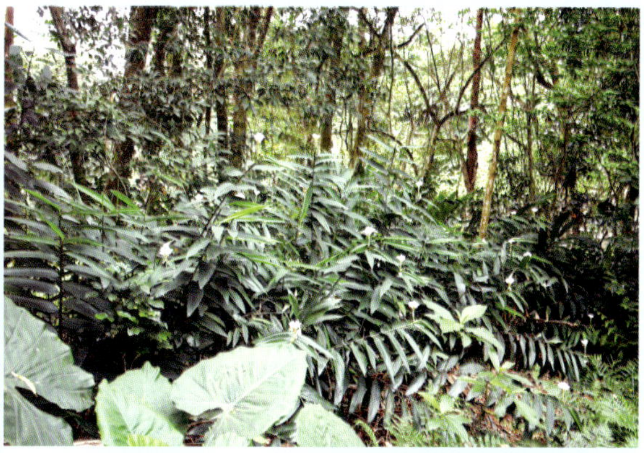

Alpinia oxyphylla Miq.

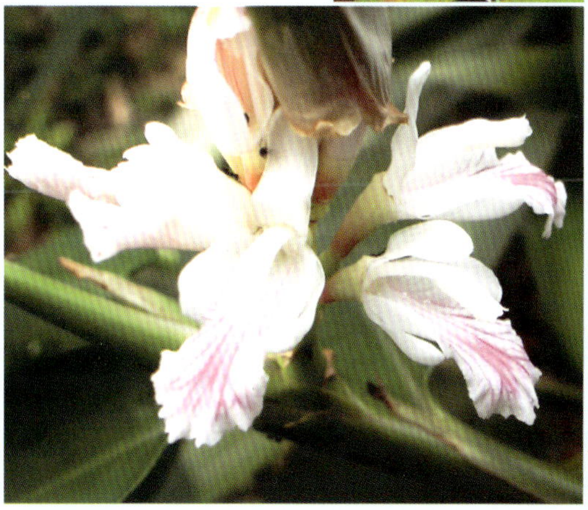
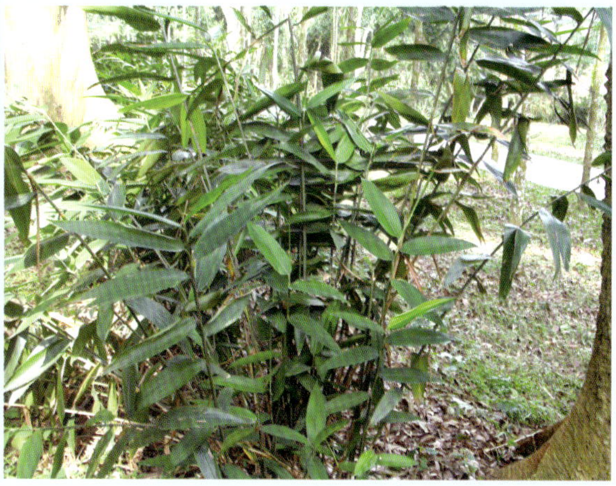

# 157.莲子 Lianzi

【植 物 名】莲

【别　　名】荷、芙蕖、藕实、水芝、莲蓬子、水笠子等。

【药材基源】为睡莲科 Nymphaeaceae 植物莲 Nelumbo nucifera Gaertn. 的干燥成熟种子。

【形态特征】多年生水生草本；根状茎横生，长而肥厚。叶圆形，高出水面，直径25～90cm。花单生，直径10～20cm；萼片4～5枚，早落；花瓣多数，红色、粉红色或白色；雄蕊多数；心皮多数，离生，嵌生于花托穴内；花托一果期膨大。坚果椭圆形或卵形，长1.5～2.5cm；种子卵形或椭圆形，种皮红色或白色。花期：7～8月；果期9～10月。

【生境分布】池塘或沼泽地栽培。分布于海南各地。

【采收加工】秋季果实成熟时收莲房，取出果实，剥去果皮，晒干。

【化学成分】莲子含黄心树宁碱、棉子酚、蛋白质、铁等化学成分。

【抗癌药理】本品有抑制鼻咽癌细胞生长的作用。

【性味功能】味甘、涩，性平。有补脾止泻，益肾涩精，养心安神的功能。

【抗癌应用】⑴老莲子60g（去心），为末，口服，每次3g，陈米汤调服。
⑵肺癌干咳　莲子、龙眼肉、大枣各30g，煮熟食用。

Nelumbo nucifera Gaertn.

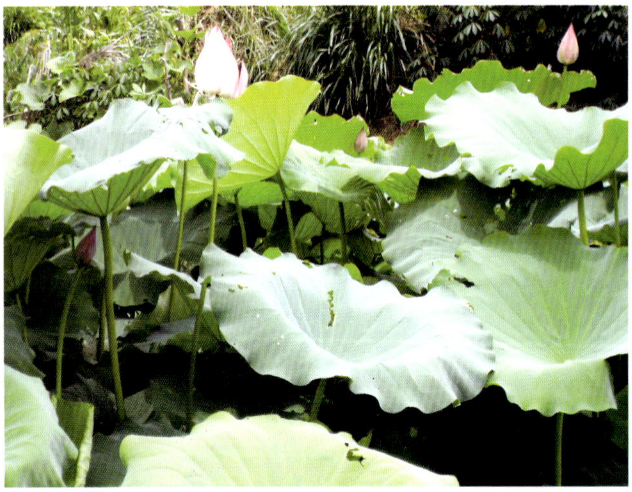

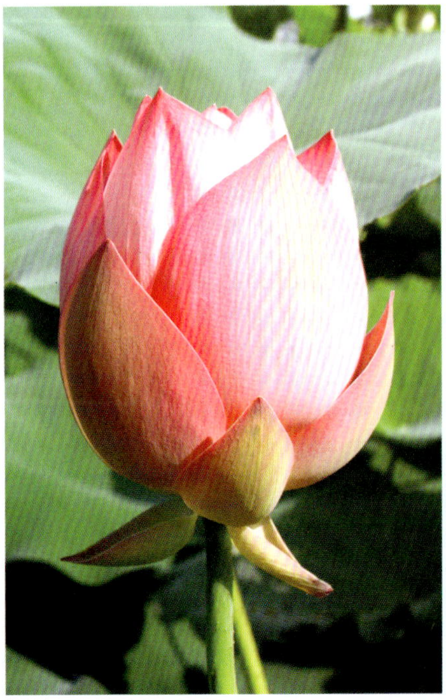

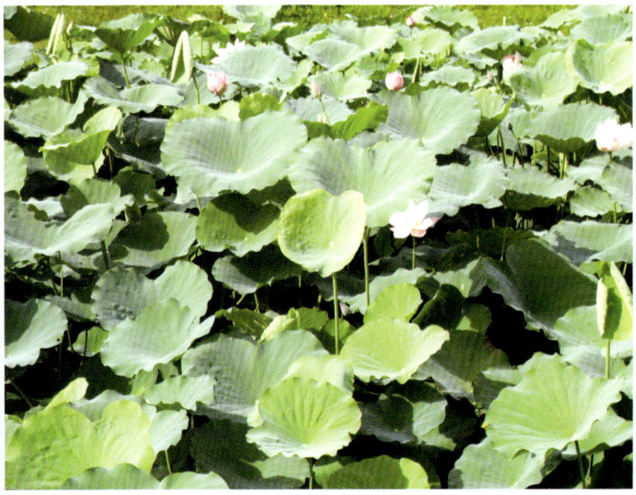

# 158.调羹树 Tiaogengshu

【植 物 名】调羹树

【别　　名】痄腮树、大裂叶萝白树、那托。

【药材基源】为山龙眼科 Proteaceae 植物调羹树 Heliciopsis lobata (Merr.) Sleum. 的根皮、叶。

【形态特征】乔木，高 7～15m，小枝和嫩叶柄均被紧贴锈色绒毛。叶革质，二形，有羽状深裂、3 裂或不裂；羽状分裂叶通常生于枝下部，近椭圆形，长 26～55cm，基部楔形或狭楔形，叶柄长 4～8cm；3 裂叶呈卵形，裂片长圆形，顶端急尖或渐尖；不裂叶生于枝顶，长圆形，长 11～15cm，宽约 5cm，全缘或边缘呈浅波浪状，顶端钝，叶柄长 3～5cm；中脉与侧脉上面隆起，网脉在两面均明显。雄花序生于小枝上已落叶的叶腋间，长 8～10cm，总轴和花梗均被锈色绒毛，苞片小，卵形，长约 1mm，被锈色短绒毛，花黄色，几无梗，长 8～10mm；花药卵状椭圆形；子房退化或雄蕊不存在；花盘下位，4 裂，离生，卵状椭圆形；果大卵形或椭圆形，两侧略扁，长 7～8cm，直径 5～6cm，光亮无毛，熟时栗色至黑色，外果皮薄革质，厚 1～2mm，中果皮纤维质，厚 4～6mm；种子 1 颗，椭圆形。

【生境分布】常绿阔叶林中，山坡杂木林中。保亭、陵水、琼海、儋州等地分布。

【采收加工】全年可采，砍下树干或连根挖取。摘叶剥皮，洗净晒干。

【化学成分】调羹树含银桦酸、熊果苷、银桦内酯、4-羟基-反式桂皮酸和胡萝卜苷

【抗癌药理】体外实验证明有抗癌药理活性

【性味功能】味淡、涩，性凉。有清热解毒的功能。

【抗癌应用】临床尚未应用

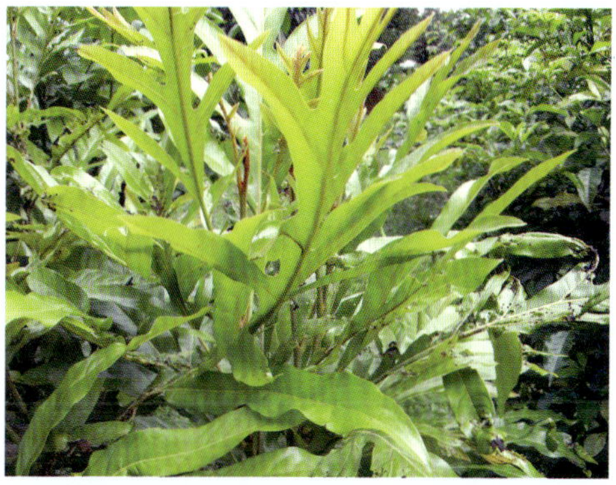

Heliciopsis lobata (Merr.) Sleum.

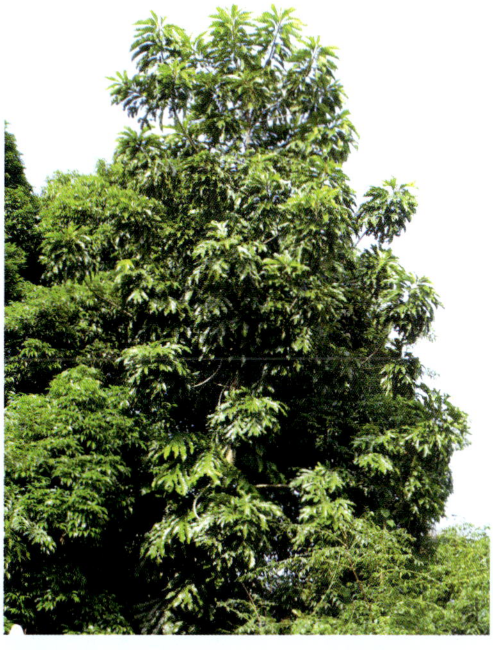

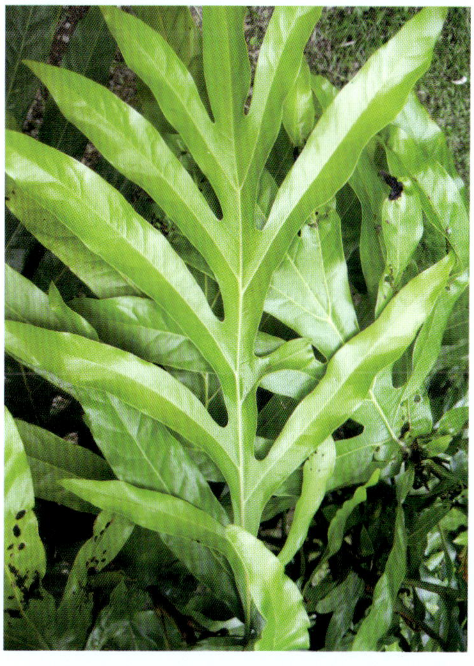

# 159.酒饼婆Jiubingpo

【植　物　名】紫玉盘

【别　　　名】酒饼叶、石龙叶、油椎、油饼木、土楷杷。

【药材基源】为番荔枝科Annonaceae植物紫玉盘Uvaria microcarpa Champ.ex Benth.的叶或根。

【形态特征】直立或藤状灌木，高约2m，全株生星状毛。叶长倒卵形或阔长圆形，叶革质，长10～23cm，宽5～11cm。花与叶对生或腋生，花1～2朵，紫红，直径2.5～3.5cm；花瓣覆瓦状排列；果卵圆形或短圆柱状，长2.5～3.8cm，暗紫褐色，花梗长不足2cm；花瓣卵圆形。成熟心皮卵圆形或短圆柱状，被星状柔毛或无毛，暗紫褐色；种子球形，光滑，直径6.5～7.5mm。花期：3～8月；果期：7月至翌年3月。

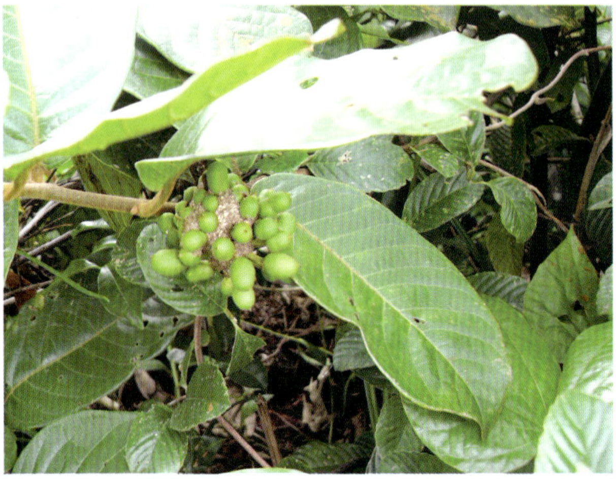

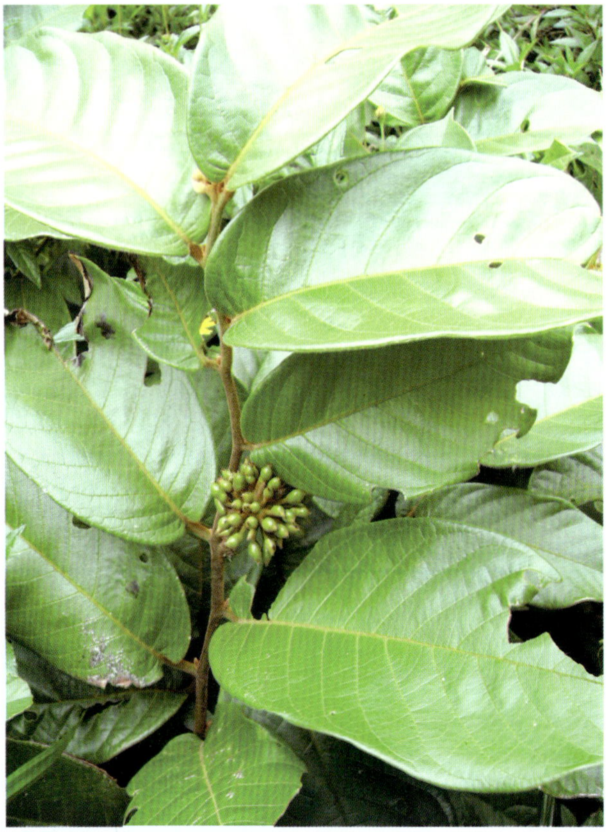

Uvaria microcarpa Champ.ex Benth.

【生境分布】生于灌丛中，丘陵山坡林中，疏林中。分布于海南各地。

【采收加工】全年可采。割取带叶嫩茎枝，切段，晒干。

【化学成分】紫玉盘含有匙叶桉油烯醇、紫玉盘内酰胺、马兜铃内酰胺AⅡ、马兜铃内酰胺B?、马兜铃内酰胺Aia 、4，5-dioxodehydroasimilobine、oxoanolobin、6，10，14－三甲基－2－十五烷酮、十六烷酸、4，8，12，16－四甲基十七烷、异丙基棕榈酸黄酮类、杏黄罂粟碱、降南天竹宁和Ⅳ一降荷叶碱、二萜类、苯乙烯内酯类、多氧环己烯类等。

【抗癌药理】本品含所含成分番荔枝内酯类、多氧取代环己烯类对结肠癌、白血病、鼻咽癌、乳腺癌细胞有显着的抑制作用。生物碱类对小鼠肉瘤成纤维细胞L929转化细胞系显示了细胞毒活性，其中杏黄罂粟碱、降南天竹宁和Ⅳ一降荷叶碱活性很强。

【性味功能】味辛，性温。具有祛风除湿、行气健胃、止痛、化痰止咳之功效。

【抗癌应用】临床尚未应用。

# 160 铁树叶 Tieshuye

【植 物 名】朱蕉

【别　　名】铁树、宋竹、铁连草、红叶铁树。

【药材基源】为龙舌兰科Agavaceae植物朱蕉Cordyline fruticosa（L.）A.Cheval.的叶。

【形态特征】直立常绿灌木，高可达3m，单秆或少分枝。叶聚生茎顶端，矩圆形至矩圆状披针形，长25～50cm，宽5～10cm，绿色或带紫红色；叶柄有槽，长10～30cm，基部变宽，抱茎，中脉明显，侧脉羽状平行，顶端渐尖、基部渐狭、扩大抱茎。圆锥花序大，生于叶腋，花形小，多分枝，花淡红色、青紫色至黄色。花期：从春至夏。

【生境分布】琼中、琼海、陵水等地有栽培。

【采收加工】全年可采叶。

【化学成分】朱蕉（铁树叶）含酚类、氨基酸、糖。

【抗癌药理】铁树叶碱体外实验对胃癌细胞敏感，有抗胃癌作用。

【性味功能】味甘、淡，性凉。有清热、止血、散瘀的功能。

【抗癌应用】⑴肝癌　铁树叶、半枝莲、白花蛇舌草、党参各15g，三棱、莪术、地鳖虫、当归、白芍各9g，白术、枳实6g，薏苡仁30g，水煎服。

⑵肺癌　铁树叶、木芙蓉叶各30g，泽漆15g，水煎服，每日1剂。

⑶胃癌　铁树叶、薏苡仁、半边莲、白英各30g，水煎服，每日1剂。

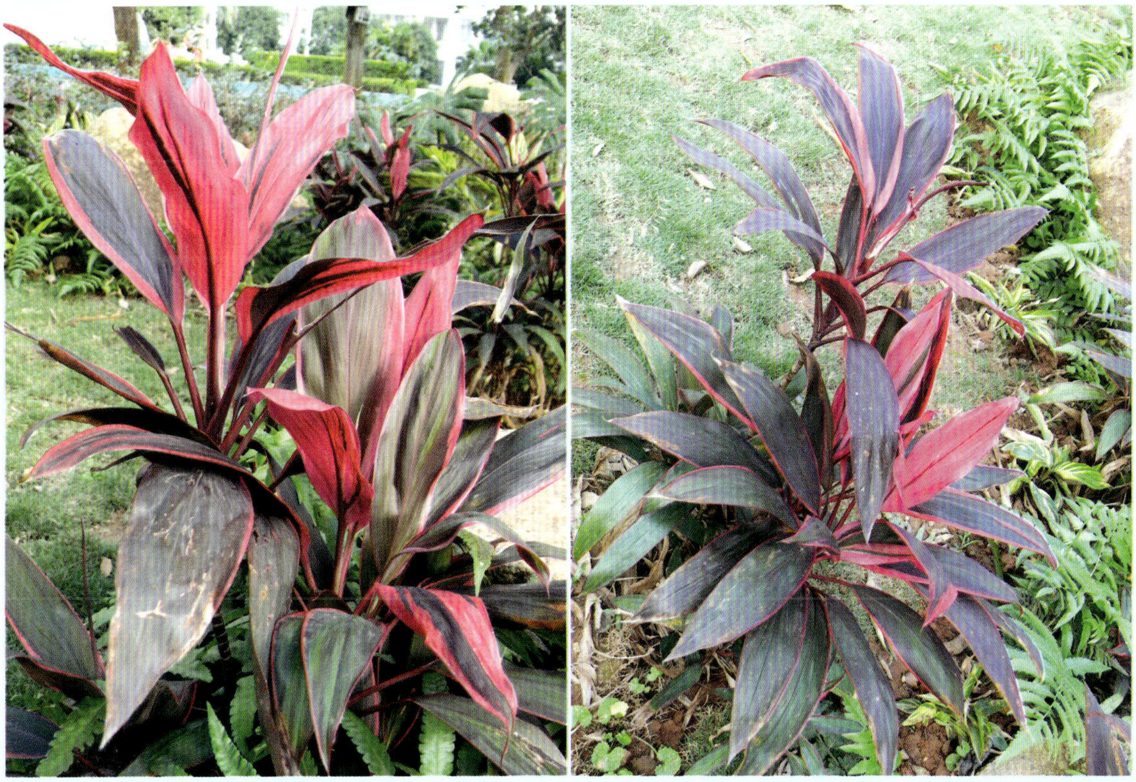

Cordyline fruticosa（L.）A.Cheval.

## 161.高良姜 Gaoliangjiang

【植 物 名】高良姜

【别　　名】膏凉姜、良姜、蛮姜、小良姜、海良姜。

【药材基源】为姜科 Zingiberaceae 植物高良姜 Alpinia officinarum Hance. 的干燥根茎。

【形态特征】多年生草本。高 1～3m。根茎圆柱形，横走，长而匍匐，棕色或紫色，多节。茎直立。叶无柄或近无柄，叶片革质，二列，无叶柄叶片窄条状披针形，长 15～30cm，宽约 2cm，先端渐尖或尾尖，基部狭窄，两面光滑无毛，叶舌薄膜质，叶鞘抱茎，长 1.5～3cm，披短柔毛；苞片迟落，卵形，极小，长不及 1mm；花梗长 1mm，花萼管状，长 1～1.4cm，具不明显的 3 齿，一侧开裂至中部，被极短的柔毛；花冠白色，管长 1cm，裂片长圆形，长 1～1.5cm，稍被绢毛；侧生退化雄蕊钻状，长约 3mm；唇瓣白色，长圆形卵状，长 2cm，微缺，顶端微卷，具红色脉纹；雄蕊长 1.7cm，花丝线形药隔无附属体；子房被绢毛；果圆球形，褐色，直径 1～1.2cm，被绒毛，无纵条纹；种子多数。花期：冬季。

【生境分布】生于疏林中。分布于白沙、昌江、东方、三亚陵水、琼海等地，亦有少量栽培。

【采收加工】夏、秋间挖取 4～5 年生的根状茎，除去地上茎、须根及残留鳞片，洗净，截成 5～6cm 短段，晒干，或晒至六七成干，堆闷 2d 再晒至足干，质更佳。

【化学成分】高良姜根茎含挥发油 0.5%～1.5%，其中主要成分为 1，8-桉叶素、桂皮酸甲酯，亦含丁香油酚、蒎烯、荜澄茄烯。根茎尚含高良姜素、山萘素、山萘酚、槲皮素、异鼠李素、高良姜酚。

【抗癌药理】体内试验表明，本品热水提取物对小鼠肉瘤 S180（腹水型）有抑制作用。体外试验证明本品对肿瘤细胞有抑制作用。

【性味功能】味辛，性温。有温胃散寒，消食止痛的功能。

【抗癌应用】⑴肝癌　高良姜、丁香、砂仁各 10g，生姜 15g，大蒜 8 枚，食盐 5g，同捣烂如泥，贴中脘、足三里穴（双），每日 1 换。

⑵皮肤癌　高良姜适量，粉碎，和凡士林混合成膏，外敷患处。

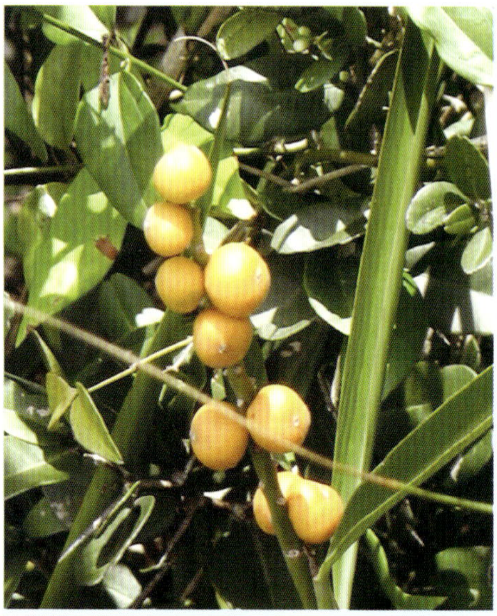

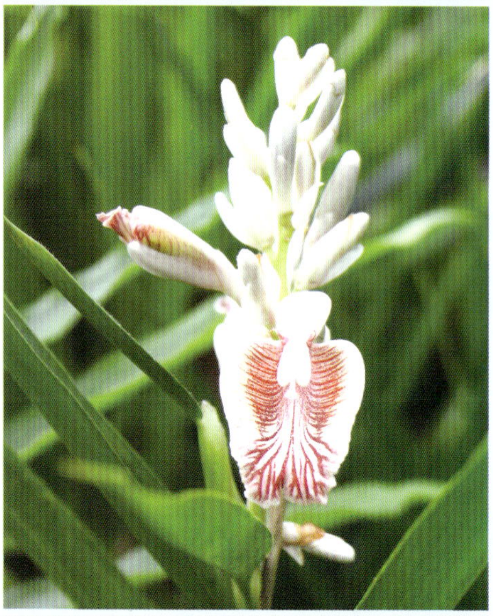

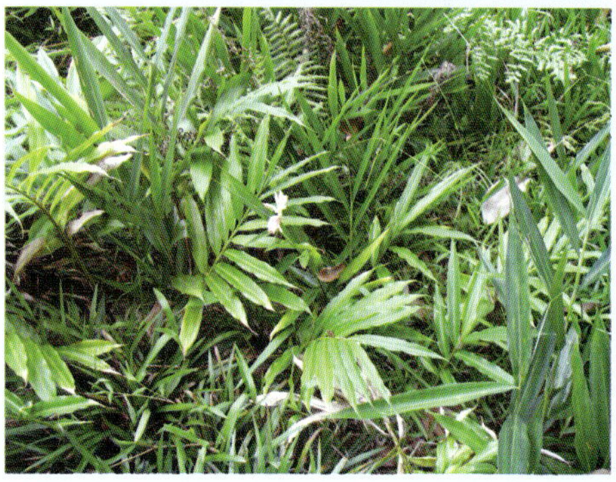

Alpinia officinarum Hance.

# 162.鸭跖草 Yazhicao

【植 物 名】鸭跖草

【别　　名】蓝姑草、竹叶菜、鸡舌草、地地藕老、水竹子、露草等。

【药材基源】为鸭跖草科 Commelinaceae 植物鸭跖草 Commelina communis L.的干燥地上部分。

【形态特征】一年生，披散草本，植株高20～60cm；茎多分枝，基部匍匐，节上常生根。叶互生，长圆状披针形，长4～8cm，基部狭或浑圆；无柄或几无柄。夏季开花。佛焰苞有长1.5～4cm的柄，心状卵形，长1.5～2cm，折迭状，稍呈镰状弯曲；聚伞花序有花数朵，略伸出佛焰苞外；萼片3枚，长约5mm；花瓣3枚，深蓝色；长近1cm，有长柄；发育雄蕊3枚，退化雄蕊3枚。蒴果椭圆形，稍压扁，长5～7mm，2室，每室种子2颗；种子压扁，长2～3mm，有皱纹及窝孔。花期：夏秋季。

【生境分布】生于湿地上。海南有栽培。

【采收加工】夏、秋二季采割地上部分，晒干

【化学成分】鸭跖草全草含鸭跖草素、维生素、粘液质等。

【抗癌药理】本品临床使用对鼻咽癌、肾癌、膀胱癌有一定作用。

【性味功能】味甘、淡，性寒。有清热解毒，利水消肿的功能。

【抗癌应用】(1)鼻咽癌　鸭跖草30g，魔芋30g（先煎2h）地骨皮、蚤休各15g，山豆根，射干、金灯笼各10g，水煎服。

(2)肾癌、膀胱癌 鸭跖草、土茯苓、大蓟、萹蓄、草河扯、苦参、八月扎、猪殃殃、仙鹤草各30g。水煎服。

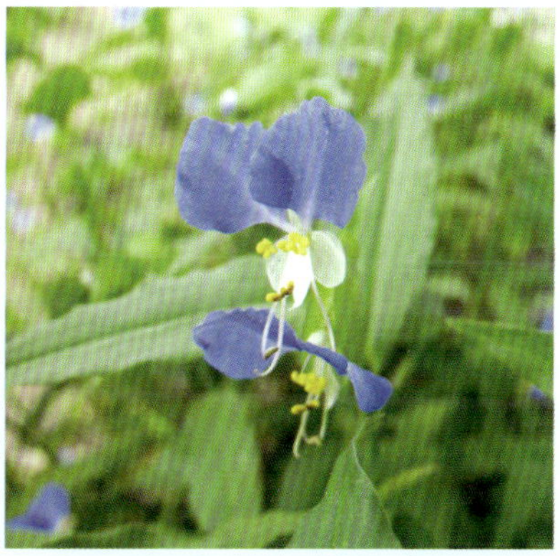

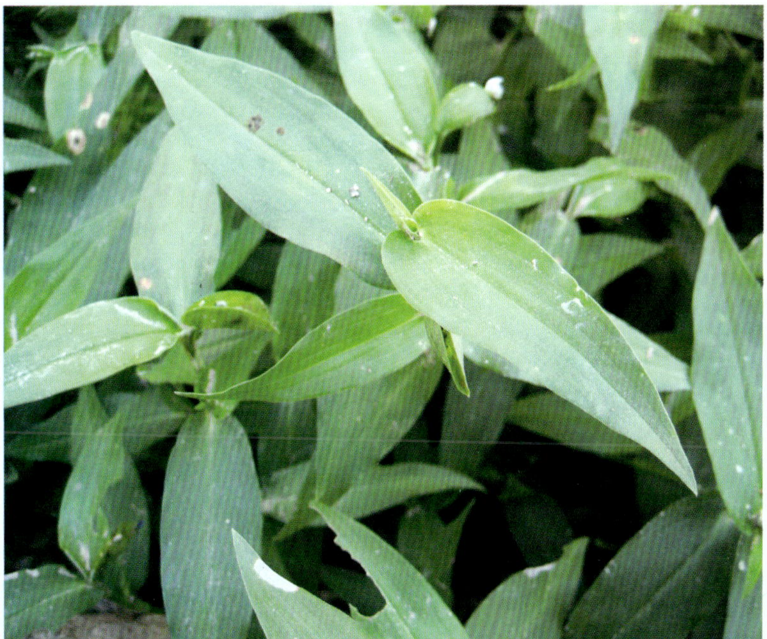

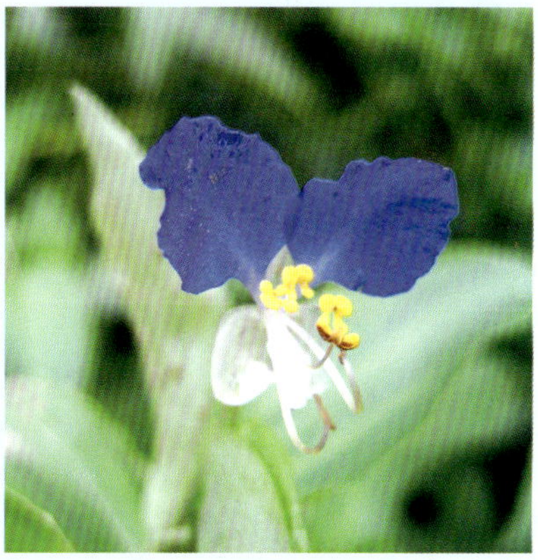

Commelina communis L.

# 163.商陆 Shanglu

【植 物 名】美商陆

【别　　名】山萝卜、水萝卜、当陆。

【药材基源】为商陆科Phytolaccaceae植物美商陆Phytolacca Americana L.的根。

【形态特征】为多年生草本，高1～1.5m；茎直立，带紫红色，茎上的棱较为明显。根肥厚，肉质，圆锥形，外皮淡黄色；茎绿色或带紫红色。叶卵形、长卵形或披针形，12～27cm，宽5～11cm；叶柄长3cm。花夏季开放，排成顶生成侧生的总状花序，下垂，长达20～25cm；花直径8～10mm，白色，后变淡红色；花被片5枚；雄蕊8枚、心皮通常为10，合生。分果，成熟时肉质，呈浆果状，扁球形，紫色或黑紫色。花期：7～8月；果期：8～10月。

【生境分布】生于阴湿地区，林下及村边、宅旁等处。海南有栽培。

【采收加工】秋季至次年春季均可采收。挖取根部，除去须根及泥沙，切成块或片，晒干或阴干。

【化学成分】商陆含三萜皂苷及甾醇类化合物，另含加利果酸、商陆皂苷元及去羟基加利果酸等。

【抗癌药理】商陆多糖（PI），能促进腹腔巨噬细胞吞噬功能，刺激小鼠脾淋巴细胞增殖及诱导脾细胞产生I轼。PI还能诱导小鼠腹腔巨噬细胞产生白细胞介素1（IL-1）。

【性味功能】味苦，性寒。有逐水消肿，通利二便，解毒散结的功能。

【抗癌应用】⑴卵巢癌　治疗腹水　商陆粥：商陆10g，粳米100g，大枣5枚，清水适量。洗净商陆用水煎汁去渣，然后加入粳米、大枣煮粥，空腹食之，微利为度，不可过量。

⑵乳腺癌初起　天南星、生草乌、商陆根各等分，以米醋磨细涂患处。

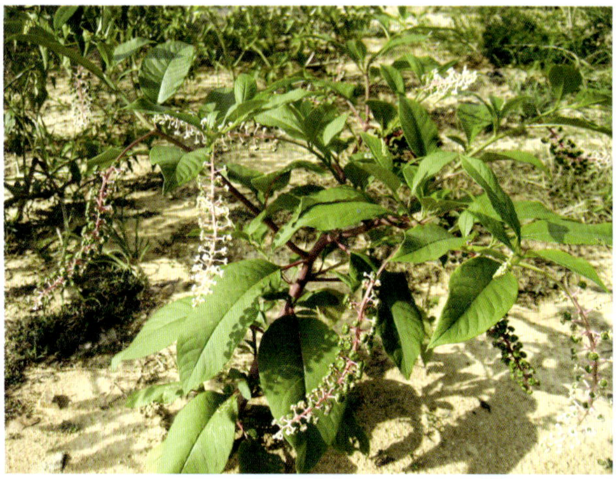

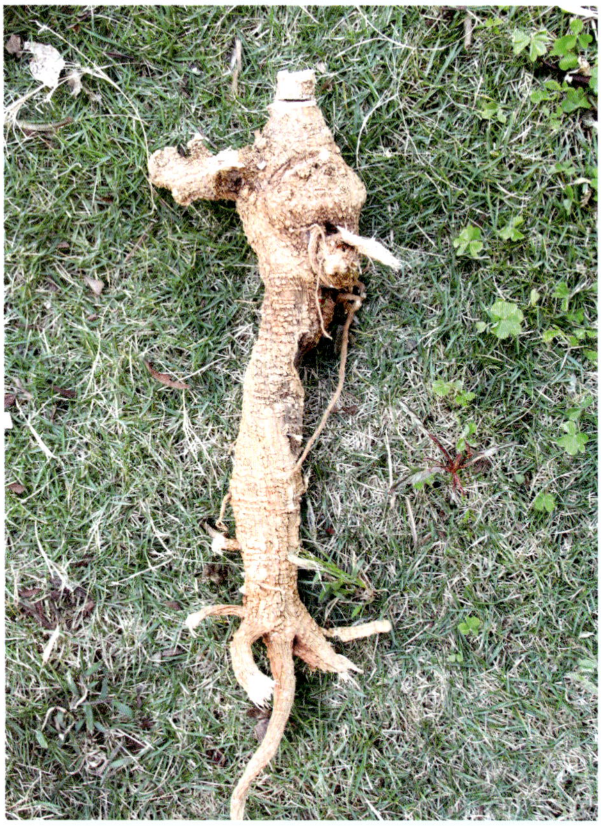

Phytolacca Americana L.

# 164.望江南 Wangjiangnan

【植 物 名】野扁豆

【别 名】黎茶、猪骨棉、山绿豆、狗屎豆、羊角豆、假决明等。

【药材基源】为豆科Leguminosae植物野扁豆Cassia occidentalis L.的种子。

【形态特征】一年生半灌木状草本或多年生成为小灌木状，高1～2m。茎直立，基部木质化。偶数羽状复叶互生，具小叶3～5对；叶柄基部有大腺体1个；托叶早落；小叶片椭圆状披针形或卵形。从茎顶叶腋抽出伞房状总状花序；花萼5裂；花瓣5枚，倒卵形，黄色；雄蕊10枚，上面3个不育。荚果呈略扁的圆柱形，长7～13cm，形似羊角，黄棕色。种子多数，稍扁卵形，种子之间具具薄隔膜。花期：4～8月；果期：6～10月。

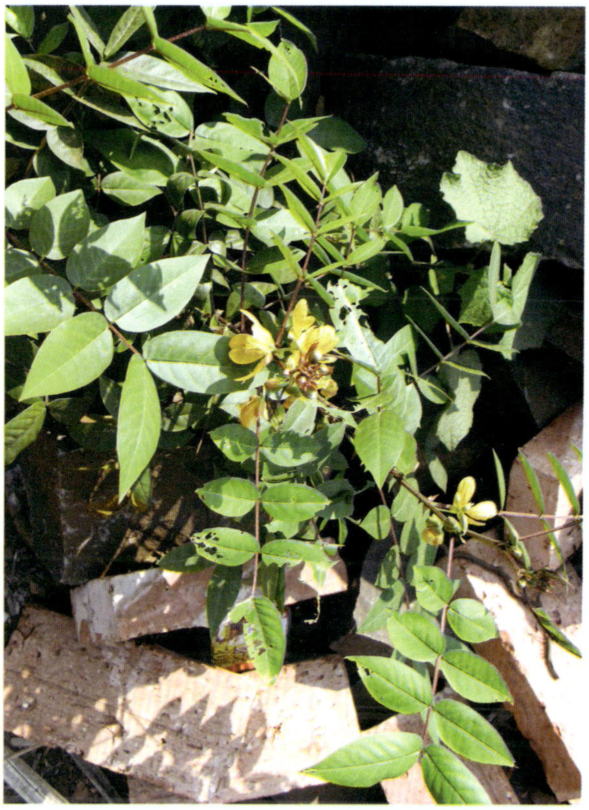

Cassia occidentalis L.

【生境分布】生于山坡、路旁、草丛以及灌木丛中，分布于海南各地。

【采收加工】秋季采收成熟种子，晒干。

【化学成分】野扁豆根及种子含大黄素、鞣酸、毒蛋白、脂肪和粘液质。叶含山扁豆素等。

【抗癌药理】试验证明，本品所含大黄素对小鼠黑色素瘤有抑制作用。大黄素还对艾氏腹水癌（EC）细胞呼吸有明显抑制作用，也有抑制人体肺癌细胞增殖的作用。

【性味功能】味苦、辛、性凉。有毒。有败毒抗癌，清热消肿的功能。

【抗癌应用】⑴肺癌　望江南、白花蛇舌草、鱼腥草、夏枯草、紫草根各30g，南沙参9g，烧山甲、炙鳖甲各15g，藤梨根60g 水煎2次，早、晚分服，每日1剂。能使咳嗽、胸痛等症状缓解，癌肿逐渐消除。

⑵喉癌　望江南12g，白毛夏枯草3g，诃子4.5g，草诃子、藏青果各6g，黄药子、土牛膝各9g，半枝莲15g，石仙桃60g　水煎2次服。另以铁笛丸（茯苓、诃子肉、麦门冬、栝蒌皮、玄参各30g，凤凰衣3g，青果12g，桔梗、贝母、甘草各60g共为细末，炼蜜和为铁笛丸），每丸6g，2丸含化，锡类散（冰片0.09g，牛黄、人指甲各0.015g，珍珠、象牙屑各0.9g，青黛1.8g，壁线20枚为研细末，为锡类散）吹喉。能使癌肿消退，溃逐渐修复。

⑶胃癌　望江南12g，向日葵髓心6g 水煎多次分服，每日1剂。能使自觉症状消失，癌肿逐渐好转。

⑷淋巴肉瘤　望江南、海藻、海带、玄参、天花粉、南沙参、丹参、山药各12g，川贝6g，夏枯草、鳖甲、炙山甲各15g，牡蛎、白花蛇舌草各30g水煎3次分服，每日1剂。继续2～3个月，肝脾明显缩小，胸片淋巴结阴影逐渐平复。

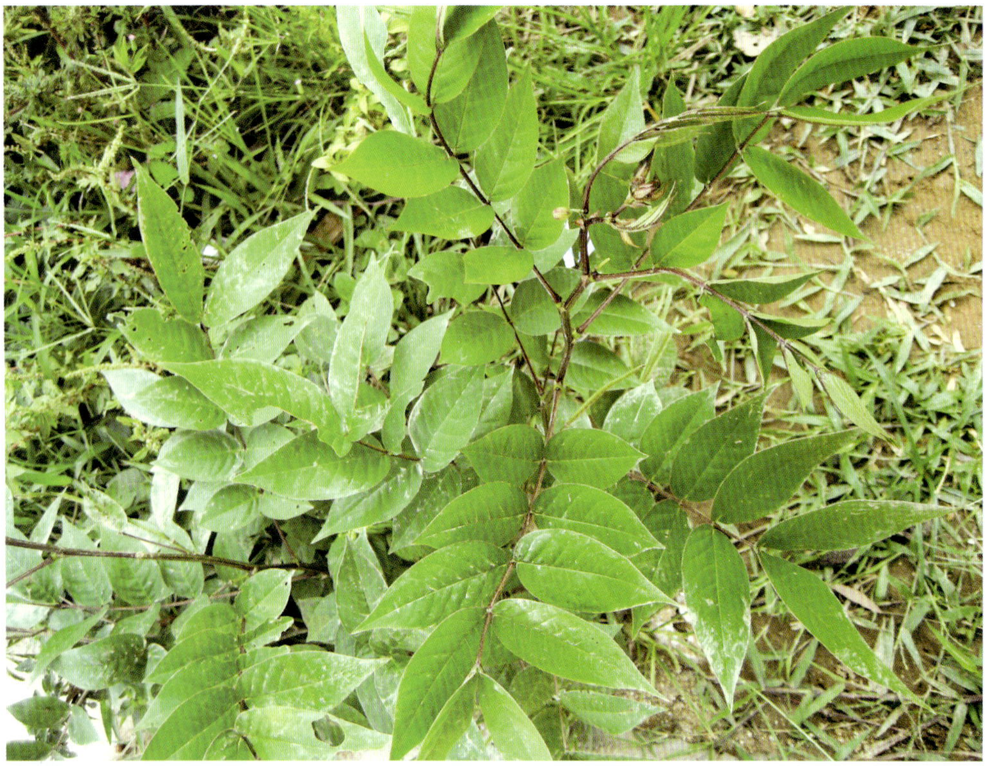

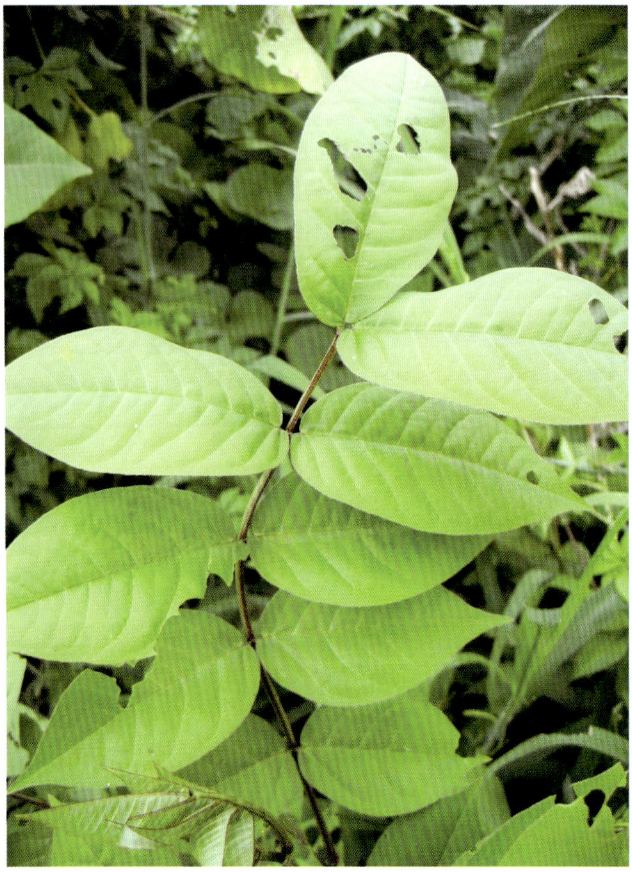

Cassia occidentalis L.

# 165.淡竹叶 Danzhuye

【植 物 名】淡竹叶

【别　　名】竹叶麦冬、长竹叶、山鸡米。

【药材基源】为禾本科 Gramineae 植物淡竹叶 Lophatherum gracile Brongn. 的干燥茎叶。

【形态特征】多年生草本，高 40～100cm。根茎短缩而木化。须根稀疏，中部常膨大为纺锤形。秆直立，中空，节明显。叶互生，广披针形，长 5～20cm，宽 1.5～3.5cm，先端渐尖，基部收缩成柄状，两面有小刺毛，脉平行并有小横脉；叶鞘包秆，边缘光滑或略被纤毛；叶舌短小，质硬，具缘毛。圆锥花序顶生，小枝开展；小穗狭披针形，长 7～12mm，宽 1.5～2.5mm，最下 1 朵花为两性，其余为中性，脱节于颖之下；颖不等长，先端钝，有 5 脉；第 1 稃长 6～7mm；不育外稃相互包卷，先端有短芒。颖果深褐色。花期：7～9 月；果期 10 月。

【生境分布】生于林下或沟边阴湿处，分布于海南各地。

【采收加工】夏秋未抽花穗前采收，除去须根，晒干。

【化学成分】淡竹叶含芦竹素、白茅素、无羁萜、β－谷甾醇、豆甾醇、菜油甾醇、蒲公英萜醇及氨基酸等。

【抗癌药理】本品粗提物对肉瘤 S180 有轻度抑制作用。对艾氏腹水癌有抑制作用，并可调节免疫疫系统功能。

【性味功能】味甘、淡，性寒。有清热除烦，利尿的功能。

【抗癌应用】(1)胃癌　淡竹叶、麦冬各 18g，石膏（先煎）、龙葵各 30g，制半夏、党参各 9g，甘草 3g，粳米 15g，水煎服。能使烦热等症状消失，癌肿缩小，饮食好转 。

(2)舌癌　淡竹叶、木通、甘草、栀子、郁金各 10g，黄连 6g，七叶一枝花、蒲公英、丹皮、生地各 20g，山豆根、藤梨根各 30g 水煎 2 次服，每日 2 剂。能使肿瘤缩减，疼痛等症状缓解。可结合用钴 60 作外射。

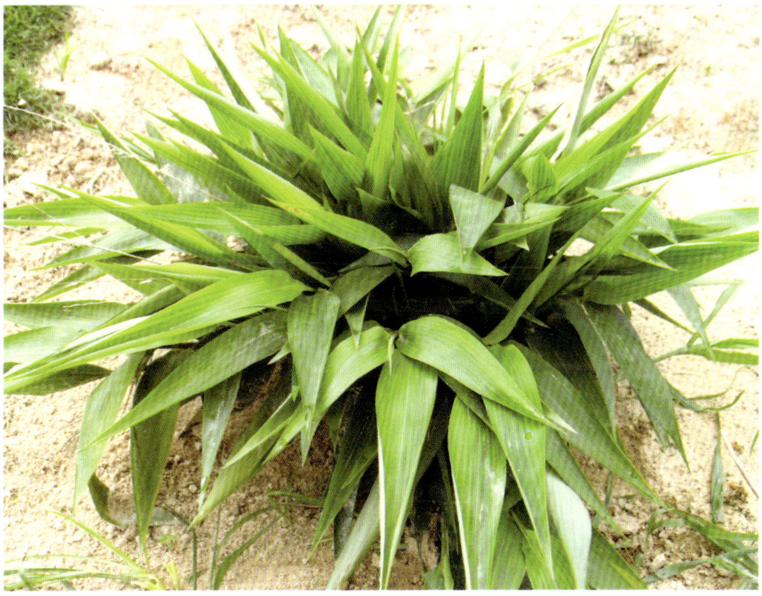

Lophatherum gracile Brongn.

(3)白血病　淡竹叶、连翘、知母、丹皮、栀子、黄芩、赤芍各 9g，黄连、犀角（磨冲）各 3g，桔梗、甘草各 4.5g，玄参 12g，生地 15g，石膏 30g 水煎 2 次分服，每日 1 剂。能使发热、出血等症状消除，肝、脾肿大缩小，宜于急性各型。

(4)膀胱癌　淡竹叶、小蓟、滑各 15g，木通、当归、生甘草各 6g，蒲黄、藕节、山栀子各 9g，生地、白花蛇舌草各 24g，水煎服。能使血尿、疼痛等缓解，尿频、尿急等膀胱刺激症状消失。亦可结合放射治疗。

# 166.犁头尖 Litoujian

【植 物 名】犁头尖

【别　　名】土半夏、小独脚莲、犁头七。

【药材基源】为天南星科 Araceae 植物犁头尖 *Typhonium divaricatum* (L.) Decne. 的块茎。

【形态特征】多年生草本。块茎近球形，叶具长柄，戟形，长4～12cm，先端渐尖，基部裂片卵状披针形至矩圆形，广歧。总花梗长2.5～5cm或更长，佛焰苞下部绿色，管状，管长1.5～2cm；上部扩大而成卵状披针形，深紫色的苞片，长12～18cm；下部宽4～5cm。上部极狭，有时旋扭，肉穗花序深紫色，雌花位于花序轴的下部；中性花紧接在雌花部分之上，钻状、直立，多数；雄花最上，与中性花部分相距6～8mm，雌蕊无花丝，附属体线形，长10～13cm。浆果倒卵形，长约6mm。花期：夏季。

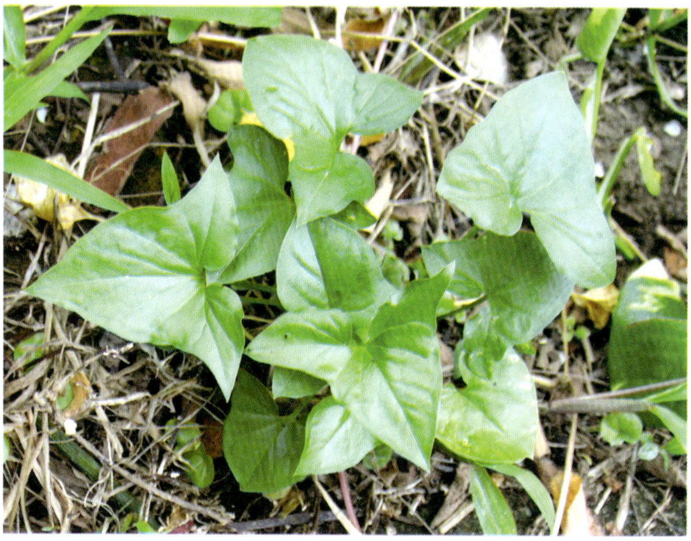

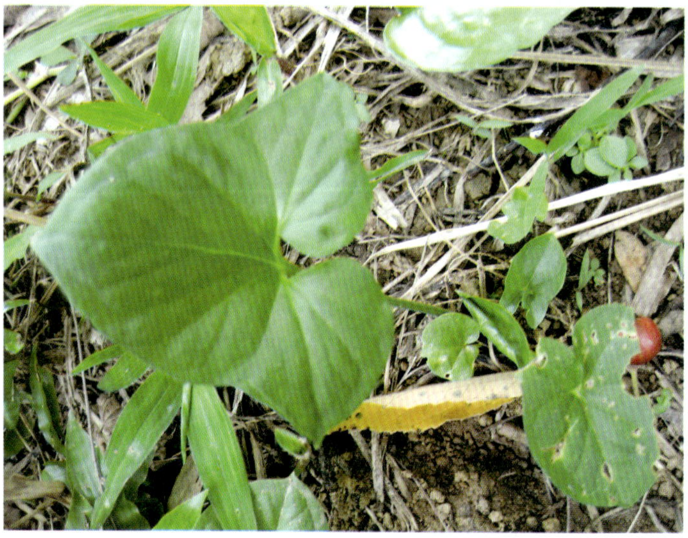

*Typhonium divaricatum* (L.) Decne.

【生境分布】生于空旷湿地上。分布于万宁、三亚、澄迈。

【采收加工】秋、冬季或春初采挖，除去外皮及须根，洗净，晒干。

【化学成分】犁头尖块茎含生物碱、甾醇及皂苷等。

【抗癌药理】具抗肿瘤活性。

【性味功能】味辛、苦，性温。有毒。有败毒抗癌，消肿散瘀的功能。

【抗癌应用】⑴血管癌　鲜犁头尖适量 用白酒少量磨汁，外涂，每日3～4次，直至肿瘤消失。

⑵乳腺癌　犁头尖、穿心莲、生南星、生半夏、韩信草、生栀子、生川乌、生草乌各30g，芙蓉叶、石香茅各60g，两面针90g共研细末，为消癌散。用适量蜜调，外敷患处，如有溃疡，可以适量煎水洗净溃疡面后，外敷，每日换1次。同时内服抗毒合剂（两面针、丁葵草、蛇泡勒、铁包金、韩信草、徐长卿、七叶一枝花各15g，水煎3次分服）。能使肿块消除，出血、疼痛等症状好转，获临床痊愈。

# 167.章表根 Zhngbiaogen

【植 物 名】倒吊笔

【别　　名】倒吊蜡烛、枝桐木、九龙木、墨柱根、土北芪。

【药材基源】为夹竹桃科 Apocynaceae 植物倒吊笔 Wrightia pubescens R.Br.的根。

【形态特征】乔木，高达 35m；树皮淡黄褐色。小枝被黄色柔毛，老时渐脱落，皮孔密。叶坚纸质，每小枝有叶片 3～6 对，叶片窄长圆形、卵形或窄卵形，顶端短渐尖，基部急尖或钝，叶面深绿色，被微柔毛或无毛，下面密被柔毛或微柔毛，或仅沿脉被毛，侧脉 8～15 对。聚伞花序顶生，被柔毛。花萼裂片卵形或宽卵形；花冠漏斗状，白或粉白色，花冠裂片长圆形；副花冠为 10 枚鳞片，呈流苏状，较花药长或等长，内面被微柔毛；雄蕊被短柔毛，着生花冠喉部，花药伸出；心皮无毛。蓇葖果 2 个，粘生，近线形，灰褐色，无皮孔。种子窄纺锤形。冠毛长达 3.5cm。花期：4～8 月；果期：8～12 月。

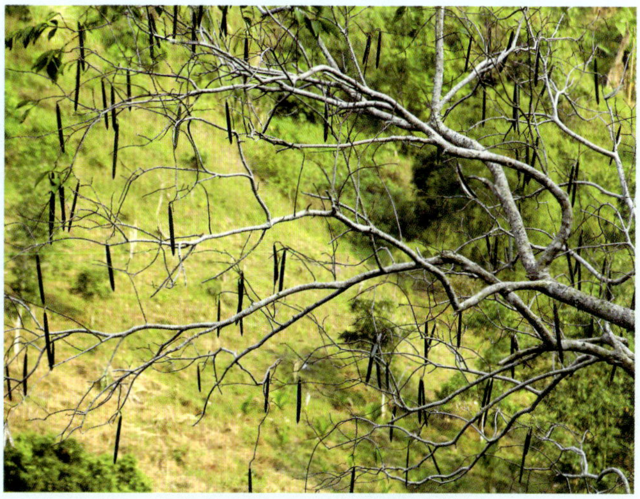

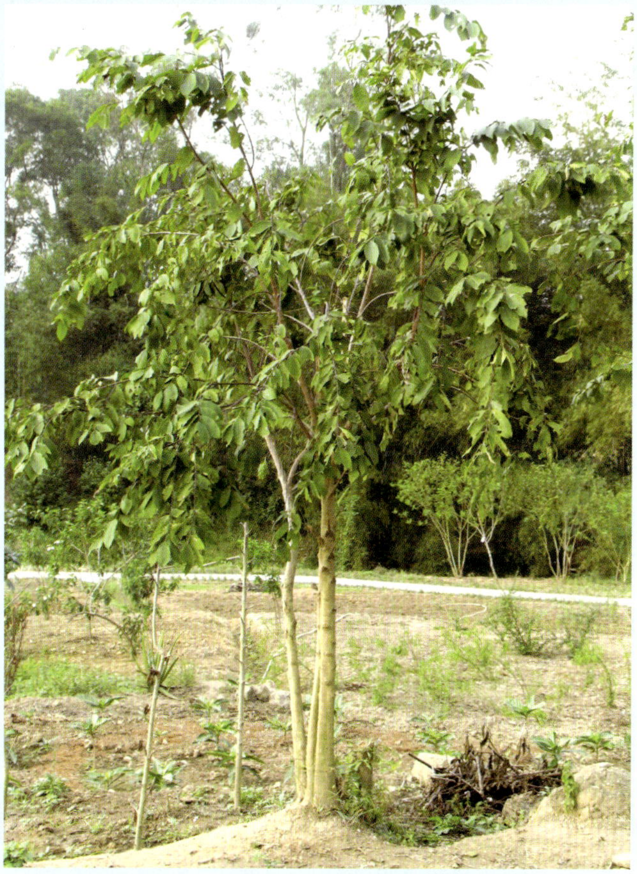

Wrightia pubescens R.Br.

【生境分布】生于疏林中。分布于海南各地。

【采收加工】全年可采挖。挖取根部，趁鲜洗净斩成厚片，晒干。

【化学成分】章表根含氨基酸、有机酸、糖类等。

【抗癌药理】利用人脑胶质瘤体外培养细胞系 SHG44 筛选 14 种药用植物初步结果，其中该植物在体外有较好的抗肿瘤活性。

【性味功能】味甘，性平。有祛风，活络，散结化痰，消炎利胆的功能。

【抗癌应用】肺癌　章表根、西洋参、紫河车、白术各 10g，灵芝、苦杏仁、枇杷叶各 15g，生甘草 5g，水煎服。

# 168.菟丝子 Tusizi

【植 物 名】菟丝子

【别　　名】菟丝实、吐丝子、黄藤子、玉女、火炎草、菟丝子饼等。

【药材基源】为旋花科Convolvulaceae植物菟丝子Cuscuta chinensis Lam.的干燥成熟种子。

【形态特征】一年生寄生缠绕性草本，全株无毛。茎细，直径1mm以下，多分枝，黄色。无绿叶，而有三角状卵形的鳞片叶。花两性，多数簇生成近球状的短总状花序，总花梗粗短，具苞片2，每苞片内有2朵花；花萼杯状，5裂；花冠白色，钟状，长约花萼的2倍，顶端5裂，裂片先端反曲；雄蕊5枚，花丝短，与花冠裂片互生，鳞片5枚，近矩圆形，边缘流苏状；

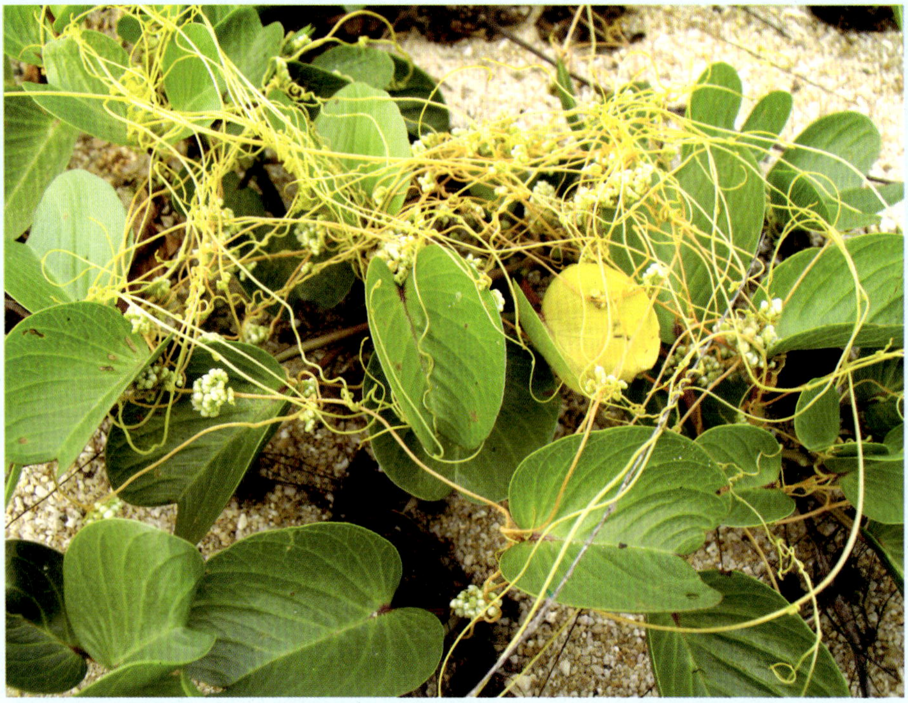

Cuscuta chinensis Lam.

房2室，花柱2个，柱头头状宿存。蒴果近球形，稍扁，成熟时倍花冠全部包住，盖裂。种子2～4粒，淡褐色。花期：7～9月；果期8～10月。

【生境分布】生长于田边、荒地及灌木丛间。海南各地分布。

【采收加工】秋季果实成熟时采收植株，晒干，打下种子，除去杂质。

【化学成分】菟丝子含胆甾醇、菜油甾醇、β-谷甾醇，豆甾醇、β-香树精、树脂苷及糖类等。

【抗癌药理】本品有抗肿瘤活性。热水提取物对7，12-二甲基苯丙蒽（DMBA）引起的小鼠皮肤刺瘤和恶性肿瘤有抑制作用，能明显地延缓刺瘤的生长和恶性肿瘤的扩散。

【性味功能】味辛甘，性平。有滋补肝肾，固精缩尿，安胎，明目，止泻的功能。

【抗癌应用】多用于脾肾亏虚，气血不足类的肿瘤。

肾肿瘤　菟丝子10g，药用茜草30g（煎浓汁），高丽参5g，冬虫夏草3g，仙鹤草30g，山药15g，黄芪15g，当归3g。服药1周，腰痛、乏力减轻。

# 169.蛇百子 Shebaizi

【植 物 名】山香

【别　　名】臭草、臭屎婆、香苦草、逼死蛇、山薄荷、假藿香等。

【药材基源】为唇形科Labiatae 植物山香 Hyptis suaveolens（L.）Poit.的全草。

【形态特征】一年生草本，高0.5～2m；茎直立，粗壮，分枝，多少被平展刚毛，揉之有香气。单叶对生，具叶柄，柄长0.5～6cm，被平展刚毛；叶片薄纸质，卵形，长4～11cm，宽1.2～9cm，愈向上部的愈小，先端略钝，基部浑圆或浅心形，边缘有小锯齿，两面均被疏柔毛。夏秋季开花，腋生，聚伞花序有花2～4朵，于枝上排列成假总状或圆锥状花序，无花梗或花单生而具短花梗；萼花花时长约4～5mm，但很快就长大而长达1～1.2cm，有10脉，极隆起，被长柔毛及内色腺点，5个裂齿锥尖，直立；花冠二唇形，蓝色，长6～8mm，上唇2圆裂，裂片外反，下唇3裂，侧裂片与上唇裂片相似，中裂片囊状。雄蕊4枚，下倾。小坚果矩圆形，扁平，暗褐色，具细点。基部有2个着生点。果期：秋冬季。

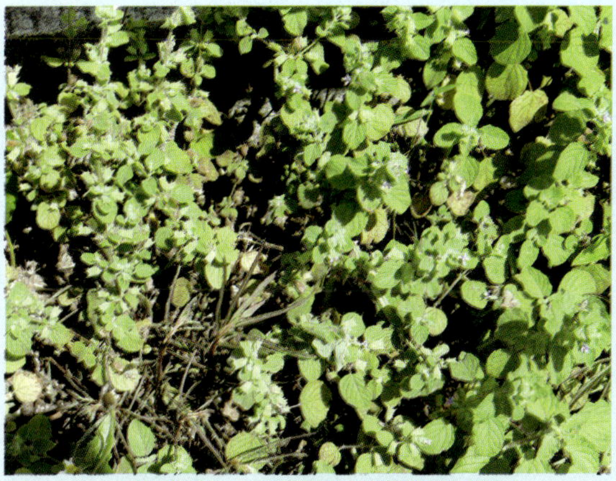

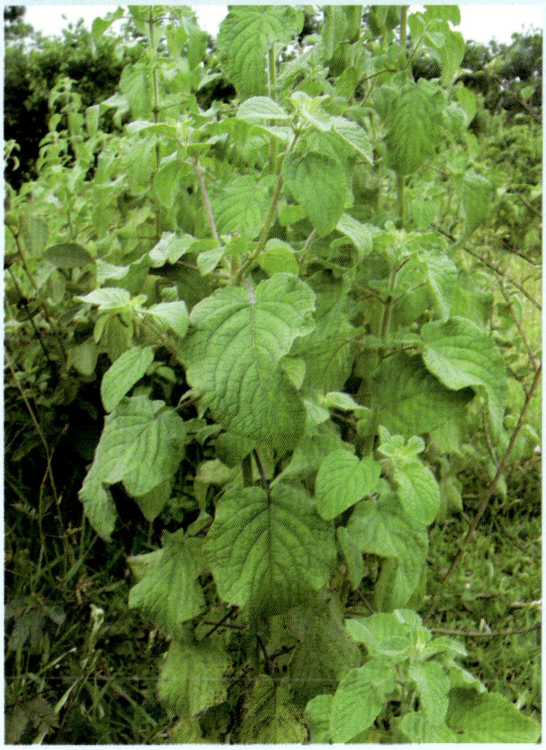

Hyptis suaveolens(L.)Poit.

【生境分布】生于草坡、林缘或路旁。分布于海南各地。

【采收加工】采收全草，除去杂质，晒干。

【化学成分】山香叶及花含无羁帖，羽扇直醇，羽扇豆醇乙酸酯，三十一烷，三十一酮。地上部分含3β-羟基-12-熊果烯-29-酸，山香二烯酸即1，19α-二羟基-2(3)，12-熊果二烯-28-酸。根含α-及β-香树脂醇，3β-羟基-12-羽扇豆烯-28-酸，3β-羟基-20(29)-羽扇豆烯-27-酸，熊果酸，白桦脂酸，谷甾醇-β-D-葡萄糖，二十七酮。还含菜油甾醇及α-蒎烯，β-丁香烯，月桂烯等挥发油。

【抗癌药理】本品所含白桦脂酸对大鼠瓦克癌W256细胞有抑制作用。

【性味功能】性平，味辛、苦、温。有疏风散瘀，形气利湿，解毒止痛的功能。

【抗癌应用】(1)皮肤癌溃破渗血　蛇百子干茎叶研成细粉，低温灭菌后直接涂抹于溃疡处。
(2)癌性疼痛　蛇百子10～15g，水煎服。

# 170 象皮木 Xiangpimu

【植 物 名】糖胶树

【别　　名】灯台树、灯架树、面盆架、英台木、鸭脚木、鹰爪木等。

【药材基源】为夹竹桃科 Apocynaceae 植物糖胶树 Alstonia scholaris (L.) R.Br. 的嫩枝、树皮、叶。

【形态特征】乔木，高 10m，直径约 30cm；叶椭圆形、圆形、长圆形、匙形或倒披针形。有白色乳汁，树皮条状纵裂。叶轮生革质，无毛。聚伞花序顶生，花白色。蓇葖果有2枚，离生细长下垂。种子长圆形，长约7mm，红棕色，两端具有红棕色的缘毛，缘毛长约2mm。花期：6～11 月；果期：12 月至翌春。

【生境分布】海南各地有栽培。

【采收加工】四季可采，鲜用或晒干炒黄备用。

【化学成分】象皮木皮部含狄他树皮嘧啶、狄他树皮碱、鸭脚树叶碱、热嗪 、氯化狄他树皮碱、狄他碱、狄他树皮低碱等生物碱，又含狄他树皮甙因、狄他树皮素、鸡骨常山酸、α -香树脂醇、α -香树脂醇乙酸酯、乙酸蛇麻脂醇酯、豆甾醇、β -谷甾醇。菜油甾醇或其异构体。叶含狄他树皮嘧啶、狄他树皮碱、鸭脚树叶碱及匹g热里醛等生物碱。根含氯化狄他树皮碱、α -香树脂醇、α - 香树脂醇乙酸酯、乙酸蛇麻脂醇酯、豆制醇、β -谷甾醇、菜油甾醇或其异构体。

【抗癌药理】从糖胶树中分离的生物碱氯化埃奇胺具有抗小鼠 P388 白血病的作用，对大鼠纤维瘤也有良好的抑制作用，且显示剂量依赖关系。

【性味功能】味苦、性凉。有清热解毒，止血消肿的功能。

【抗癌应用】急性白血病　象皮木皮、紫草、五味子各 100g，罂粟壳 5g，水煎服。

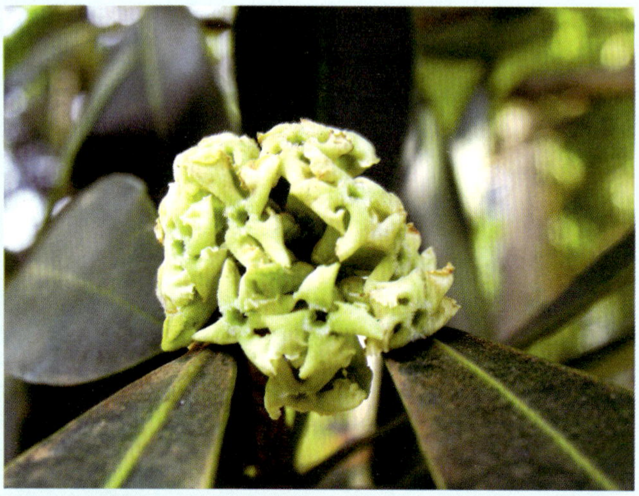

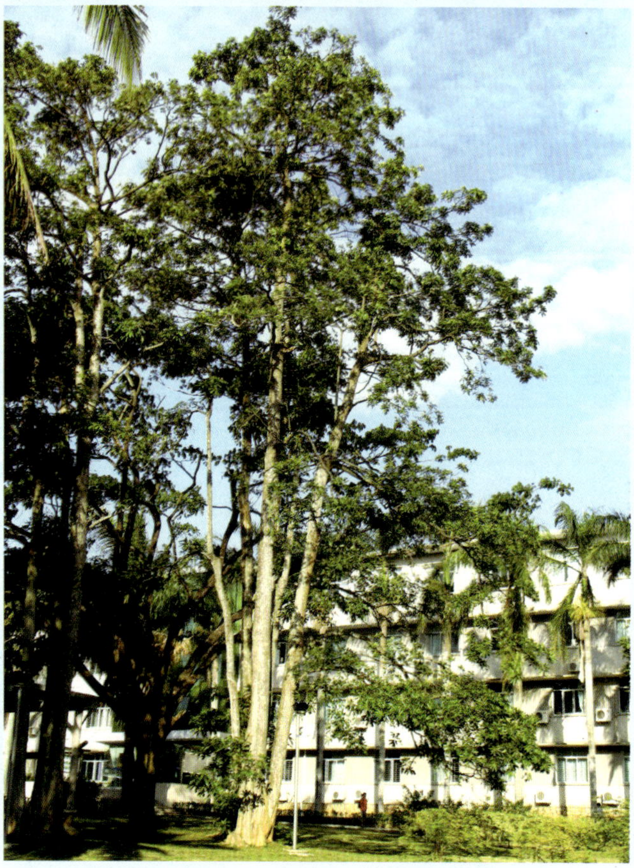

Alstonia scholaris (L.) R.Br.

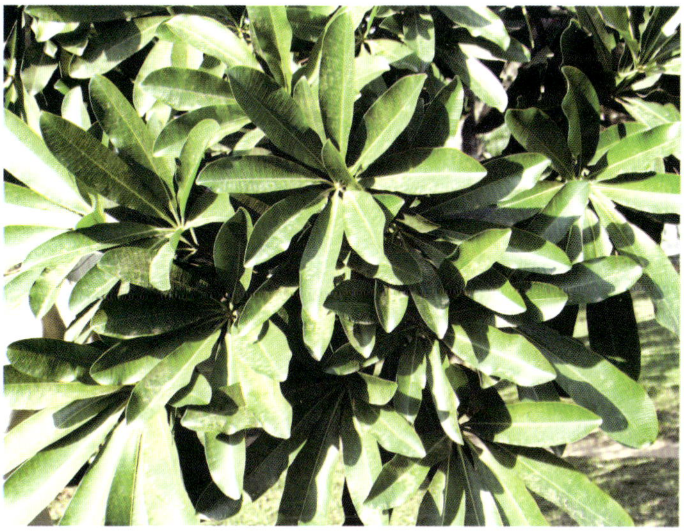

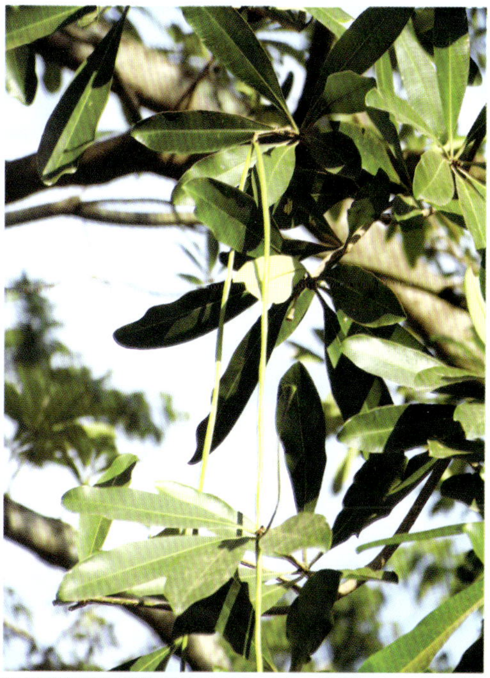

Alstonia scholaris (L.) R.Br.

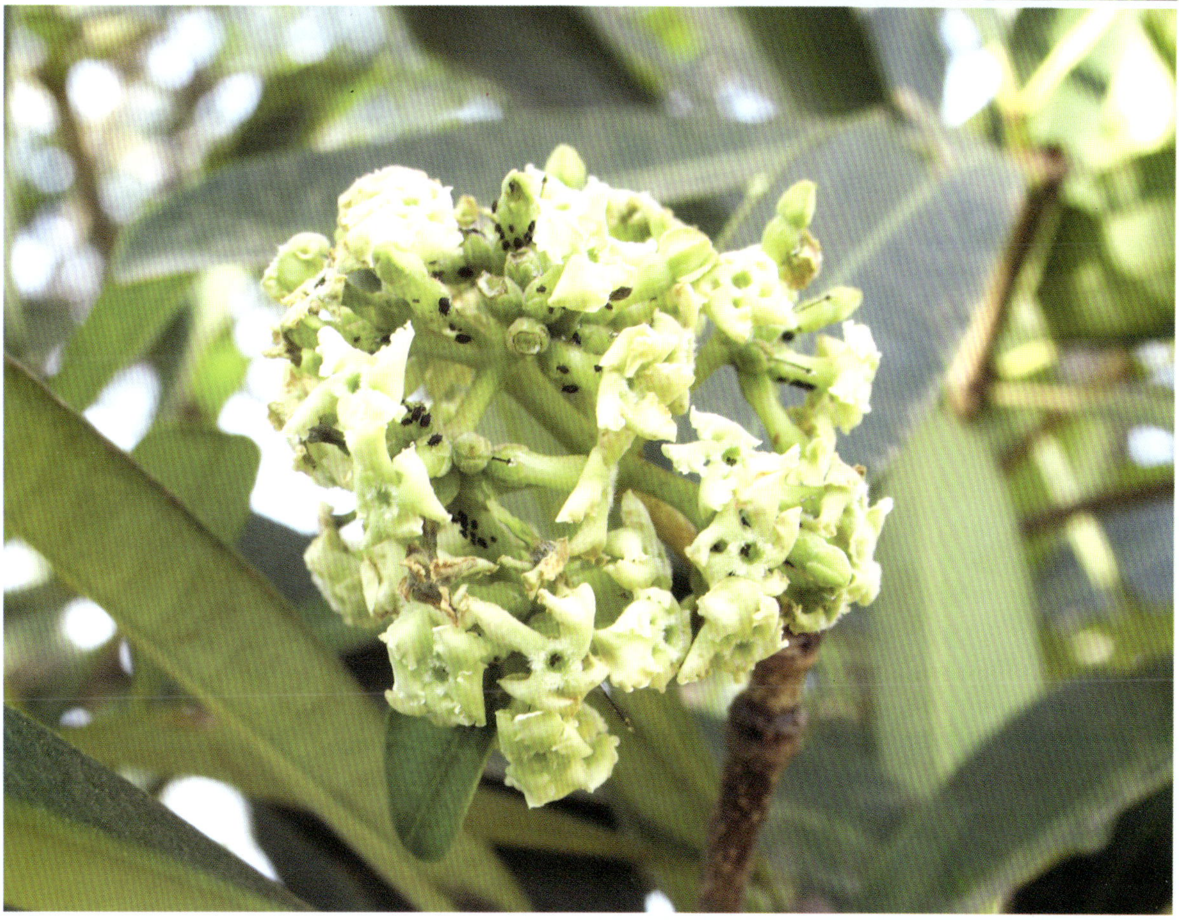

# 171.野甘草 Yegancao

【植 物 名】野甘草

【别　　名】香仪、珠子草、假甘草、土甘草、冰糖草、通花草。

【药材基源】为玄参科 Scrophularicaeae 植物野甘草 Scoparia dulcis L. 的全株。

【形态特征】一年生草本，植株平滑，株高 20～100cm。茎多分枝，具 3 棱。叶长椭圆状卵形至椭圆形，长 1～1.5cm，宽 0.5～1 cm，叶面无毛，叶背具腺体，叶尖锐形，叶基狭窄形，锯齿缘，具叶柄，对生或 3 枚轮生。叶腋萌发 1～2 朵白色花，花萼 4 深裂，裂片卵状长椭圆形，花冠辐形，4 裂，先端钝形。蒴果卵球形。花期：1～10 月。

【生境分布】生于海拔 500m 以下的开阔地、荒废地、耕地。分布于海南各地。

【采收加工】全年可采，鲜用或晒干。

【化学成分】野甘草全草(地上部分)含生物碱 1.6%、野甘草醇和抗糖尿病成分阿迈灵. 根含甘露醇约 1%，并含鞣质等。根皮含甘六醇。Β-谷甾醇、D-甘露醇。全草含 α-香树脂醇、野甘草酸、白桦脂酸、伊佛来酸、无羁萜、粘霉醇、6-甲氧基苯并恶唑啉酮、β-谷甾醇、二十六烷醇、D-甘露醇、三十三烷。另报导尚含野甘草醇、野甘草酮、脂肪油、葡萄糖、氯化钾及磷酸盐等。根皮含二十烷醇。根皮含二十六烷醇、β-谷甾醇、D-甘露醇及一种无味结晶性物质 scoparol 和鞣质。

【抗癌药理】从野甘草中分离到一种二萜化合物scopadulcic acid B（SDB)。体外实验表明 SDB 具有较强细胞毒性，但肿瘤细胞较正常细胞对 SDB 敏感，正常细胞则有相对耐药性。体内抗区氏腹面水癌细胞活性实验，口服给药，动物寿命有一定程度增长。

【性味功能】味甘，性平，无毒。有清肺止咳，清热利湿，解毒疗疮的功能。

【抗癌应用】⑴疗肺癌　鲜野甘草 30～60g，水煎服。
⑵疗癌性腹水　鲜野甘草 50g，赤小豆、龙葵各 30g，大枣 5 枚，水煎服，每日 1 剂。

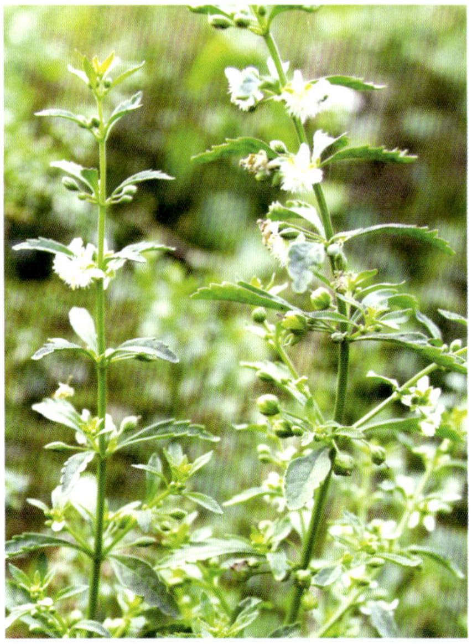

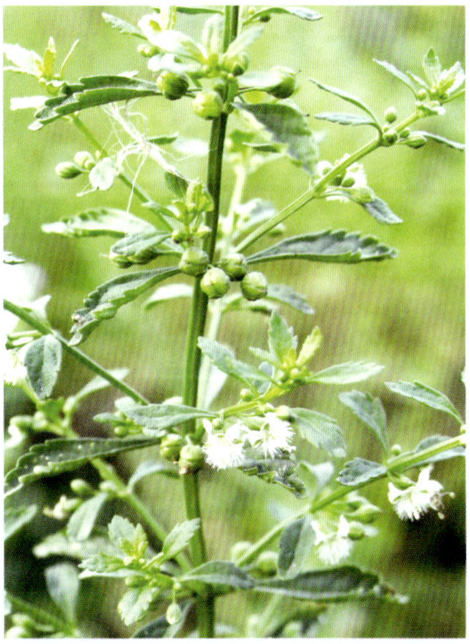

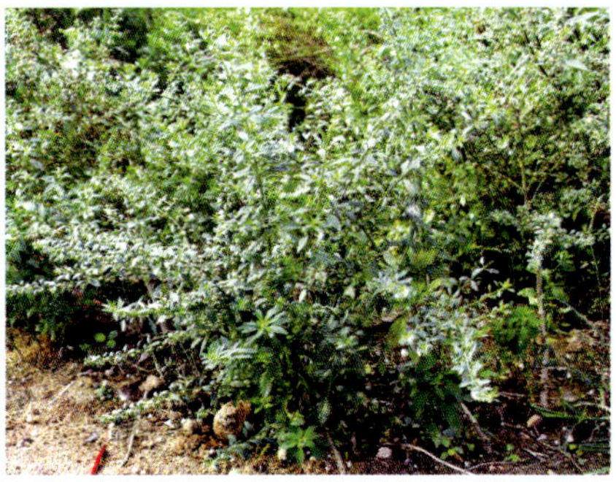

Scoparia dulcis L.

# 172.野牡丹 Yemudan

【植 物 名】野牡丹

【别　　名】山石榴、地茄、高脚稔。

【药材基源】为野牡丹科 Melastomataceae 植物野牡丹 Melastoma candidum D.Don 的全草。

【形态特征】常绿灌木；茎和枝密被长而广展、基部扁平而稍微阔、上部成流苏状分枝的鳞片状粗毛。叶对生，广卵形至长卵形，长5～10cm，宽3～6cm，顶端急尖，基部心形或圆形，绝不呈楔形，通常具纵脉7条，稀5条，腹面密被紧贴的粗毛，背面密被长粗毛；叶柄长5～20mm。花大，通常3朵生于枝梢，有时单生或5朵簇生；苞片略坚硬，卵形至长圆形，长1.5～2cm，外面覆盖着稍密、略短的疏长毛；萼密被紧贴、长达3mm、基部扁平稍阔、上部呈流苏状分枝的鳞状粗毛，裂片三角状披针形，约与萼管等长；花紫红色，单生或3～5朵簇生枝顶，花萼5枚，花瓣5枚，可长达3cm。花瓣倒卵形，长3～4cm。果杯形，长1～1.2cm，直径0.8～1cm，近顶部略为收窄，密被长而紧贴、基部扁平而稍阔、上部呈流苏状分枝的鳞状粗毛。花期：夏季。

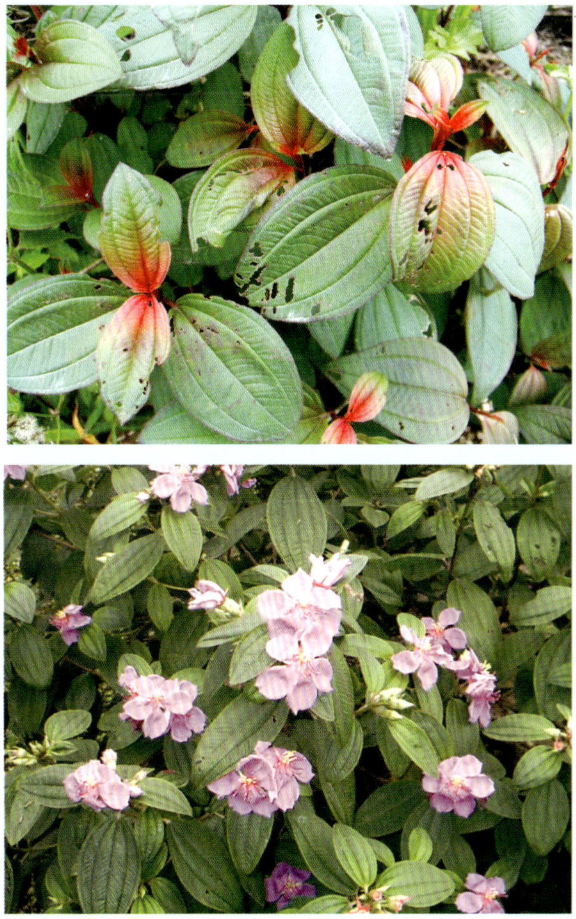

Melastoma candidum D.Don

【生境分布】生于田边、路旁、沟边、山谷或湿润草地上。分布于海南各地。

【采收加工】全草:茎叶生长茂盛时采割。根:秋、冬季采挖。种子:果实成熟时采摘，取出种子，晒干。

【化学成分】野牡丹含黄酮类化合物、香豆素与萜类内酯化合物、酚类化合物和有机酸。

【抗癌药理】解毒消肿、收敛止血，体外实验证明具有抗肿瘤活性。

【性味功能】味甘、酸，性平。有败毒抗癌、消肿收涩的功能。

【抗癌应用】⑴乳腺癌　野牡丹根、白英各60g，黄根、一点红、杠板归、爵床草、黄椒各30g，水煎3次分服，日1剂。能消除肿瘤，敛复溃疡。另用皮癌净砒霜7份，头发2份，指甲1份，大枣挖去核，将上三种药混和纳入原核之空腹内，外用发面包裹成鸡蛋大小，置瓦片上平放地面，用柴火煅烧2h，待冷将内烧成的丝状物研成粉末，用凡士林调成20～40%软膏，敷纱布在制成油纱布，外敷，隔日上药1次。如此内服外敷，直至痊愈。亦治皮肤癌。

⑵甲状腺癌　野牡丹根、金银花、土瓜根、爵床草、夏枯草各60g，白英30g，水煎3次分服。能使颈淋巴结肿块逐渐缩小。可结合手术与放射治疗。

⑶胃癌　野牡丹根、牛皮冻各30g，夏枯草、榕树根、鸡眼草、向日葵根各15g，百两金、穿破石各9g 水煎2次分服，为攻癌汤。能使胀痛等症状缓解，消化道出血停止，肿块逐渐缩减。

# 173.野茄树 Yeqieshu

【植 物 名】假烟叶

【别　　名】土烟叶、大黄叶、洗碗树、野烟叶、茄树。

【药材基源】为茄科 Solanaceae 植物假烟叶 Solanum verbascifolium L. 的根及叶。

【形态特征】直立灌木，高 1～5m。全株均被星状柔毛，有特殊臭气。叶互生，有时对生，有柄；叶片质厚，宽卵形、短圆状卵形或椭圆状卵形，长 10～23cm，宽 6～15cm，先端渐尖，基部宽楔形或近圆形，下面密被白色星状毛。夏、秋季开花，聚伞花序顶生或近顶生，总花梗上面有 2 分枝，每枝有一密集聚伞花序；萼灰绿色，长约 5mm；花冠浅钟状，白色，而常染绿，直径约 1.3cm，外面被毛。浆果球形，淡黄绿色，成熟时直径约 1.2cm，黄褐色，初被星状绒毛，后毛逐渐脱落，基部有宿萼；种子多数。花果期：全年。

【生境分布】生于荒山、荒地灌丛中。分布于海南各地。

【采收加工】全年可采，开花前采叶，晒干。

【化学成分】假烟叶根及叶含澳洲茄碱、澳洲茄边碱及龙葵苷。

【抗癌药理】本品有抗肿瘤作用，并能促进抗体的形成，煎剂对小鼠腹水癌有抑制作用。

【性味功能】味辛，性凉，有毒。有消炎退肿，败毒抗癌的功能。

【抗癌应用】(1)白血病　野茄树根 9～18g，水煎 3 次分服。继续 25d 后，可使白细胞下降，脾肿大缩小，症状缓解，延长生存期。宜于慢性粒细胞型白血病。

(2)膀胱癌　野茄树叶、土茯苓、车前草各 30g，蜀羊泉 15g，水煎 3 次分服。能使膀胱刺激症状缓解，肿瘤缩小。

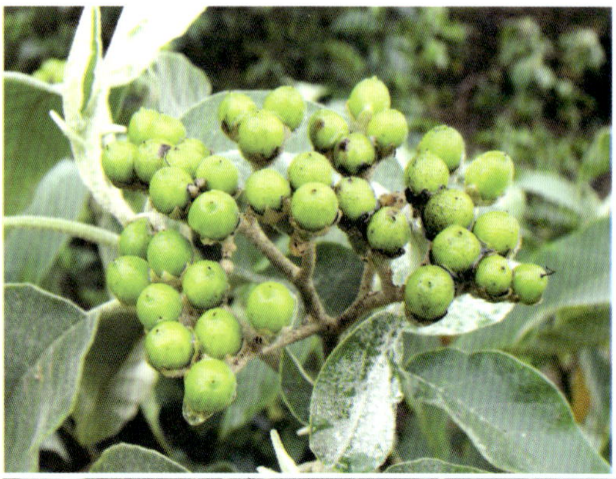

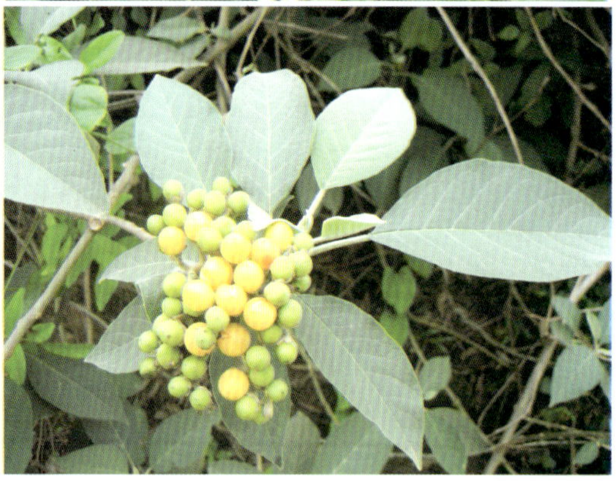

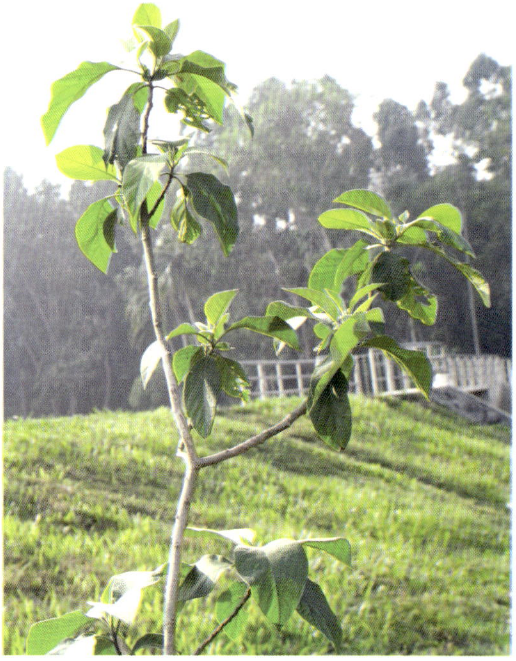

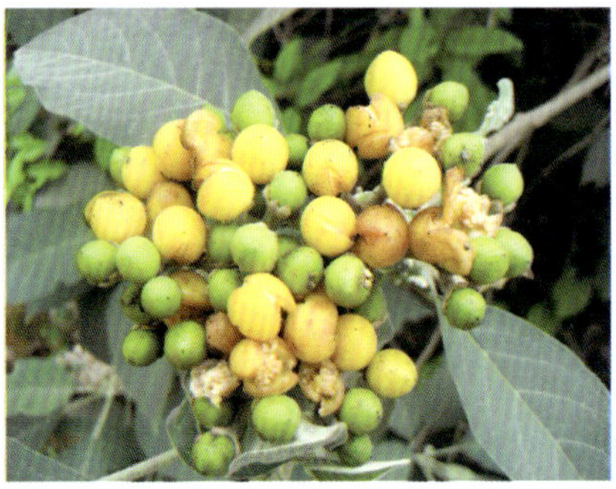

Solanum verbascifolium L.

# 174.野菊花 Yejuhua

【植 物 名】野菊

【别 名】甘菊花、苦薏、鬼仔菊、野黄菊。

【药材基源】为菊科 Compositae 植物野菊 Chrysanthemum indicum L. 的全草及头状花序。

【形态特征】为多年生草本；茎直立或斜上升，高25～130cm。根状茎稍粗，分枝，有或长或短的匍匐枝。叶纸质，基生叶花期：萎谢，中部与下部叶卵形或长卵形，长4～7cm，宽1.5～3cm，羽状深裂，每侧裂片2～3枚，裂片椭圆开或长卵形，边缘浅裂或有疏锯齿；上部叶渐小；上面有疏腺点及疏柔毛，下面毛稍密，基部渐狭；叶柄长0.5～1.5cm，基部有假托叶。秋冬季开花。头状花序少数或多数，直径2.5～4cm或稍过之，排成顶生伞房花序；总苞片数层，边缘膜质；舌状花1～2层，10余朵，花冠黄色，雌性；管状花多层，多朵，黄色，两性。瘦果倒卵形，有纵肋。花期：9～11月。

【生境分布】野生于荒野与路旁。分布于海南各地。

【采收加工】秋、冬季花盛开时采收，去净枝梗，略蒸或水烫后晒干。亦可直接晒干，但容易虫蛀。

【化学成分】野菊花含蒙花苷、菊苷、多糖、香豆精类、野菊花内酯及挥发油。

【抗癌药理】本品提取物对移植性小鼠艾氏腹水癌及人类子宫颈癌 JTC-26 等癌细胞的抑制作用显著。

【性味功能】味苦、辛，性凉。有疏风清热，清肿散毒的功能。

【抗癌应用】⑴鼻咽癌　野菊花、麦冬、生地各12g，山豆根、甘草各9g，紫草、薏仁各15g，金银花、龙葵、白花蛇舌草各24g，水煎服，日1剂。同时用山苦瓜10g切碎，浸入75%酒精25ml与蒸馏水25ml的混合液中，3d后再冲蒸馏水50ml，搅匀过滤，加甘油10ml，制成山苦瓜滴鼻液，每日滴鼻3～5次。继续内服外用，可使癌肿及淋巴结消减，鼻阻塞畅通。

⑵肝癌　野菊花、银花、紫草、郁金各60g，紫金锭（山慈姑。五倍子各60g，千金子霜30g，红芽大戟45g，朱砂12g，麝香9g，雄黄6g牋共为末，糯米糊制成锭，每锭3g）12g，人工牛黄24g，丹皮36g，昆布42g，七叶一枝花120g，共研细末，为消肝癌散，每服4.5g，日3次，温开水送服。继续服用，能使疼痛缓解，肝肿块逐渐缩小，食饮增加，病情明显好转。

⑶乳房纤维癌牋野菊花、半枝莲、六耳棱各30g，香茶菜、瓜子金各15g牋水煎服，日1剂。服1个月疼痛减轻，肿块逐渐缩小，以至消失。甲状腺癌牋野菊花、夏枯草、海藻各24g，南沙参12g，山药15g，牡蛎、白花蛇舌草各30g，制成糖浆480ml。每服20ml，日3～5次。同时用珍珠菜适量捣烂调米糊每晚外敷癌肿1次。继续内服外敷，能使压迫症状缓解，肿块坚肿软缩。

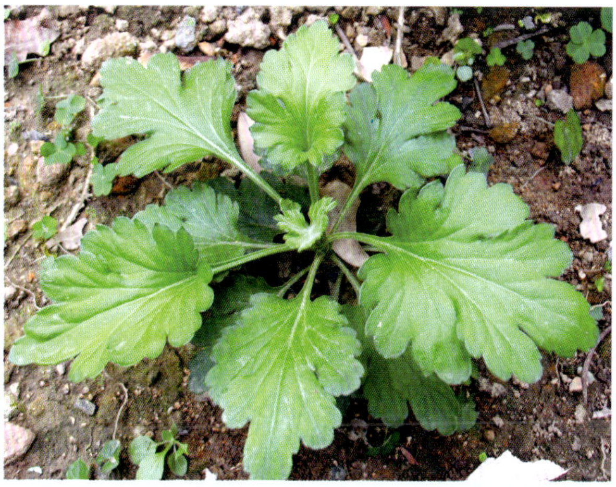

Chrysanthemum indicum L.

⑷胰腺癌　野菊花60g，紫金锭6g，青黛、人工牛黄各12g牋共研末，每服3g，日3次。继续服用2个月，疼痛减轻，肿块逐渐缩小，5个月症状基本消失。

⑸脂肪肉瘤牋野菊花30g，全蝎、蜈蚣各3g，炮山甲9g，当归15g，半枝莲60g牋水煎2次，早、晚分服。宜与X线或Co60同时照射，可使瘤肿缩小。

# 175.银不换 Yinbuhuan

【植 物 名】毛叶轮环藤

【别　　名】毛篸箕藤、金锁匙。

【药材基源】为防己科 Menispermaceae 植物毛叶轮环藤 Cyclea barbata （Wall.） Miers. 的根。

【形态特征】草质藤本；根长圆柱形，稍扭曲，直径 1 cm 左右。外皮灰棕色或灰褐色。茎纤细缠绕，有纵条、嫩枝被长柔毛。叶互生、薄纸质或近膜质；叶柄密被长柔毛，近盾状着生，叶片三角状阔卵形，长 5～10cm，宽 3～8cm，先端渐尖，基部微凹或近截平，两面被柔毛，全缘，缘毛甚密，长而广展，掌状脉 7～9 条，自叶柄着生处放射伸出。花序腋生，花单性，雌雄异株；雄花为密伞花序排列成圆锥状，具 1～2 回分枝，被长柔毛，雄花萼筒杯状，背面被长硬毛，萼 4 裂，裂片阔三角形，花冠筒浅杯状，雄蕊柱稍伸出；雌花序下垂，密伞花序排列成总状，雌花萼片 2 枚，近圆形，背面密被硬毛，花瓣 2 枚，扁圆形，无毛，子房密被硬毛，柱头裂片尖锐。核果扁圆形，初被硬毛，成熟近无毛，内果皮骨质背部两侧各有 2 行疣状小突起。花果期 8～11 月。

【生境分布】生于潮湿山地、林边，路旁及丘陵灌木丛中。分布于陵水、三亚、保亭、乐东、儋州等地。

【采收加工】开花前采收. 去净须根和泥沙，晒干。

【化学成分】银不换根含多种生物碱：粉防己碱、异粉防己碱、高阿莫林碱、小檗胺、利马辛、dl- 去甲粉防己碱、d- 异去甲粉防己碱、异粒枝碱、单甲基粉防己季胺碱氯化物、α - 轮环藤酚碱和 β -轮环藤酚碱、左旋箭毒碱等。

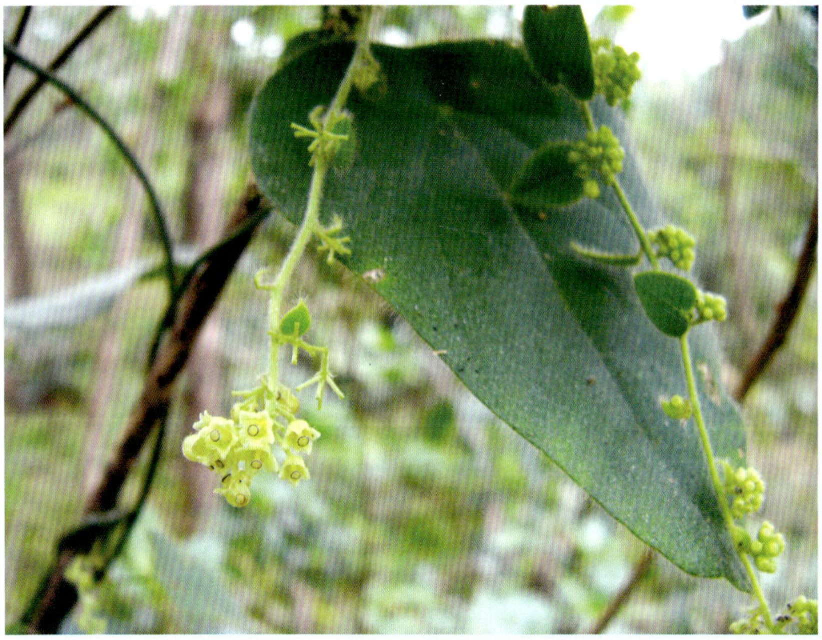

Cyclea barbata (Wall.) Miers.

【抗癌药理】用羟磷灰石离心法证实米索硝唑能选择性加强 γ 射线缺氧照射后白血病 L7712 细胞 DNA 单链断裂的产生，粉防己碱不影响照射后 DNA 单链断裂的产量，但是可以抑制其重接，对 DNA 合成和非预定合成也有明显的抑制作用。临床发现本品对晚期肝癌放疗有一定的增敏作用，从而有利于提高缺氧细胞对辐射的敏感性，提高放疗的效果。

【性味功能】味苦，性寒，有小毒。有清热解毒，散瘀止痛，利湿通淋的功能。

【抗癌应用】胃癌　银不换 10g，炙鳖甲、凤尾草各 24g，夏枯草、板蓝根各 15g，地骨皮、白僵蚕、蝉蜕、地龙各 12g，柴胡、龙胆草各 9g，漏芦 6g，生姜 2 片，水煎服，每日 1 剂。

# 176.黄皮 Huangpi

【植 物 名】黄皮

【别　　名】油皮、油梅、黄弹龙眼、鸡心果。

【药材基源】为芸香科Rutaceae植物黄皮Clausena lansium (Lour.) Skeels.的根、叶、果及种子。

【形态特征】常绿小乔木。高达12m。幼枝被成簇的丛状短毛及长毛。奇数羽状复叶，小叶5～11片，互生；叶片广卵形或卵状长圆形，先端锐尖或短渐尖，基部宽楔形，两侧不对称，边缘具浅波状或浅圆锯齿，无毛或在背面中脉上被极短的疏柔毛。聚伞圆锥花序顶生；花白色，芳香；花瓣5枚，长圆形，端钝，舟形，两面均被黄色短毛。果圆球形、卵形或鸡心形，黄色至暗黄色，密被柔毛。种子1～3粒，绿色，近圆球形。花期：2～3月；果期：5月下旬开始。

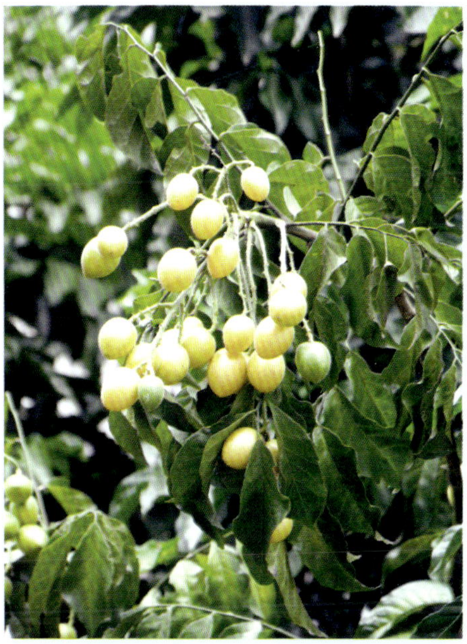

【生境分布】海南各地栽培。

【采收加工】夏季收集成熟种子，洗净，蒸熟，晒干。

【化学成分】黄皮根、叶、果及种子含生物碱、黄酮苷酚类、氨基酸。

【抗癌药理】体外试验证明对肿瘤具有一定的抑制作用。

【性味功能】叶：味苦辛，性平；果：味干酸、性温；种子：味辛、苦，性温；根：味辛、微苦，性温。行气止痛，健胃消肿。

【抗癌应用】⑴鼻咽癌淋巴转移　十大功劳叶60g，鲜黄皮120g，夏枯草45g，甘草9g，制成煎剂口服，每日1剂，煎2次分服。

⑵肺癌　黄皮、党参、白术各30g，半枝莲、白花蛇舌草各50g，苦参、莱菔子、南沙参各10g，生甘草5g，水煎服。

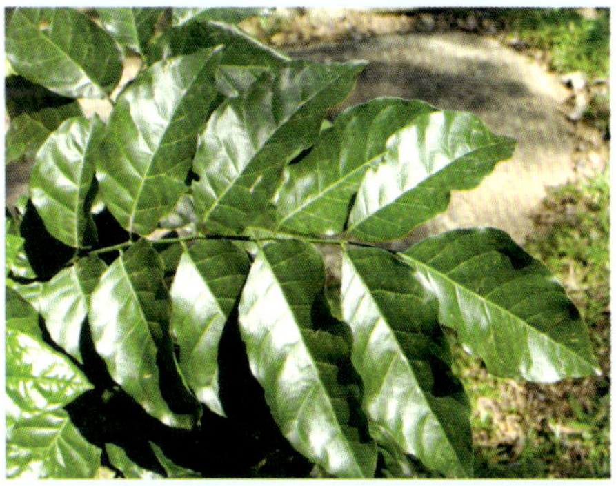

Clausena lansium (Lour.) Skeels.

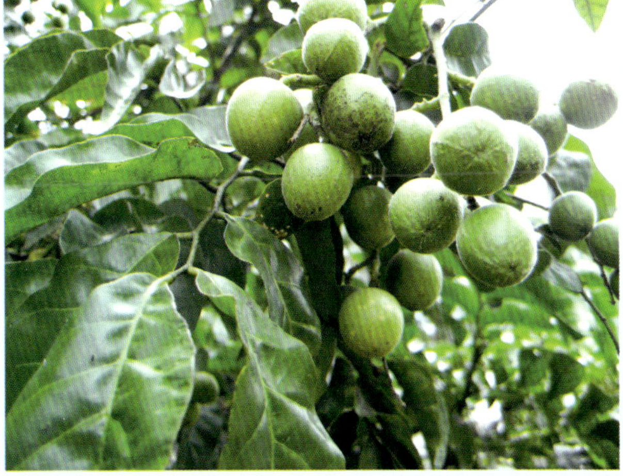

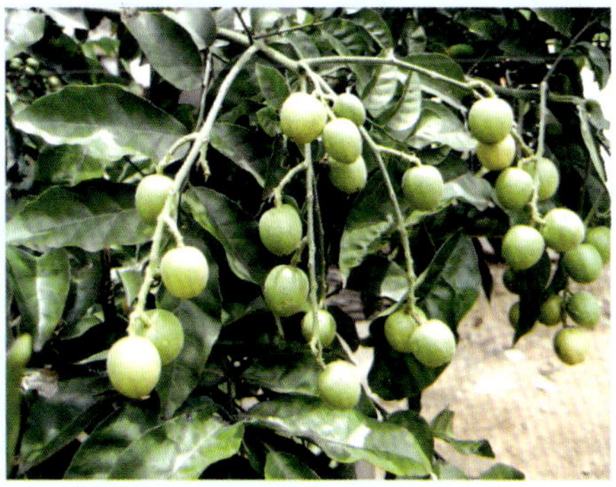

# 177.黄花夹竹桃 Huanghuajiazhutao

【植 物 名】黄花夹竹桃

【别　　名】竹桃、黄花状元竹、酒杯花。

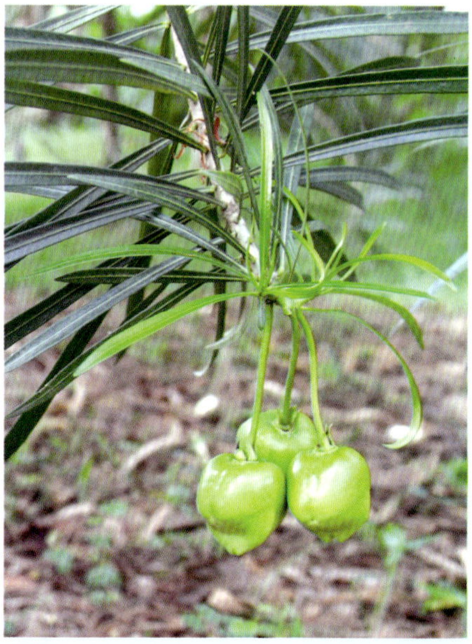

【药材基源】为夹竹桃科 Apocynaceae 植物黄花夹竹桃 Thevetia peruviana (Pers.) K. Schum.的叶或树皮。

【形态特征】常绿灌木，高达 5 m，无毛。树干暗褐色，皮孔明显，下部枝条悬垂，小枝细软，嫩枝绿色，具乳汁；单叶互生，近革质，狭被针形，长 10～15cm，宽 0.5～1.2cm，两端渐尖，腹面亮绿色，背面淡绿色，全缘，边缘略反卷；无叶桃花单生叶腋或 2～6 朵组成顶生或腋生聚伞花序，花黄色，漏斗状，冠管圆筒状，长2～2.5cm，内有银色长柔毛，副花冠5枚，鳞片状，被银色长柔毛；雄蕊着生于冠管喉部，长 5mm，花丝被银色长柔毛，花药伸到鳞片状的副花冠处，子房无毛，2室，每室有胚珠2颗，柱头盘状，顶端2裂。核果三角状球形，初为亮绿色，后变黑色，长 3cm，宽 4cm；种子骨质，淡灰色，双凸镜状，长 2cm，宽约 3cm。花期：几乎全年；果期：8 月至翌年 3 月。

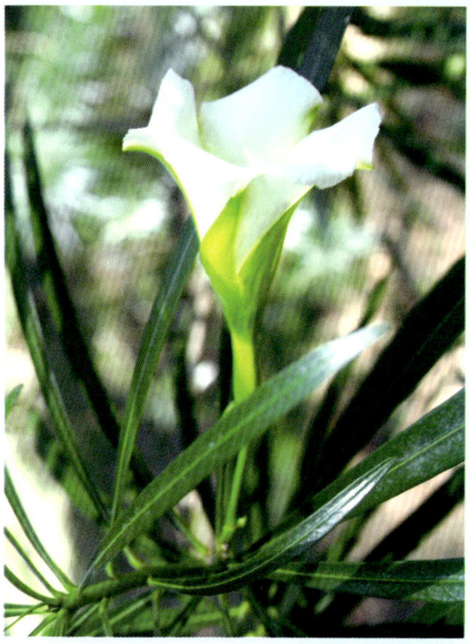

【生境分布】生于疏林中，分布于海南各地。

【采收加工】全年可采，晒干或鲜用。

【化学成分】黄花夹竹桃（黄花夹竹桃叶）含强心成份，主要为欧夹竹桃苷丙系夹竹桃苷元与夹竹桃糖所成的苷。或含欧夹竹桃苷甲，欧夹竹桃苷乙，去乙酰欧夹竹桃苷丙等。叶中的强心苷，在开花 期含量最高。还含三萜皂苷芸香苷，橡胶肌醇等。

【抗癌药理】本品叶提取物对小鼠艾氏腹水癌有轻度的抑制作用。

【性味功能】味苦，性寒，有毒。有强心利尿，祛痰定喘，镇痛，去瘀的功能。

【抗癌应用】临床尚未使用。

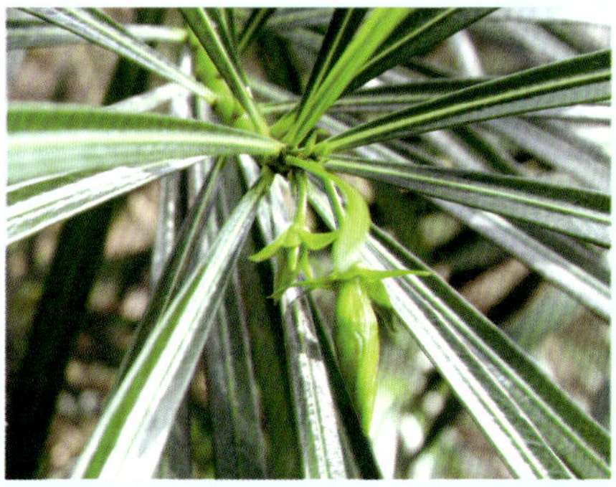

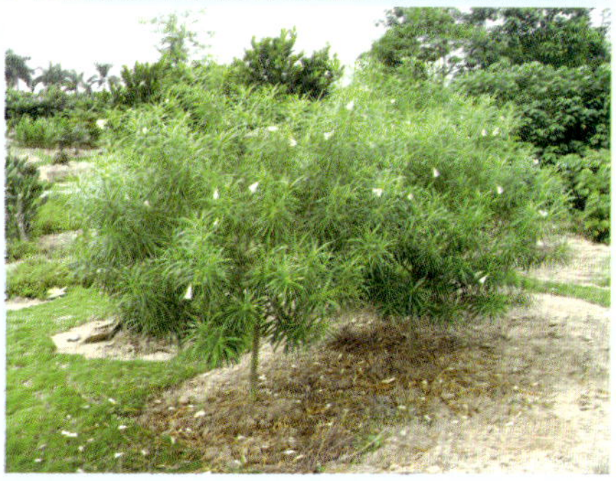

Thevetia peruviana (Pers.) K. Schum.

# 178.黄药子 Huangyaozi

【植 物 名】黄独

【别　　名】金线吊蛋、黄药、黄药根、木药子、大苦等。

【药材基源】为薯蓣科Dioscoreaceae植物黄独Dioscorea bulbifera L.的块茎。

【形态特征】缠绕草质藤本。块茎卵圆形至长圆形，表面密生多数细长须根。茎无毛。单叶互生；叶片宽卵状心形或卵状心形，长5～16（～26）cm，宽2～14（～26）cm，顶端尾状渐尖，边缘全缘或微波状，两面无毛；叶腋内有大小不等紫褐色的球形或卵圆形珠芽，直径1～3cm，外有圆形斑点。雄花序穗状下垂，常数个丛生于叶腋，有时基部花序延长排列成圆锥状；雄花单生密集，基部有卵形苞片2枚；花被片披针形，新鲜时紫色；雄蕊6枚，着生于花被基部，花丝与花药近等长。雌花序与雄花序相似，常2至数个丛生叶腋，长20～50cm；退化雄蕊6枚，长仅为花被片1/4。蒴果反折下垂，三棱状长圆形，长1.5～3cm，宽0.5～1.5cm，两端圆形，成熟时淡黄色，表面密生紫色小斑点。种子深褐色，扁卵形，通常两两着生于每室中轴的顶端，种翅栗褐色，向种子上方延伸呈长圆形。花期：7～10月；果期：8～11月。

【生境分布】多生于河谷边、山谷阴沟或杂木林边缘，有时房屋前后或路旁的树荫下也能生长。分布三亚、儋州、保亭、琼海、东方、澄迈等地。

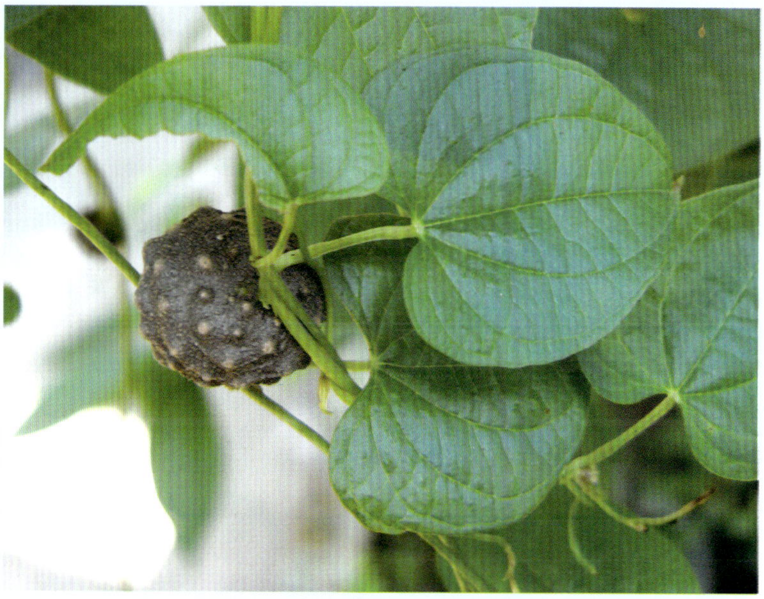

Dioscorea bulbifera L.

【采收加工】夏末至冬初采挖块茎，洗净，趁鲜切片，晒干或烘干。

【化学成分】黄独块茎含皂苷、鞣质、蔗糖约22.5%、还原糖0.69%、淀粉2.5%。

【抗癌药理】本品对小鼠肉瘤S180和白血病L615有抑制作用，黄药子油对子宫瘤U14有抑制作用。本品所含的甾体皂苷对动物实验性、移植性肿瘤有抑制作用。

【性味功能】味苦、性平。有凉血，降火，消瘿，解毒，化痰散结的功能。

【抗癌应用】⑴食管癌、贲门癌　黄药子9g，白花蛇舌草70g，薏苡仁30g，乌药、龙葵各3g，乌梅6g，田三七1.5g，水煎服，每日1剂。本方还可治胃癌、直肠癌。

⑵治胃状腺腺瘤：黄药子25g，夏枯草50g，香附20g，昆布20g，海藻20g，牡蛎35g，射干20g，连翘20g，龙胆草15g，海浮石30g，水煎服，每日1剂，分两次饭后服。

⑶治各种肿瘤方①黄药子、川乌、三七、重楼、元胡、芦根、山慈菇各30g，冰片6g，共为细末，每日服3次，每次3g，开水送服。对疼痛者尤为有效。②黄药子500g，天葵子500g，鼻盘子500g，将黄药子适当粉碎，天葵子500g，鼻盘子500g，将黄药子适当粉碎，与天葵子，算盘子煎黄浓缩加补料制片，口服，每次5～10片，每日3次。

# 179.黄根 Huanggen

【植 物 名】三角瓣花

【别　　名】南山花、黄根、四蕊三角瓣花、三角瓣花根、黄鸡郎、黄鸡胖。

【药材基源】为茜草科 Rubiaceae 植物三角瓣花 Prismatomeris tetrandra (Roxb.)K. Schum. 的根。

【形态特征】灌木，很少小乔木；小枝四棱柱形，干后黄色，有光泽，无毛。叶薄革质，长椭圆形或椭圆状披针形或倒披针形，两面无毛而有光泽；叶脉在叶片两面凸起，侧脉纤细，每边57条，离边缘2～3mm处彼此连结，在叶片两面稍明显；叶柄长5～10mm，上面有槽；托叶三角形，长2～3mm，顶端急尖。伞形花序通常无总花梗，有时有总花梗；花梗柔弱，长15～20mm；萼管长2.5～3mm，萼管顶部截平或具不明显的4～5小齿；花冠白色，冠管狭窄，长15～20mm，裂片通常5片，很少4片，狭披针形，长5～10mm，广展，顶端急尖或渐尖；花柱长1.2～1.6cm。核果球形，直径8mm，成熟时黑紫色，有小核2个，但其中一个不正常发育。花期：4～5月。

【生境分布】生于中低海拔杂木林中。分布于定安、琼中、陵水、保亭、三亚、东方、昌江、白沙等。

【采收加工】春秋采挖，洗净，晒干、生用。

【化学成分】三角瓣花全草含有机铝、乌楠醌、茜黄、茜黄-1-甲醚、虎刺醛和B-谷甾醇。

【抗癌药理】体外试验证明均有抗肿瘤活性。

【性味功能】味甘、微苦，性凉。有凉血止血，利湿退黄的功能。

【抗癌应用】⑴白血病　黄根30g与猪骨共煮，不放油盐，日服2～3次。继续至发热、出血等症状显着缓解，延长生存期。宜于急性、亚急性细胞性白血病。

⑵乳腺癌　黄根、一点红、扛板归、爵床草、黄椒各30g，野牡丹、白英各60g，水煎3次分服。

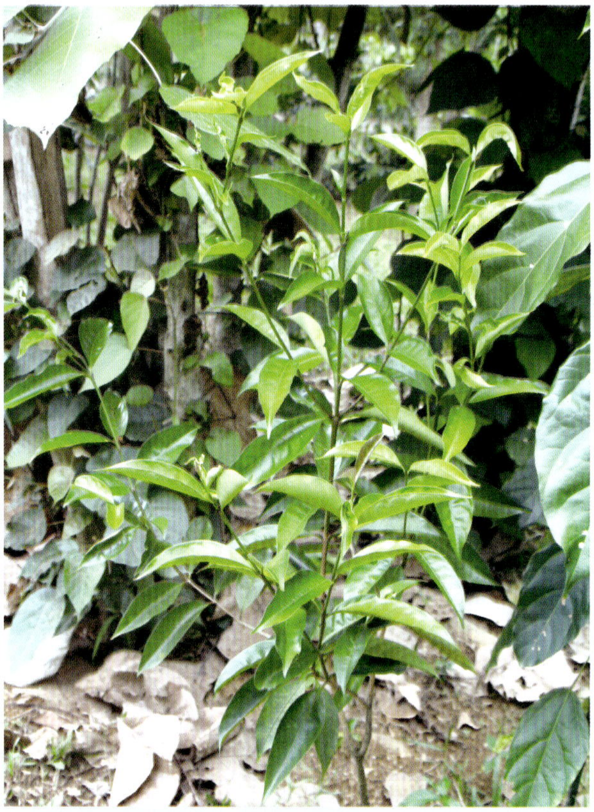

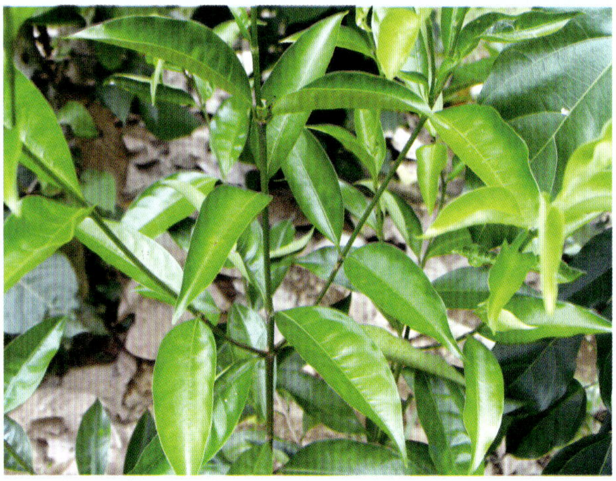

Prismatomeris tetrandra (Roxb.)K.Schum.

# 180.喜树 Xishu

【植 物 名】喜树

【别　　名】旱莲木、水桐树、天梓树、秋青树、土八角、千丈树等。

【药材基源】为珙桐科 Nyssacese 植物喜树 Camptotheca acuminata Decne. 的果实、根和根皮。

【形态特征】落叶乔木，高达 20m；树皮灰色，纵裂成浅沟状；冬芽腋生，圆锥状，有卵形鳞片 4 对，被柔毛。单叶互生，纸质，长圆状卵形或椭圆形，长 12～28cm，宽 8～12cm，顶端短锐尖，基部近圆形，全缘，下面疏生短柔毛；侧脉每边 11～15 条；叶柄长 1.5～3cm。花夏季开放，杂性，同株，多朵密聚成直径 1.5～2cm 的头状花序，此花序再作圆锥花序式排列，顶生或腋生，上部的常为雌花序，下部的为雄花序；花萼杯状，5 裂，有缘毛；花瓣 5 枚，长圆形，长约 2mm，淡绿色，早落；花盘微裂；雄蕊 10 枚，外轮 5 枚，较内轮的长，花丝纤细，花药 4 室；子房下位，花柱长 4mm，无毛。翅果长圆形，长 2～2.5cm，顶端具宿存花盘，两侧具狭翅，干后黄褐色。花期：4～7 月；果期：10～11 月。

【生境分布】常生于海拔 1000m 以下林边及溪边。琼中、儋州有少量栽培。

【采收加工】果实成熟时采摘果序，晒干，除去总果梗及花托。

【化学成分】喜树含喜树碱、喜树次碱、10-羟基喜树碱、10-甲氧基喜树碱、白桦脂酸、长春苷内酰胺等。

【抗癌药理】动物试验表明，本品所含成分均有显着的抗肿瘤活性。喜树碱对白血病 P388，艾氏腹水瘤皮下型，大鼠瓦克癌肉瘤 W256 及吉田肉瘤均有明显的治疗作用。喜树碱与消瘤芥（AT1258）及抗菌素 B599 合并应用，对治疗艾氏腹水癌有协同作用，使腹水癌小鼠生存时间明显延长。运用放射自显术观察，喜树碱能明显抑制 C14-腺嘌呤掺入小鼠腹水肝癌细胞的 DNA 和 RNA 内，对小鼠腹水肝癌细胞分裂的四期都有明显抑制作用，并出现较多的异常核分裂。羟基喜树碱和甲氧基喜树碱对多种动物肿瘤有比喜树碱更明显的抑制作用，且毒性较小，目前已制成 10-羟基喜树碱钠盐针剂用于临床，主要用于胃癌，肠癌，急性及慢性粒细胞型白血病。

【性味功能】味苦、涩，性寒，有毒。有抗癌，散结，破血化瘀的功能。

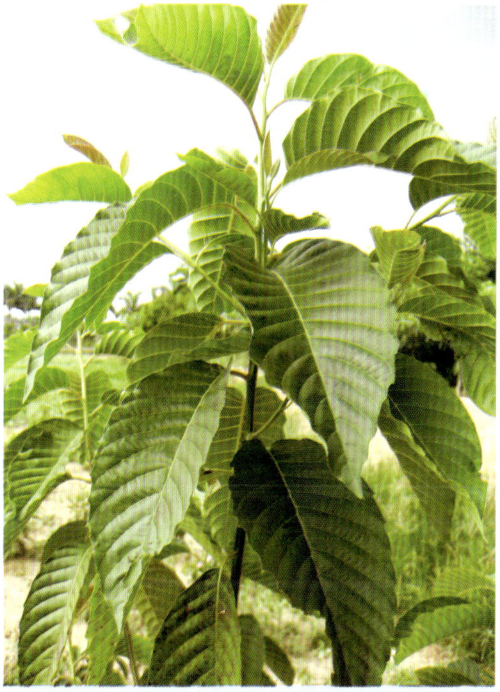

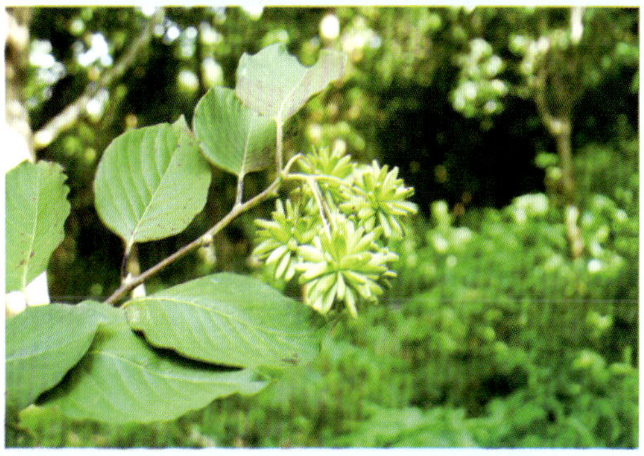

Camptotheca acuminata Decne.

【抗癌应用】⑴白血病①喜树根适量 研粉，每服3g，每日3次。如白血球下降可改为每服1.5g，每日3次，维持量为1d0.1～0.5g，症状可获缓解。②喜树根皮30g 水煎服，每日1剂。开始量可酌情增大。③喜树皮15g，白花丹根、马鞭草、葵树子、白花蛇舌草各9g 水煎服，连服20d以上。宜于急性粒细胞型白血病与急性淋巴细胞型白血病，尤对儿童的疗效更好。可结合激素及其它支持疗法。④喜树皮、喜树根皮各等量，共研细末，水泛为丸，丸重3g，每服1丸，每日3次，视血象改变减量。可使症状部分或完全缓解，急、慢性均可。⑤喜树碱注射液10～20mg 用0.9%氯化钠液20ml稀释后静脉注射，每日1次。10～14d为1疗程，以后每3d注射一次作维持量。亦可用喜树果注射液每日2～8ml（每支2ml含培树果8g），肌肉注射，对急性白血病可使症状完全缓解。喜树根注射液每日4～8ml（每ml含喜树根浸膏250mg），肌肉注射，宜于慢性粒细胞型白血病。

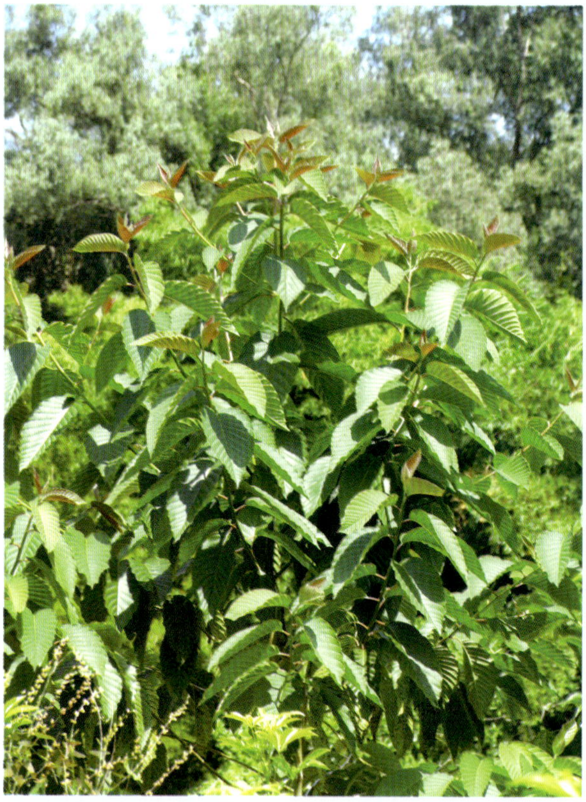

Camptotheca acuminata Decne.

⑵宫颈癌 喜树碱20mg 用生理盐水20ml稀释后静脉注射，每日1次。同时用丹参9g水煎服。连用12d后，改为3d用药1次作维持量。可结合局部用药促进疗效。

⑶肝癌 喜树根、忍冬藤各30g，龙葵、蛇莓各15g水煎3次分服，每日1剂。继续应用，可使症状缓解，肝肿块缩小，延长生存期。

⑷食管癌 喜树碱注射液20mg，用0.9%氯化钠溶液稀释后每日静脉注射1次，12d后每3d注射1次。连用1～3个月，可使癌肿缩小，吞咽顺利。

⑸胃癌 喜树果、婆罗子、蜣螂、旋复花各9g，枳壳、台乌药各6g，姜半夏12g，鬼针草、石见穿各15g 水煎3次服，每日1剂。或用：喜树果浸膏 每日量约相当于生药6～9g，分3次服，每日1剂。继续应用2～4周后症状改善，食欲恢复，肿块缩小。亦宜于结肠癌与直肠癌。

⑹淋巴肉瘤 喜树碱5～10mg，加入生理盐水10～20ml中作瘤体局部注入，隔日1次，或每周2次，50ml为1疗程。维持量每周2.5mg，能使瘤体缩小。

⑺膀胱癌 喜树碱20～30mg，加入生理盐水20～30ml中，排空小便后进行膀胱灌注，每日1次。一般连用3次或每周2～3次后亦可每日加服广豆根片（广豆根6份，甘草1份）3g，每日3次，糖开水送，可增加疗效，能使癌肿缩小，尿频、尿急等膀胱刺激症状缓解。

⑻滋养叶细胞癌 喜树碱10～30mg 溶于0.9%生理盐水20～30ml中，静脉注入，可1d静注10mg，或每周静注2次，每次30mg。重症患者，可隔天静注20～40mg，具体视病情、反应及恢复情况而定。总量150～200mg为1疗程。最大总量可达320mg。一般患者均治疗1～3个疗程，每疗程间隔2周左右。可获较满意的近期疗效，并可保留生育机能。

# 181.棕板 Zongban

【植 物 名】棕榈

【别　　名】棕树、山棕。

【药材基源】为棕榈科Palmae植物棕榈Trachycarpus fortunei (Hook. f.) H. Wendl.的纤维鞘炭化物、根、叶和果实。

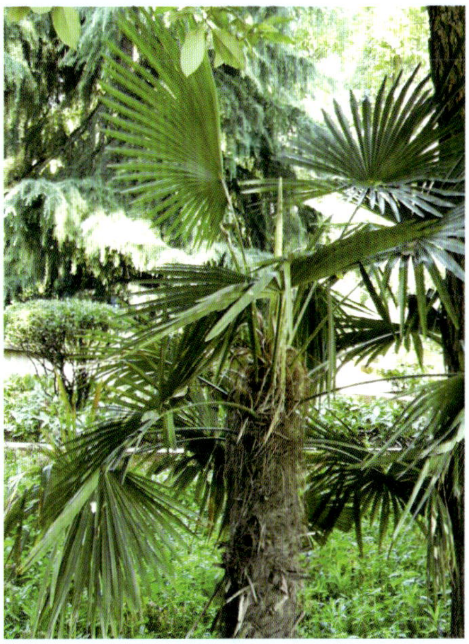

【形态特征】常绿乔木，高达15m。干圆柱形，直立，不分枝，干有残存不脱落的老叶柄基部，并被暗棕色的叶鞘纤维包裹。叶大，簇生于树干顶端，掌状分裂成多数狭长的裂片，裂片坚硬，顶端浅二裂。叶柄极长。雌雄异株。淡黄色，肉穗花序，排列成圆锥花序；核果肾形，初为青色，熟时黑褐色。花期：5～6月；果期：8～10月。

【生境分布】海南各地栽培。

【采收加工】冬季果实成熟时采收，除去杂质，晒干。采收根时去除须根和杂质，洗净，晒干。

【化学成分】棕榈的皮、根、叶均富含鞣质，根含糖类，子含花白苷及棕榈油。

【抗癌药理】在体内显抗肿瘤作用。

【性味功能】味苦、涩，性平。有敛血消肿的功能。

【抗癌应用】⑴血管癌　棕榈炭、血余炭、蛇蜕、蜂房、地龙、木鳖子各等份　共研细末，炼蜜和丸为平瘤丸，丸重6g，早、晚各服1丸，温开水送下。宜于毛细血管瘤。继续服用，能使肿瘤缩小，平复，化瘀软坚，防止出血。

⑵宫颈癌　棕榈炭、茜草炭、阿胶（烊化、冲服）、地榆、旱莲草、生地、当归、丹参、赤芍、延胡索、川楝子各9g，龟板15g，蜀羊泉、半枝莲、石打穿、白花蛇舌草各30g，切碎，水煎3次分服，每日1剂。继续服用，可使阴道流血及白带减少，小腹坠痛缓解，癌肿软缩、平复。

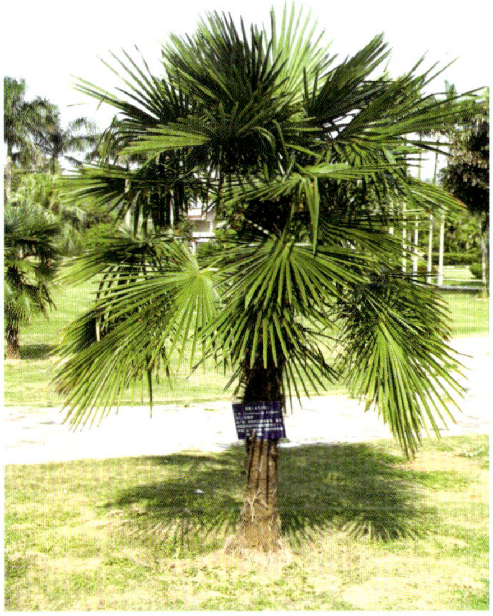

Trachycarpus fortunei (Hook. f.) H. Wendl.

⑶恶性淋巴瘤　棕榈根、铺地蜈蚣各30g，麻骨风、杜仲藤、虎舌红各15g，切碎，水煎。另用雌鸡一只（1斤左右），去肠杂，切块，用茶油30g炒干，加入上药再煎2h，去药渣，吃鸡和汤。服时兑些甜酒，每周2剂，每剂服4～6次。同时每日服用下药：盘龙草、虎舌红、四块瓦、大罗伞各9～15g 煎水代茶，连服3～4月。可使全身淋巴缩小，食欲恢复，睡眠好，体重增加。亦可结合化疗或放疗。用鲜金刚刺60g煎水，分3次送服。能使血尿消除，尿路梗阻缓解，瘤肿明显缩小，获临床痊愈。

⑷膀胱癌　棕榈子30g，鲜金刚刺60g，水煎3次分服，亦可用棕榈子片剂，每次5片（片重0.3g），每日3服，

# 182.番木瓜 Fanmugua

【植 物 名】番木瓜

【别　　名】木瓜、乳瓜、万寿果。

【药材基源】为番木瓜科 Caricaceae 植物番木瓜Carica papaya L.的果实。

【形态特征】软木质小乔木，高达8m，有乳汁，茎不分枝或可在损伤处发生新枝；有螺旋状排列的粗大叶痕。叶大，生茎顶，近圆形，常7～9深裂，直径可达60cm，裂片羽状分裂。花单性，雌雄异株；雄花排成长达1m的下垂圆锥花序。

【生境分布】全岛栽培，少量逸为野生。

【采收加工】全年可采，生食或熟食；亦可采集成熟果实，切开，晒干。

【化学成分】番木瓜果实含香木瓜碱、木瓜蛋白酶、颖乳酶；在淡黄色的果实中含隐黄素、蝴蝶梅黄素、b-胡萝卜素、d-胡萝卜素和隐黄素环氧化物等色素；在红色的果实中含西红柿烃。种子含异硫氰酸苄酯、香木瓜苷。

【抗癌药理】番木瓜碱具有抗淋巴性白血病细胞的强烈抗癌活性和抗淋巴性白血病P388和EA肿瘤细胞的适度活性。

【性味功能】味甘，性平。有消食健胃，滋补催乳，舒筋活络的功能。

【抗癌应用】辅助抗癌：癌症患者每日适量食用番木瓜及其制品，有辅助治疗癌症作用。

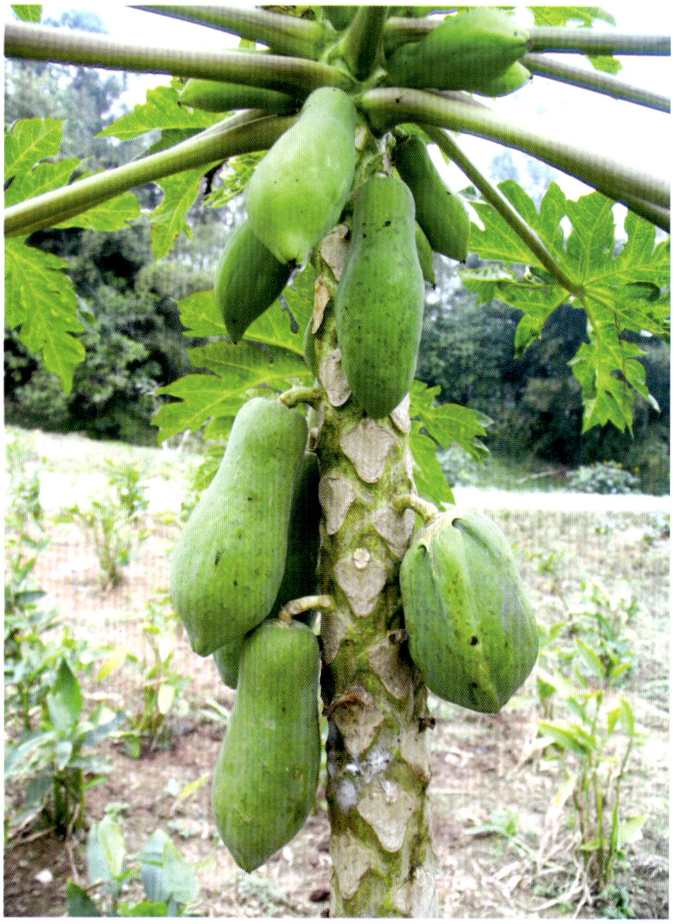

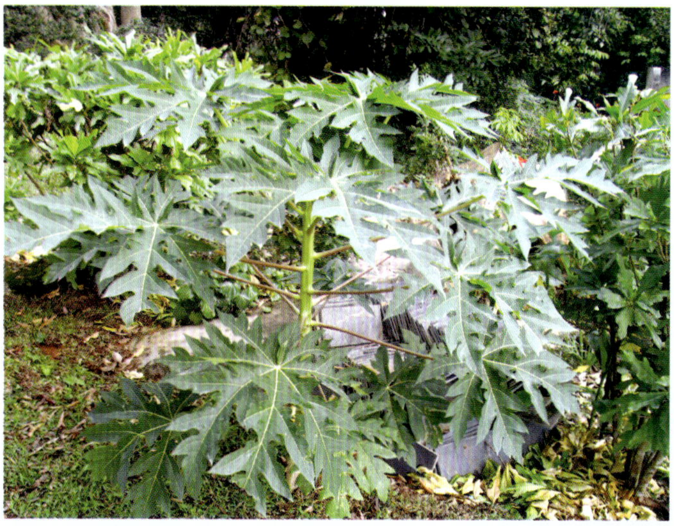

Carica papaya L.

# 183.番荔枝 Fanlizhi

【植 物 名】番荔枝

【别　　名】佛头果、释迦果。

【药材基源】为番荔枝科Annonaceae植物刺果番荔枝Annona squamosa L.的根、茎叶、果实。

【形态特征】半落叶性灌木或小乔木，树高3～5m。枝条细软下垂。叶互生，椭圆状披针形，先端短尖或钝，叶背灰绿色，幼时被茸毛，后变秃净。花单生于老枝叶腋，外轮花瓣狭长而肥厚，肉质，长三棱形，顶端尖，被微毛，内轮花瓣细小，呈鳞片状；雌蕊通常成圆锥或棱锥形突起的雌蕊体；果实为聚合果，心圆锥形或球形，直径5～10cm，浆果由多数心皮聚合而成，心皮在果面形成瘤状突起，熟时易分离；假种皮为食用部分，乳白色，味极甜，有芳香。种子黑褐色或深褐色，表面光滑，纺锤形、椭圆形或长卵形。花期：3～5月。

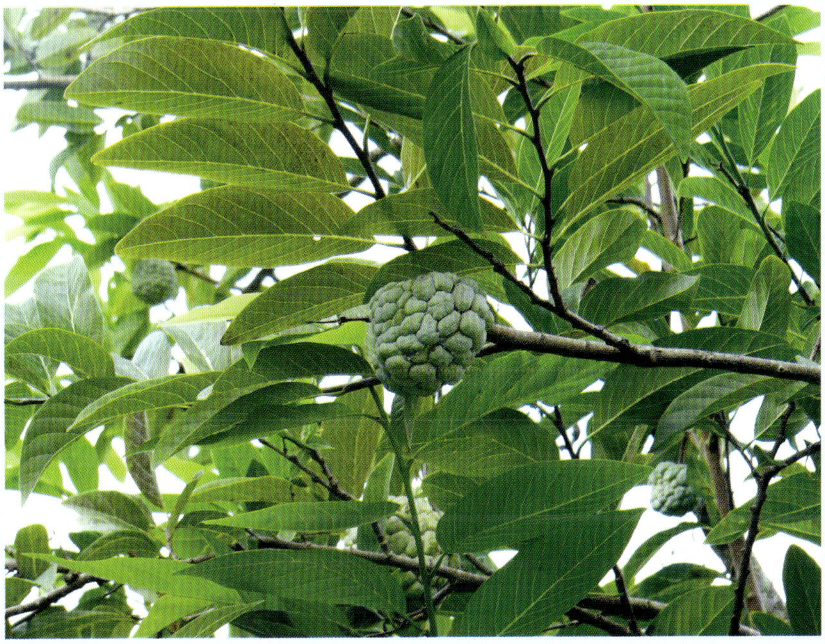

Annona squamosa L.

【生境分布】生于灌丛中，丘陵山坡林中，疏林中。分布于海南各地。

【采收加工】茎叶全年可采。割取带叶嫩茎枝，切段，晒干。根：秋、冬季采收，晒干备用。果实成熟时采收。

【化学成分】番荔枝茎皮中含squamotacin、motvizarin等番荔枝内酯、生物碱等。

【抗癌药理】番荔枝内酯类化合物作用于肿瘤细胞线粒体的氧化磷酸化过程，可以抑制其关键的电子转移过程，所以其对多种肿瘤细胞呈现细胞毒活性。

【性味功能】味甘酸，性微寒。有消食开胃、生津止渴、清热解毒、利尿止痢的功能。

【抗癌应用】肺癌、乳腺癌、胃癌　番荔枝果实、枝叶60g，仙鹤草、半枝莲各80g，水煎服，每日1剂。

# 184.紫茉莉 Zimoli

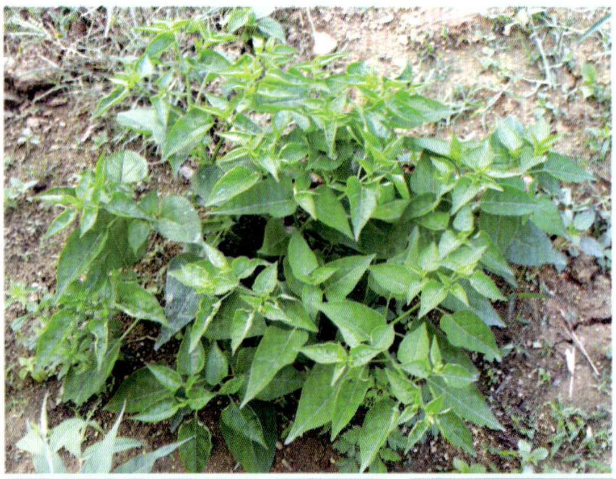

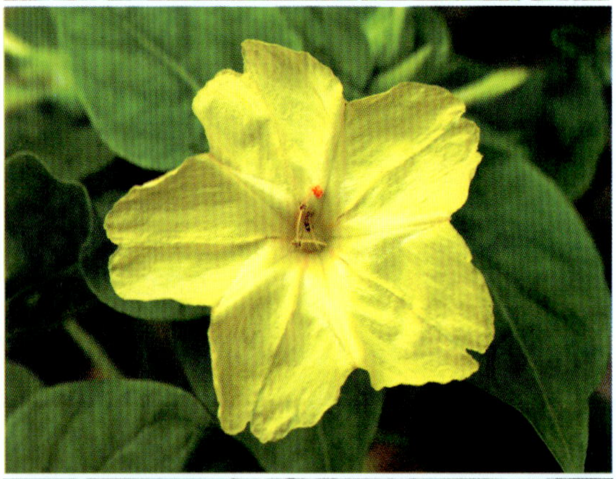

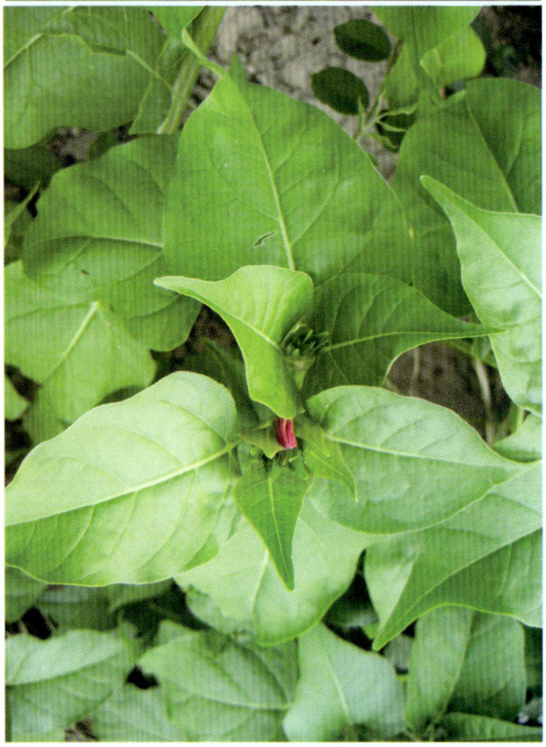

Mirabilis Jalapa L.

【植 物 名】紫茉莉

【别　　名】胭脂花、草茉莉、煮饭花、烟脂花、粉子头、入地老鼠等。

【药材基源】为紫茉莉科Nyctaginaceae植物紫茉莉Mirabilis Jalapa L. 的根或全草。

【形态特征】多年生草本，高可达1m。块根纺锤形，肉质，表面棕黑色，内面白色。茎直立，分枝多，有膨大的节。叶对生，卵状，长4～10cm，宽约3cm，先端锐尖，基部截形或心脏形，全缘，羽状网脉；叶两长。花1朵至数朵生于枝梢，总苞5裂，萼状；花萼呈花冠状，萼管细长，长4～5cm，上部扩大成喇叭形，5裂，色白或紫红；花瓣缺；雄蕊5～6花丝细长，与花被等长或稍长；雌蕊1枚，于房上位，1室，花柱线状，柱头头状。果实狭卵形，长约8mm，黑色。种子直立，内藏丰富的白色粉质胚乳。花期：7～9月。

【生境分布】常生于屋旁或庭院内，少量逸为野生。分布于海南陵水、三亚、保亭、乐东、儋州、临高等市县。

【采收加工】秋末春初采收，挖取块根，除去须根，刮去外皮，洗净，晒干，或蒸后晒干。

【化学成分】紫茉莉根含胡芦巴碱为一种内盐，并含半乳糖。根含氨基酸、有机酸及大量淀粉。花含多种甜菜黄素、种子含大量淀粉，又含粗脂肪、脂肪酸、油酸、亚油酸、亚麻酸等。

【抗癌药理】同属植物多花紫茉莉根的水提取物不同剂量对小鼠肉瘤S180、小鼠Lewis肺癌及P1798淋巴肉瘤和W256均有抑制作用。

【性味功能】味甘、淡，性凉。有清热利湿，活血调经，解毒消肿的功能。

【抗癌应用】(1)肠癌　紫茉莉根（鲜品）、肥猪肉各60g，加水炖至肉溶化为度，喝肉汤。(2)肾癌　白花紫茉莉根30～60g，茯苓9～15g，水煎服。

# 185. 紫檀 Zitan

【植 物 名】紫檀

【别　　名】蔷薇木、蘖木、黄柏木、青龙木。

【药材基源】为豆科Leguminosae植物紫檀Pterocarpus indicus Willd.的心材。

【形态特征】半落叶乔木，在原产地成年树高达30m以上，胸径1～1.5m。幼树皮光滑，大后粗糙，含树脂；主干较短，自然分枝低，约在2m左右分出很多枝干；树冠庞大；奇数羽状复叶，互生，长30～50cm，有小叶5～13片，宽椭圆形，先端急尖，基部浑圆，边全缘，叶两面光泽，小叶长6～11cm。总状花序，长15～30cm，腋生或顶生，深黄色，有香味；荚果浑圆，有一薄翅将里边种子完全围绕，荚果径5～6cm，褐色，内有种子1粒。

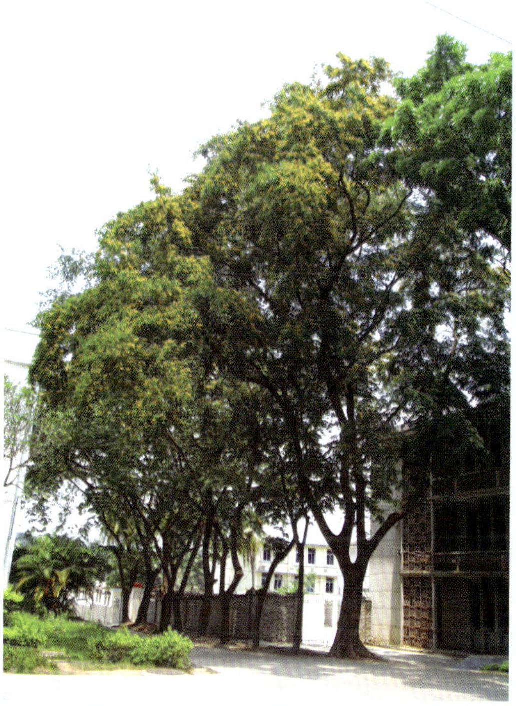

【生境分布】生于路旁、村旁、庭园及校园内。分布于海南三亚、崖县、陵水、万宁等市县。

【采收加工】夏秋季采收心材。

【化学成分】紫檀含紫檀素、紫檀醇等。

【抗癌药理】紫檀素有抗癌活性，对肉瘤S180有抑制作用。其水提取物对小鼠艾氏腹水癌有抑制作用，可使腹水生成减少，生存时间延长，死亡率降低。

【性味功能】味咸，性平。有消肿止痛，凉血止血，清热通淋的功能。

【抗癌应用】癌性疼痛　紫檀、延胡索、姜黄、当归、白芍各10g，半枝莲、白花蛇舌草、蒲公英各30g，水煎服。

Pterocarpus indicus Willd.

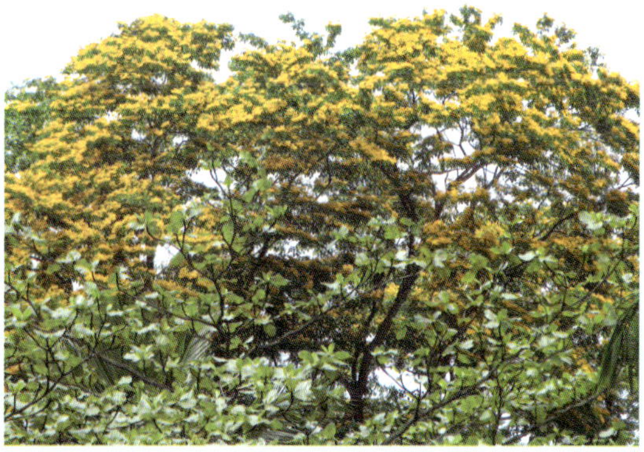

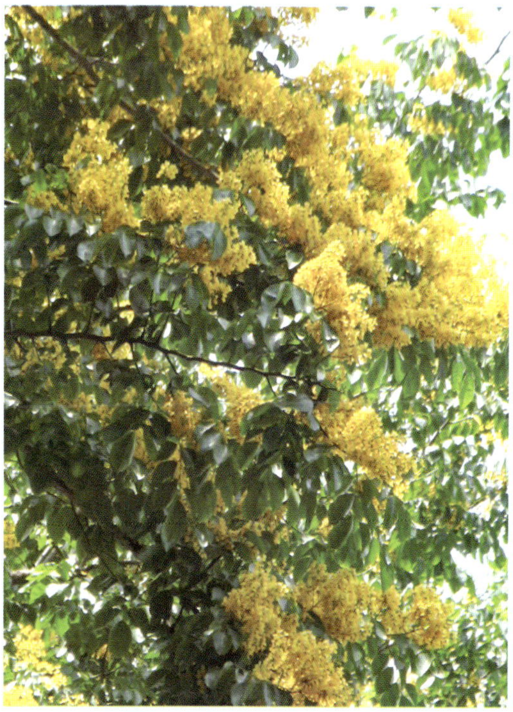

## 186.落花生 Luohuasheng

【植 物 名】落花生

【别　　名】落花松、落地松、香豆、地果、长生果、香芋。

【药材基源】为豆科 Leguminosae 植物落花生 Arachis hypogaea L.的种子

【形态特征】一年生草本，高25～50cm，被毛，分枝多。根部有丰富的根瘤。茎卧地或直立，有棕色长柔毛。叶为偶数羽状复叶，长8～12cm，叶柄基部抱茎；托叶披针形；小叶4枚，矩口形至倒卵形，长2.5～5cm，宽1.5～3cm，先端钝或有细突尖，基部狭，全缘，两面无毛。花黄色，单生或簇生于叶腋；花梗长约8mm；不孕花很快凋谢，能育花的萼管线形，裂片摸质，上4枚合生，下1枚分高，成2唇形；花冠蝶形，旗瓣近圆形，宽大，翼瓣与龙骨辨分离，其瓣矩口形，龙骨瓣内弯，有喙；雄蕊9枚，合生，1个退化，花药5个矩圆形，4个近圆形，基着或丁字着生；花柱细长，柱头顶生，甚小，疏生细毛，子房近无柄，生管基部；胚珠1～4颗，胚珠受精后，子房柄伸长至地下，膨大成熟为荚果。荚果长椭圆形，果皮厚，谷黄色，革质，具突起网脉，长4～5cm，不开裂，内含种子1-4粒，种皮红色或黄红色，种子白色。花期：6～7月；果期：9～10月。

【生境分布】全岛广泛栽培。

【采收加工】秋末挖取果实，剥去果壳，取种子晒干。

【化学成分】落化生种子含脂防油40～50%，含氮物质20～30%，淀粉8～21%，纤维素2～5%，水分5～8%，灰分2～4%，维生素等。

【抗癌药理】本品果皮所含有的木犀草素对NK/LY腹水癌细胞体外培养有抑制作用。

【性味功能】味甘，性平。有润肺、和胃的功能。

【抗癌应用】⑴癌症放疗后血小板下降　落花生果衣10g，大枣10枚，水煎煮食，每日1剂。

⑵恶性肿瘤贫血　落花生仁100g，大枣50g，红糖适量，水煎煮食。

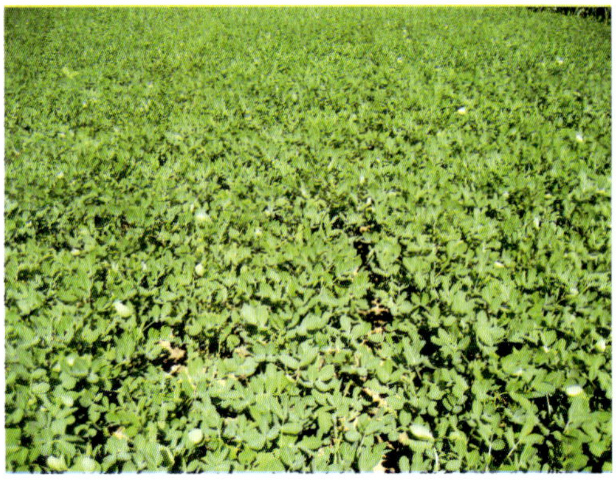

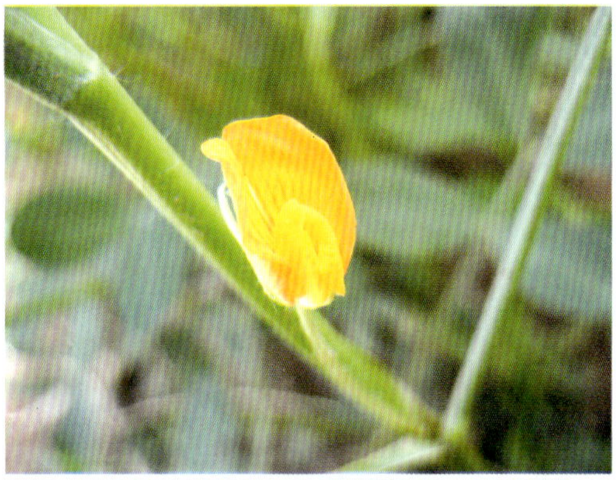

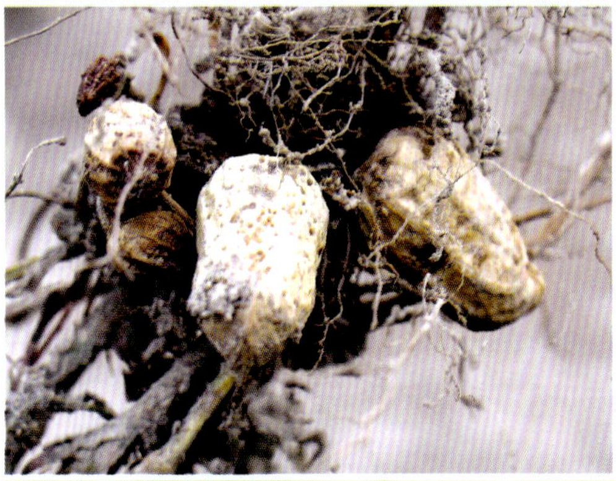

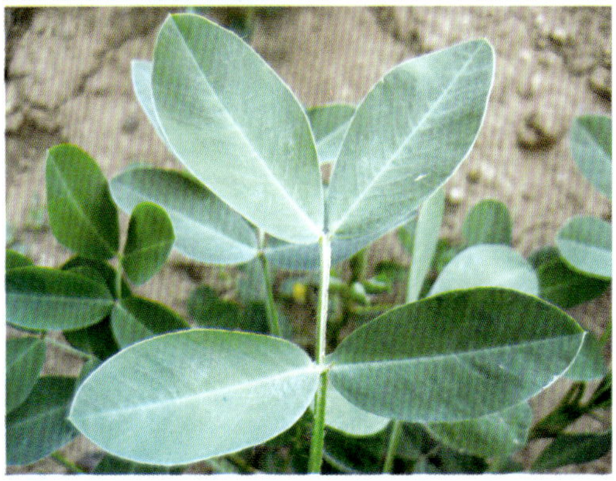

Arachis hypogaea L.

# 187.葛根 Gegen

【植 物 名】粉葛

【别　　名】黄斤、鸡齐。

【药材基源】为豆科 Leguninosae 植物粉葛 Pueraria thomsonii Benth. 的干燥根。

【形态特征】缠绕藤本，被褐色短柔毛和侧生硬毛。三出复叶，托叶宿存，以中部着生，披针状长圆形，长 12～18mm，有多条直出平行脉，被贴伏的长硬毛；小叶阔卵形或阔卵状菱形，长、宽均约 10～15cm，顶端短渐尖，基部阔而圆，全缘或中部以上 3 裂，裂口圆，裂片圆或阔三角形，两面被糙伏毛；小托叶线形，长 5～10mm。花总状花序，苞片钻形，早落；萼片长 12～15mm，被短柔毛和长硬毛；花冠蝶形，紫蓝色；旗瓣圆形，长 16～18mm，荚果长圆状线形，长 10～12cm，宽 9～12mm，扁而直，密被黄褐色的长硬毛，有种子 8～12 颗。花期：9 月。

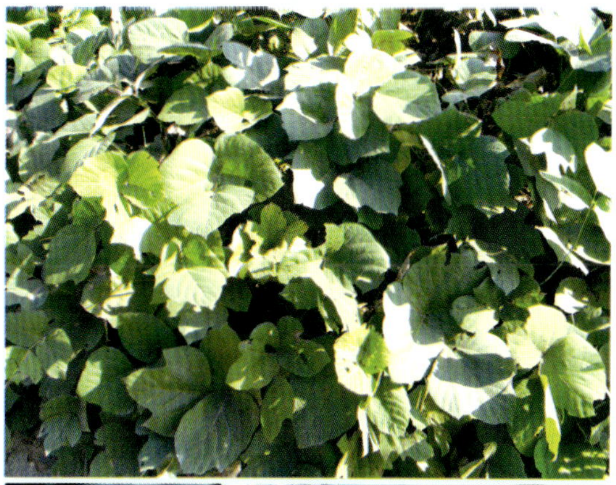

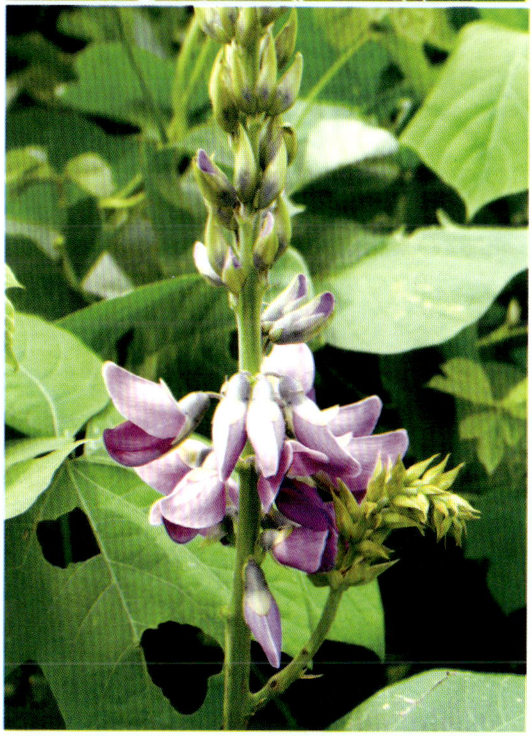

Pueraria thomsonii Benth.

【生境分布】生于山坡草丛路旁及疏林中较阴湿的地方。分布于海南定安、琼中、五指山。

【采收加工】冬季采挖根部，洗净，去除外皮和头尾，大条的切开 2～4 瓣，或切成长、宽均约 4cm 的片，用硫磺熏至身软，晒干或微火焙干。

【化学成分】甘葛藤根中主要成分是异黄酮类化合物，均含有葛根素、黄豆苷及其苷元，黄豆苷元 4'，7- 二葡萄糖苷，7- 木糖葛根素，3`- 羟基葛根素，3`- 甲氧基葛根素，芒柄花素和金雀异黄素。此外还含有葛根苷 A 和 B，槐花二醇，大豆皂醇 A 和 B 等成分。

【抗癌药理】实验研究表明，本品提取物具有明显的对抗由 S9 活化苯并（a）芘所致 TA98 菌株的突变及由丝裂霉素 C 所致的人外周血淋巴细胞的突变作用，有对抗环磷酰胺所致动物体内骨髓多染红细胞微核率增高，骨髓细胞染色体畸变，及精原细胞畸变作用。对乙酰水杨酸和盐酸氮芥所致的小鼠胎仔外观畸变，本品具有明显的对抗作用。此外，对亚硝基肌氨酸乙酯诱发的小鼠前胃癌和煤焦沥青烟气吸入诱发的大鼠肺癌均具有明显抑制作用。

【性味功能】味甘、辛，性平。有解肌退热，生津，透疹，升阳止泻的功能。

【抗癌应用】可用于胃癌、肺癌的治疗，但尚未得到临床应用。

# 188.葫芦茶 Hulucha

【植 物 名】葫芦茶

【别　　名】咸鱼草、剃刀柄、虫草、金剑草。

【药材基源】为豆科Leguminosae植物胡芦茶Desmodium triquetrum (L.) DC.的干燥全草。

【形态特征】为直立亚灌木或小灌木，高0.5～2m；枝三棱柱形，棱上被短硬毛。叶为单身复叶，小叶卵状披针形或披针形，长6～12cm，顶端渐尖或短义，基部浅心形或圆形，下面沿脉上略被毛；叶柄长1～3cm，两侧具阔翅，使整个小叶形似倒转的葫芦；托叶2片，干膜质，长达1.5cm，脱落。花夏秋开放，淡紫红色，排成顶生或腋生的总状花序；花萼钟状，长约3mm，裂齿5枚，上面2齿合生至近顶部；花冠蝶形，伸出萼外，旗瓣近圆形，顶端微凹，翼瓣倒卵形，龙骨瓣镰形，弯拱，具长爪；雄蕊10枚，合生成1组。荚果长2～5cm，有荚节5～8个，被糙伏毛，顶端具5mm长的尖喙；荚节近四方形。花期：7月。

【生境分布】生于中低海拔林地中。分布于海南各地。

【采收加工】夏、秋二季采挖全草，晒干，或趁鲜切段，晒干。

【化学成分】葫芦茶含有木栓酮、表木栓醇、豆甾醇、水杨酸、原儿茶酸等。

【抗癌药理】体外试验证明具有一定的抗肿瘤活性。

【性味功能】味微苦、涩，性凉。有清解热毒，利湿的功能。

【抗癌应用】⑴肝癌、肠癌　葫芦茶干品30～60g，（或鲜品60～150g），水煎服，每日1剂，分两次服。

⑵肺癌、瘰疬　鲜葫芦茶根30～60g，水煎服。

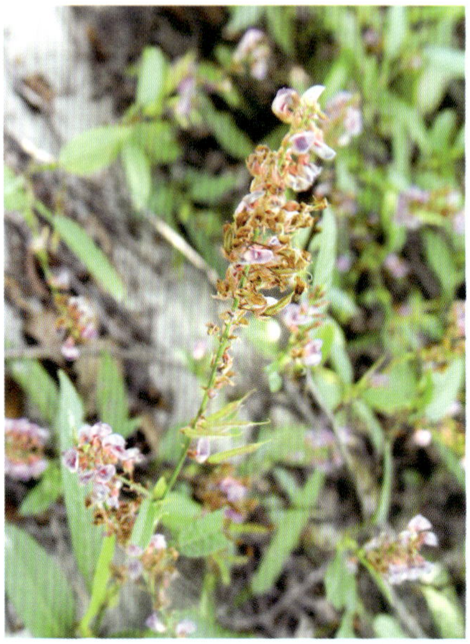

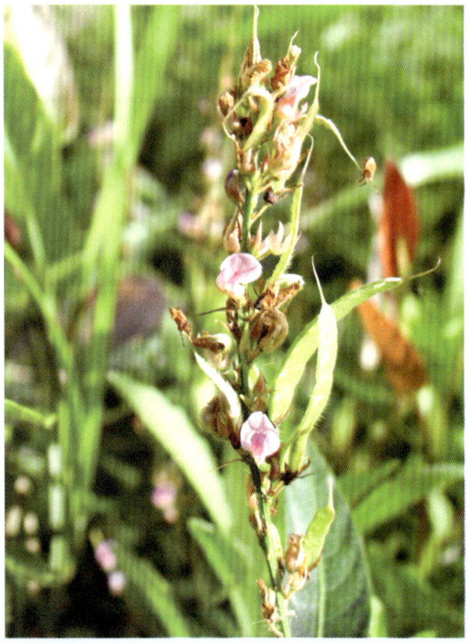

Desmodium triquetrum (L.) DC.

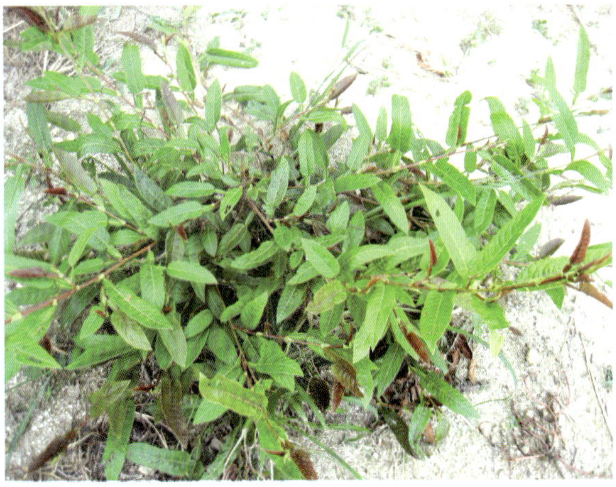

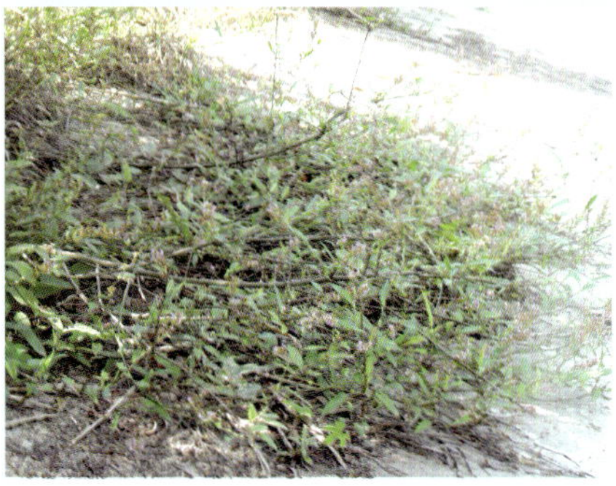

# 189.鹅不食草 Ebushicao

【植 物 名】石胡荽

【别　　名】球子草、地胡椒、鹅不食、不食草。

【药材基源】为菊科 Compositae 植物石胡荽 Centipeda minima (L.)A.Br.et Aschers.的全草。

【形态特征】一年生匍匐草本，有辛辣味。分枝多而广展，着土处生有不定根。叶互生，倒披针形，长7～20cm，宽3～5mm。头状花序细小单生于叶腋，无梗；总苞片2层，绿色，花托平坦，上有细凹点；全部管状花，边缘数层为雌性花，能育；中花为两性花，也能育，花冠4裂，黄绿色；雄蕊4枚，聚药子房下位，柱头2裂。瘦果椭圆形，甚小，截头，具4棱，棱边有毛。花期：9～11月。

【生境分布】生于田埂、路旁、屋边或荒野湿地上。分布于东方、白沙、三亚、陵水、万宁等地。

【采收加工】夏、秋二季花开时采收全草，除去泥沙，晒干。

【化学成分】石胡荽全草中含多种三萜成分、蒲公英赛醇、蒲公英甾醇、山金车烯二醇，及另一种未知的三萜二醇($C_{30}H_{50}O_2$，熔点204～206℃)。尚含有豆甾醇、谷甾醇、黄酮类、挥发油、有机酸等。

【抗癌药理】本品所含Brevlin显示对大鼠瓦克癌W256有抑制作用。所含堆心菊内酯的衍生物也显示抗癌活性。

【性味功能】味辛，性温。有祛风，散寒，胜湿，去翳，通鼻塞的功能。

【抗癌应用】⑴鼻咽癌痛　白芷3g，鹅不食草3g，细辛、辛夷6g，鱼脑石4块，冰片4.5g，各研为细粉，合在一起，混匀，研极细粉，吸入鼻孔内，1日2～3次。

⑵淋巴癌　半枝莲、夏枯草、玄参、连翘、山慈菇、金银花、生牡蛎各500g，鹅不食草、儿茶、党昆布、海藻、紫草各250g。上药制成片剂，每片0.5g，每次2～4片，每日3次，连服1～3个月为一疗程。

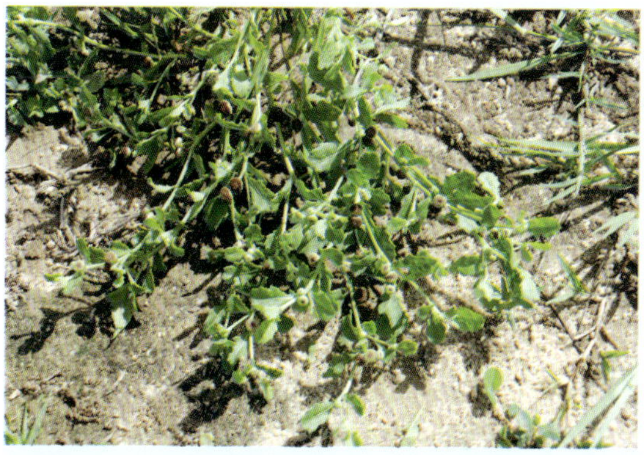

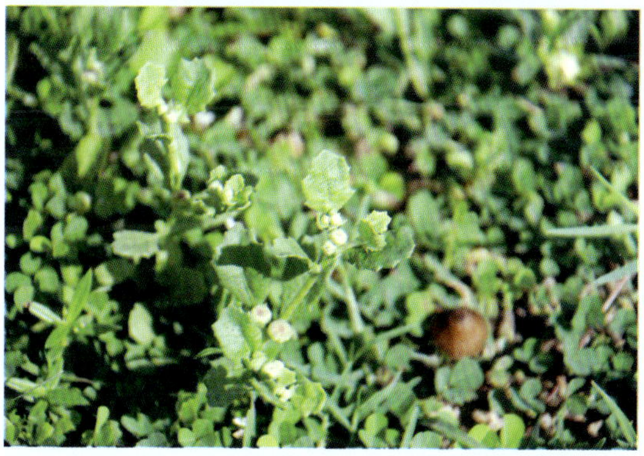

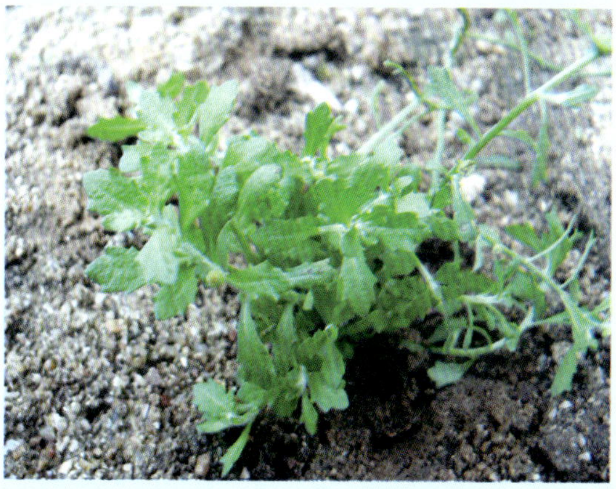

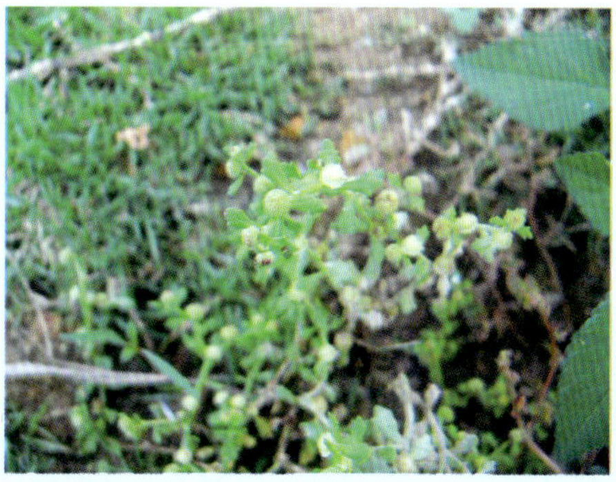

Centipeda minima (L.)A.Br.et Aschers.

# 190.蒲葵 Pukui

【植 物 名】蒲葵

【别　　名】扇叶葵、蓬扇树、葵扇木

【药材基源】为棕榈科 Palmae 植物蒲葵 Livistona chinensis (Jacq.) R. Br. 的叶、种子或根。

【形态特征】蒲葵为棕榈科葵属常绿乔木。株高达 20m，单株直立。叶柄长约 2m，有钩刺，干上裹棕皮。叶阔肾状扇形，掌状深裂至中部，裂片条状披针形，顶端长渐尖，下垂；肉穗花序排成圆锥花序式，腋生，分枝疏散；总苞棕色，管状，坚硬；花小，两性，黄绿色，核果椭圆形，状如橄榄，黑色。果期：夏季。

【生境分布】海南全岛分布。

【采收加工】剪去叶片，晒干。挖取块茎，洗净泥土，晒干、种子成熟采收，晒干。

【化学成分】蒲葵的种子含酚类、还原搪、鞣质及甘油三酯。

【抗癌药理】经药理学验证，本品提取物对多种肿瘤细胞株的生长有抑制作用。

【性味功能】味甘、涩，性平、淡。有止血的功能。

【抗癌应用】(1)肺癌　蒲葵、半枝莲各 30g，水煎 2 次分服，每日 1 剂。继续服用，能使症状消失，胸片复查，病灶逐渐缩小。

(2)鼻咽癌蒲葵、白花蛇舌草、半枝莲各 30g，蛇泡勒 15g，生南星、生半夏各 4.5g，水煎 2 次服，每日 1 剂。能使临床症状缓解，痛苦减轻，癌肿缩小，获显着的近期疗效。

(3)绒毛膜癌胧蒲葵、八月炸、穿破石、半枝莲各 60g 胧水煎 2 次分服，10d 为 1 疗程，休息 3d 再服第 2 疗程。能使流血停止，子宫恢复正常，尿妊娠试验由阳性转为阴性。

(4)脑瘤胧蒲葵 30g，水煎 1～2h 服，每日 1 剂。病情获临床缓解。宜于其它适当疗法综合运用。

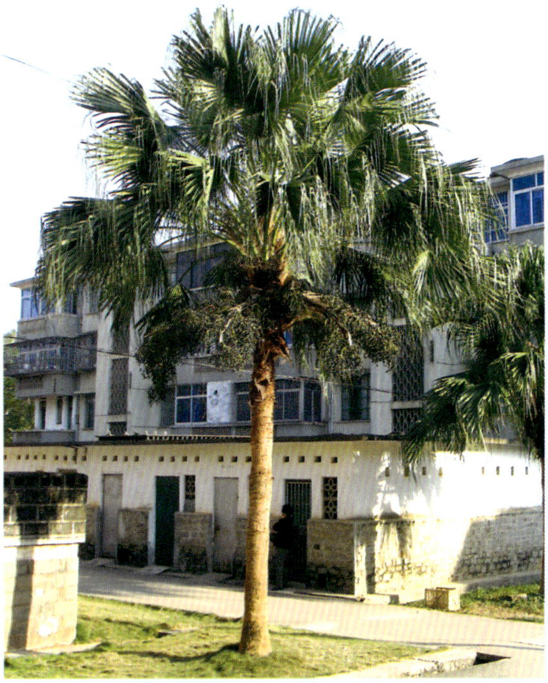

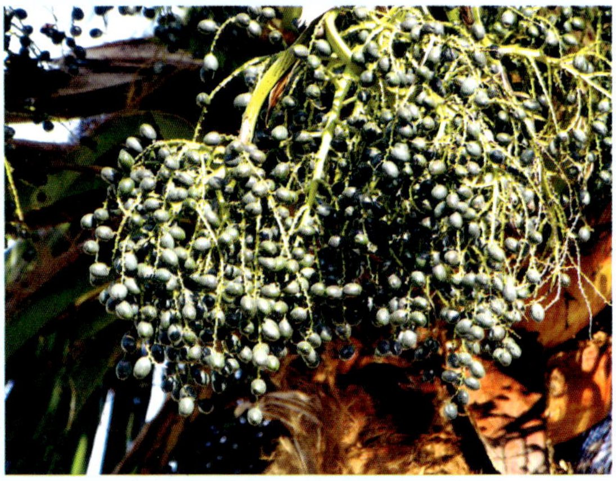

Livistona chinensis (Jacq.) R. Br.

(5)白血病　蒲葵、喜树根各 15g，马鞭草、白花丹根、白花蛇舌草各 9g，水煎 3 次分服。继续服至症状完全缓解。宜于急性淋巴细胞型白血病及急性粒细胞型白血病。

(6)食管癌　葵树子、急性子各 30g 与猪瘦肉 60g 炖服。继续服用，能使症状缓解，癌肿缩小，吞咽顺利。

# 191.蓖麻子 Bimazi

【植 物 名】蓖麻

【别　　名】天麻子果、红蓖麻、蓖麻仁。

【药材基源】为大戟科Euphorbiaceae植物蓖麻Ricinus communis L.的干燥成熟种子。

【形态特征】灌木或小乔木，高可达5m；茎中空，幼嫩部分被白粉，单叶互生；盾形，直径20～30cm，掌状深裂，裂片7～11，披针形或圆形，顶端短尖或渐尖，边缘有锯齿，主脉与裂片同数，辐射状；侧脉羽状，网脉明显；叶柄顶端有腺体；托叶长圆形，长2～3cm，宽约1cm，3～6月开花。圆锥花序顶生或与叶对生，雄花生于花序下部，雌花生于花序上部；雄花的萼片披针形或椭圆形，无毛；雄蕊极多，花丝合生成束，药室近球形，分离；花柱3，2裂，红色，具乳头状突起。蒴果长圆或球形，直径1.5～2.5cm，由3个2裂的分果组成，具软刺；种子长约1.5cm或过之，有灰白色斑纹及突起种阜。花期：3～6月及8～12月。

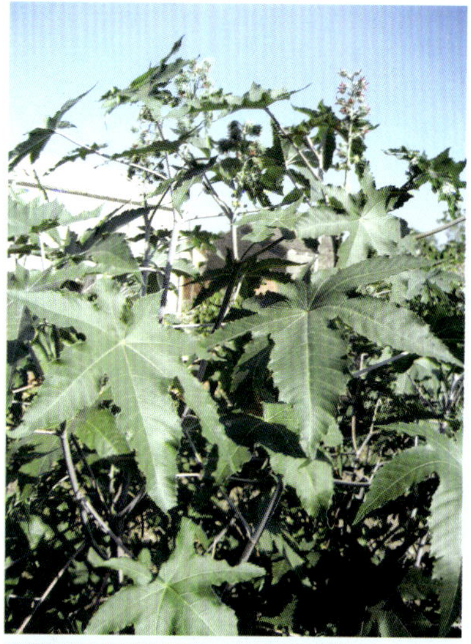

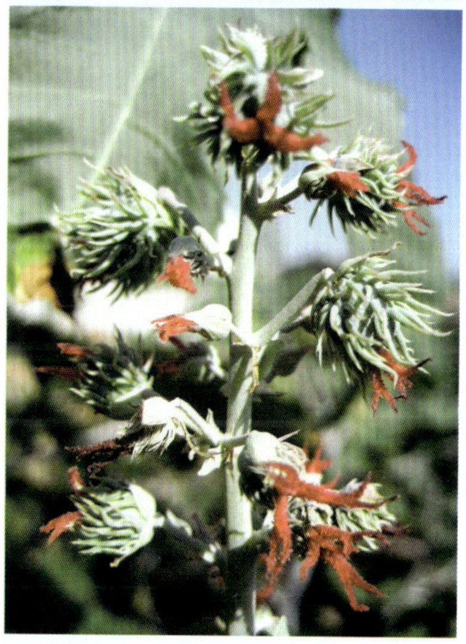

Ricinus communis L.

【生境分布】海南各地栽培，少数逸为野生。

【采收加工】秋季果实成熟变棕色未开裂时分批采摘，晒干，生用。

【化学成分】蓖麻种子含脂肪油40～50%，油饼含蓖麻碱、蓖麻毒蛋白及脂肪酶。种子中分出的蓖麻毒蛋白有三种，即蓖麻毒蛋白-D、酸性蓖麻毒蛋白、碱性蓖麻毒蛋白。

【抗癌药理】本品所含成分蓖麻毒蛋白对移植性小鼠肉瘤S180，肉瘤S37，艾氏腹水癌等均有抑制其生长的作用。

【性味功能】味甘、辛，性平。有毒。有消肿，拔毒的功能。

【抗癌应用】⑴毛细血管癌　蓖麻子（去壳）、续随子各18g，生草乌、生半夏各9g，生南星、北面草、荜拨、川椒、菖蒲、松香各12g，山奈、蛇蜕各15g，甘松24g，白芷30g，血余炭90g 切碎，纳入桐油、香油各250g和茶油500g中，煮至焦黄，去渣，再入四季葱8根，铅丹360g，熬至滴水成珠，稍冷加入麝香3g，搅匀，制为灭毒膏，置地上，出火气，用适量外敷肿瘤处。能使瘤体逐渐缩小渐至平复。

⑵皮肤癌　蓖麻子（去壳）20g，陈石灰、烟叶粉各10g，马陆、鲜苎麻根各60g 用95%酒浸泡马陆，取出，与蓖麻仁同捣烂，渗入陈石灰及烟叶粉捣匀，最后加入捣烂去外皮的鲜苎麻根心，搅合，滴入浸泡马陆的酒精，使湿度均匀，用双氧水或淡盐汤洗净肿瘤创面后敷贴此膏，隔日换贴1次。半个月后开始见效，渐至坏死脱落，获近期治愈。

⑶恶性淋巴瘤　蓖麻子（去壳）240g，银朱105g，乳香、没药各36g，麝香24g，用文火熏汤炖熔松香480g，后入上药粉搅匀，摊成膏药，贴敷患处，三日一换。同时用猪殃殃60g，龙葵、白花蛇舌草各30g，切碎，水煎3次分服。迄肿瘤逐渐缩小。

⑷结肠癌　蓖麻子（去壳、捣碎）6～8g，贯众、香附各12g，蚤休15g，槐耳24g，山豆根、白茅根各30g，藤梨根，60g 切碎，水煎2次，早、晚分服。能使胀痛、血便缓减，肿块逐渐消除。

# 192.路路通 Lulutong

【植 物 名】枫香树

【别　　名】路路通、枫树、大叶枫、枫子树、鸡爪枫、鸡枫树。

【药材基源】为金缕梅科Hamamelidaceae植物枫香树Liquidambar formosana Hance.的根、叶、果实及树脂。

【形态特征】落叶大乔木，高可达30m；树皮灰褐色，常方块状剥落。单叶互生，薄革质，阔卵形，掌状3裂，中裂片较长，顶端尾尖，侧裂片平展，顶端渐尖，基部心形，边缘有锯齿，下面有时被短柔毛；掌状脉3～5条；叶柄长达11cm；托叶线形，长1～1.4cm，红褐色，早落。花春初开放，单性同株，无花瓣，雄花排成短穗状花序，多个再作总状排列；雄蕊多数，花丝不等长；雌花常24～43朵排成头状花序；花序梗长3～6cm。果序圆球状，直径3～4cm，蒴果嵌生于木质花序轴内，室间开裂为2果瓣，附有宿存萼齿和花柱；种子多角形或有窄翅，褐色。花期：冬末春初。

【生境分布】生于低山次生林中及山谷疏林下。分布于海南各地。

【采收加工】秋季采收。采摘或拾取落地果序，除去果柄及杂质，晒干。

【化学成分】路路通含萜类、黄酮类、酚酸类、苯丙素类、挥发油。

【抗癌药理】体外试验具有抗肿瘤活性。

【性味功能】根：苦，温。叶：苦，平。根：有祛风止痛的功能。叶：有祛风除湿，行气止痛的功能。

【抗癌应用】用于脑膜癌、骨肉癌、食管癌、甲状腺癌、淋巴癌等。

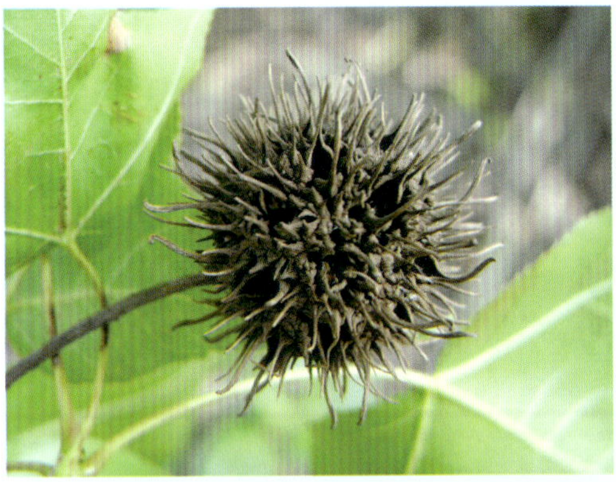

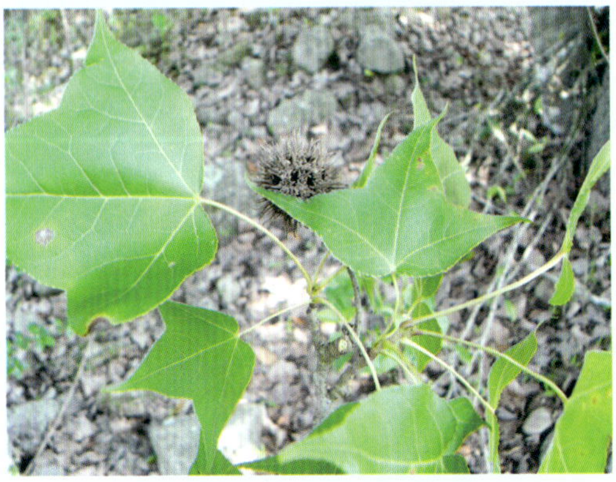

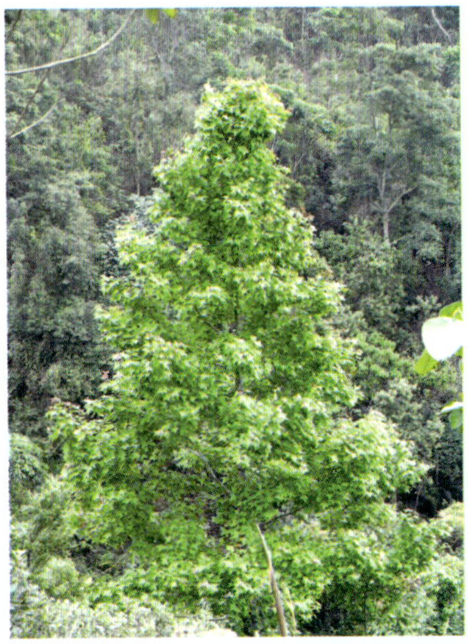

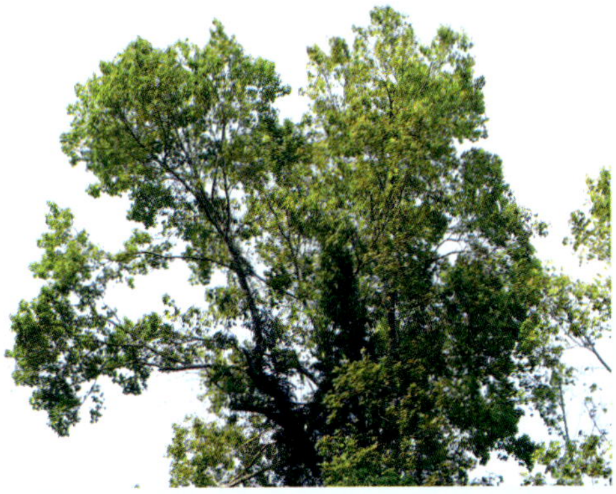

Liquidambar formosana Hance.

# 193.榼藤子 Ketengzi

【植 物 名】榼子藤

【别　　名】眼睛豆、牛肠麻、牛眼睛、过江龙、过岗龙。

【药材基源】为豆科Leguminosae 植物榼子藤Entada phaseoloides (L.) Merr.的种子。

【形态特征】木质、无刺大藤本；枝无毛。叶为二回偶数羽状复叶，长10～25cm，通常具羽片2对，顶生1对小叶常变为卷须；每一羽片具2小叶2～4对；小叶有短柄，对生，革质。花小，无柄，排成长而纤弱的穗状花序，此等花序单生于上部叶腋内或再排成圆锥花序式；萼短5齿裂；花瓣5枚，分离或多少合生；雄蕊10枚，略突出，花药顶有1腺体；子房近无柄，有胚珠数颗，荚果大而长，扁平，木质，荚缝厚而宿存，果瓣逐节脱落而包含1种子；种子大，扁平，近圆形，暗褐色，无胚乳，成熟后种皮木质，有光泽，具网纹。花期：3～6月；果期：8～11月。

【生境分布】生于山涧或山坡混交林中，攀援于大乔木。分布于海南各地。

【采收加工】全年均可采收，洗净，切片，蒸后晒干。

【化学成分】榼子藤种仁含榼藤子皂苷A、B，生物碱、苷类、黄酮类、甾醇、氨基酸、有机酸、阿拉伯糖和木糖。

【抗癌药理】本品所含皂苷元有抗肿瘤作用；对移植性大鼠瓦克癌-256能抑制其生长，提高存活率。

【性味功能】味甘，性平。有解痉止痛、活血化淤、利湿消肿、脱肛消痔、止血止痢、解诸药毒的功能。

【抗癌应用】(1)喉癌　榼藤子9g，烧研，分3次，用下列煎剂送服：龙葵、白英各50g，野荞麦根、七叶一枝花各30g，蛇莓、灯笼草各25g，切碎，水煎3次分服，每日1剂。能使咳痰带血、吞咽困难等症状及体征缓减，颈部肿块缩小。可结合其它疗法。

(2)直肠癌　榼藤子适量，烧炭存性，研末，每服6g，每日2次，米汤饮调服。能使便血减少，癌肿缩小修复。可结合手术切除。

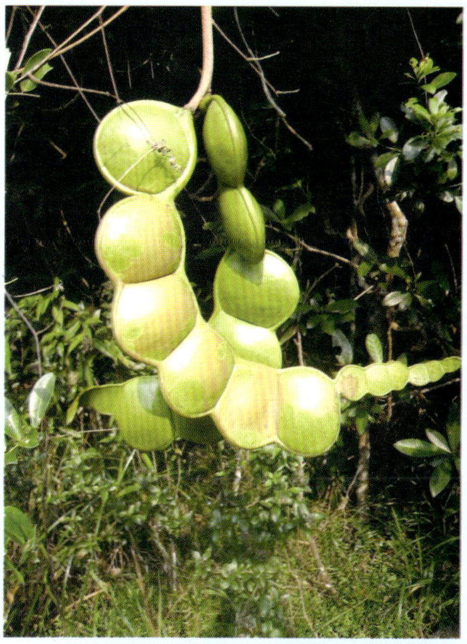

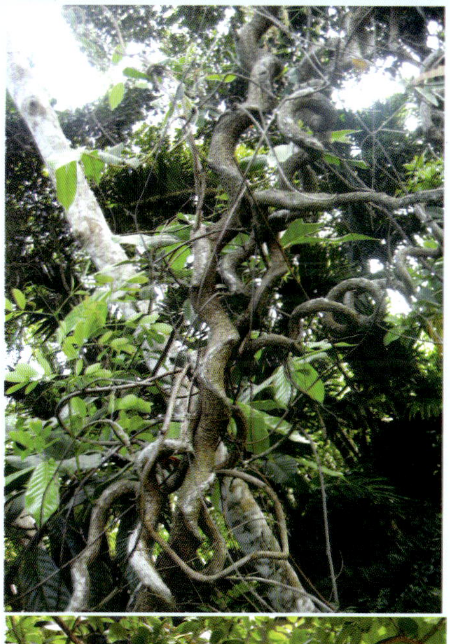

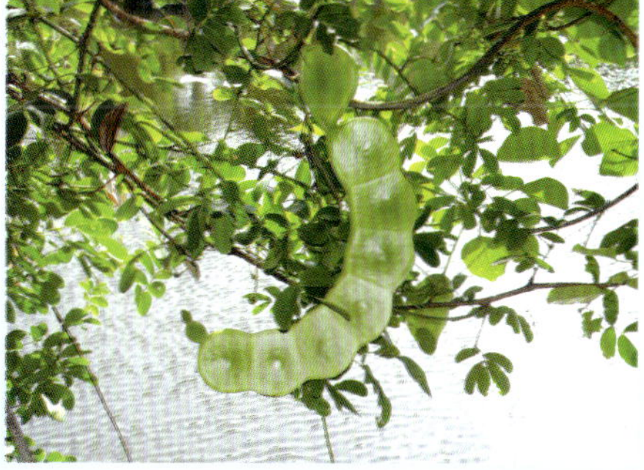

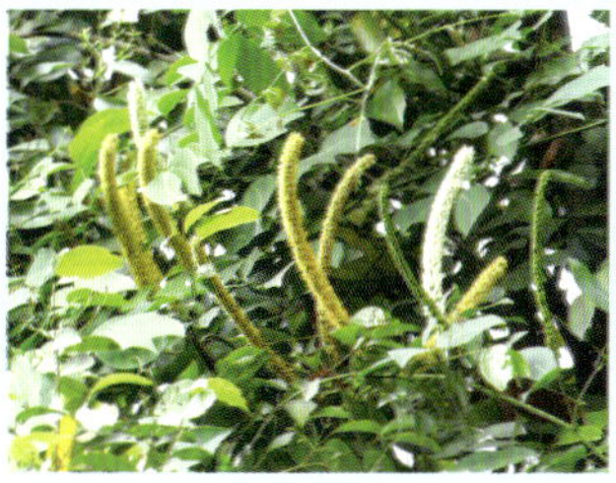

Entada phaseoloides (L.) Merr.

# 194.槟榔 Binglang

【植 物 名】槟榔

【别　　名】榔玉、宾门、青仔、果玉、大腹子。

【药材基源】为棕榈科 Palmae 植物槟榔 Areca catechu L. 的种子。

【形态特征】乔木，高 10～18m，不分枝，叶脱落后形成明显的环纹。叶在顶端丛生；羽状复叶，长 1.3～2m，光滑，叶轴 3 棱形，小叶披针状线形或线形，长 30～70cm，宽 2.5～6cm，基部较狭，先端小叶愈合，有不规则分裂。花序着生于最下一叶的叶基部，有佛焰苞状大苞片，长倒卵形，长达 40cm，光滑，花序多分枝；花单性，雌雄同株；雄花小，多数，无柄，花萼 3 枚，厚而细小，花瓣 3 枚，卵状长圆形，长 5～6mm，雄蕊 6 枚；雌花较大而少，无柄，着生于花序轴或分枝基部，花萼 3 枚，长圆状卵形，长 12～15mm。坚果卵圆形或长圆形，长 5～6cm，花萼和花瓣宿存，熟时红色。花期：3～8 月，每年开花二次。果期：12 月至翌年 2 月。

【生境分布】全岛栽培。

【采收加工】在 6～7 月间采收成熟的果实，晒 2～3d 后放在特制的灶上，用文火烘烤 7d 左右，1d 或每隔 1d 翻动 1 次，使受热均匀，烤好后破壳取种子。

【化学成分】槟榔含生物碱，缩合鞣质，脂肪及槟榔红色素。槟榔所含自由氨基酸中脯胺酸超过 15%，酪氨酸、苯丙氨酸和精氨酸超过 10%。

【抗癌药理】从本品中分离出的聚酚化合物 NPF-86IA、NPE-86IIB 给小鼠腹腔注射对移植性艾氏腹水癌有显著的抑制作用。

【性味功能】味苦、辛，性温。有杀虫，破积，下气，行水的功能。

【抗癌应用】(1)肝癌　槟榔、砂仁、草豆蔻各 24g，土鳖虫、壁虎、沉香各 15g，木香 12g，先将壁虎浸泡于烧热的酒中一昼夜，取出焙干，如此再浸再焙共三次，合并其它诸药共研细末，每服 3～6g，每日 3 次，温开水送服。能缓解症状，制止胀痛，缩小肿块。如有腹水时，可加入蟋蟀干、车前草各 9g，消除腹水，延长生存期。

(2)食管癌　槟榔（炒焦）、苏子（炒）、青皮、三棱、莪术、清半夏、生姜各 9g，吴茱萸、甘草各 4.5g，乌药 6g，当归、生牡蛎各 15g，干蟾 2 个共切碎，水煎 3 次分服，每日 1 剂。同时服全蝎酒（全蝎 50g 浸酒 500g）30g，每日服 1 次。一般服 20 剂后疼痛缓解，200 剂病灶消失，吞咽顺利。

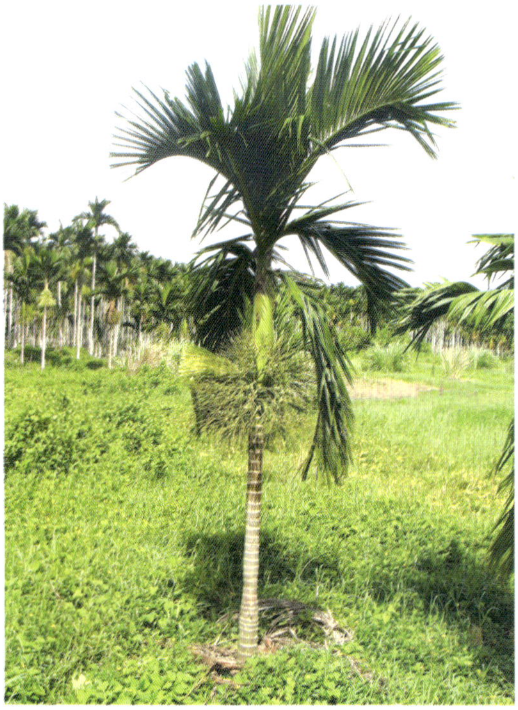

Areca catechu L.

(3)胃癌　槟榔 15g，青皮、茵陈、枳实各 12g，牵牛子 10g，陈皮、三棱、莪术各 6g，切碎，水煎 2 次分服，每次和服米醋 1 匙，每日 1 剂。能使胀痛消除，癌肿软缩，宜于早期。

(4)直肠癌　槟榔、红藤、蒲公英、槐角、地榆各 15g，败酱草、忍冬藤、半枝莲、白花蛇舌草、白英、龙葵各 30g，切碎，水煎 3 次分服，每日 1 剂。能使里急后重、下腹痛胀等症状缓减，癌肿逐渐消除。

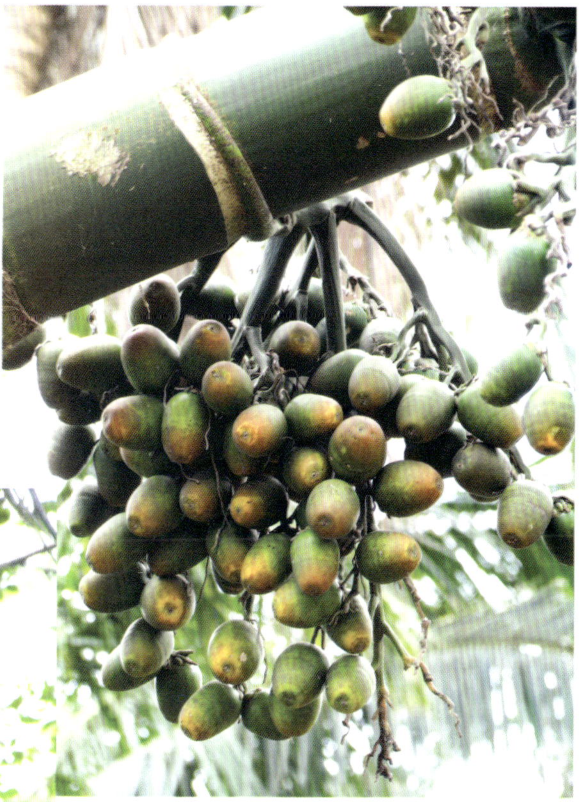

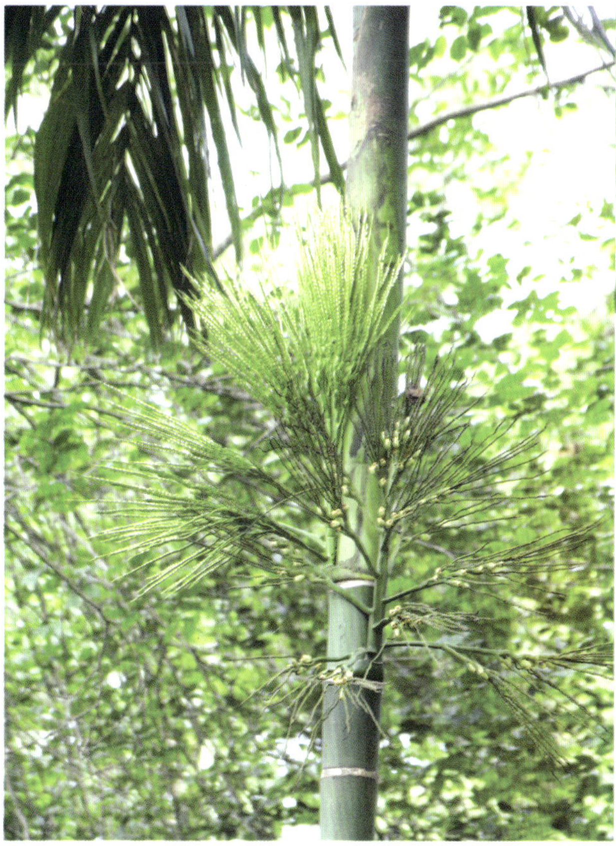

Areca catechu L.

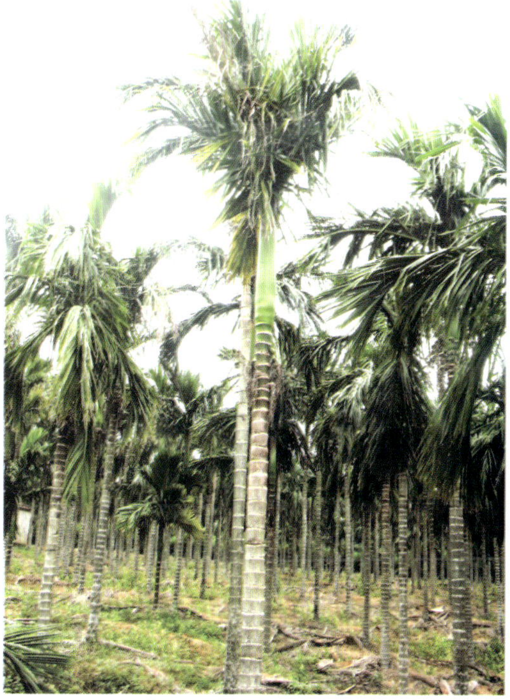

# 195.蔓荆子 Manjingzi

【植 物 名】单叶蔓荆、蔓荆

【别　　名】沙荆子、灰枣、白布荆、水稔子。

【药材基源】为马鞭草科Verbenaceae植物单叶蔓荆Vitex rotundifolia L.f.、蔓荆Vitex trifolia L.的果实。

【形态特征】单叶蔓荆：灌木，高约3m，伏地斜生，常节上生根。幼茎四棱形，具香气。单叶对生，叶柄长5～10mm；叶片纸质，倒卵形或卵形，长2～5cm，宽1.5～3cm，顶端钝圆，基部阔楔形，全缘，表面绿色，具短毛和腺点，背面密被灰白色绒毛，也有腺点。聚伞花序再排成紧密而狭窄的圆锥花序式，长3～5cm，宽约2cm；花萼钟状，长约3mm，外面密被灰白色绒毛，内面无毛，顶端5齿裂；花冠淡紫色，长1～1.5cm，上部5裂，中间1裂片最大；雄蕊4枚，伸出冠筒外，花药个字形分叉；花柱无毛，柱头2裂，子房球形，密生腺点。核果球形，具腺点，大部为增大的宿存花萼所包围。花期：7～8月；果期8～9月。

蔓荆：落叶灌木，罕为小乔木，高达5m，具香气；嫩枝四方柱形，密被细柔毛，老枝逐渐转圆，被稀疏柔毛。叶片厚纸质，通常为3小叶的复叶，但在同一枝条的上部或下部有时为单叶，叶柄长3～5cm；小叶无柄，倒卵形或倒披针形，顶端急尖或钝，基部楔形，全缘，上面绿色，干后发黑，多少被柔毛，下面密被粉白色短绒毛，侧脉每边5～8条；中部小叶长2.5～9cm，宽1.1～3cm，基部狭窄，下延，具长1～3mm的短柄；两侧小叶无柄。顶生圆锥花序由聚伞花序组成，长3～15cm；花萼钟状，顶端近平截，宽3mm，果后增大，常在一侧撕裂；花冠兰紫色，筒部长约6mm，外面密被粉白色微柔毛，顶端5裂，二唇形，下唇中间的裂片最大；雄蕊4，长约4mm，着生于冠筒中部而伸出；花柱长约8mm，无毛，外伸，柱头2裂，子房球形，密生腺点，微被毛。核果球形或倒卵形。花期：7～9月；果期9～11月。

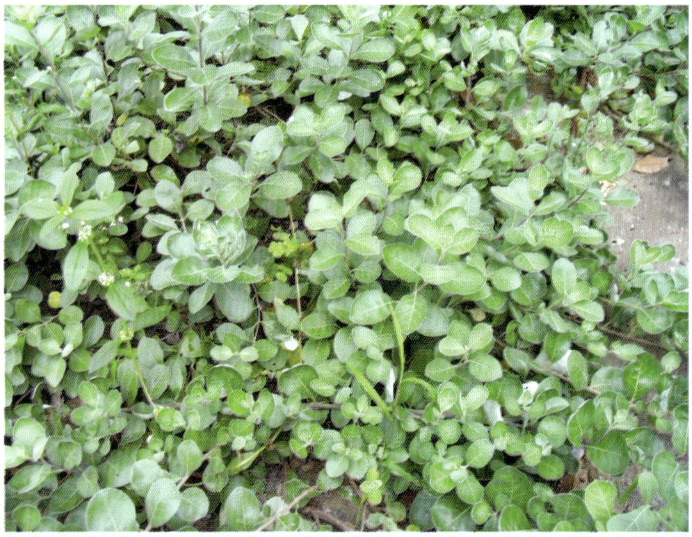

Vitex trifolia L.

【生境分布】生于海滨、沙滩及湖畔等处。

【采收加工】秋季果实近成熟时采收，除去枝梗杂质；晒干。

【化学成分】单叶蔓荆果实含挥发油，油中主要成分为莰烯和蒎烯，此外尚含有蔓荆子黄素和γ-氨基丁酸。蔓荆果实尚含蔓荆子碱。

【抗癌药理】体外实验对肿瘤细胞有抑制作用。

【性味功能】味辛、苦，性平。有疏散风热、清利头目的功能。

【抗癌应用】⑴用于气滞血瘀、热毒内蕴的鼻咽癌，症风头痛目眩，面目红赤，牙龈肿痛，舌红苔腻等，常与野菊花、金银花、石决明、钩藤等配合应用。

⑵用于肿瘤患者外感风热，症见头痛头晕，咽喉肿痛等，常与川芎、薄荷、白蒺藜、金银花等配合应用。

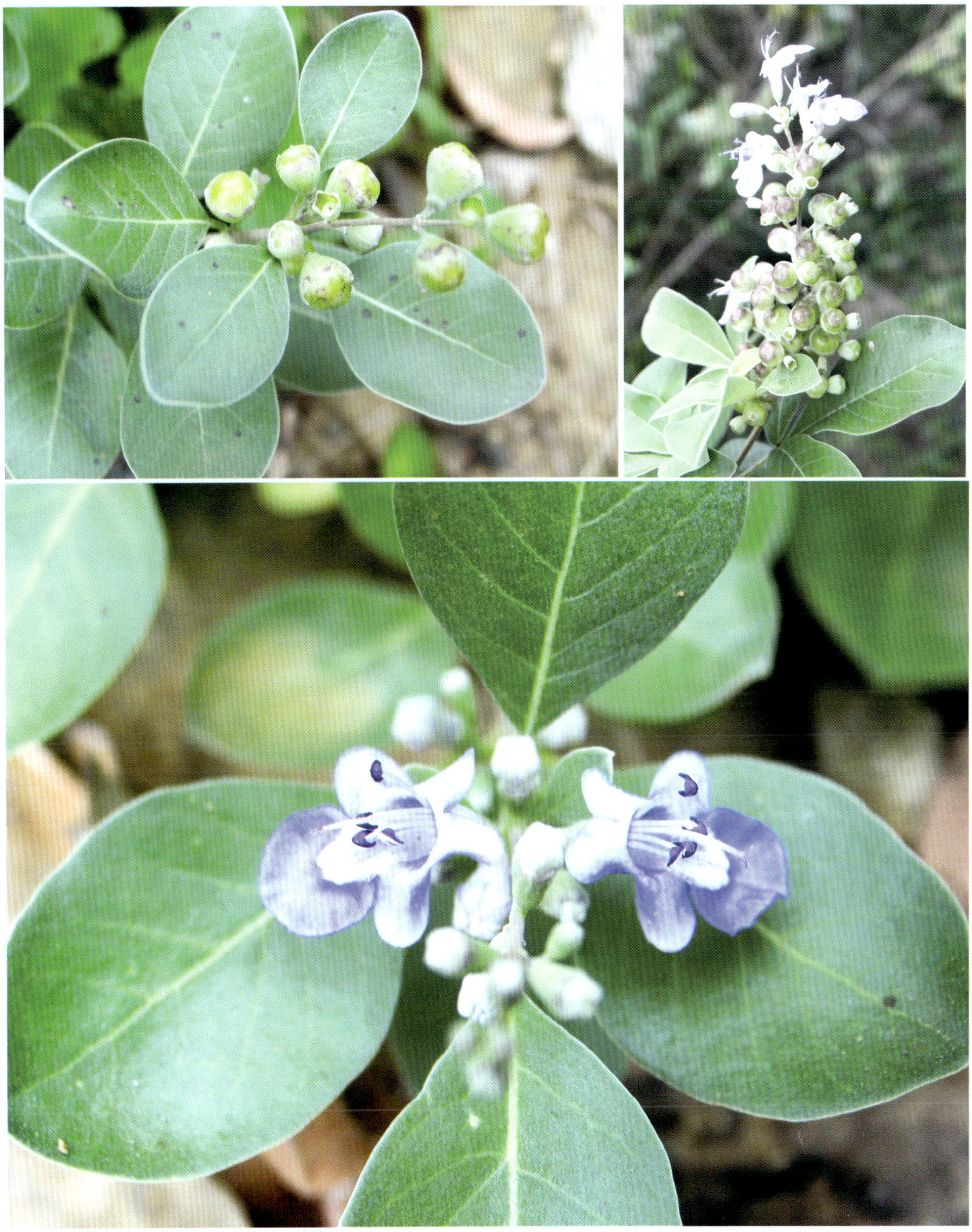

Vitex rotundifolia L.f.

# 196.酸浆 Suanjiang

【植 物 名】灯笼草

【别　　名】锦灯笼、酸浆稞、小酸浆果、打额泡。

【药材基源】为茄科Solanaceae植物灯笼草Physalis alkekeagi L.var.franchetii (Mast.) Makino.的全株或果实。

【形态特征】一年生草本，直立或披散，高30～60cm或更高；茎上部多分枝，初时被短柔毛，后变无毛。单叶互生，卵形至卵状椭圆形，长3～5cm，顶端渐尖或短尖，基部楔形，边缘具不规则波状浅齿，两面近无毛或仅脉上和近叶缘具柔毛；叶柄长1～5cm，近无毛或被短柔毛。花夏秋开放，单生叶腋；花梗长5～12mm，常被短柔毛；花萼长4～5mm，5裂达中部，裂片披针形，被缘毛；花冠淡黄色，则4～8mm；雄蕊5枚，花药黄色或淡紫色，长约2mm。果萼卵球形，径宽约2.5cm，绿色，纸质。浆果球形，藏于果萼内，宿萼肿胀，膀胱状，无毛，径宽约2～3cm，具棱，棱脊上疏被短柔毛；种子圆盘状、经约2mm。花果期：夏秋季。

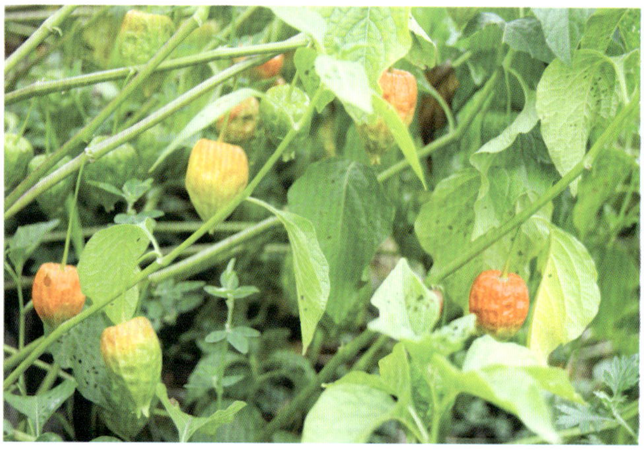

【生境分布】海南有少量栽培。

【采收加工】夏秋季有花果时采收，除去泥沙等杂质，晒干。

【化学成分】酸浆含酸浆果红素，即玉蜀黍黄素二棕榈酸酯。根含有有机酸、氨基酸、黄酮苷、酚类及糖类。叶含绿原酸。果实富于胡萝卜素，含水分89.55%、氮2.01%、脂肪6.28%、糖类3.51%、纤维素0.69%、灰分0.78%、有机酸0.56%。果汁中每100ml含抗坏血酸40mg，胡萝卜素类2.6mg。果壳含氯化钾、柠檬酸钾、植物甾醇，又含不饱和脂肪酸的油酸、亚油酸、亚麻酸及饱和脂肪酸。尚含0.03%无定形的苷、鞣质、还元糖。浆苦素B、酸浆苦素C、木犀草素及木犀草素-7-B-D-葡萄糖苷。

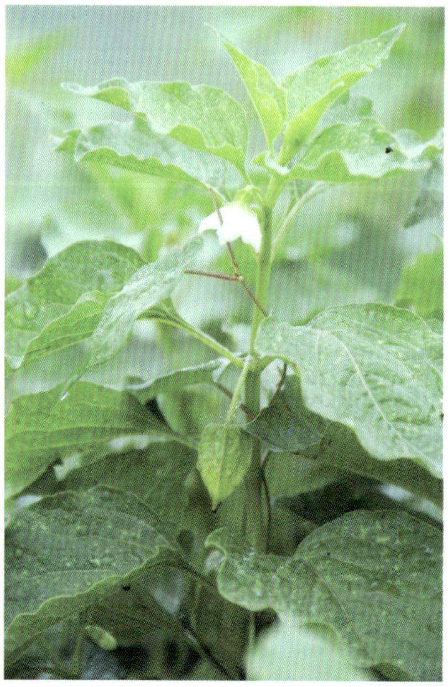

Physalis alkekeagi L.var. franchetii (Mast.) Makino.

【抗癌药理】体外试验证明具有抗肿瘤作用。

【性味功能】味涩，微苦，性凉。有清热，利尿，解毒的功能。

【抗癌应用】喉癌　龙葵30g，蛇莓15g，蜀羊泉30g，七叶一枝花、开金锁各15g，酸浆9g，每日1剂，水煎服。

# 197.薄荷 Bohe

【植 物 名】薄荷

【别　　名】苏薄荷、仁丹草、南薄荷、夜息花。

【药材基源】为唇形科 Labiatae 植物薄荷 Mentha haplocaIyx Briq. 的全草。

【形态特征】多年生草本，高 10～80cm，茎方形，被逆生的长柔毛及腺点，单叶对生，叶片短圆状披针形，长 3～7cm，宽 0.8～3cm，两面有疏柔毛及黄色腺点，叶柄长 2～15mm. 轮伞花序腋生；萼钟形，外被白色柔毛及腺点，10 脉，5 齿；花冠淡黄色，4 裂，上裂片顶端 2 裂；雄蕊 4 枚，均伸出花冠外，小坚果卵圆形，黄褐色。花期：7～9 月；果期 10 月。

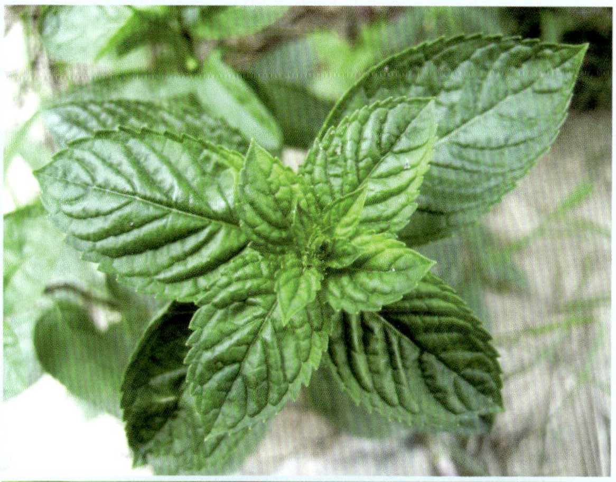

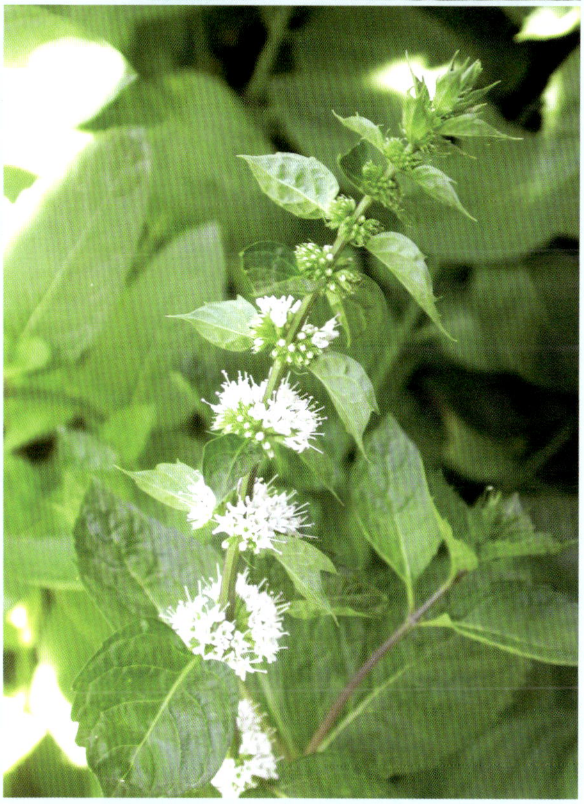

Mentha haplocaIyx Briq.

【生境分布】生于河谷，水边湿地，庭院内。多为栽培。

【采收加工】秋、冬季采挖，除去地上部分和须根，洗净，晒干，为使产品柔软，常在晒至六、七成干时堆闷，然后晒干。又本品质脆，挖时防止折断。

【化学成分】薄荷新鲜叶含挥发油 0.8～1%，干茎叶含 1.3～2%。油中主成分为薄荷醇，含量约 77～78%，其次为薄荷酮，含量为 8～12%，还含乙酸薄荷酯、莰烯、柠檬烯、异薄荷酮、蒎烯、薄荷烯酮、树脂及少量鞣质，迷迭香酸。

【抗癌药理】薄荷与薏苡仁、丹参等药同用，能起到活血化瘀清暑退热的功效，对各种肿瘤引起的低热有较好的作用，特别对于辨证属于血瘀和阴虚者尤宜。

【性味功能】味辛，性凉。有疏风，散热，辟秽，解毒的功能。

【抗癌应用】⑴喉肿瘤　薄荷 1.8g，玉丹 1.2g，甘草、冰片各 0.3g，牛黄多用，百草霜 0.9g，灯草灰 0.15g，制牙皂少许。外用吹喉。

⑵淋巴癌　板兰根、蒲公英各 30g，马勃、薄荷、郁金、桔梗各 10g，瓜蒌、玄参各 15g，生地、赤芍、草河车各 12g，蜂房 3g，水煎服，每日 1 剂。

⑶颌窦癌　生石膏、金银花、生牡蛎、龟板各 30g，大青叶、连翘、白芍、女贞子、苍耳子各 12g，马勃、薄荷、谷精草、川贝母、桔梗、甘草各 6g，水煎服，每日 1 剂

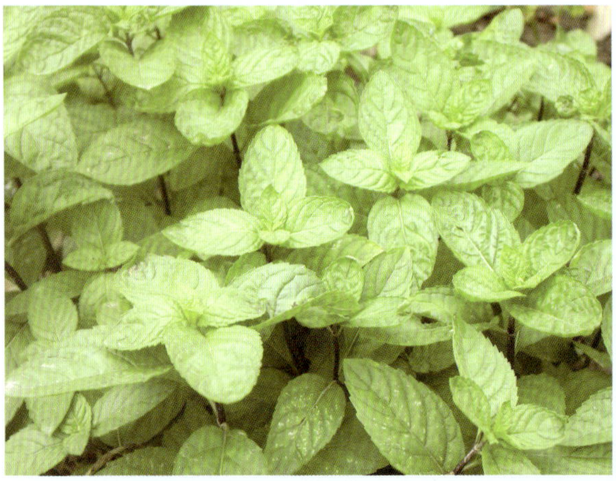

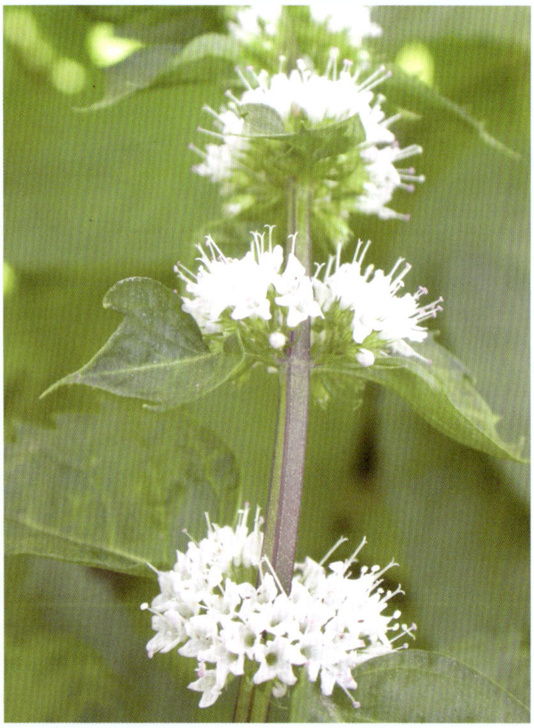

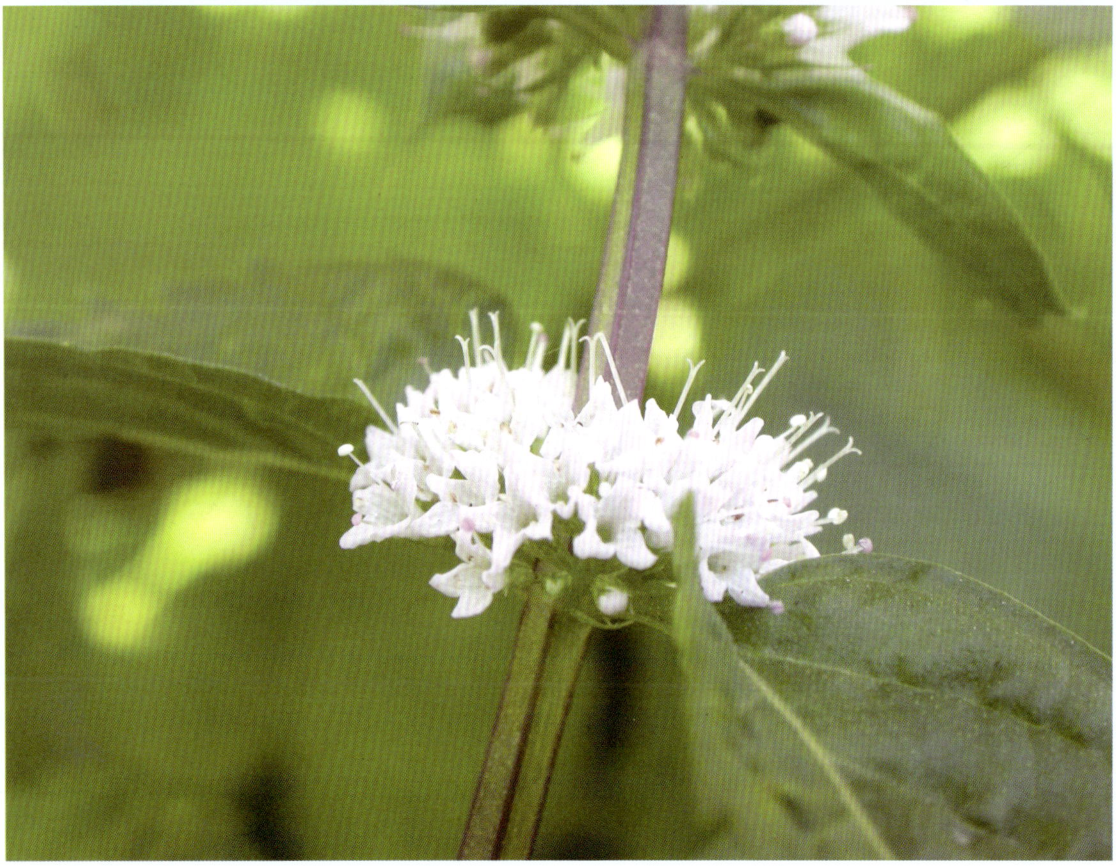

Mentha haplocalyx Briq.

# 198.薏苡仁 Yiyiren

【植 物 名】薏苡

【别　　名】米仁、六谷、川谷、苡米、菩提珠、药玉米等。

【药材基源】为禾本科Gramineae植物薏苡Coix lachrhryma-jobi L.var.ma-yuen (Roman) Stapf.的种仁。

【形态特征】一年生或多年生草本，高1～1.5m。秆直立，粗壮，约有10节，基部节上生根。叶互生，2纵列排列，长10～40cm，宽1～4cm，叶舌薄膜状，叶片长披针形，基部鞘状抱茎，无毛。总状花序1至数个，由上部叶鞘内抽出，长3～8cm，具总花梗；雄小穗长5～6mm，单性，复瓦状排列，常2～3小穗生于一节；雌小穗生于花序下部，包藏于总苞中，只有一枚发育成熟。果熟时，总苞坚硬而光滑，质脆，椭圆形，光亮，白色、灰色或蓝紫色。花期：夏秋季。

【生境分布】生于河边、溪流边及阴湿山谷中。海南各地栽培，少量逸为野生。

【采收加工】秋季果实成熟时采割植株，晒干打下果实，再晒干，除去外壳，收集种子。

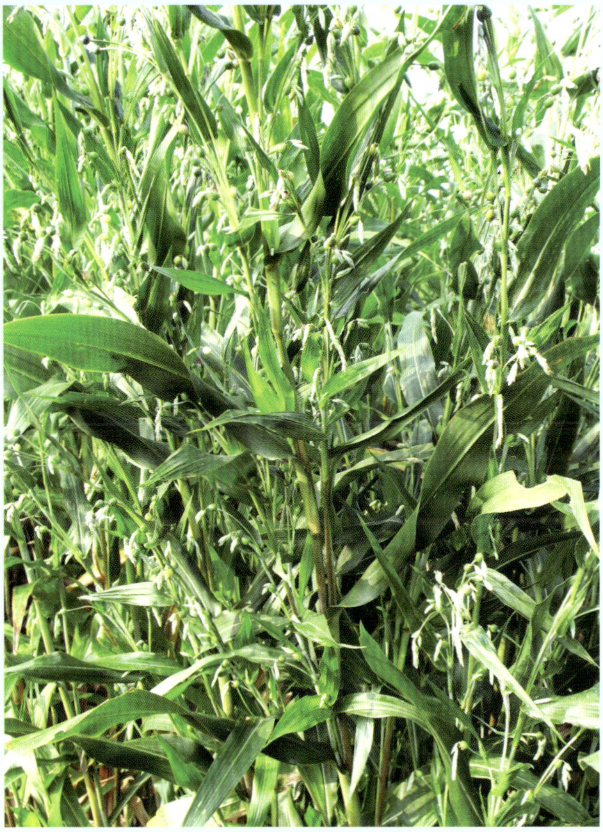

Coix lachrhryma-jobi L.var.ma-yuen (Roman)Stapf.

【化学成分】薏苡种子含脂肪油，油中含薏苡仁酯、薏苡内酯及多种氨基酸、豆甾醇、2-β-谷甾醇等。薏苡仁酯是具有抗癌活性的成分。

【抗癌药理】本品丙酮提取液对艾氏腹水癌(ECA)有抑制作用，能延长患癌小鼠的存活期，同时尚对小鼠宫颈癌(U14)及艾氏腹水癌(EAC)实体型呈明显抑制作用。薏苡仁乙醇提取物对体外培养的扁平上皮癌细胞有促进角化作用。

【性味功能】味甘、淡，性微寒。有健脾渗湿，除痹止泻的功能。

【抗癌应用】⑴肺癌　薏苡仁30g，蜂房15g，土贝母、党参、半夏、橘叶各9g，陈皮、桔梗、生甘草各4.5g，切碎，水煎服，每日1剂。能使胸痛气促等症状缓解，肿部块影逐渐消失。

⑵鼻咽癌　薏苡仁、紫草各15g，山豆根、甘草各9g，野菊花、麦冬、生地各12g，银花、龙葵、白花蛇舌草各24g，切碎，水煎2次分服，每日1剂。能使头痛鼻塞、鼻流脓液等症状缓解，颈部肿块缩小。

⑶喉癌　薏苡仁、土茯苓各60g，明党参、玉竹、花粉、瓜蒌皮、银花各15g，甘草、桔梗各9g，切碎，水煎3次分服，每日1剂。能使声带嘶哑、吞咽困难解除，X线检查无软组织块影。

⑷食管癌　薏苡仁1000g，乌蛇、瓜蒌各500g，皂刺250g，全蝎、蜈蚣各120g，硇砂15g共为末，制成抗癌片，片重0.5g，每服10片，每日3次。能使肿痛缓减，癌肿缩小，吞咽顺利。

⑸胃癌　薏苡仁、白毛藤、白花蛇舌草、枸橘、全瓜蒌、煅瓦楞子各30g，砗枯草、赤芍、

槟榔各 15g，八月札 12g，广木香、干蟾皮、莪术各 9g，生马钱子 3g 捣碎，水煎 3 次分服，每服用壁虎粉 3g 冲服。能使疼痛、闷胀等症状缓解，腹部肿块逐渐缩小，食欲增加。

(6)直肠癌　薏苡仁、石见穿、昆布、生地榆、忍冬藤各 30g，枳壳、厚朴各 9g，白蚤休 12g，山豆根、槐角、胡麻仁各 15g，半枝莲 60g，切碎，水煎 3 次分服，每日 1 剂。能使大便粘液减少，肿结缩小，肠梗阻解除。

(7)肝癌　薏苡仁、漏芦各 15g，八月札、白芍、陈皮各 6g，当归、丹参、红花各 9g，生瓦楞（末）、石燕（末）、半枝莲各 30g 切碎，水煎 3 次分服，每日 1 剂。能使肝痛、腹胀缓解，肿块软缩，延长生存期。

(8)乳腺癌　薏苡仁、半枝莲、白花蛇舌草各 30g，山药、白芍、茵陈各 9g，杏仁、党参、乳香、百部各 4.5g，柴胡、连翘、茯苓各 3g，水煎 2 次分服。能使癌肿软缩，溃疡修复。

(9)白血病　薏苡仁、白花蛇舌草、大青叶，生黄芪各 30g，玄参、生地、丹皮、草河车各 15g，黄药子，地骨皮各 9g，切碎，水煎 3 次分服，每日 1 剂。能使发热出血等症状缓解，肝脾软缩，延长生存期。宜于急性型者。

(10)宫颈癌　薏苡仁、丹参、墓头回、龙胆草、黄柏、蚤休各 9g，土茯苓 15g，蜀羊泉、半枝莲、白花蛇舌草各 30g 切碎，水煎 3 次分服，每日 1 剂。能使白带量多、气滞胁痛等体征缓减，癌肿消除。

(11)绒毛膜癌薏苡仁、鱼腥草、冬瓜仁、赤小豆各 30g，黄芪、败酱草、白及各 15g，茜草、阿胶珠（烊、兑）、当归、党参各 9g，甘草 6g 捣碎、水煎服，每日 1 剂。能使阴道流血停止，下腹部包块缩小，压痛消失，尿妊娠试验由阳性转为阴性。

(12)卵巢癌　薏苡仁 30g，红花 3g，庶虫、川楝、小茴香 9g，莪术、党参各 12g，橘核、昆布、桃仁、地龙各 15g，半枝莲、白花蛇舌草各 60g，切碎，水煎 3 次分服，每日 1 剂。能使癌肿缩小，压迫症状缓解。

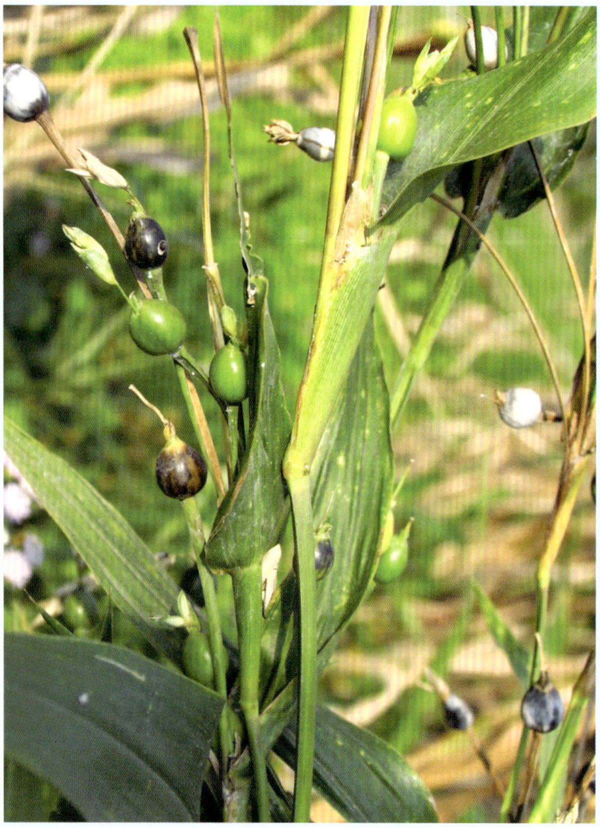

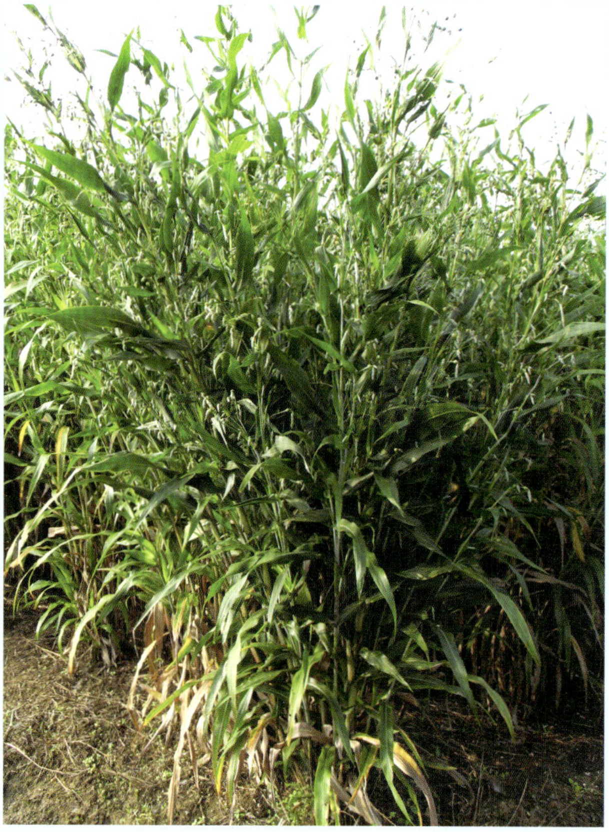

Coix lachrhryma-jobi　L.var.ma-yuen (Roman) Stapf.

# 199.檀香 Tanxiang

【植 物 名】檀香

【别　　名】旃檀、白檀、白檀香、黄檀香、真檀、浴香。

【药材基源】为檀香科 Santalaceae 植物檀香树干 Santalum album L. 的心材。

【形态特征】常绿、根部寄生的乔木，高 5～10m；树皮褐色，粗糙；小枝圆柱状，柔软，光滑无毛。叶对生，薄革质，椭圆状卵形或卵状披针形，长 3～7cm，宽 2.5～3.5cm，顶端短尖，常稍钝头，基部阔楔尖，全缘，上面呈黄绿色，下面较苍白，两面无毛。花夏秋间开放，很小，初为淡黄色，后变深紫色，多朵排成顶生或腋生的聚伞圆锥花序，密花；花被合生成钟状，檐部 4 裂，裂片卵圆形；蜜腺 4 个，着生在花被管的中部，与花被裂片互生；雄蕊 4 枚，与密腺互生，药室纵裂；子房半下位，柱头 3 裂。核果球形，成熟时黑色，外果皮肉质，核坚硬，有 3 短棱；种于 1 颗，圆形。花果期：夏秋季。

【生境分布】海南各地栽培。

【采收加工】全年可采。将已成材的树干砍下，削去树皮和白色边材，取心材截成长段。

【化学成分】檀香心材含挥发油（白檀油）3～5%。树干、枝和根的心材含挥发油（白檀油）1.6%～6%；根部心材产油率达 10%，茎部心材次之。

【抗癌药理】实验研究表明对胃癌、腹腔癌等肿瘤有治疗作用。

【性味功能】味辛，性温，无毒。有理气调中，散寒止痛的功能。

【抗癌应用】用于胃癌、腹腔癌的防治。

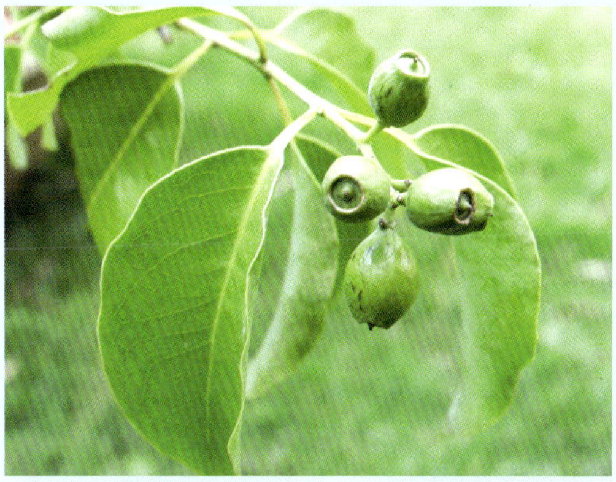

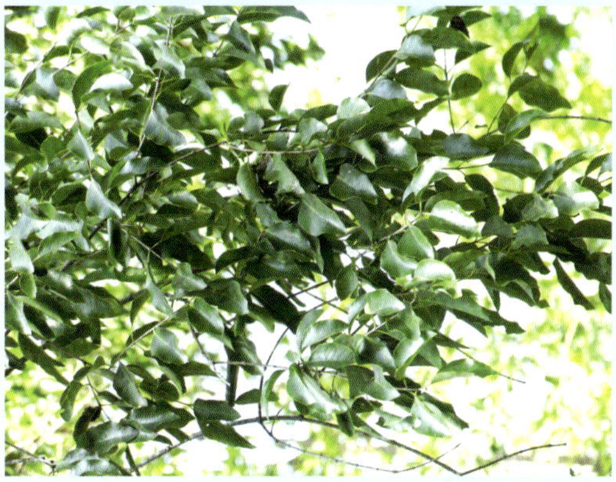

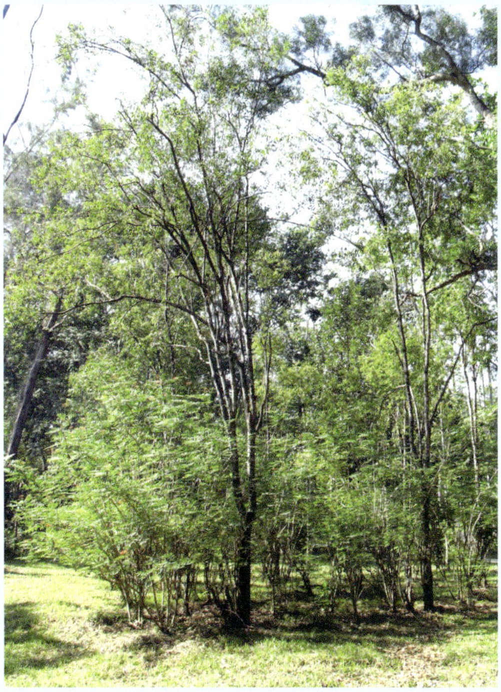

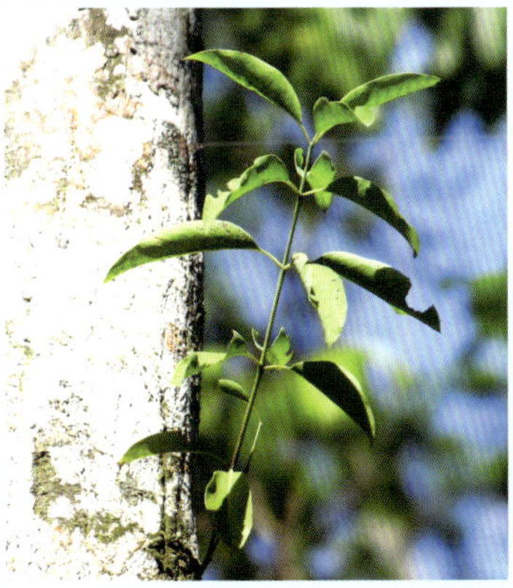

Santalum album L.

# 200.蟛蜞菊 Pengqiju

【植 物 名】蟛蜞菊

【别　　名】黄花蟛蜞菊、田黄菊、路边菊、马兰草、蟛蜞花、水兰等。

【药材基源】为菊科 Compositae 植物蟛蜞菊 Wedelia chinensis (Osb.) Merr. 的全草。

【形态特征】多年生草本，矮小。茎葡匐，上部近直立，基部各节生不定根，长 15～50cm，基部径约 2mm，分枝，疏被短而压紧的毛。叶对生；无柄或短叶柄；叶片条状披针形或倒披针形，长 3～7cm，宽 7～13mm，先端短尖或钝，基部狭，全缘或有 1～3 对粗疏齿，两面密被伏毛，中脉在上面明显或有时不明显，主脉 3 条，侧脉 1～2 对，无网状脉。头状花序单生于枝端或叶腋，直径 1.5～2.5cm，具长 6～12cm 的细梗；总苞钟形，宽约 1cm，长约 12mm；总苞片 2 层，外层叶质，绿色，椭圆形，内层较小，长圆形；花托平，托片膜质；花异型；舌状花黄色，舌片卵状长圆形，先端 2 或 3 齿裂；筒状花两性，较多黄色，花冠近钟形，向上渐扩大，檐部 5 裂，裂片卵形。瘦果，倒卵形，长约 4mm；有 3 棱或两侧压扁；无冠毛，而有具浅齿的冠毛。花期：3～9 月。

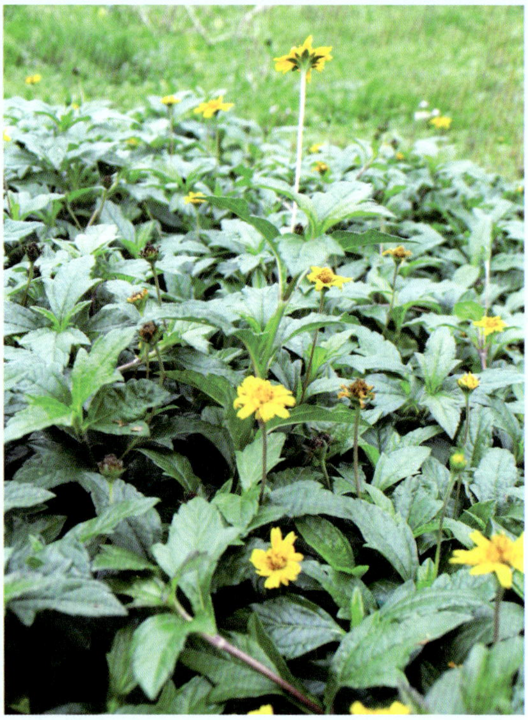

Wedelia chinensis (Osb.) Merr.

【生境分布】生于田边、路旁、沟边、山谷或湿润草地上。分布于琼山、万宁、儋州等市县，产量均较多。

【采收加工】夏、秋二季茎叶茂盛时采收，晒干。

【化学成分】蟛蜞菊全草含三十烷酸，二十四烷酸，豆甾醇，豆甾醇葡萄糖苷，左旋-贝壳杉烯酸。叶含蟛蜞菊内酯，并含有异黄酮类化合物。

【抗癌药理】本品全草水提取物腹腔注射对小鼠艾氏腹水癌有一定的抑制作用。

【性味功能】味微苦、甘，性凉。有清热解毒，凉血散瘀，凉血平肝的功能。

【抗癌应用】(1)腮腺癌　蟛蜞菊、野胡葱头各 90g，各用鲜品，捣烂外敷。同时内服：全蝎、蜂房、蛇蜕各等量，共为细末，每服 3g，每日 3 次，温开水送，每日 1 剂。能使肿块消除，张口困难缓解。

(2)喉癌　蟛蜞菊、龙葵各 30g，马勃 3g，木蝴蝶 4.5g，生甘草、桔梗、诃子各 6g，切碎，水煎 2 次分服，每日 1 剂。能使颈部肿块消除，吞咽顺利。

(3)贲门癌　蟛蜞菊，半枝莲各 30g，白花蛇舌草 60g，切碎，水煎 2 次分服，每日 1 剂，能使胀痛、呕吐等症状缓解，癌肿逐渐缩减。

(4)直肠癌　蟛蜞菊、薏苡仁、白花蛇舌草各 30g，仙鹤草、白槿花、红藤各 15g，白头翁、槐花、苦参各 9g 切碎，水煎 3 次分服，每日 1 剂。能使便血及粘液减少，腰痛及后重解除，肿块逐渐缩小。

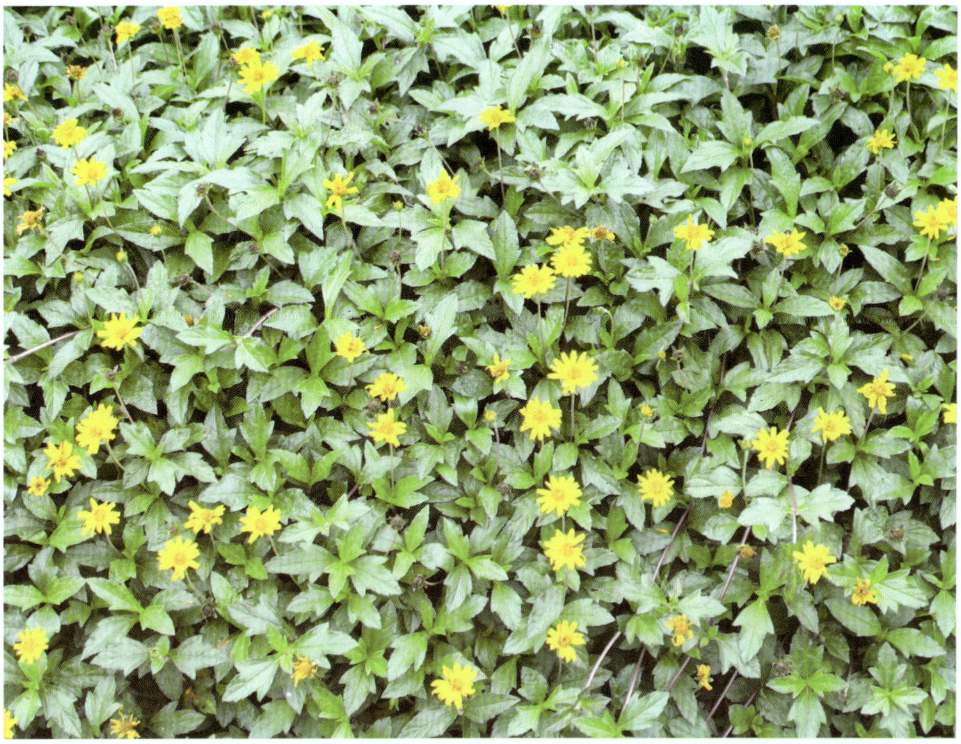

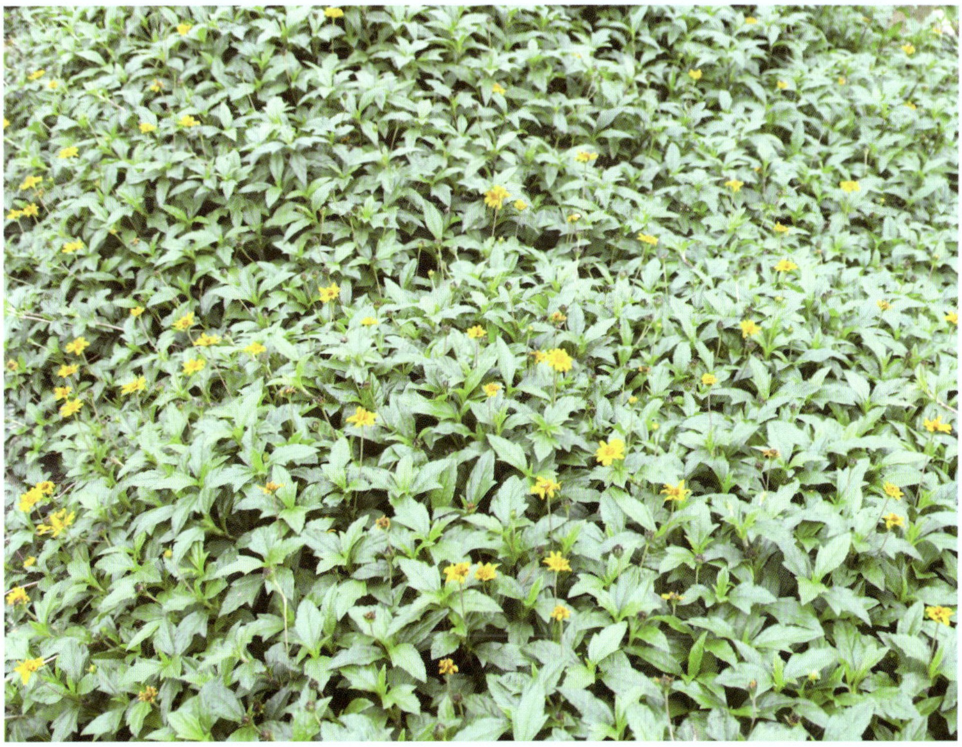

Wedelia chinensis (Osb.) Merr.

# 参考文献：

E.E.Vokes　H.M.Colomb 主编 张小东主译 肿瘤治疗学 北京：人民卫生出版社，2001

中国科学院华南植物研究所 海南植物志 北京：科学出版社，1965

中国科学院植物研究所 中国高等植物图鉴 北京：科学出版社，1987

王文颖，崔永联 实用恶性肿瘤综合治疗 青岛：青岛出版社，1996

王泳，等 抗癌中药方选 北京：人民军医出版社，1992

邓中炎、徐志伟等主编 中医基础理论体系现代研究 广州：广东科技出版社，2002

艾宪鹏，等 抗癌中草药 哈尔滨：黑龙江科学技术出版社 1982

刘永生 治癌处方大全 天津：天津科学技术出版社，1996

刘伟胜、徐凯 肿瘤科专病中西临床诊治 北京：人民卫生出版社，2000

刘春安 抗癌中草药大辞典 武汉：湖北科学技术出版社，1994

刘鲁明、杨宇飞 肿瘤科中西药物手册 北京：人民卫生出版社，2003

汤剑猷 现代肿瘤学 上海：上海医科大学出版社，1993

吴熙 妇科食疗 天津：天津科技出版社，1983

张宗岐 临床肿瘤综合治疗大全 奥林匹克出版社，1995

李云祥 中药治愈癌症良方 济南：山东大学出版社

李岩 肿瘤临证备要 北京：人民卫生出版社，1989

李家庚，屈松柏 中医肿瘤防治大全 北京：北京科学技术出版社，1994

李家庚，等 中医肿瘤防治大全 北京：科学技术文献出版社，1994

杨今祥 抗癌中草药制剂 人然保健杂志社 1987

杨新中，陈泽民，等 常见恶性肿瘤的中西医治疗 北京：北京医科大学出版社，1996

邵梦扬，等 中医肿瘤治疗学.天津：天津科技翻译出版公司，1994

陈四传，等 癌症家庭防治大全 上海：上海科学技术文献出版社

陈锐深 现代中医肿瘤学 北京：人民卫生出版社，2003

单书健、陈子华 古今名医临症金鉴·肿瘤卷 北京：中国中医药出版社，1999
周岱翰 临床中医肿瘤学 北京：人民卫生出版社，2003
周荣汉，段金廒 植物化学分类学 北京：上海科学技术出版社，2005
国家药典委员会 中华人民共和国药典（2005版一部） 北京：化学工业出版社，2005
孟琳升 中医治癌大成 北京：北京科学技术出版社，1995
郁仁存. 中医肿瘤学（上册）北京：科学出版社，1983
郁仁存. 中医肿瘤学（下册）北京：科学出版社，1983
郎伟军，等 抗癌中药一千方 北京：中国医药科技出版社 1992
郑东海 郑伟达中医肿瘤治疗学 北京：中医古籍出版社，2004
郑玉玲，韩新魏，等 中西医肿瘤诊疗大全 北京：中国中医药出版社，1996
俞孝庭 肿瘤病理学基础 上海：上海科学技术出版社，1993
查人俊 现代肺癌诊断与治疗 北京：人民军医出版社，1993
胡晓峰 恶性肿瘤病中医食疗验方 沈阳：辽宁科学技术出版社，1999
骆和生 常用抗肿瘤中草药 广州：广东科技出版社 1981
贾立群、朱世杰 肿瘤科绝技 北京：科学技术文献技术出版社，2002
贾堃 癌瘤中医防治研究 西安：陕西科学技术出版社 1980
常敏毅 抗癌本草 台湾：台湾独家出版有限公司 1989
黄三元 治癌中药处方 台湾：台湾八德教育文化出版社 1986
黄泰康，丁志遵，赵守训等 现代本草纲目 北京：中国医药科技出版社，2001
谢永光 抗癌中草药 香港：香港星华图书公司，1997
韩玉秀 我国常见癌症的防治 沈阳：沈阳出版社，1989
潘宏铭、徐农、耿宝琴 肿瘤内科诊治策略 上海：上海科学技术出版社，2002
潘敏求 中医肿瘤治疗大成 石家庄：河北科学技术出版社，1996
潘鸿鹄 中医药抗癌学 北京：中医古籍出版社，2000
戴西湖等 肿瘤辨病专方治疗 北京：人民卫生出版社，2000

# 《海南岛天然抗癌本草图鉴》拉丁名索引

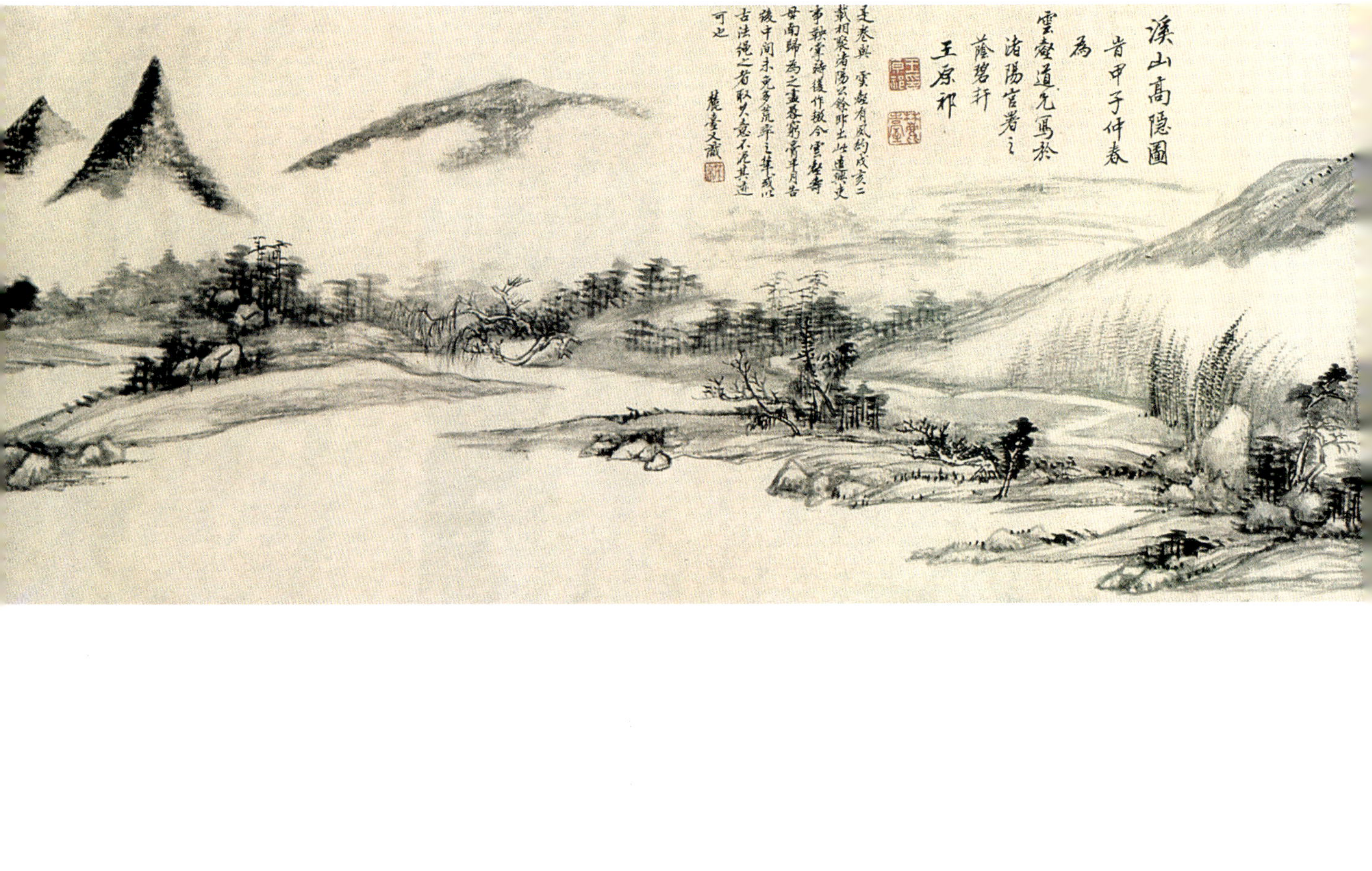
溪山高隱圖
旹甲子仲春
為
雲壑道兄寫於
渚陽官署之
蔭碧軒
王原祁
麓臺又識

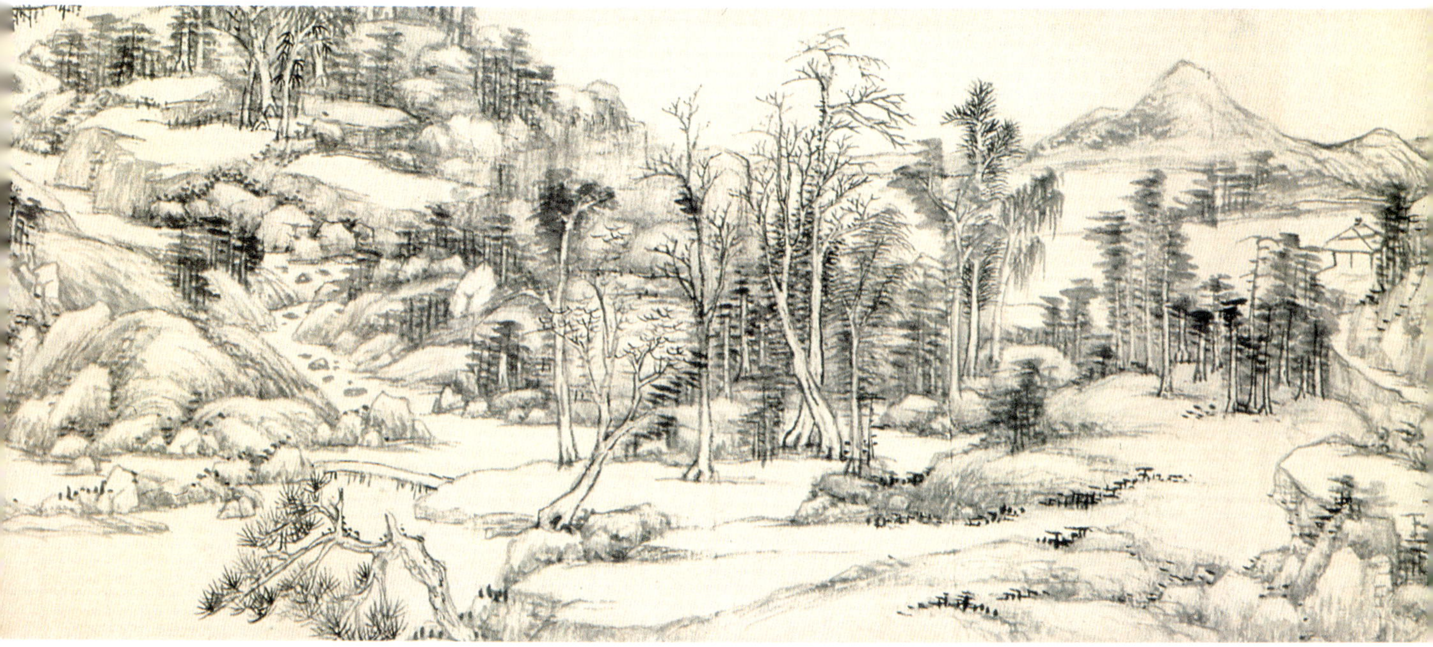

溪山高隐图卷(部分之四)